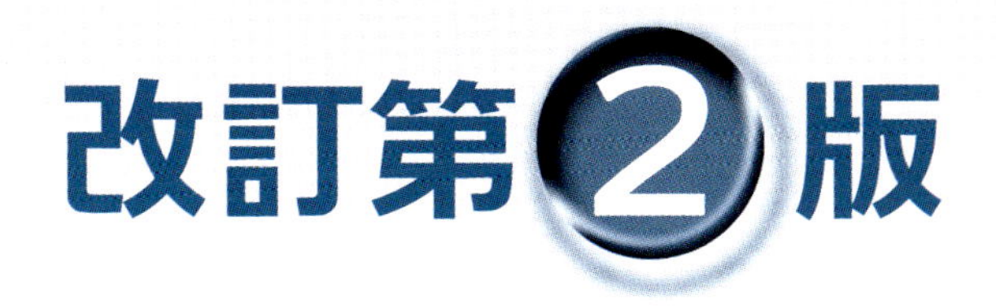

診療放射線技師
スリム・ベーシック

放射線物理学

福士政広

東京都立大学 健康福祉学部 放射線学科 教授

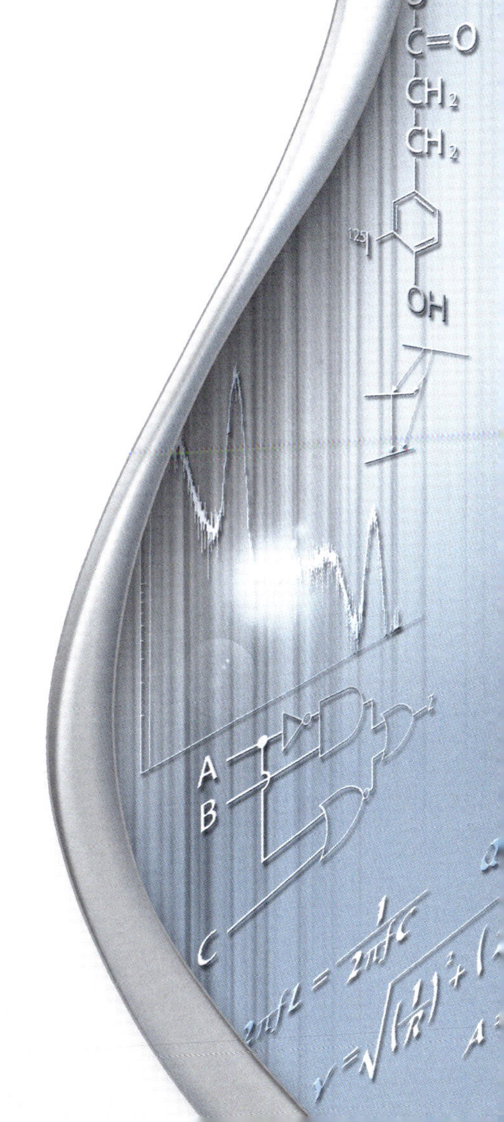

MEDICAL VIEW

A Slim Basic Textbook of Radiation Physics for Radiological Technologists, 2nd edition
(ISBN 978-4-7583-1915-7 C3347)

Editor : Masahiro Fukushi

2009. 10. 10 1st ed
2018. 10. 10 2nd ed

Medical View Co., Ltd.
2-30 Ichigayahonmuracho, Shinjyukuku, Tokyo, 162-0845, Japan
E-mail ed@medicalview.co.jp

《改訂第2版　編集の序》

2009年10月に講義用テキスト『診療放射線技師　スリム・ベーシック』シリーズの1冊として本書『放射線物理学』の初版が刊行されてから，早いもので8年以上が経過しました。その間に国家試験出題基準の改定もあり，また多くの養成校でご活用いただく中で，学生がより学びやすく，かつ教員が講義でより使いやすくなるようにとの観点から，改訂第2版を刊行する運びとなりました。

本シリーズの特徴は，初版に引き続き，先ずはとっつきやすく，楽しく学べることを基本に据え，学生の心を引きつけるための工夫として冒頭に「Introduction」を設け，それを一読することにより「これからどのようなことを学ぶのか」，また「本書の全体像を明確に把握できる」ように楽しく読み通せる内容を全巻にそれぞれ盛り込みました。

各論では，「基本・原理」をしっかりと理解できるようストーリー性を持たせた構成とし，ビジュアル感覚豊かな学生や若手教員に敬遠されないよう，スリムだけれど内容は充実した講義用テキストとするべく心掛けてあります。学生にとって重要な「どうすれば短時間に効率良く確実に理解できるか」を追求するため，図・表・イラストや例題，欄外の解説を駆使し，また学習のモチベーションを維持するために「ここで学んだことが実際の臨床現場にどうつながっていくのか」をイメージできる記述も適宜盛り込みました。巻頭には「学習到達目標」を，各章末には「おさらい」を配置し，学生側も教員側も学習状況を把握しやすくしています。

本書『放射線物理学』の改訂に当たっては，平成32年版国家試験出題基準に基づき加筆修正するとともに，臨床に出てからどのように役立つかをイメージできるよう，グラフや機器の写真などを適宜追加しました。BNCT（Boron Neutron Capture Therapy）といった最近重要になってきた事項についても加筆修正し，例題もさらに充実しました。

本書の不備な点については，読者の皆様のご教示をお願いできれば幸甚であります。

発刊に当たり，本書の編集にご協力いただいたメジカルビュー社のスタッフの方々に感謝致します。

2018年8月

東京都立大学　福士政広

《執筆者一覧》

編　集

福士政広
東京都立大学 健康福祉学部 放射線学科 教授

執筆者（掲載順）

加藤　洋
東京都立大学 健康福祉学部 放射線学科 教授

山内浩司
岐阜医療科学大学 保健科学部 放射線技術学科 准教授

小林毅範
帝京大学 医療技術学部 診療放射線学科 教授

CONTENTS

3章 ｜ 原子核物理 ［加藤　洋］

5章 医用物理 [加藤 洋]

学習到達目標

項　目	学習到達目標
0章　Introduction	診療放射線技師が携わる検査・治療技術の根幹をなす「物理学」の原理・原則について，放射線を中心に学ぶ学問が「放射線物理学」であることを，本書を通して理解することを学習到達目標とする
1 放射線物理序論	放射線が発見されてからさまざまな医療技術に応用されるようになった今日までの歴史をおおまかに学び，診療放射線技師が携わる検査法，放射線治療にはどのようなものがあるかを把握する
1章　放射線の基礎	「放射線とは何か」すなわち，放射線の種類，発生機序，放射線がもつエネルギーなどについて理解することを学習到達目標とする
1 放射線の定義と種類	放射線の定義を理解し，放射線の本体となる電磁波や粒子にはどのようなものがあるかを整理する。また，放射線の分類法にはいくつかあること，特に「X線」「α線」「β線」「γ線」「中性子線」「宇宙線」「電離放射線」などの名称について理解する
2 特殊相対性理論	放射線粒子の速さが光速に近くなる場合の運動エネルギーや速度の計算は「特殊相対性理論」が前提となる。ニュートン力学における「ガリレイ変換」を復習したうえで，「光速不変の原理」「特殊相対性原理」とそれに基づく「ローレンツ変換」について理解する。また，特殊相対性理論における質量とエネルギーについても理解する
3 放射線とは何か	光の粒子説と波動説について学び，「電磁波のエネルギー」「粒子の運動とエネルギー」「光の粒子性」「相互作用と反応の発生」について理解する。また，放射線は主に電荷，エネルギー，質量で特徴づけられることを理解する
4 電離放射線	「電離」「励起」という現象について理解し，「電離放射線」「非電離放射線」にはどのようなものがあるか整理する
5 電離放射線の発生源と種類	電離放射線の発生源には「加速器（人工的な発生装置）」「放射性同位体」「宇宙からの電離放射線」と「それらを利用した核反応」があること，そのしくみと特徴を理解する
2章　原子物理	原子の構造とその性質について理解することを学習到達目標とする
1 電子の粒子性と波動性	「電子」も光と同様に粒子性と波動性の二重性をもつことを示す「ド・ブロイ波」について，「不確定性原理」とともに理解する
2 原子のスペクトルと原子模型	電子の発見から「水素原子のスペクトル」の系列発見，さらに「原子核の発見」までの流れを学び，「ボーアの原子模型」の概要を理解する
3 水素原子のエネルギー準位	水素をモデルに「量子数」と「エネルギー準位」について学び，エネルギー準位の遷移に伴う「励起」「電離」という現象についても理解する
4 原子の構造	多電子原子の構造について，軌道電子の配列は4つの量子数で指定でき「パウリの原理」により説明できることを理解する。軌道電子の配列と元素の周期表との関係，「ゼーマン効果」や「全角運動量と副殻」についても理解する

項　目	学習到達目標
3章　原子核物理	原子核の基本性質と，放射線を発生させるいろいろな変化を理解することを学習到達目標とする
1 原子核の基本性質	原子核の表し方・大きさ・密度，核の質量と結合エネルギー・Q値・閾値，核スピンと核磁気モーメントなど，基本性質を理解する
2 壊変	核の壊変と放射能について学ぶ。α壊変（トンネル効果と壊変系列），β壊変（形式，電子のエネルギースペクトルとニュートリノ，β^+壊変と陽電子消滅，β壊変に関連する主要な現象），γ放射（核のエネルギー準位とγ放射，核異性体と内部転換）を整理して理解する
3 核反応	核反応の表示，分類，特徴，Q値，閾値，核反応断面積，励起関数について理解する。核分裂や核融合とは何かを理解する
4章　放射線と物質との相互作用	いろいろな放射線の特徴と，それらが起こす物質との相互作用を理解することを学習到達目標とする
1 X線の発生	特性X線の発生機序と「モーズリーの法則」「オージェ効果」について理解する。また，制動X線については，発生機序と「強度と発生効率」「強度分布」「エネルギースペクトル」「デュエン-ハントの法則」について理解する。また，「シンクロトロン放射」についても学ぶ
2 光子	相互作用の種類（光電効果，コンプトン効果，電子対生成，三電子生成，干渉性散乱，光核反応）を整理し理解する。単色X線（γ線）束の減弱（線減弱係数と微分方程式，指数関数的減弱，半価層と平均自由行程，質量減弱係数の原子番号依存性），および連続X線の減弱と性質（ハードニング効果，線質の表現）について理解する。物質へのエネルギー付与（エネルギー転換係数，エネルギー吸収係数）についても学ぶ
3 電子線	相互作用の種類（弾性／非弾性散乱，制動放射，電子・陽電子対消滅，チェレンコフ放射），エネルギー損失（衝突損失と衝突阻止能，放射損失と放射阻止能，全質量阻止能），減弱と飛程（β線の後方散乱など）を理解する
4 重荷電粒子	相互作用による反応とエネルギー損失（線衝突阻止能と質量衝突阻止能），減弱と飛程について理解する
5 中性子	中性子の分類と呼称，相互作用による反応の種類，エネルギー損失，生成と減弱について理解する
6 その他	LET（線エネルギー付与），W値，ε値，比電離について理解する
5章　医用物理	超音波検査，X線CT検査，MRI検査の原理を理解することを学習到達目標とする
1 超音波	波面，音速，反射，減衰，ドップラー効果などの「超音波の性質」や，ホイヘンスの原理などをもとにした「超音波の送受信」の仕組み，各種の「超音波画像法」について理解する
2 X線CT	X線の減弱に関する事項を中心とする「原理」，物質の密度，減弱係数に起因した事項を中心とする「CT値」，三次元画像について理解する
2 核磁気共鳴	核の歳差運動，共鳴吸収と磁化の向き，スピンの緩和と信号検出，相互作用と緩和時間など，核磁気共鳴画像形成の原理と信号検出法を理解する

Term a la carte
用語解説・MEMO 一覧

0章

Introduction

1 Introduction
放射線物理序論

Term a la carte

*1 相対性理論
theory of relativity

*2 量子論・量子力学
quantum theory ・ quantum mechanics

*3 原子物理学
atomic physics

*4 素粒子論
theory of elementary particles

*5 放射線医学
radiology

*6 画像医学
imaging medicine

*7 放射線診断
diagnostic radiology

*8 放射線治療
radiation therapy

*9 レントゲン
W. C. Röntgen

*10 陰極線
cathode rays

医療はさまざまな物理の原理・原則に基づいて利用されている。血圧計やレーザーメスなどは，ニュートン力学やマックスウェルの電磁気学に代表される古典物理学で説明され，高校までの知識で十分理解される。しかし，現在の医療の最新装置は，19世紀末から20世紀半ばに集中して発展した現代物理学が基礎となっている。現代物理学は相対性理論*1，量子論・量子力学*2，原子物理学*3，素粒子論*4などで構成されているが，単独理論ではなく相補的に関連していることも常に念頭に置かなければならない。

医学で革命的な出来事として，1895年に発見されたX線（放射線）が挙げられる。切開もせず体の中を映し出すことは，当時の人々にとっては驚愕に値するものであった。しかし，放射線は“クスリ”と同様に，表裏一体で「両刃の剣」といわれる。“クスリ”は“薬”にもなるが，使用方法や使用量を誤ると“毒”にもなる。“クスリ”を反対から読むと“リスク”となる。それゆえ，放射線を扱う者にとって，その知識を持つことは不可欠なこととなる。医学分野で放射線を扱う学問を放射線医学*5といい，大別すると画像医学*6としての放射線診断*7と放射線治療*8に分かれる。

1 放射線診断

X線の発見と種類

体を透過したX線強度の二次元分布から，体内の物質密度分布を知ることができ，これがX線診断の基本である。X線は1895年にドイツのレントゲン*9（図1）が陰極線*10の研究中に偶然発見された。彼は指輪をした夫

図1 レントゲン

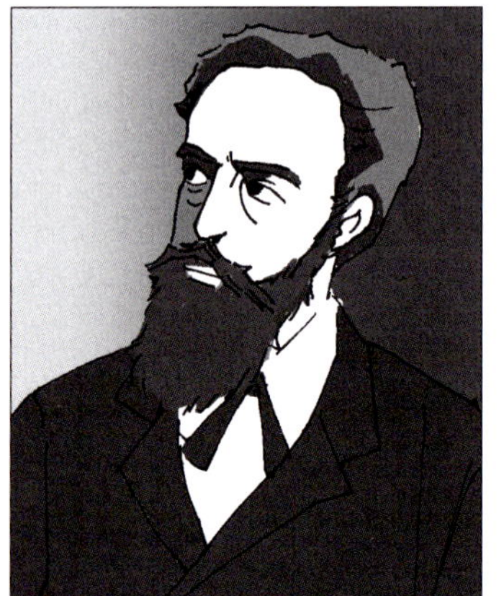

図2 レントゲン夫人の手のX線写真

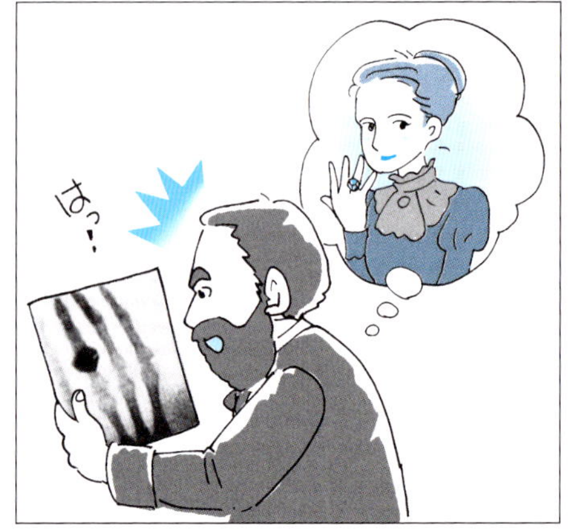

（新津　守：造影検査マスター・テキスト，メジカルビュー社，2007. より引用）

人の手のひらを蛍光板の上に置き，クーリッジ管[*11]から発生する未知なる光線（レントゲン線）にかざした。図2はそのときのレントゲン写真で，骨および指輪がみごとに描出されている。このことから，物理学分野はもちろん，当初より医学分野からも注目されることとなった。

長い間，透過X線の強度分布の記録は，銀塩を塗布したプラスチックシート（X線フィルム）を蛍光紙[*12]とともにカセッテに入れ感光させる方法であった。最近ではディジタル技術の進歩から，また，環境問題からフィルムレスの方向にあり，モニタ診断へと移行しつつある。透過X線の強度分布をディジタル化するため，重金属ハロゲン化物（BaFBr：Eu^{2+}）の微結晶を支持体に塗布したイメージング・プレート[*13]（IP）や直接変換方式[*14]あるいは間接変換方式[*15]のフラットパネルディテクタ[*16]（FPD）が用いられている。

人体を透過したX線の強度分布で，臓器や骨が重なっている場合，重畳した画像で描出される。そこで，X線管およびカセッテを逆方向に移動させることで断層像を得る撮影法[*17]が考え出された。しかし，ボケを利用しているだけなので，画像的には頼りないものであった。1949年，東北大学の高橋信次は，現在のCTの源流とされる回転横断撮影法[*18]を開発した（図3）。しかし，装置は複雑で，普及するには至らなかった。

図3 回転横断断層撮影の原理

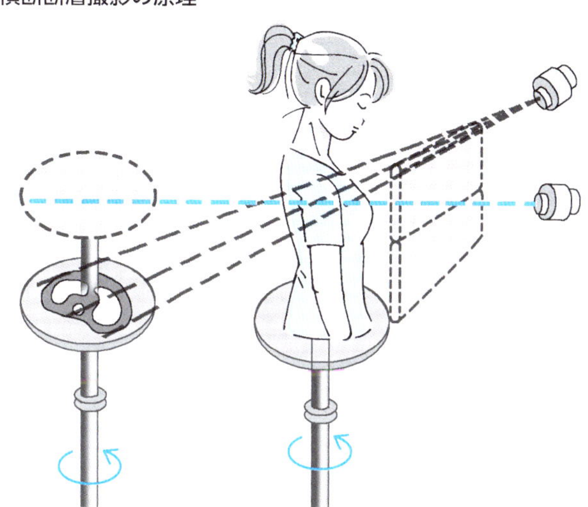

X線管焦点細隙のある鉛板，人体をのせる回転台，フィルムをのせる回転台を並べ，水平なX線を用いて両回転台を同期させ回転する（点線）。ただし，この方法では写真の対比度が悪いのでX線中心線をフィルムに約20°傾ける。

1973年，イギリスのハンスフィールド[*19]によるX線コンピュータ断層撮影法[*20]（CTあるいはXCT）の発明は，X線発見以来の出来事と賞賛された（図4）。その背景には，コンピュータの進歩およびアメリカのコーマック[*21]による画像再構成計算法[*22]が必要であった。被検者の周りをX線管が回転し，その投影像を再構成することで，従来のX線透過像では不可能であった体内の横断面が得られる。CTの開発は非常に早く，初期の時代はX線管が1回転したら寝台が少し移動し，X線管が逆の方向に1回転す

Term a la carte

*11 クーリッジ管
Coolidge tube

*12 蛍光紙
intensifying screen

*13 イメージング・プレート
imaging plate

*14 直接変換方式
direct detection flat panel system

*15 間接変換方式
indirect detection flat panel system

*16 フラットパネルディテクタ
flat panel detector

*17 断層像を得る撮影法
tomography

*18 回転横断撮影法
axial transverse tomography

*19 ハンスフィールド
G. N. Hounsfield

*20 X線コンピュータ断層撮影法
X-ray computed tomography

*21 コーマック
A. N. Cormack

*22 画像再構成計算法
image reconstruction algorithm

図4 ハンスフィールド

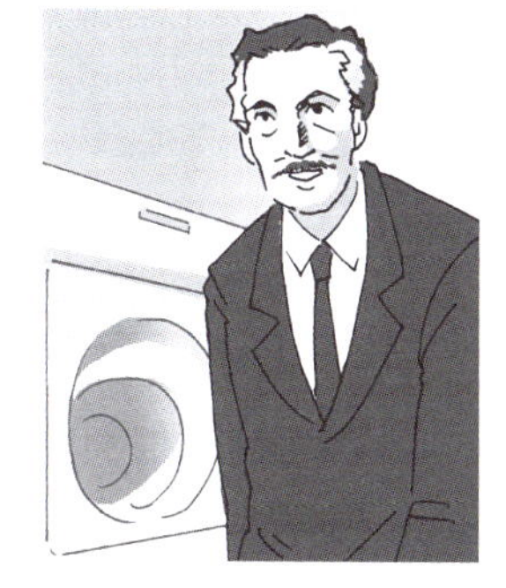

る（図5a）。これを繰り返す方式であった。X線管への高圧供給ケーブルが高圧トランスと接続されていたためである。1990年頃，X線管への高圧供給をスリップリング機構にすることで，X線管は1方向に連続して回転することが可能となった。その間，寝台も移動することができ，図5bのようにスキャン軌道が被検者に対して螺旋を描くことになる。これを螺旋型X線CT[*23]といい，横断面という二次元から三次元画像の描出が可能となった（図6）。さらに検出器を体軸方向に多段に配置することで撮像スピードが速くなり，検査時間の短縮と共に被ばくの低減が図れる。これをマルチスライスX線CT装置[*24]（マルチディテクタX線CT[*25]ともいう）という。このように，画質向上および撮影時間の短縮が図られたことにより，時間軸を加えた4次元画像が可能となり，現在ではCTがなければ正確なX線診断が不可能であるといわれるようになった。

Term a la carte

＊23　螺旋型X線CT
spiral X-ray CT scanner

＊24　マルチスライスX線CT装置
multi-slice X-ray CT scanner

＊25　マルチディテクタX線CT
multi-detectors X-ray CT scanner

図5 従来のCTと螺旋型CTのスキャン軌道

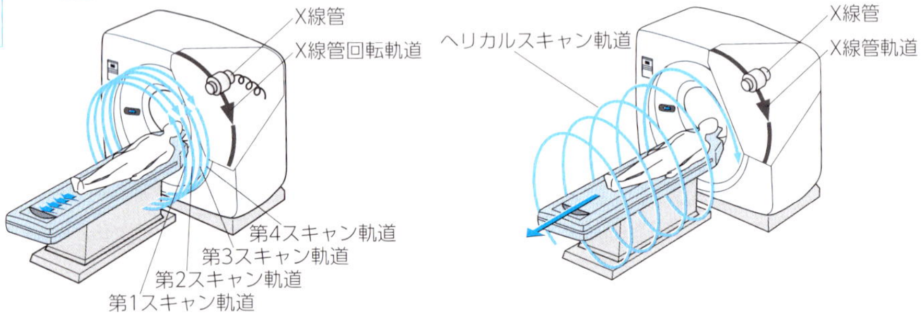

X線管
X線管回転軌道
第4スキャン軌道
第3スキャン軌道
第2スキャン軌道
第1スキャン軌道

a　従来のCT

ヘリカルスキャン軌道
X線管
X線管軌道

b　ヘリカルCT

図6 横断面および立体画像

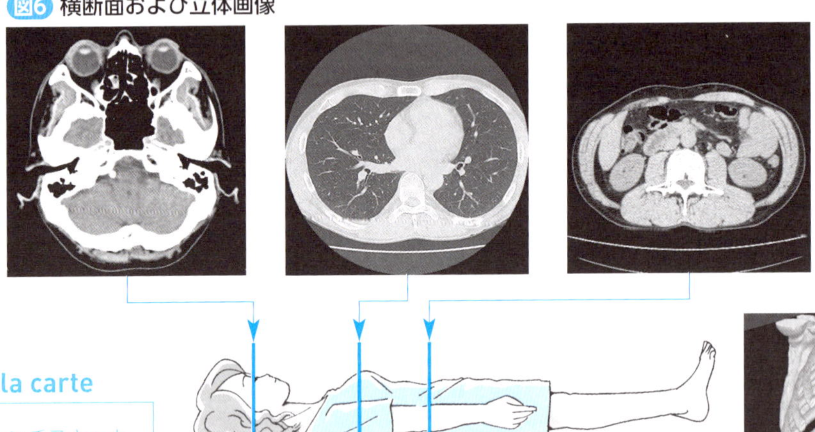

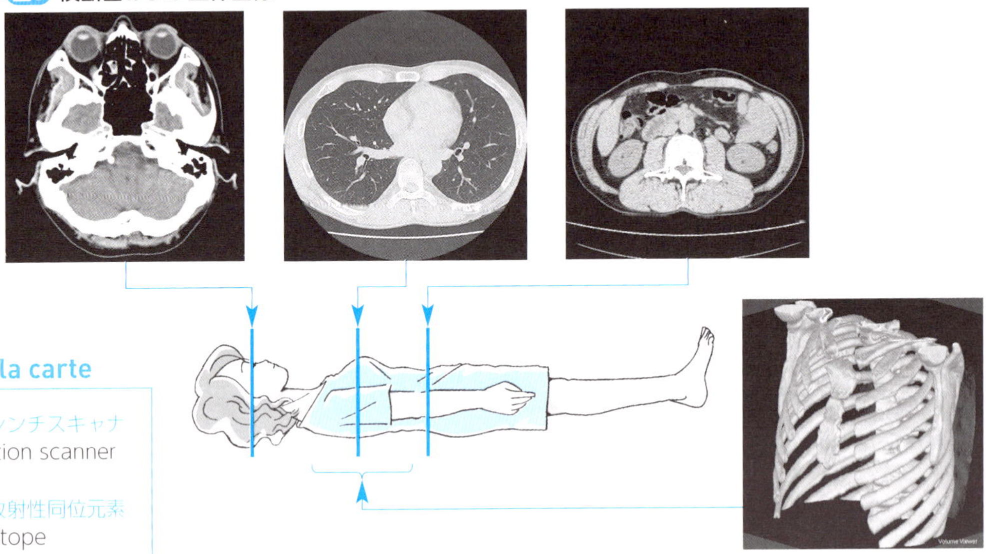

一方，X線でなくγ線を利用する診断として核医学検査がある。1950年にシンチスキャナ[*26]が発明され，放射性同位元素[*27]（RI）を体内に投与し，トレーサ[*28]としてRIから放出されるγ線を計測することにより画像化する方法である。1957年，テクネチウムジェネレータ[*29]が開発され（図7），

Term a la carte

＊26　シンチスキャナ
scintillation scanner

＊27　放射性同位元素
radioisotope

＊28　トレーサ
tracer

＊29　テクネチウムジェネレータ
technetium generator

核医学検査の発展に大きく寄与することになった。X線CTと同様に，検出器を被検者の周りに回転させ，そのγ線強度分布を収得することで断層像を得ることができる。その検査をRIコンピュータ断層撮影法*30（RCT）という。XCTでは被検者を**透過**したX線を利用するのでtransmission CTといわれ，RIを利用した場合は被検者内部から**放出**されるγ線を利用していることからemission CT（ECT）という。ECTには^{99m}Tcなどの単一エネルギーγ線を用いるSPECT*31と，陽電子放出核種を用いるPET*32がある。

Term a la carte

＊30　RIコンピュータ断層撮影法
radionuclide computed tomography

＊31　SPECT
single photon emission CT

＊32　PET
positron emission tomography

図7　^{99m}Tc-ジェネレータの構造

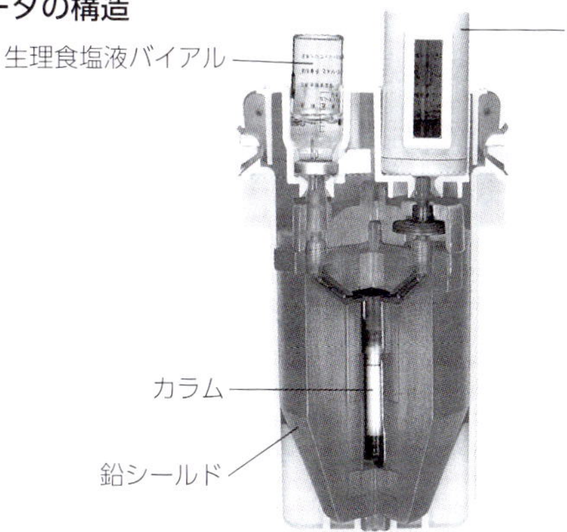

（日本メジフィジックス株式会社からの資料を改変）

2 超音波および磁気共鳴による画像診断

超音波画像*33および磁気共鳴画像*34（MRI）は放射線を利用しないで，音波および電磁波（ラジオ波）を利用し画像化している。超音波診断装置は，パルスエコー法*35の原理を利用したもので，1950年頃，アメリカのワイルド*36や順天堂大学の和賀井敏夫らによって始められた。超音波パルスを被検者に入射し，体内で生じる反射波を受信して画像化するものである。画像化にはAモード，Bモード，Mモード，Cモードなどがあり，それぞれの目的で使い分けられている。一般的にいわれる超音波画像はBモードで表示されたもので，二次元画像の断層像を得ることができるため最も広く用いられている（図8a）。また，断層面を多数収集し，それを処理することで立体像を構成することができる（図8b）。さらに，音波であるためドップラー効果*37が観測できることを利用して，血流計測が可能である。

Term a la carte

＊33　超音波画像
ultrasound imaging

＊34　磁気共鳴画像
magnetic resonance imaging

＊35　パルスエコー法
pulse echo method

＊36　ワイルド
J. J. Wild

＊37　ドップラー効果
Doppler effect

図8　超音波画像

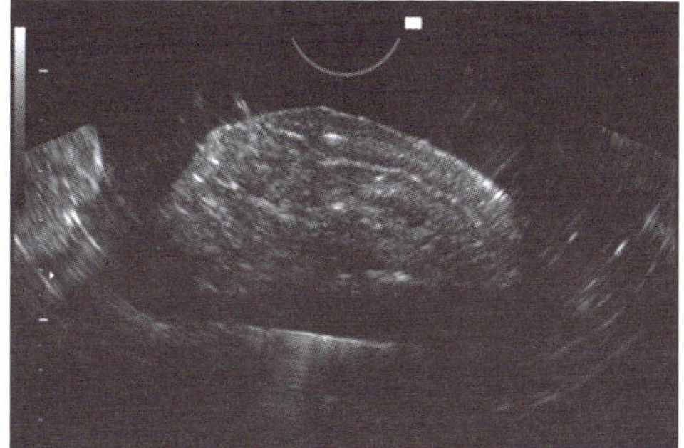

a　Bモードによる肝臓画像

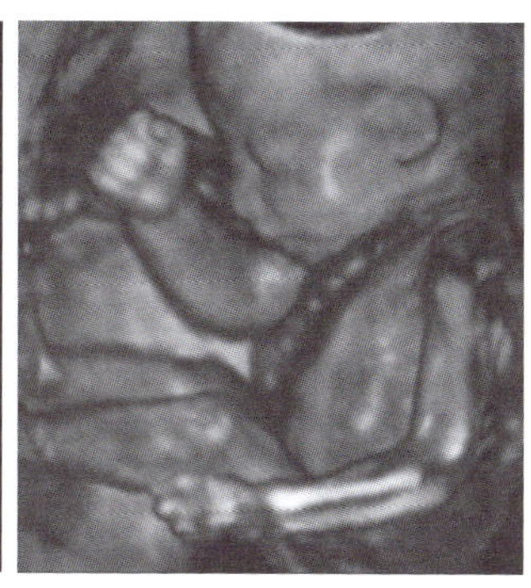

b　Cモードによる胎児の3D画像

一方，MRIは核磁気共鳴[*38](NMR)現象を利用している。1946年，アメリカのパーセル[*39]ら，およびブロッホ[*40]らによってNMR現象の最初の測定が行われた。磁気モーメント[*41]を持つ核種は外部静磁場によりエネルギー準位[*42]の分裂が生じ，そのエネルギー準位間の差に対応するラジオ波[*43](RF)を加えると，共鳴吸収され磁気モーメントの反転が生じ，巨視的磁化[*44]が傾く。RFの印加をやめると，巨視的磁化は時間とともに自由誘導信号[*45](FIS)を出しながら指数関数的に減衰(自由誘導減衰[*46](FID))し元に戻る。このFID信号をフーリエ変換[*47]することで周波数スペクトルが得られる。画像化はX線CT装置と原理的に同じ画像再構成法で行われている(図9)。

超音波およびMRIは放射線を利用していないことから，放射線被ばくを考慮する必要はない。よって，繰り返し検査ができ，妊婦や幼児にも安心して適用できることから，今後さらに普及すると思われる。

図9 MRI

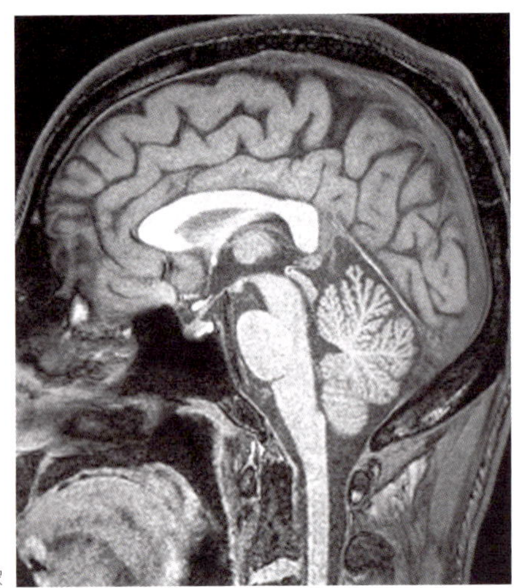

頭部矢状断面像

3 放射線治療

放射線照射を受けると発がんのリスクが増えるが，放射線照射をがん治療に利用するという，相反した治療方法がある。分裂を盛んに行う細胞ほど放射線に対する感受性が高い，つまり放射線によるダメージが大きいことを意味しており，この生物学的効果の発見に基づいている。がん細胞は正常細胞より盛んに細胞分裂を繰り返し増殖していく。このことから放射線による治療法が考案された。

放射線照射には放射線源(線源ともいう)を体外から照射する場合を外部照射[*48]，体内から照射する場合を腔内照射[*49]または組織内照射[*50]という。舌がんなどの組織内照射は放射性核種を，外部照射および子宮がんや食道がんなどの腔内照射は放射性核種あるいは加速器を利用した放射線発生装置を用いている。

高エネルギー光子外部照射は，1952年，カナダのジョーンズ[*51]らによって開発された，^{60}Coを用いたコバルト遠隔装置[*52]のγ線が利用されていた。

Term a la carte

*38 核磁気共鳴
nuclear magnetic resonance

*39 パーセル
E. M. Purcell

*40 ブロッホ
F. Bloch

*41 磁気モーメント
magnetic moment

*42 エネルギー準位
energy level

*43 ラジオ波
radio frequency

*44 巨視的磁化
macroscopic magnetization

*45 自由誘導信号
free induction signal

*46 自由誘導減衰
free induction decay

*47 フーリエ変換
Fourier transformation

*48 外部照射
external radiation

*49 腔内照射
intracavitary radiation

*50 組織内照射
interstitial radiation

*51 ジョーンズ
T. Johns

*52 コバルト遠隔装置
cobalt teletherapy apparatus

Term a la carte

*53 電子線形加速器
linear accelerator

*54 リニアック
linac

*55 制動放射線
bremsstrahlung

*56 重荷電粒子
heavy charged particles

*57 飛程
range

*58 比電離
specific ionization

*59 ブラッグ・ピーク
Bragg peak

*60 中性子捕獲療法
neutron capture therapy

*61 中性子捕獲断面積
neutron capture cross-section

放出されるエネルギーおよび短い時間内での放射線強度が一定であることから放射線治療の主役であった。しかし，線源の管理や放射能の減衰から，現在では電子線形加速器[*53]（リニアック[*54]あるいはライナックとよばれる）に取って代わった（図10）。これは電子を高エネルギーに加速し，重金属に衝突させることで放射される制動放射線[*55]を利用している。リニアックの普及は，管理が容易であり，^{60}Coの5～10倍の光子エネルギーが得られることが要因である。

図10 直線加速装置

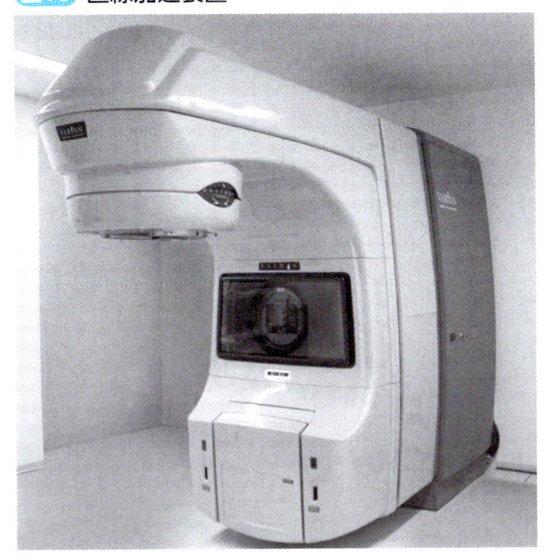

通常の施設では困難であるが，重粒子線がん治療装置が開発された。電子より重い重荷電粒子[*56]は，その飛程[*57]の終端付近で急に比電離[*58]が大きくなる。つまり，そこで重荷電粒子の運動エネルギーを物質に大きく付与することになり，これをブラッグ・ピーク[*59]という（図11）。重荷電粒子の運動エネルギーを調整させることで，体内の任意の深さの病巣に効果的にエネルギーを付与することができ，がん治療の最前線といえる。また，がん細胞に選択的に集積するホウ素（B）の特性を利用した，中性子捕獲療法[*60]がある（図12）。ホウ素は人体構成元素に比べ中性子捕獲断面積[*61]

図11 ブラッグ・ピーク

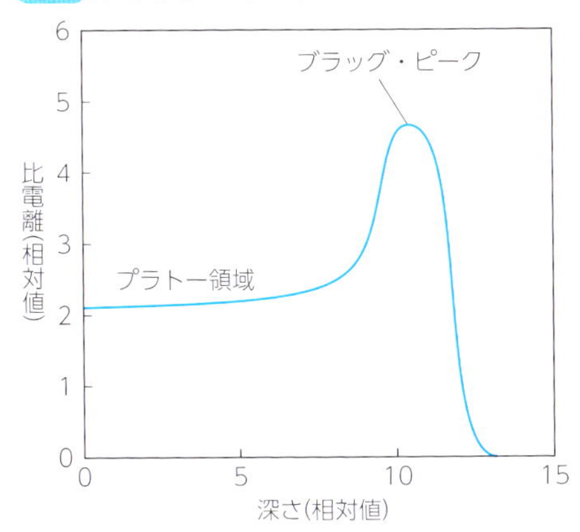

図12 中性子捕獲療法

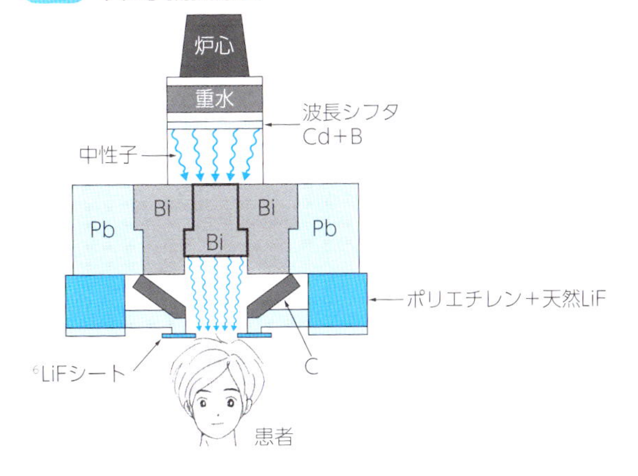

が非常に大きく，(n, α) 反応で^{7}Liとα粒子が発生する。このα粒子の飛程が細胞サイズであるため，がん細胞が集中的に照射されることになる。現在では，医療用としての中性子線源となる原子炉は少なく一般的ではないため，小型化されたサイクロトロン*62を使って (p, n) 反応で中性子を取り出す装置が開発されつつある。

4 医療を支える現代物理学

医療機器はさまざまな物理原理が利用されているが，多くは古典物理学で事足りる。しかし，放射線医学の分野では20世紀に発展した現代物理学が基礎をなしており，その基本原理を理解することは重要である。ここで，現代物理学の原理・原則が構築されていく歴史的過程を簡単に追ってみる。

現代物理学体系としての出発は，相対論と量子論である。産業革命時代の19世紀から20世紀初頭，鉄鋼業における生産性向上を図るため，高温技術の社会的要請があった。高温物質が放射する電磁波の物理的解明に多くの科学者が取り組んでいた。ドイツのプランク*63（図13）は，物質が放射する電磁波のエネルギーが連続でなく，離散的な値を有するというエネルギー分布理論を，1900年に発表した。この理論は黒体輻射*64の実測値と完全に一致することがわかった。古典論からのしがらみをぬぐい去る量子論の産声である。そこで得られた知識は，21世紀の現代まで，多くの産業そして医療に大きく貢献することになる。

1905年，ドイツのアインシュタイン*65（図14）はマックスウェルの電磁気理論の不備を突くように特殊相対性理論を発表した。この理論は光速度不変の原理とそれに付随する相対論から構成される。重要な結論として，物質の質量mとエネルギーEは等価であるという$E=mc^2$に帰結する。ここでcは光速度である。さらに，静止質量を有しない光に運動量$h\nu$という概念を導入した。hはプランクが導入したプランク定数，νは光の振動数である。

原子は，ギリシャ時代のデモクリトス*66より継承された概念であるが，現代の物理が理解している原子の形を提唱したのは，ニュージーランドで生まれイギリスで活躍したラザフォード*67（図15）である。ラザフォードらが行ったα粒子散乱実験から導き出された結論は，原子は原子の中心にある正に荷電した正電荷が質量の大部分を占め，電子は原子の大きさ全域にわたって分布している，という原子模型である。これは，1911年に発表されたものであるが，1904年に長岡半太郎（図16）が同様の原子模型をすでに提唱していた。しかし，長岡には実験的な検証がなく，かつ古典的な電磁気学理論から矛盾があった。電子が原子核の周りを回転すれば加速度が生じる。よって，電磁波を放出しなければならず，電子はエネルギーを失って直ちに原子核に落ち込まなければならない（図17）。これはラザフォードの原子模型も同様である。

Term a la carte

*62 サイクロトロン
cyclotron

*63 プランク
M. Planck

*64 黒体輻射
black body radiation

*65 アインシュタイン
A. Einstein

*66 デモクリトス
Democritus

*67 ラザフォード
E. Rutherford

図13 プランク

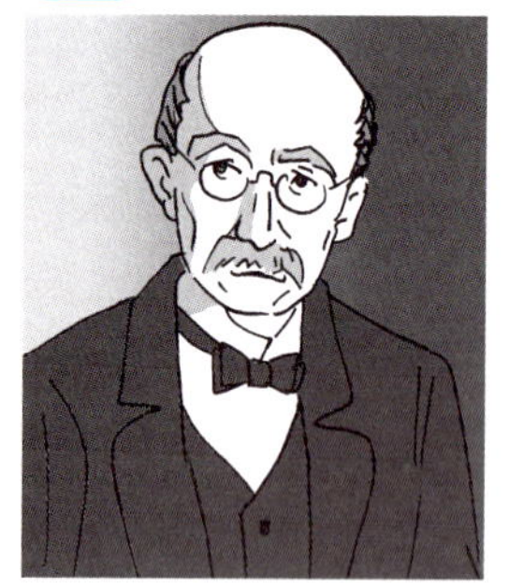

図14 アインシュタイン

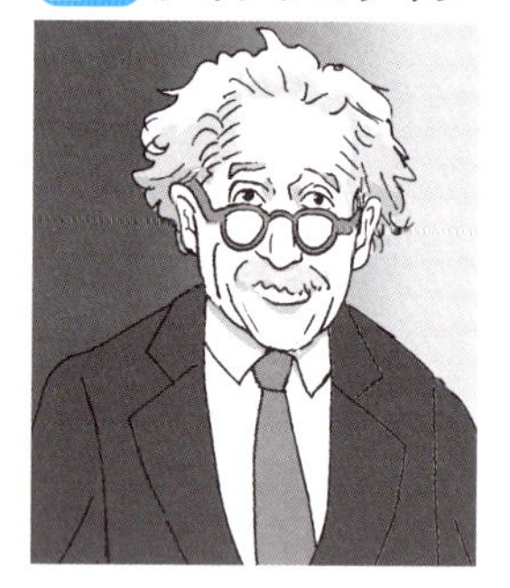

図15 ラザフォード

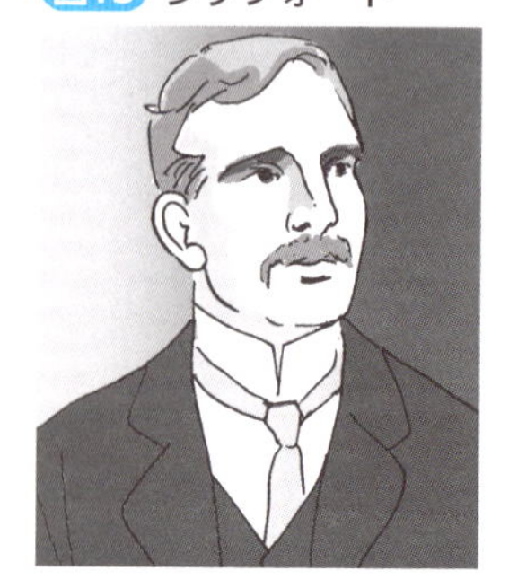

図16 長岡半太郎

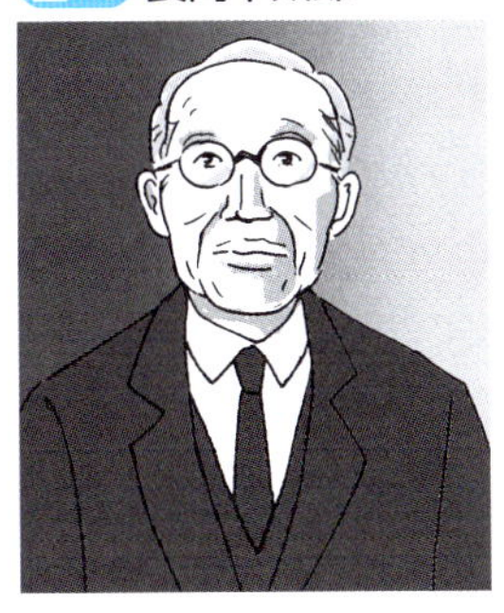

図17 古典論による原子核への落ち込み

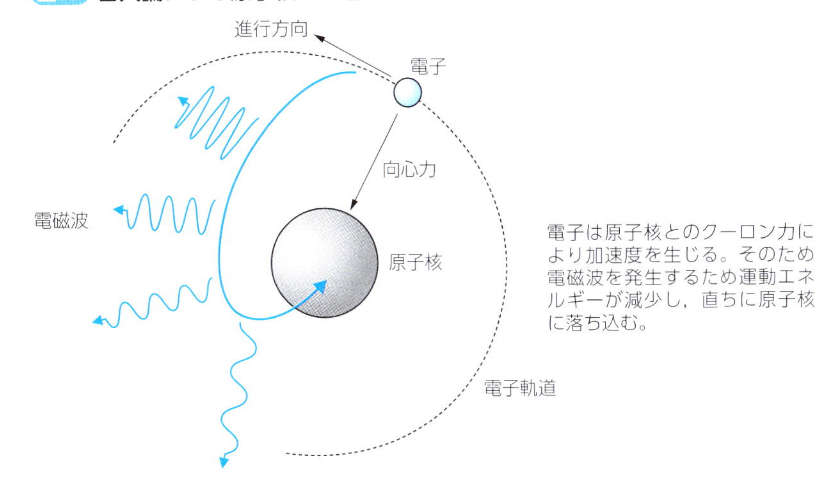

Term a la carte

*68 ボーア
N. Bohr

*69 ド・ブロイ
L. de Broglie

*70 物質波
material wave

*71 ド・ブロイ波
de Broglie wave

*72 波動方程式
wave equation

*73 シュレディンガー
E. Schrödinger

*74 ボルン
M. Born

*75 ディラック
P. A. M. Dirac

*76 陽電子
positive electron, positron

*77 電子対生成
pair production

1913年，ボーア*68（図18）はプランクの量子論を原子構造に適用し，みごとに水素原子の線スペクトルを定量的に説明した。しかし，このボーア理論は複雑な原子へ拡張するには不適切であった。1923年にフランスのド・ブロイ*69（図19）は物質波*70（ド・ブロイ波*71ともいう）という概念を発表した。この仮定は，ボーアの量子条件が直接に導かれることが示された。物質粒子が波動性を有するという考えは，近代物理学の発展に大いなる重要性を持っていた。1926年，視覚的に受け入れることは困難であるが，応用性が広く，実測値とよく一致する理論が提出された。すなわち，ド・ブロイ波に対する波動方程式*72をシュレディンガー*73（図20）が導出した。シュレディンガー自身も波動関数の物理的意味を取り違えていたが，ボルン*74によって粒子の存在確率と関連づけられた。すなわち，振幅の2乗は粒子の見いだす確率に比例する。1932年，ディラック*75は相対論的に電子の波動方程式を記述した。この結果は，電子と同じ大きさおよび質量を有しているが，電荷の符号のみが反対の陽電子*76の存在を予言し，陰電子と結合して消滅，逆に陰電子と陽電子の電子対生成*77を示した。この陽電子を用いて，核医学検査のPETが成り立っている。

図18 ボーア

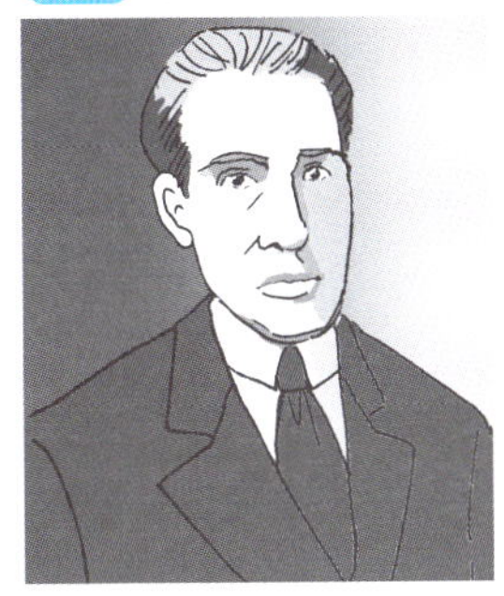

図19 ド・ブロイ

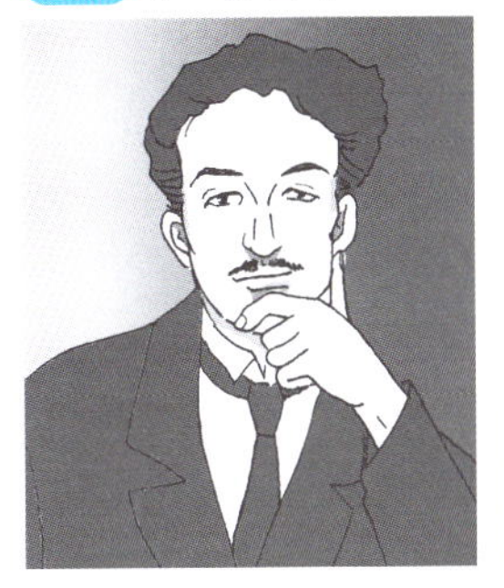

図20 シュレディンガー

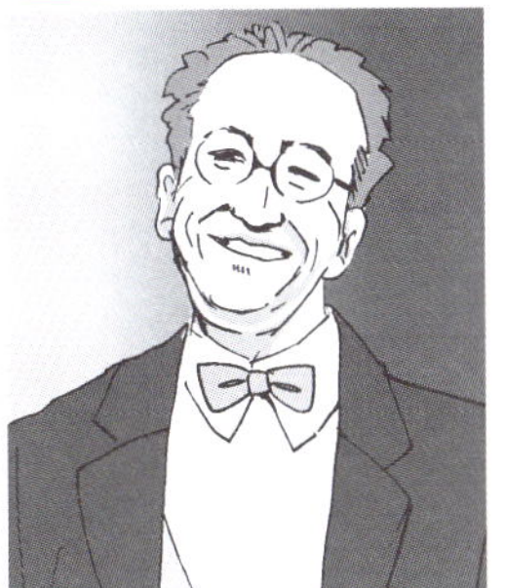

古典物理学では受け入れられないような発見および理論は，ミクロの世界で主に展開される。マクロの世界では，ニュートン力学やマックスウェルの電磁気学などで十分に事足りる。しかし，放射線医学を理解するためには，このミクロの世界に足を踏み入れなければならない。本書は，放射線医学の基礎科学としての医用物理学で，医師，診療放射線技師およびそれらを志している学生を対象としている。この書を読み進むにつれ，理解が深まり，読者の役に立てれば幸いである。

Slim・Check・Point　物理記号一覧

本書で主に登場する物理量を表す記号の一覧を示す。なお，文章の構成上で他の記号を用いる場合があるが，その都度，本文中にその旨を記載する。

記号	物理量	記号	物理量
a	ボーア半径	R	核の半径，飛程
A	質量数，放射能	S	エネルギー損失，阻止能
B	磁場，ポテンシャル障壁	t	時間
c	光速度	T	絶対温度
c_0	真空の光速度	$T_{1/2}$	半減期
D	吸収線量	U	静電エネルギー
e	素電荷	v	速さ，速度
E	エネルギー	V	体積
f	中性子束密度，光子束密度，粒子流密度	w	質量
h	プランク定数	W	軌道電子の結合エネルギー，W値
$\hbar$	$=h/2\pi$	$X_{1/2}$	半価層
I	平均電離エネルギー	$X_{1/10}$	1/10価層
k	ボルツマン定数	z	電荷数
K	運動エネルギー	Z	原子番号，陽子数
m	質量	Δ	質量欠損，核の結合エネルギー
M	質量，原子量	ε	エネルギー
n	量子数，個数，中性子	ε_0	真空の誘電率
N	粒子密度，原子数密度，中性子数，原子数	λ	波長，崩壊定数，平均自由行程
N_A	アボガドロ数	μ	核の磁気モーメント，減弱係数
p	運動量，陽子	ν	振動数，ニュートリノ
P	核反応確率，仕事率密度，エネルギー流密度	ρ	密度
P_ϕ	角運動量	δ	断面積
Q	反応のQ値	ϕ	電位
r	半径	θ	角度

1章
放射線の基礎

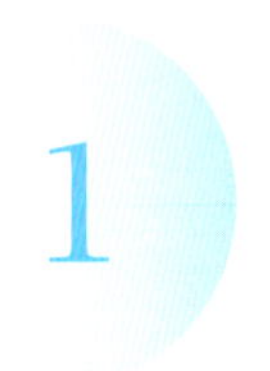

放射線の基礎

放射線の定義と種類

1 放射線の本体

レントゲンによる**X線**の発見(1895年)とそれに続くベクレルによる**放射能**[*1]の発見(1896年)により**放射線**(radiation)の歴史は始まった。その当初において放射線とは,

①目には見えないが「**透過力**」をもつ
②「帯電させた検電器を放電」させる
③「写真乾板を黒化」させる
④「気体を**電離**[*2]」する

などの性質をもつ不可解な「線」であった。しかし,ラザフォードが放射線を透過力の違いから**α線**と**β線**とを区別(1899年)し,その後,その本体を明らかにしたのをはじめとして,放射線についてさまざまなことが明らかになっていき,それに伴って放射線の種類は増え続けてきた。

現在,放射線とは一般に,

線源から放出された**電磁波**[*3](光線,光子)やエネルギーをもって運動する原子サイズ程度以下の粒子

の総称として使われている(図1)。そのため,まず,何が放射線の本体となるかを述べておく必要がある。

Slim・Check・Point

図1 放射線

Term a la carte

＊1 放射能
日本語においては2つの意味がある。1つは,ベクレルにより発見され,1898年にマリー-キュリーによって命名された,物質が自発的に放射線を出す現象のこと(radioactivity)。また,もう1つが,物理量としての放射能(activity)で,これは単位時間当たりに壊変する原子核数を表し,放射線を出すかどうかには無関係である。放射能という言葉が出てきたときどちらの意味かは文意より判断するしかない。3章を参照のこと。

＊2 電離
ここでは「気体分子をイオン化することを表す」としておく。詳細はp.55(1章-4「電離放射線」)を参考のこと。

＊3 電磁波
電磁場に関するマクスウェルの方程式から予測されその後実際に発見された,空間を伝わる電場と磁場の波動。p.40(1章-3「放射線とは何か」)を参照のこと。

放射線の本体となる粒子には**素粒子**＊4やその複合粒子（**原子核**や**イオン**）がある（**表1**）。放射線は本体となる粒子の名前を使って，例えば陽電子線（陽電子は電子の反粒子＊5，記号e^+）や重陽子線（記号d^+）などと表記する。

素粒子や原子核の総数は何千種類と非常に多い（**表1**は一例に過ぎない）。しかし，そのうちの多数は，自然界には安定して存在することができず，生成するのに大きなエネルギーが必要で，作ること自体が難しい場合が多く，たとえできたとしてもごく短時間でより安定な別の粒子に変わってし

表1 放射線の本体となる粒子

				荷電粒子		非荷電粒子	
				名称	記号	名称	記号
素粒子	レプトン			電子，陽電子	e^-，e^+	eニュートリノ	ν_e，$\overline{\nu_e}$
				ミュー粒子	μ^-，μ^+	μニュートリノ	ν_μ，$\overline{\nu_\mu}$
				タウ粒子	τ^-，τ^+	τニュートリノ	ν_τ，$\overline{\nu_\tau}$
	ハドロン	中間子		荷電パイ中間子	π^-，π^+	中性パイ中間子	π^0
				荷電ケイ中間子	K^-，K^+	中性ケイ中間子	K^0，$\overline{K^0}$
				⋮		イータ中間子	η
						⋮	
		バリオン	核子	陽子，反陽子	p，$\overline{p}$	中性子，反中性子	n，$\overline{n}$
			ハイペロン	シグマ粒子	Σ^+，$\overline{\Sigma^+}$	ラムダ粒子	Λ，$\overline{\Lambda}$
					Σ^-，$\overline{\Sigma^-}$	シグマ粒子	Σ^0，$\overline{\Sigma^0}$
				⋮		⋮	
	ゲージ粒子			Wボソン	W^-，W^+	光子	γ
						⋮	
複合粒子	さまざまな原子核とそれを核にした正または負の各価のイオン			重陽子	^{2}H(d)		
				三重陽子	^{3}H(t)		
				ヘリウム3核	^{3}He		
				ヘリウム4核	^{4}He(α)		
				ほか多数	⋮		

青字は安定な粒子を表す。灰地は覚えておきたい素粒子を表す。

Term a la carte

＊4　素粒子

物質を構成する最小単位となる粒子。大別してレプトン（軽粒子），ハドロン（強粒子），ゲージ粒子に分けられるが，ハドロンは複数のクォークからできているのでハドロンを素粒子とよばない場合もある。レプトンには電子，ミュー粒子などが含まれる。いくつかのクォークの複合粒子をハドロンといい，パイ中間子を含む中間子（メソン）とバリオン（重粒子）に分類される。バリオンには核子（陽子や中性子）とハイペロン（シグマ粒子など）が含まれる。ゲージ粒子は相互作用を媒介する粒子で光子などを含む。

＊5　反粒子

すべての素粒子に対して質量，寿命，スピンが同じで，電荷の符号が反対である反粒子が存在する。記号では粒子の上に棒をつける（表1参照）。反粒子の概念は，何もない「真空」から電子を取り出した「孔」は電子の電荷の逆符号の粒子として観測されるという，「ディラック電子論」に始まり，後に陽電子の発見により確認された。陽電子は電子と衝突すると消滅し2，3個の光子に変わる。中性粒子については粒子と反粒子が異なる場合と同じ場合があり，中性子では異なるが，光子や中性パイ中間子では同じである。陽子，中性子，電子からなる通常の「物質」に対してそれらの反粒子からなる「反物質」も考えられるが，銀河の大部分は「物質」からなり「反物質」は非常に少ない。

まうのである。特に**寿命**[*6]の短い粒子は，生成されたとしても図2に示したように放射線として走る距離が短い。このため，短寿命粒子が走ったこと自体による物質への影響は大して問題とならない。むしろ，短寿命粒子が原因となって発生した別の粒子を本体とする放射線が発生し，こちらを問題とする場合が多い。従って，主に放射線と物質との相互作用について学ぶ本書においては比較的寿命が長い粒子を念頭におく。

しかし，短寿命核の「**ビーム**[*7]」や「負パイ中間子（記号π^-）」も放射線治療に利用されることもあり，素粒子物理学や原子核物理学の興味の対象とだけとらえられがちな短寿命粒子についての知識もある程度必要となるかもしれない。それでも，途中までは安定な放射線と同様に考えることができ，寿命が尽きたらそこで新たな放射線を発生すると考えればよい。

図2 素粒子の平均寿命とその間にその粒子が真空中を走る距離

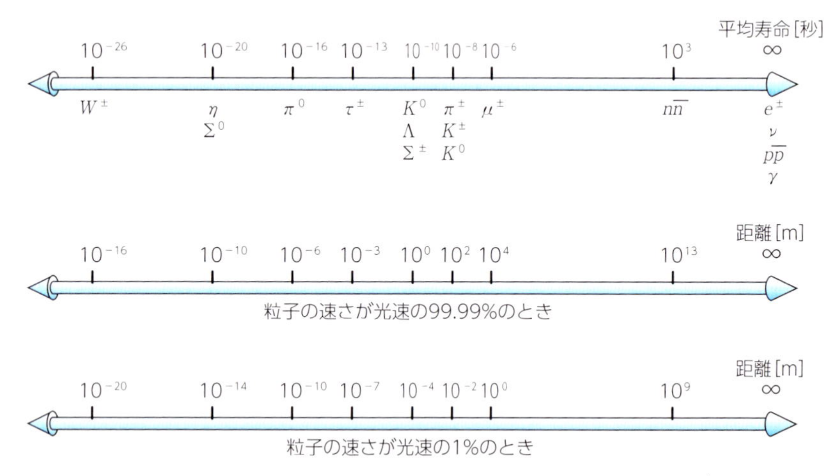

上の図を見ると，光速の99.99％で走る粒子は，光速の1％で走る粒子に比べて10^4倍（10,000倍）長い距離を走る。速さの差は約100倍なのに，走る距離が10,000倍も差が出るのはなぜだろうか？ これは走るスピードが光速に近ければ近いほど，粒子の寿命が延びることに由来する。今回の場合，速く走った分，寿命が約100倍伸びたため，速さ（100倍）×寿命（100倍）で結果的に走る距離が10,000倍も差が出た（走る距離の求め方についてはp.29（1章-2「特殊相対性理論」）例題2を参照のこと）。

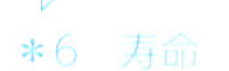

Term a la carte

＊6　寿命

素粒子や原子核ができてから別の粒子に壊変するまでの時間のことを「寿命」という。粒子の種類が異なれば寿命が異なるのは当然だが，壊変は確率的現象であるため同種の粒子であっても1つ1つについてみれば寿命はさまざまである。しかし，壊変確率は粒子ごとに固有のため，多数の同種粒子を集めた場合，その個数の減少の仕方は常に一定となる。すなわち，時間t経過後にもとの個数のうち壊変せず残っている割合は$e^{-\lambda t}$である。ただし，λは壊変定数といい，単位時間当たりに粒子が壊変する確率を表す。このため，素粒子の寿命は**平均寿命**（個々の粒子の寿命の平均値，$1/\lambda$）で表される。平均寿命は粒子の個数が$1/e$になるまでの時間ともいうことができ，この間に粒子の63%が壊変する。また，原子核の寿命については**半減期**〔粒子の個数が半分になるまでの時間，$(\ln 2)/\lambda$〕で表すことが多い。

＊7　ビーム

加速器などで加速することにより同じ方向に運動している粒子群や指向性をもった電磁波のこと。

2 放射線の分類と特別な名称

放射線がエネルギーをもった粒子ならば，エネルギーと本体を指定すればどんな放射線かを特定できるが，それだけだと何かと不便なこともある。例えば，その放射線の物質に与える影響の度合いで放射線を分類しておけば，いくつかの放射線をまとめて考慮することができ便利である。また，同種の放射線であってもエネルギーの分布や発生源によって別々の名称をつけておけば，発生時に何が起こったか，また同時に考えなければならないことが他にないか，といったことまで考えを巡らせることができる（歴史的には別種と思われていたものが同種であることが後に判明したことや，またその逆であったなどの理由でついた名称があるが，ここで述べたようにそういった名称や分類も便利である）。

X線

紫外線より短い波長の電磁波を特に「**X線**」ということがある。通常は「100 kV程度の電位差で加速した電子を陽極金属にあてて発生」させる。発生機序についての詳細は4章（p.176）に譲るが，このように発生するX線は「制動X線」と「特性X線」に分類される（図3）。**制動X線**とは，その波長が電位差によって決まる最短波長以上に連続分布するX線である。電子のような荷電粒子が原子核などの作る「電場」で急激な加速度を受ける（ブレーキをかけられる，制動を受ける）ときに電磁波を発生する過程を「**制動放射**」というが，そのために放出されるX線であるためこの名がつけられた。もう1つの**特性X線**とは，陽極物質によって決まった，ある波長に強く現れるX線のことで，波長が物質によって決まり，物質の同定などにも利用されることからこの名がついた。

加速器で光速近くまで加速された電子を「磁場」で曲げることによって発生する**シンクロトロン軌道放射光**（**SOR**：synchrotron orbital radiation，4章を参照）も波長によりX線に分類することもある。また，X線がある物質に当たったときに発生する，その物質の特性X線を特に「**蛍光X線**」ということがある。

図3 制動X線と特性X線

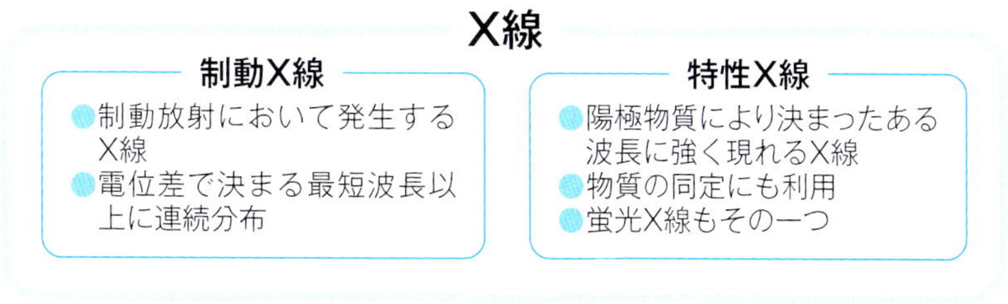

X線

制動X線	特性X線
●制動放射において発生するX線 ●電位差で決まる最短波長以上に連続分布	●陽極物質により決まったある波長に強く現れるX線 ●物質の同定にも利用 ●蛍光X線もその一つ

α線，β線，γ線

放射線の初期の研究で放射性物質からの放射線が3種類あることが確認され，それらは「α線」，「β線」，「γ線」と名づけられた。α線は電離作用は大きいが透過力が非常に弱い。β線はα線より電離作用が小さいがX線と同じ程度に透過力が強い。α線とβ線は磁場中で曲げられることから電荷をもった粒子であることが判明した。γ線は強い透過力をもっているが，X線と同じく磁場中で曲げることができない（図4）。

図4 磁場中でのα線，β線，γ線の曲がり方

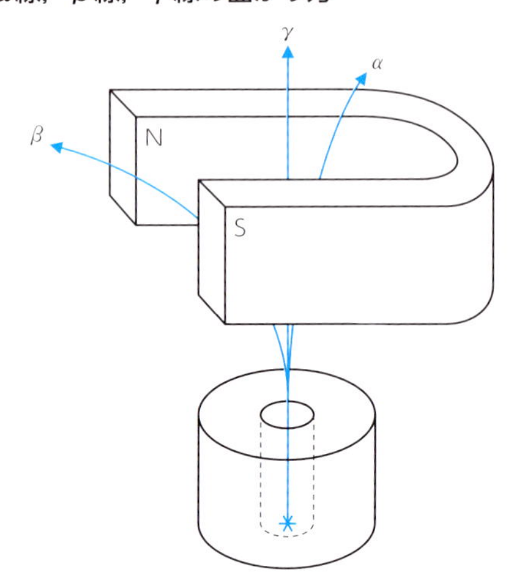

現在，α線やβ線の名称は原子核の壊変様式（p.66やp.141参照）に関連づけられている。すなわち，

> 原子核のα壊変に伴って放出されるヘリウム4原子核を「**α線**」とよび，β壊変に伴って原子核から放出される電子または**陽電子**[*8]をそれぞれ「**β⁻線**」，「**β⁺線**」とよぶ。

γ線の本体はX線と同じ電磁波であるが，その名称の使い分けは，

> 原子核内の現象（γ遷移や核反応）や素粒子の結合や崩壊によって生じるものを「**γ線**」とし，原子核外の電子軌道付近の現象によって生じる電磁波を「**X線**」としている。

この使い分けを厳密にするとSORなどはX線に分類しないこともある。

Term a la carte

＊8 β壊変に伴って放出される陽電子
ディラックによって予測されていた陽電子の存在は宇宙線の中に確認されていたが，1934年にジョリオ-キュリー夫妻によって，α線による核反応で作られた人工放射能から陽電子の放出が確認された。

宇宙線

放射線や放射能についての研究上の必要性から徐々に放射線検出器が発達して，新たな放射線が発見された。そこに放射能がなくても放射線検出器は放射線があることを示し，その強さは高度が高いほど強いことがわかった。この放射線は地球外に「線源」をもつ「**宇宙線**」(p.67を参照)と名づけられた。宇宙線は太陽や太陽系外を起源とする「**一次宇宙線**」とそれが大気と相互作用して生じる「**二次宇宙線**」に分けられる。太陽からの放射線は「太陽風」ともいい，オーロラ現象を引き起こすことも知られている。従って，宇宙線とは地球外に由来する種々の放射線の総称であって，X線，α線，β線，γ線と同じく，線源の区別によってつけられた名称である。

一次宇宙線の本体は主に「陽子」で，まれに「電子」や「ヘリウム以上の原子核」を含むが，ほとんど地表には到達しない。代わって地表に届くのは二次宇宙線で，その本体は「電子」や「γ線」をはじめ，「陽電子」，「中性子」，「ニュートリノ」，「ミュー粒子」，数種の「中間子」や「バリオン」など多数におよび，初期の素粒子物理学の主な興味の対象であった。

電離放射線と非電離放射線

放射線が物質を電離することができるか否かによって**電離放射線**(ionizing radiation)と非電離放射線とに分けられる。早くからX線は空気を電離することが知られていたため，単に放射線といった場合，電離放射線のことを指すことが多い。この分類は大まかにはその放射線粒子が物質原子を電離するに足るエネルギーをもっているかどうかによるのだが，その限りでない場合もある。そのあたりについてはp.58で説明する。

特殊相対性理論

放射線粒子の速さは場合により光速に近くなる。そのようなときには放射線の運動エネルギーや速度の計算はニュートン力学では説明できなくなり「特殊相対性理論」を前提としなければならなくなる（図1）。また，運動エネルギーのみならず，寿命の延びが起こったり，質量がエネルギーに変わったりその逆もある。このようなことは特殊相対性理論で説明できる。放射線についてさらに追求する前に，この節で特殊相対性理論について理解しておこう。なお，記述を簡単にするためすべて一直線上（x軸上）の運動とする。

1 ニュートンの運動法則とガリレイ変換

本格的に特殊相対性理論の議論に入る前に，それ以前のニュートンの運動法則を中心とする力学について復習しておく必要がある。

Slim・Check・Point

図1 特殊相対性理論におけるエネルギー

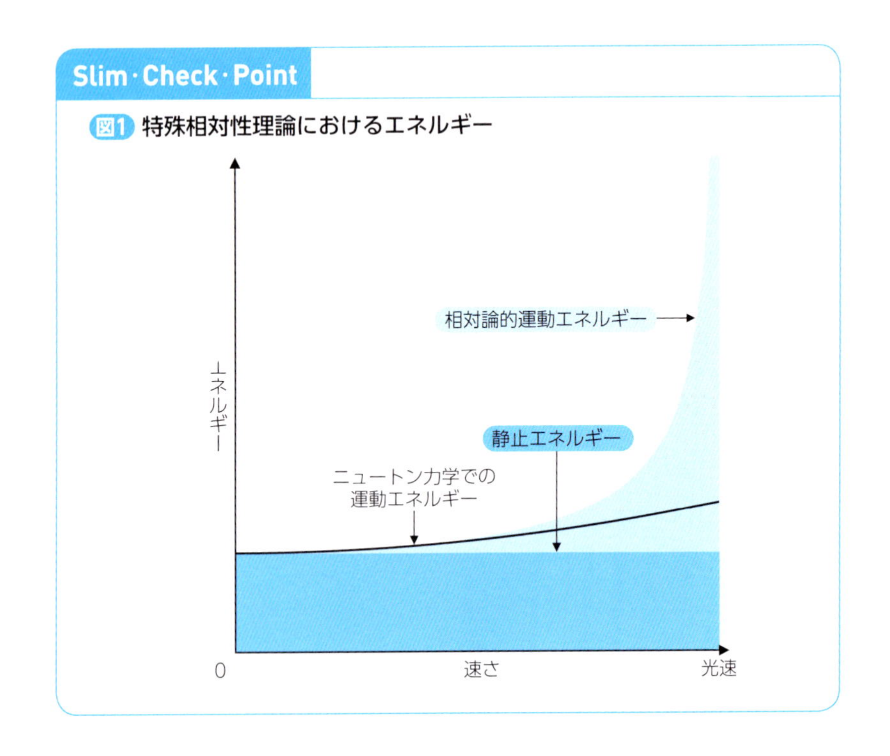

慣性系と慣性質量

運動の状態は，通常，物体の位置xが時間tによってどのように変わっていくか，すなわち**速度**vは，

$$v = \frac{\mathrm{d}x}{\mathrm{d}t} \quad \cdots\cdots ❶$$

で表される。物体が他から何の影響も受けずに自由に運動をする際，その運動状態(速度)を変えずにいようとする性質を「**慣性**」という。運動の状態(速度)に変化を与えるものはまだ定義されていないが，とりあえずここでは力としておいて，慣性について言い換えると，

慣性の法則 ＝ 力を受けない物体は静止，または等速度運動を続ける

となる。これを「**慣性の法則**」という。慣性の法則は運動を記述する座標系を定義する。慣性の法則で定義される座標系を「**慣性系**」または「慣性座標系」という。慣性系においては当然，慣性の法則は満たされる。すなわち，力を受けない物体は静止，また速度を変えない運動を続ける。言い換えると「静止していた物体があるとき動き出したり，運動している物体がその方向や速さ(速度の大きさ)を変えることはない」ということである。これは，

①特別な時間や方向がない(静止物体の例では動き出す時間や動き始めた方向は「特別」である)
②時間や座標軸の目盛は等間隔(運動物体の例で速度が変わらないことによる)
③座標軸は曲がっていない(運動の方向が変わらないから)

ことを表す。つまり，慣性系とは，時間が一様で，空間が一様で等方的な座標系のことである。

速度の時間的変化の割合，**加速度**aは，

$$a = \frac{\mathrm{d}v}{\mathrm{d}t} = \frac{\mathrm{d}^2 x}{\mathrm{d}t^2} \quad \cdots\cdots ❷$$

で，座標系から定義される。**ニュートンの運動方程式**は**力**Fと加速度aとの関係を述べるもので，次のように表される。

$$ma = m\frac{\mathrm{d}v}{\mathrm{d}t} = m\frac{\mathrm{d}^2 x}{\mathrm{d}t^2} = F \quad \cdots\cdots ❸$$

ここでmは**質量**である。**運動量**pを

$$p = mv = m\frac{\mathrm{d}x}{\mathrm{d}t} \quad \cdots\cdots ❹$$

とすれば，

$$\frac{dp}{dt} = F \quad \cdots\cdots ❺$$

とも表される。質量 m と力 F は慣性の法則では定義されていなかった。1つの式で2つの物理量は定義できないので，次の「**作用・反作用の法則**」が必要となる。

2物体の相互作用の力は大きさが同じで向きが逆で，同一直線上にある

物体1と物体2だけからなる系があり，この2物体の相互作用によって及ぼされる力をそれぞれ F_1，F_2 とすると，

$$F_1 + F_2 = 0 \quad \cdots\cdots ❻$$

これと物体1と物体2に対する運動方程式（**式❸**）を連立すると，質量の比を両物体の加速度の比の逆数で表すことができる。加速度は先に定義されていて測定可能であるので，質量の比が測定可能ということになる。比が決まると，あとは単位量を適当に決めれば質量を決定することができるのである。

いま，質量の異なる2つの物体に同じ力が加えられているとする。運動方程式から，質量の大きな物体の加速度は質量の小さな物体の加速度より小さくなり，結果，速度の変化は小さくなる。このように，「質量とは慣性（速度を維持する性質）の大小を表す」ので「**慣性質量**」ともいう。また，この意味で「慣性質量とは力に対する抵抗」ともいうことができる。

運動量保存則と力学的エネルギー保存則

x 軸上で運動する運動量 p_1 の物体1と運動量 p_2 の物体2があり，物体に働く力は物体同士の相互作用の力のみとする。そのとき，**式❺**と**式❻**より，

$$\frac{dp_1}{dt} + \frac{dp_2}{dt} = 0$$

$$\frac{d}{dt}(p_1 + p_2) = 0$$

両辺を積分して，

$$p_1 + p_2 = \text{一定} \quad \cdots\cdots ❼$$

となる。これを「**運動量の保存則**」という。これは作用・反作用の法則を使って運動方程式の積分で得られるので，「作用・反作用の法則は運動量保存則を表す法則」ともいえる。

質量 m の物体が力 F を受ける間，位置が x_A から x_B へ移動したとする。このとき，

$$W = \int_{x_A}^{x_B} F \mathrm{d}x \quad \cdots\cdots 8$$

の W を**仕事**という。その間，力 F が一定なら

$$W = F(x_B - x_A)$$

である。

x_A のときの速度を v_A，x_B のときの速度を v_B とすれば式8と式3および式1より，

$$\begin{aligned} W &= \int_{x_A}^{x_B} F \mathrm{d}x = \int_{x_A}^{x_B} m \frac{\mathrm{d}v}{\mathrm{d}t} \mathrm{d}x \\ &= \int_{v_A}^{v_B} m \frac{\mathrm{d}x}{\mathrm{d}t} \mathrm{d}v = \int_{v_A}^{v_B} mv \mathrm{d}v \\ &= \left[\frac{1}{2} mv^2\right]_{v_A}^{v_B} = \frac{1}{2} mv_B^2 - \frac{1}{2} mv_A^2 \end{aligned}$$

ここで，

$$K = \frac{1}{2} mv^2 \quad \cdots\cdots 9$$

とすれば，

$$W = K_B - K_A \quad \cdots\cdots 8'$$

となる。K を**運動エネルギー**（kinetic energy）という。これは，物体が仕事を受ければその運動エネルギーが変化し，運動エネルギーをもっている物体はほかに仕事をすることができることを表す。

力 F が**ポテンシャルエネルギー**[*1]（potential energy）U の勾配を使って

$$F = -\frac{\partial U}{\partial x}$$

と表されるとき，x_A のとき U_A，x_B のとき U_B とすると仕事は，

Term a la carte

＊1　ポテンシャルエネルギー
位置の関数として表され，時間や速度，加速度に依存しないため「位置エネルギー」ともいう。力がポテンシャルエネルギーの勾配を使って表されるとき，その力を「保存力」という。重力やバネの弾性力，クーロン力は保存力であるが，摩擦力や空気の抵抗力などは保存力ではない。ポテンシャルは「潜在的な」を意味するが，これは物体が運動していなくても（顕在的にエネルギーをもっていなくても）その場所にあるだけでエネルギーをもつことによる。力がポテンシャルエネルギーの勾配でかけることは，重力なら $U = mgx$，バネの弾性力なら $U = kx^2/2$，クーロン力なら $U = q_1q_2/(4\pi\varepsilon_0 x)$ であるので自分で確認してみよう。

$$W=\int_{x_A}^{x_B}F\mathrm{d}x=-\int_{x_A}^{x_B}\frac{\partial U}{\partial x}\mathrm{d}x$$
$$=-\int_{U_A}^{U_B}\mathrm{d}U=U_A-U_B \quad \cdots\cdots 8''$$

となる。従って,

$$K_A+U_A=K_B+U_B \quad \cdots\cdots ⑩$$

$K+U$を「**力学的エネルギー**」といい,式⑩を「**力学的エネルギーの保存則**」という。

x_Aのときの時間をt_A, x_Bのときの時間をt_Bとすれば式❽と式❶より,

$$W=\int_{x_A}^{x_B}F\mathrm{d}x$$
$$=\int_{t_A}^{t_B}F\frac{\mathrm{d}x}{\mathrm{d}t}\mathrm{d}t$$
$$=\int_{t_A}^{t_B}Fv\mathrm{d}t$$

両辺を時間tで微分して,

$$P=\frac{\mathrm{d}W}{\mathrm{d}t}=Fv \quad \cdots\cdots ⑪$$

この仕事の時間変換の割合を表すPを「**仕事率**」といい,力Fによる物体のエネルギーの増加の割合を表す。

ガリレイ変換とガリレイの相対性原理

ある慣性系(時間t, 座標をxとする)に対し,一定の速度Vで運動する別の座標系(時間t', 座標をx'とする)を考えてみる。日常経験で見られるように,この2つの座標系において時間は完全に一致している($t=t'$)とし, $t=t'=0$のとき両座標系の空間軸(x軸)も完全に一致しているとする。すると,

$$t'=t \quad \cdots\cdots ⑫a$$
$$x'=x-Vt \quad \cdots\cdots ⑫b$$

となるが,この座標変換を「**ガリレイ変換**」という。

式⑫bを時間で微分することで,速度の変換の式,

$$v'=v-V \quad \cdots\cdots ⑬$$

ができる。さらに時間で微分して，

$$a' = a \quad \cdots\cdots ⑭$$

となり，両座標系で加速度は一致することがわかる。運動方程式は力と加速度を関係付けるもので，また，質量はこの座標変換(ガリレイ変換)については関係ないので，両座標系で運動方程式は一致する。そのため，運動方程式を積分して得られる運動量保存則をはじめとするいろいろな運動の法則についても(前提となる慣性の法則も当然)一致することになり，この運動している座標系も慣性系である。

Vを$-V$で置き換えても同様なので，2つの慣性系のどちらを基準座標系にしてもかまわないことになる。また，Vの値はどんな値でもいいので無数の慣性系をつくることができるのである。これは他に対して絶対的な意味をもつ絶対基準系が存在せず，すべての慣性系が同等であることを意味している。このことを「**ガリレイの相対性原理**」という。

これらのことは

①一定の速度で進んでいる車内にいる人から見れば外の風景は反対の速度で流れているように見えること
②車内でものを動かす際には車外で行うのと同様にできること
③車内でものを落としたり投げたりした際それは車外でものを落としたり投げたりしたのと同様に見えること

を表し，日常経験するような範囲では完全に正しいと考えられる。

また，式⑬をvについて解けば

$$v = v' + V \quad \cdots\cdots ⑮$$

となりこれは速度の合成を表す。

2 光速不変がもたらすこと

光速不変と特殊相対性原理

電磁場に関する理論はマックスウェルによって完成された。それにより予測された電磁波の進む速さはすでに測定されていた光の速さ，**光速**と同じであった。光は電磁波であると結論づけられ，電磁波の存在も実験的に確かめられた(p.41を参照)。そして光を伝える媒質[*2]として仮定されていたエーテルを種々の実験で探そうとしたが，「マイケルソン-モーレーの実験(1887年)」をはじめとしてエーテルの存在は確認されず，エーテルに対して運動しているはずの慣性系においても，光速不変が確認されるだけであった。

光速不変であると何が困るのか。ニュートンの力学ではガリレイ変換で与えられるように空間座標は慣性系によって異なる。すなわち，空間は相対的である。それに対して時間はすべての慣性系で不変で，絶対的である。つまり，ガリレイ変換では光速が慣性系ごとで異ならなければならない。

Term a la carte

＊2　媒質
弦を伝わる波なら「弦」，水面波なら「水」，空気中を伝わる音なら「空気」というように波動を伝える物質。

そして，光速を含むマックスウェルの方程式もガリレイ変換では書き換えられることになってしまう。しかし，実験が示すように光速は常に不変であった。

エーテルを仮定したうえで光速不変を説明することが試みられたが，後にエーテルの存在は否定されることになる(「ケネディ−ソーンダイクの実験(1932年)」)。エーテルの存在が否定されるよりかなり前(1905年)，アインシュタインはエーテルの存在を仮定せずに，「①実験事実からの光速不変」と「②マックスウェル方程式の書き換えを要しない特殊相対性」の2つの仮定から特殊相対性理論を組み立てた。このような理論の基礎となる仮定は「原理」とよばれる。原理自体は証明することができないが，実験結果が理論に合致することによって原理は実証される。特殊相対性理論では実験で確認されなかったエーテルを必要としないのである。光速不変の原理と特殊相対性原理とは次のとおりである。

光速不変の原理
光速は慣性系での光源の運動によらず不変である。
または，光速は慣性系の運動によらず不変である。

特殊相対性原理
物理法則(力学のみならず電磁気学も含む)は，すべての慣性系で同じである。または，物理法則によって慣性系は区別されない。

MEMO
ここで「特殊」という言葉がつくのは慣性系のみを対象にしていることによる。重力を受けて加速度運動する座標系まで相対性を求める「一般」相対性原理および，慣性質量と重力質量を同一視する等価原理から一般相対性理論ができる。

このように光速不変を認めるなら，時間は絶対的でなくなる。慣性系ごとに時間は異なることになり，言い換えれば時間も相対的になるのである。これは，日常の経験からなんとなく把握している空間と時間の概念に大きな変更を求めることになる。それを順に示していこう。

同時刻の相対性

静止している観測者Oに対し，一定の速度Vで移動する棒の両端をA，Bとして棒の中央に固定された観測者O'がいるとする。簡単のため，棒のAB方向および棒の速度Vもx軸上にあるとする(図2a)。

AとBで光源から光が発し，それらが同時にO'に着いたとする。AとBでいつ光ったかは不明でも，O'に同時に光が着いたことはOにとってもO'にとっても同じである。O'からみればO'A＝O'BであるのでAとBが同時に光ったと見える。しかし，Oからみれば光が走る間，棒が移動するのでAが先に光らなければならない(図2b)。つまり，O'にとっては同時であってもOにとっては同時ではないことになる。これを「**同時刻の相対性**」という。

Oからみてどれだけ発光時刻がずれているかを考える。Oからみた棒の長さをLとする。図3からAで光ってからO'に着くまでの時間をt_Aとすると，

図2 等速度運動する棒

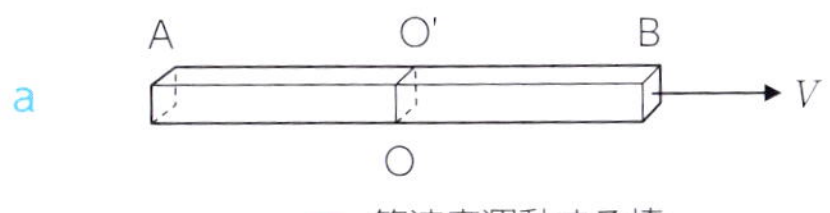

a　等速度運動する棒

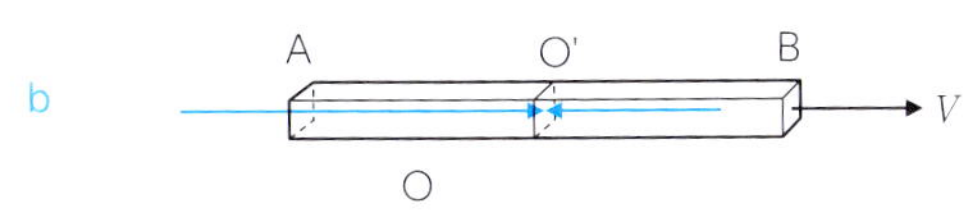

b　AとBで光った光が同時にO'についた。

図3 同時刻のずれ

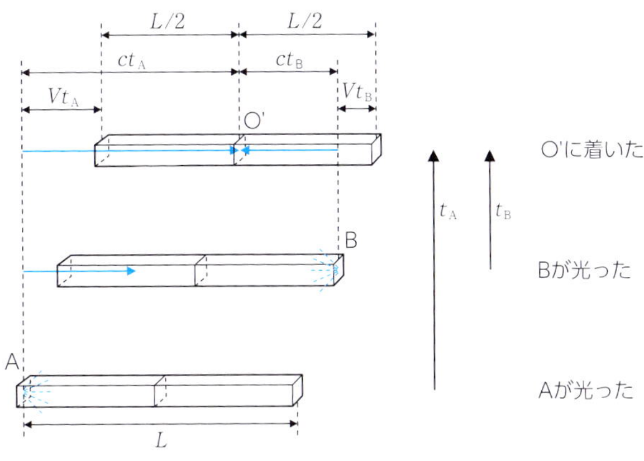

$$ct_A = Vt_A + \frac{L}{2} \text{ より，} t_A = \frac{L}{2(c - V)} \quad \cdots\cdots ⑯$$

である。ただしcは光速である。次にBで光ってからO'に着くまでの時間をt_Bとすると，

$$\frac{L}{2} = ct_B + Vt_B \text{ より，} t_B = \frac{L}{2(c + V)} \quad \cdots\cdots ⑰$$

である。発光時刻のずれは$t_A - t_B$であるので，式⑯と式⑰より，

$$t_A - t_B = \frac{LV}{c^2 - V^2} = \frac{L}{c} \cdot \frac{\frac{V}{c}}{1 - \left(\frac{V}{c}\right)^2}$$

となる。ここで，

$$\beta = \frac{V}{c} (0 \leqq \beta < 1) \quad \cdots\cdots ⑱$$

と表記するのが普通であるので，Oからみた発光時刻のずれは，

$$t_A - t_B = \frac{L}{c} \cdot \frac{\beta}{1 - \beta^2} \geqq 0$$

と0以上である。等号は$V = 0$または$c \to \infty$，すなわち$\beta \to 0$のとき成立する。

長さの相対性

ここでOとO'からみた棒の長さを比較してみる。長さを測るにはOとO'のそれぞれにとっての同時刻にA，Bのあった地点に印をつけ，その距離をものさしで測ればよいが，同時刻の相対性によりOで見た長さLとO'が見た長さL'とでは異なることが考えられる。ただし，O'は棒に対し静止しているので，L'が静止しているときの棒の長さであることは明らかである。

O'にとって同時刻，すなわち，AとBが光ったとき，Oのいる座標系にそれぞれの場所に印をつける様子（Oから見て）を図4に示す。

図4 長さの測定

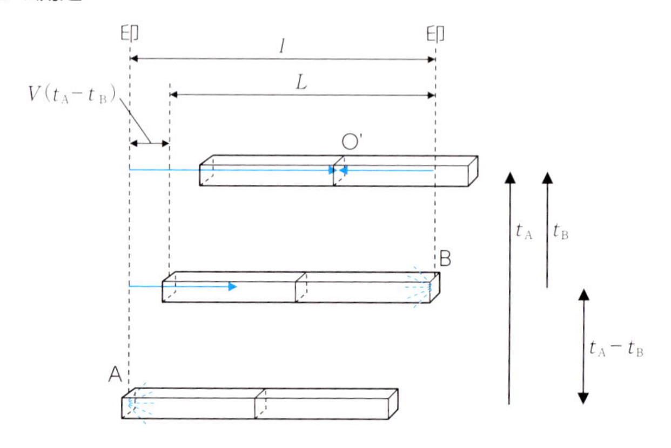

この印の間の距離lはOからみて，

$$
\begin{aligned}
l &= L + V(t_A - t_B) \\
&= L + \frac{LV^2}{c^2 - V^2} = \frac{c^2 L}{c^2 - V^2} \\
&= \frac{L}{1 - \left(\dfrac{V}{c}\right)^2} = \frac{L}{1 - \beta^2}
\end{aligned}
$$

である。O'からみてこれはL'と等しいので，

$$L' = kl$$

とする。ここで，kはVの関数として表される係数である。

特殊相対性原理によって，O'からOの様子をみると$-V$の速度で運動しているように見える。O'から見た棒の長さL'がOにとってLに見えるなら，特殊相対性原理からこの変化の割合も同じkである。

すなわち，

$$L = kL'$$

ここでkは速度がVでも$-V$でも同じ値なのでV^2の関数として表され，$V=0$のとき，$L=L'$であるから$k=1$となるはずである。

以上により，

$$L = kL' = k \cdot kl = k^2 \frac{L}{1-\beta^2}$$

から，

$$\frac{k^2}{1-\beta^2} = 1$$

従って，

$$k = \sqrt{1-\beta^2} = \sqrt{1-\left(\frac{V}{c}\right)^2}$$

となる。

通常，

$$\gamma = \frac{1}{\sqrt{1-\beta^2}} = \frac{1}{\sqrt{1-\left(\frac{V}{c}\right)^2}} \quad (\gamma \geqq 1) \quad \cdots\cdots ⑲$$

と表記するので，Oから見ると長さLは，

$$L = \sqrt{1-\left(\frac{V}{c}\right)^2}\,L' = \frac{L'}{\gamma} \leqq L' \quad \cdots\cdots ⑳$$

また，O'から見ると長さL'は，

$$L' = \sqrt{1-\left(\frac{V}{c}\right)^2}\,l = \frac{l}{\gamma} \leqq l \quad \cdots\cdots ㉑$$

となる。等号は$V=0$または$c \to \infty$，すなわち$\beta \to 0$のとき成立する。つまり，運動している長さはお互いに縮んで見える。これを「**ローレンツ収縮**」[*3]という。

Term a la carte

*3 ローレンツ収縮
「ローレンツ・フィッツジェラルドの収縮仮説」ともいう。エーテルの存在を仮定して光速不変を説明するために両者が導いた。

時間経過の相対性

同時刻の相対性によってOとO'で時間の経過の仕方が異なっていることが考えられる。そこで，O'が鏡をもって，Aで発した光を反対向きに返す往復の時間を比較してみる。

まずは，OからみてO'にとってのこの（光が行って帰る）時間がどのように見えるか考える。O'にとっての往復の時間なので，帰る先は棒の端のAとする。O'からみたこの時間t'は，

$$t' = \frac{L'}{c}$$

である。Oからみたこの時間tは$t_A + t_B$に一致する。式⑯と式⑰より，

$$t = t_A + t_B = \frac{cL}{c^2 - V^2} = \frac{1}{1-\left(\frac{V}{c}\right)^2} \cdot \frac{L}{c} = \frac{1}{\sqrt{1-\left(\frac{V}{c}\right)^2}} \cdot \frac{L'}{c}$$

$$= \frac{1}{\sqrt{1-\left(\frac{V}{c}\right)^2}} t' = \frac{1}{\sqrt{1-\beta^2}} t' = \gamma t' \geqq t' \quad \cdots\cdots\cdots ㉒$$

となる。等号は$V=0$または$c \to \infty$，すなわち$\beta \to 0$のとき成立する。つまり，運動座標系での時間は小さい。言い換えれば，運動座標系の時間経過は静止座標系よりゆっくり進む。例えば，O'にとっての1秒はOにとってはγ秒（≧1秒）ということである。

例題①

Q 横向きに一定速度Vで運動する車内の上下に置いた鏡の間を光が往復する時間から，時間経過の相対性を確認せよ。

A 上下の鏡の間の距離をLとし，運動座標系での往復時間をt'，それに対応する静止座標系での時間tとする。車内で見ると

$$ct' = 2L \to L^2 = \left(\frac{ct'}{2}\right)^2$$

図 車外から見た様子

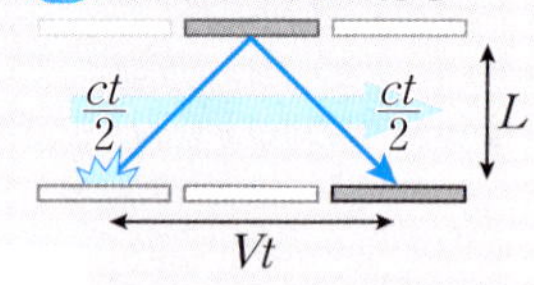

車外から見ると（図参照）

$$ct = 2\sqrt{L^2 + \left(\frac{Vt}{2}\right)^2} \to (ct)^2 = 4L^2 + (Vt)^2$$

以上より

$$(ct)^2 - (Vt)^2 = (ct')^2 \to \left\{1-\left(\frac{V}{c}\right)^2\right\} t^2 = t'^2$$

$$t = \frac{t'}{\sqrt{1-\left(\frac{V}{c}\right)^2}}$$

となり式㉒と一致する。

例題②

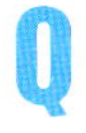

静止している μ 粒子の平均寿命は 2.2×10^{-6} s である。μ 粒子が静止座標系に対して光速の1％で運動している場合と，99.99％で運動している場合とで，平均寿命の時間が経過する間に走る距離をそれぞれ求めよ（p.14 図2参照）。

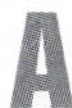

平均寿命を τ，その間に走る距離を l とすると，

$$l=\frac{\tau}{\sqrt{1-\beta^2}}\beta c$$

である。β=0.01のとき

$$l=\frac{2.2\times10^{-6}}{\sqrt{1-0.01^2}}\cdot0.01\cdot3.0\times10^8=6.6\,\mathrm{m}$$

β=0.9999のとき

$$l=\frac{2.2\times10^{-6}}{\sqrt{1-0.9999^2}}\cdot0.9999\cdot3.0\times10^8=4.7\times10^4\,\mathrm{m}$$

次にO'からみてOの時間がどのようにみえるか考える（O'が静止，Oが $-V$ で運動とみる）。Oにとっての往復の時間なので，帰る先はAの印をつけた地点とする。Oからみたこの時間 T は光が棒のAからO'を経て棒のAまで走る時間 t と，その間に棒とAの印が離れた距離を光が走るのにかかる時間との和である（図5）。従って，

$$T=t+\frac{Vt}{c}=\left(1+\frac{V}{c}\right)t\quad これにより，\quad t=\frac{1}{1+\frac{V}{c}}T$$

図5 Oからみた時間の経過

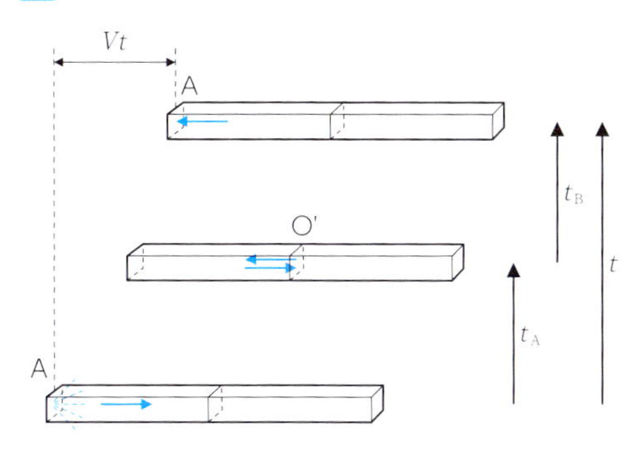

O'からみたこの時間T'は光が棒のAからO'を経て棒のAまで走る時間t'と，そこから光が印まで走る時間$\Delta t'$との和であるが，この$\Delta t'$の間にも印は速度$-V$で遠ざかる（図6）。

図6 O'からみた時間の経過

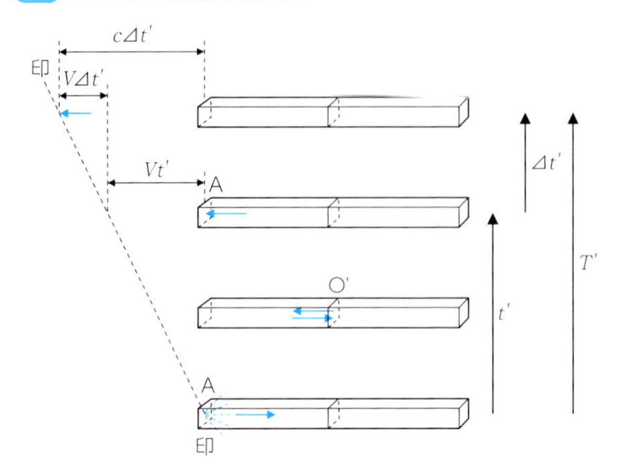

$\Delta t'$について，

$$c\Delta t' = Vt' + V\Delta t' \quad よって，\quad \Delta t' = \frac{V}{c-V}t'$$

従って，

$$T' = t' + \Delta t' = t' + \frac{V}{c-V}t' = \frac{1}{1-\frac{V}{c}}t'$$

$$= \frac{1}{1-\frac{V}{c}} \cdot \frac{t}{\gamma} = \frac{1}{1-\frac{V}{c}} \cdot \frac{1}{1+\frac{V}{c}} \cdot \frac{T}{\gamma}$$

$$= \frac{1}{\sqrt{1-\left(\frac{V}{c}\right)^2}}T = \frac{1}{\sqrt{1-\beta^2}}T = \gamma T \geqq T \quad \cdots\cdots\cdots (23)$$

となる。こちらでも運動座標系の時間経過は静止座標系よりゆっくり進む。

3 ローレンツ変換とローレンツ逆変換

ガリレイ変換(式⑫)は光速不変の原理を満足しない。従って，ガリレイ変換に改良を加えなければならない。

ここで真空中の光速cは，

$$c = 2.99792458 \times 10^8 \ [\mathrm{m/s}]$$

で，日常経験するような速さに比べ非常に大きいことに注意しよう。たとえ空気中の音速(海面上の空気中でおよそ340 m/s)であっても$\beta \cong 1 \times 10^{-6}$程度であるので，光速に比べ非常に小さな速さで運動するなら先に述べたような同時刻の相対性や長さの相対性，時間経過の相対性は考える必要はなく，ガリレイ変換は正しいのである。つまり$V=0$または$c \to \infty$とみなせるなら，改良された座標変換もガリレイ変換と一致するはずである。

ガリレイ変換と同様にある慣性系(静止座標系，時間t，座標をxとする)に対し，一定の速度で運動する別の慣性系(運動座標系，時間t'，座標をx'とする)を考える。ここでも簡単のため運動座標系の速度はx軸方向にVとし，時刻$t=t'=0$のとき，両座標系は完全に一致しているとする。$x'=0$の点(運動座標系の原点)は静止座標系からみれば$x=Vt$の座標にみえる。そのため，$x'=0$で$x=Vt$という条件が課せられ，長さの相対性から目盛の伸び縮みの係数をaとすると，

$$x' = a(x - Vt) \quad \cdots\cdots ㉔$$

のかたちと考えられる。係数aはVの関数で$V=0$のとき1，すなわちガリレイ変換となることから$a>0$が要求される。運動座標系から静止座標系をみると，特殊相対性原理より，Vを$-V$に，tをt'にするだけで同じ係数aを使わなければならない。従って，

$$x = a(x' + Vt') \quad \cdots\cdots ㉕$$

係数aを$x'=0$におかれた光源が$t=t'=0$の瞬間に発した光の先端の座標を考えることで決めよう。光速不変の原理より，

$$x' = ct'$$
$$x = ct$$

これを式㉔と式㉕に代入して，

$$ct' = at(c - V)$$
$$ct = at'(c + V)$$

この両辺を掛け合わせてから，tとt'で割ることで

$$c^2 = a^2(c^2 - V^2)$$

を得る。これから，

$$a = \frac{1}{\sqrt{1-\left(\frac{V}{c}\right)^2}} = \frac{1}{\sqrt{1-\beta^2}} = \gamma$$

と決まる。従って，

$$x' = \frac{x - Vt}{\sqrt{1-\left(\frac{V}{c}\right)^2}}$$

$$x = \frac{x' + Vt'}{\sqrt{1-\left(\frac{V}{c}\right)^2}}$$

となる。これらをt，t'について解くと，

$$\begin{aligned} Vt &= x - \sqrt{1-\left(\frac{V}{c}\right)^2}\, x' \\ &= \frac{x' + Vt'}{\sqrt{1-\left(\frac{V}{c}\right)^2}} - \sqrt{1-\left(\frac{V}{c}\right)^2}\, x' \\ &= \frac{Vt' + \frac{V^2}{c^2}x'}{\sqrt{1-\left(\frac{V}{c}\right)^2}} \end{aligned}$$

$$\begin{aligned} Vt' &= -x' + \sqrt{1-\left(\frac{V}{c}\right)^2}\, x \\ &= -\frac{x - Vt}{\sqrt{1-\left(\frac{V}{c}\right)^2}} + \sqrt{1-\left(\frac{V}{c}\right)^2}\, x \\ &= \frac{Vt - \frac{V^2}{c^2}x}{\sqrt{1-\left(\frac{V}{c}\right)^2}} \end{aligned}$$

より，

$$t = \frac{t' + \frac{Vx'}{c^2}}{\sqrt{1-\left(\frac{V}{c}\right)^2}}$$

$$t' = \frac{t + \frac{Vx}{c^2}}{\sqrt{1-\left(\frac{V}{c}\right)^2}}$$

となる。以上により得られた静止座標から運動座標への変換式の組，

$$t' = \frac{t - \frac{Vx}{c^2}}{\sqrt{1 - \left(\frac{V}{c}\right)^2}} \quad \cdots\cdots \text{㉖a}$$

$$x' = \frac{x - Vt}{\sqrt{1 - \left(\frac{V}{c}\right)^2}} \quad \cdots\cdots \text{㉖b}$$

を「**ローレンツ変換**」[*4]という。ローレンツ変換（式㉖）は$c \to \infty$とすれば，それぞれガリレイ変換（式⑫）に一致する。また，運動座標から静止座標への変換式の組，

$$t = \frac{t' + \frac{Vx'}{c^2}}{\sqrt{1 - \left(\frac{V}{c}\right)^2}}$$

$$x = \frac{x' + Vt}{\sqrt{1 - \left(\frac{V}{c}\right)^2}}$$

を「**ローレンツ逆変換**」という。

特殊相対性理論においては時間も空間と同様に相対的になるので，それぞれの次元を同じにするためtやt'の代わりにctやct'を使う。また，

$$\beta = \frac{V}{c} \qquad (0 \leqq \beta < 1) \quad \cdots\cdots \text{⑱再掲}$$

$$\gamma = \frac{1}{\sqrt{1 - \beta^2}} \qquad (\gamma \geqq 1) \quad \cdots\cdots \text{⑲再掲}$$

と表記するのが普通であるので，ローレンツ変換は

$$ct' = \gamma(ct - \beta x) \quad \cdots\cdots \text{㉗a}$$

$$x' = \gamma(x - \beta ct) \quad \cdots\cdots \text{㉗b}$$

ローレンツ逆変換は，

$$ct = \gamma(ct' + \beta x') \quad \cdots\cdots \text{㉘a}$$

$$x = \gamma(x' + \beta ct') \quad \cdots\cdots \text{㉘b}$$

と表される。こう表記すればそれぞれの変換においてctとxあるいはct'とx'を入れ替えれば，時間と空間の関係は同じである。

Term a la carte

＊4　ローレンツ変換
エーテルの存在を仮定して光速一定を満足するようローレンツが導いたのでこの名でよぶ。

図7 ローレンツ変換

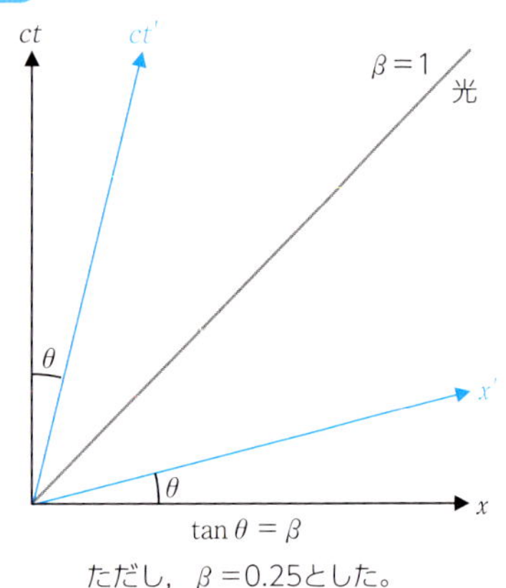

図8 x軸とx'軸の目盛

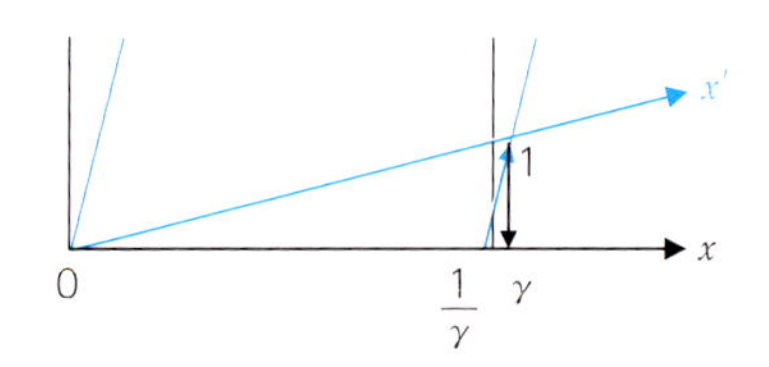

図9 ローレンツ変換（β=0.25）を表す時空図

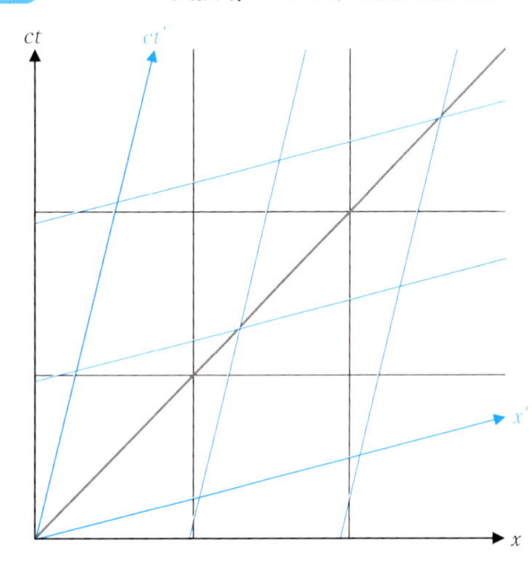

図10 ガリレイ変換

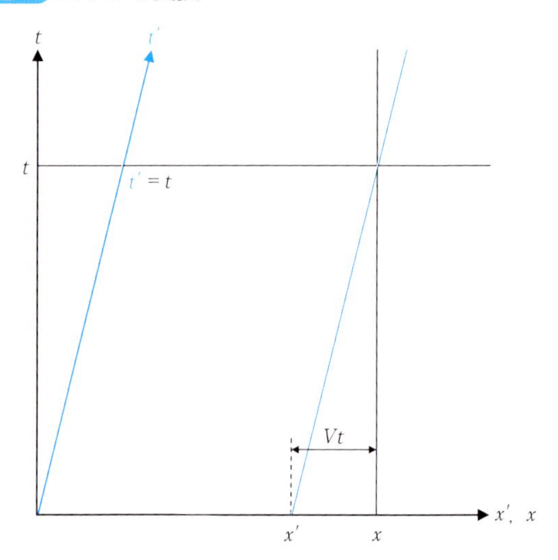

次いで，ローレンツ変換を図で表してみよう。横軸にx軸，縦軸にct軸をとった図を考える（図7）。図7において，x軸は式$ct=0$で表され，ct軸は式$x=0$で表される。同様に$ct'=0$すなわち$ct=\beta x$はx'軸（青色）を表し，$x'=0$すなわち$x=\beta ct$はct'軸（青色）を表す。図上の傾きから，x軸とx'軸のなす角とct軸とct'軸のなす角は同じθで$\tan\theta=\beta$となる。図7で傾き1の直線（灰色）は$\beta=1$，すなわちx軸上を正の向きに走る光を表す。さらに，それぞれの座標軸の目盛について考えてみよう（図8）。長さの相対性で求めたとおり，静止座標系で$1/\gamma$と測られる長さは運動座標系では単位長さに対応する（式⑳）。これは，図8において，$1/\gamma$から1にct'軸に平行に上げることで得られる。逆に運動座標系で単位長さと測られる長さは静止座標系では長さγに対応する（式㉑）。これは，図8において1からγにct軸に平行に下ろすことで得られる。両座標系にとっての単位長さはこの図上においては同じ長さでないことに注意する。xとx'についてのこの関係はctとct'についても同様に考えることができる。

このようにして，目盛線を入れた図9を得る。図9において，ct'軸に平行な線は運動座標系に固定された点が静止座標系に対し速度Vで移動していくことを表し，x'軸に平行な線は運動座標系にとっての同時刻を表す。図9からわかるように，運動座標系で同時刻（x'軸と平行な線上の2点）は静止座標系からみると同時刻ではなく（同時刻の相対性），運動している長さは縮んで見え（長さの相対性），運動座標系で1単位時間かかることは静止座標系からみれば1単位時間より大きい時間がかかる（時間経過の相対性）のである。ガリレイ変換はローレンツ変換で$c \to \infty$とすることで導かれる。ガリレイ変換を同じように図に表そうとすると，$x'=0$すなわち$x=Vt$はt'軸を表し，$t'=0$すなわち$t=0$はx'軸を表すことから，図10のようになる。

ローレンツ変換（式㉖）をそれぞれ時間で微分することで速度の変換式ができる。ローレンツ変換（式㉖）を静止座標系の時間tで微分すると式❶により，

$$\frac{dt'}{dt} = \frac{1 - \frac{Vv}{c^2}}{\sqrt{1 - \left(\frac{V}{c}\right)^2}}$$

$$\frac{dx'}{dt} = \frac{v - V}{\sqrt{1 - \left(\frac{V}{c}\right)^2}}$$

このdt'/dtは$v=0$としたとき時間経過の相対性の式㉓と同じで，逆数をとって$v=V$とすると式㉒と同じである。さらに，

$$v' = \frac{dx'}{dt'} = \frac{dx'}{dt}\frac{dt}{dt'} = \frac{dx'}{dt}\frac{1}{\frac{dt'}{dt}}$$

であるので，速度の変換は，

$$v' = \frac{v - V}{1 - \frac{Vv}{c^2}} \quad \cdots\cdots ㉙$$

で，やはり$c \to \infty$とすればガリレイ変換の速度変換式（式⑬）に一致する。

この逆変換は速度の合成の式になる。

$$v = \frac{v' + V}{1 + \frac{Vv'}{c^2}} \quad \cdots\cdots ㉚$$

したがって，Vもv'も光速未満の場合は合成された速度は光速を超えることはない。また，Vまたはv'，あるいはその両方が光速のとき，合成された速度も光速となる。

加速度の変換は複雑になるので省略するが，ローレンツ変換で2つの慣性系の加速度は一致することはなく，そのためニュートンの運動方程式も

同じではなくなる。したがって，特殊相対性原理によってニュートンの運動方程式はローレンツ変換によって変更されないよう書き換えが必要となる。

4 運動量，運動方程式，エネルギー，質量

ニュートンの運動方程式（式❸）は運動を記述する特定の慣性系での加速度（式❷）を含む。ガリレイ変換を前提とする力学において時間は絶対的で，位置，速度，運動量等の物理量はこの絶対的な時間を変数とする関数で表されたので，それでよかった。しかし，特殊相対性理論では時間経過は慣性系ごとで異なる（時間経過の相対性）。そのため，絶対的な意味をもち，運動を記述する慣性系が異なっても（ローレンツ変換を受けても）変わらない時間を考え，それによって運動を記述する必要がある。そこで，その絶対的な時間を運動物体に固定された時計でみた時間τとし，これを「**固有時間**」とよぶことにする。

観測者がいる慣性系での時間をt，観測者がみた物体の速度をvとする。ローレンツ変換を導いたときと同様にvはx方向にあるとする。物体に固定された座標系では$x'=0$，$t'=\tau$であるので，ローレンツ逆変換（式㉘a）により，

$$
\begin{aligned}
& ct = \gamma c\tau \\
\Longleftrightarrow\ & t = \gamma\tau \\
\Longleftrightarrow\ & \tau = \sqrt{1-\beta^2}\,t \quad \text{より，} \\
& \frac{\mathrm{d}\tau}{\mathrm{d}t} = \sqrt{1-\beta^2} \qquad \text{……㉛}
\end{aligned}
$$

である。ただし，

$$\beta = \frac{v}{c} \qquad \text{……⑱'}$$

$$\gamma = \frac{1}{\sqrt{1-\beta^2}} \qquad \text{……⑲'}$$

式㉛は$V=v$とした時間経過の相対性（式㉒）と同じである。これはまた，運動する粒子の寿命が延びることを表す（p.14図2の距離はこのようにして決めた時間から計算された）。また，運動物体として光を考えれば，光と一緒に運動する時計は進まないことにもなる。

ローレンツ変換を行う，すなわち観測者のいる慣性系を変えても固有時間τは変わらず，観測者にとっての物体の位置x，速度vや時間tが変わる。これは，ガリレイ変換ではすべての慣性系について時間は変わらないで，物体の位置や速度が変わることに相当する。特殊相対性理論では，観測者の時間も空間と同様に扱われるのである。

ローレンツ変換を式㉗aで表したように時間をctと表せば，時間も空間座標と同じように扱うことができる。この考え方に従って時間座標ctと空

間座標xを組み合わせた2次元空間を考える。これを観測者にとっての**時空**[*5]といい，図9はこの時空を表したものである。ある場所，ある時刻に起こった事象は時空においては時間座標と空間座標を指定した点で表される。

ニュートン力学において空間座標を絶対時間で微分したものを速度とした（式❶）ように，時空の座標を固有時間で微分したものを**4元速度**[*6]という。これは時間成分と空間成分をもち，時間成分をu^0，空間成分をuとすると式㉛よりそれぞれ，

$$u^0 = \frac{\mathrm{d}(ct)}{\mathrm{d}\tau} = c\frac{\mathrm{d}t}{\mathrm{d}\tau} = c\frac{1}{\frac{\mathrm{d}\tau}{\mathrm{d}t}} = \frac{c}{\sqrt{1-\beta^2}} = \gamma c$$

$$u = \frac{\mathrm{d}x}{\mathrm{d}\tau} = \frac{\mathrm{d}x}{\mathrm{d}t}\frac{\mathrm{d}t}{\mathrm{d}\tau} = v\frac{1}{\frac{\mathrm{d}\tau}{\mathrm{d}t}} = \frac{v}{\sqrt{1-\beta^2}} = \gamma v = \gamma\beta c$$

ここで物体の質量をmとして式❹と同様に**4元運動量**が定義できる。その時間成分をp^0，空間成分をpとして，

$$p^0 = mu^0 = m\frac{c}{\sqrt{1-\beta^2}} = m\gamma c \quad \cdots\cdots ㉜a$$

$$p = mu = m\frac{v}{\sqrt{1-\beta^2}} = m\gamma v = m\gamma\beta c \quad \cdots\cdots ㉜b$$

この空間成分pは$c\to\infty$とすると式❹に一致するので，特殊相対性理論における運動量，**相対論的運動量**とすることができる。この4元運動量は式❼と同様に保存則が成立する。

また，式❺と同様に**4元力**が定義できる。その時間成分をf^0，空間成分をfとすると，

$$f^0 = \frac{\mathrm{d}p^0}{\mathrm{d}\tau} = \frac{\mathrm{d}p^0}{\mathrm{d}t}\frac{\mathrm{d}t}{\mathrm{d}\tau} = \gamma\frac{\mathrm{d}p^0}{\mathrm{d}t} \quad \cdots\cdots ㉝a$$

$$f = \frac{\mathrm{d}p}{\mathrm{d}\tau} = \frac{\mathrm{d}p}{\mathrm{d}t}\frac{\mathrm{d}t}{\mathrm{d}\tau} = \gamma\frac{\mathrm{d}p}{\mathrm{d}t} \quad \cdots\cdots ㉝b$$

となり，これが特殊相対性理論における運動方程式となる。この空間成分と式❺との比較から，

$$f = \gamma F \quad \cdots\cdots ㉞$$

となる。

次に時間成分の意味について考える。4元運動量の空間成分の2乗と時間成分の2乗の差をとると式㉜より，

Term a la carte

＊5　時空
本来空間はx，y，zの3次元なので，この空間と時間を合わせた時空は4次元空間となる。

＊6　4元速度
時空は本来4次元で，ct，x，y，zの4つの座標をもつことから時空での速度ベクトルはそれに対応する4つの成分u^0，u^1，u^2，u^3をもつ。4元位置ベクトルや4元運動量，4元力も同様である。

$$p^2-(p^0)^2=m^2\gamma^2 v^2-m^2\gamma^2 c^2$$
$$=-\frac{m^2(c^2-v^2)}{1-\beta^2}=-m^2 c^2 \quad \cdots\cdots\cdots\cdots ㉟$$

物体の質量が時間tの経過によって変化しないことを考えると式㉜，式㉝および式㉞より，

$$\frac{\mathrm{d}}{\mathrm{d}t}(-m^2c^2)=\frac{\mathrm{d}}{\mathrm{d}t}\left(p^2-(p^0)^2\right)=2\frac{\mathrm{d}p}{\mathrm{d}t}p-2\frac{\mathrm{d}p^0}{\mathrm{d}t}p^0$$
$$=2\frac{f}{\gamma}p-2\frac{f^0}{\gamma}p^0=2\frac{f}{\gamma}m\gamma v-2\frac{f^0}{\gamma}m\gamma c$$
$$=2m(fv-f^0c)=0$$

よって式㉞により，

$$f^0=f\beta=\gamma F\beta$$

を得る。これと4元力の時間成分の式㉝aより，

$$\frac{\mathrm{d}p^0}{\mathrm{d}t}=\frac{1}{\gamma}f^0=F\beta$$

となる。両辺にcをかけると，

$$\frac{\mathrm{d}(cp^0)}{\mathrm{d}t}=Fv$$

この右辺は式⑪の仕事率でありエネルギーの増加の割合を表す。従って，左辺のcp^0はエネルギーを表すと考えられ，これを特殊相対性理論におけるエネルギー，**相対論的エネルギー**Eとする。

$$E-cp^0=m\frac{c^2}{\sqrt{1-\beta^2}}=m\gamma c^2 \quad \cdots\cdots\cdots\cdots ㊱$$

式㉜bと式㊱より，質量のある物体の速さは光速cにはならないことがわかる。逆に，質量のないものが有限の(無限大でない)エネルギーや運動量をもつ場合その速さは光速で，また，光速で移動するもの(光)は質量がない，ともいえる。式㉟の両辺にc^2をかけて式㊱を代入すると，

$$E^2=(cp)^2+(mc^2)^2 \quad \cdots\cdots\cdots\cdots ㊲$$

を得る。また，式㉜bと式㊱より

$$\frac{cp}{E}=\beta \quad \cdots\cdots\cdots\cdots ㊳$$

の関係がある。

式㊱で$\beta=0(v=0)$としたときのエネルギーをE_0とすると

$$E_0 = mc^2 \quad \cdots\cdots ㊴$$

となる。これは物体が静止しているときにさえエネルギーをもっていることを表す。これを**静止エネルギー**(rest energy)という。式㊴は質量とエネルギーは定数c^2を介して同等であることを示す。これは一体どういうことであるのだろうか。

$\beta^2<1$であるので式⑲'を級数展開すると,

$$\gamma = (1-\beta^2)^{-\frac{1}{2}} = 1+\frac{1}{2}\beta^2+\frac{3}{8}\beta^4+\cdots$$

これを式㊱に用いると,

$$\begin{aligned} E &= mc^2(1-\beta^2)^{-\frac{1}{2}} \\ &= mc^2\left(1+\frac{1}{2}\beta^2+\frac{3}{8}\beta^4+\cdots\right) \\ &= mc^2+\frac{1}{2}mv^2+\frac{3}{8}m\frac{v^4}{c^2}+\cdots \end{aligned}$$

日常経験する速さは光速に比べて非常に小さい。つまり,$v \ll c$であるから第3項以降を無視して,

$$E \cong mc^2+\frac{1}{2}mv^2$$

と近似できる。第2項はニュートン力学における運動エネルギーである(式⑨)から,

$$K = E - mc^2 = mc^2(\gamma-1) \quad \cdots\cdots ㊵$$

となる。これを$v \ll c$とみなせない範囲まで拡張して式㊵を特殊相対性理論における運動エネルギー,**相対論的運動エネルギー**とする。このとき運動エネルギーKとエネルギーEとは,原点がmc^2だけずれていると考えればよいのである(図1)。また,質量とエネルギーが同等である,すなわち質量がエネルギーに変わったりエネルギーが質量に変わったりする現象は,原子核の結合エネルギーや壊変エネルギー,反応エネルギーまたは素粒子の対生成や対消滅などで確認されるが,日常の経験や化学反応でさえそれは確認できない。確認できないものは元より考慮の対象とする必要がないので,原子核以下のサイズを対象としない限り運動エネルギーは式⑨で表現すればよいのである(図1の速さが小さいときは相対論的運動エネルギーはニュートン力学の運動エネルギーで近似できる)。

MEMO

式㉜bや式㊱において,運動している物体の質量が$m\gamma$と増大しているとの解釈もできないことはないが,さまざまな矛盾を含むのでしない。例えばここでは説明しなかったが,静止座標系からみて運動物体の進行方向にかかる力に対する抵抗と垂直方向にかかる力に対する抵抗が異なり,式③のように質量を定義できなくなるのである。従って,質量は座標系によらない量としなければならない。

放射線とは何か

放射線の本体が電磁波や粒子であることは述べた。ではそれがどんな放射線であるかはどうやって表現するのだろうか。図1のように，光の場合は「光線」といったり「電磁波」といったり「光子」といったりするが，それらは光のもつ性質の1つを念頭において使い分けているのである。また，放射線は物質への影響を考えるとき（p.55〜59や4章を参照）放射線の本体というよりも，そのエネルギー，質量，電荷がどれほどかということが重要なのである。これからまずは光について，次いで放射線の性質を述べる量について解説していこう。

1 光

粒子説と波動説

光については，光っている点から直線状の**光線**がでるという概念や反射の法則と屈折現象，および光がエネルギーを運ぶということについて古くから知られていた。1600年頃までに光学顕微鏡や望遠鏡が発明されたことで幾何光学[*1]への関心が高まり，スネルによる屈折の法則（1615年）が発見され，最終的にはフェルマーの最小時間の原理[*2]（1660年頃）によって光線の直進，反射，屈折の説明がなされた。

そして光とは何であるか，ということについては「**粒子説**」と「**波動説**」の2つの説があった。光線と直進する粒子の類似性と反射の性質および波動説の媒質として仮定されていたエーテルが存在するなら天体の運動に抵抗を与えるであろう，ということからニュートンは粒子説をとった。それに対してフックやホイヘンスがとったのが波動説である。ホイヘンスは光線

Term a la carte

＊1　幾何光学
光の伝播を直進，反射，屈折する光線を用いて幾何学的に説明する分野。

＊2　最小時間の原理
「光は一点から別の点にいたる経路のうち，かかる時間が最小の経路をとる」というもの。光線の直進性，反射の法則は最短経路で考えればよく，屈折の法則は媒質ごとで光の速さが異なることを仮定すればよい。

Slim・Check・Point

図1 放射線はどのように表現されるか

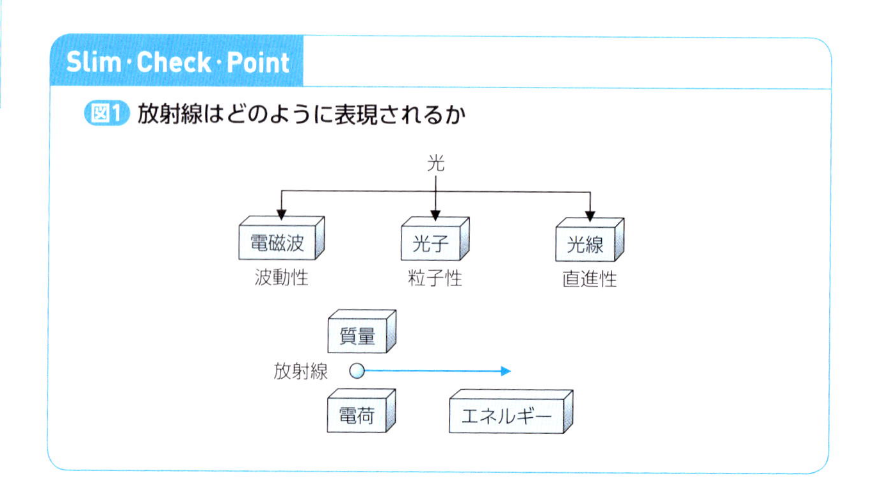

Term a la carte

＊3 ホイヘンスの原理
「波面のあった場所が2次波の出発点となり，これら2次波の包絡面が次の瞬間の波面となる」というもの。

はお互い邪魔することなく交差することを指摘し，ホイヘンスの原理[＊3]（1678年）で光の伝播の現象を説明した。色については粒子説では粒子の違いに対応し，波動説では振動数に対応すると仮定されていた。なお，1676年レーメルによって初めて光速が測定された。

ニュートンの名声により粒子説が支配的となったが，19世紀に入ってからヤング，フレネルによって波動説に基づく干渉や回折の説明がなされ，光は「**横波**」であることが実証された。こうして光は波動と結論された。では，光が波動だとしたら一体何の振動が伝わるのであろうか。

電磁波

1864年，ファラデーの実験結果はマックスウェルの電磁場の方程式にまとめられた。電流も電荷もない真空中でのマックスウェルの方程式は次のとおりである。

$$\nabla \cdot \boldsymbol{E} = 0 \quad \cdots\cdots \text{❶a}$$

$$\nabla \cdot \boldsymbol{H} = 0 \quad \cdots\cdots \text{❶b}$$

$$\nabla \times \boldsymbol{H} - \varepsilon_0 \frac{\partial \boldsymbol{E}}{\partial t} = 0 \quad \cdots\cdots \text{❶c}$$

$$\nabla \times \boldsymbol{E} + \mu_0 \frac{\partial \boldsymbol{H}}{\partial t} = 0 \quad \cdots\cdots \text{❶d}$$

ここで $\nabla = \left(\frac{\partial}{\partial x}, \frac{\partial}{\partial y}, \frac{\partial}{\partial z}\right)$ である。成分をあらわに書けば，

$$\frac{\partial E_x}{\partial x} + \frac{\partial E_y}{\partial y} + \frac{\partial E_z}{\partial z} = 0 \quad \cdots\cdots \text{❶a'}$$

$$\frac{\partial H_x}{\partial x} + \frac{\partial H_y}{\partial y} + \frac{\partial H_z}{\partial z} = 0 \quad \cdots\cdots \text{❶b'}$$

$$\begin{pmatrix} \frac{\partial H_z}{\partial y} - \frac{\partial H_y}{\partial z} \\ \frac{\partial H_x}{\partial z} - \frac{\partial H_z}{\partial x} \\ \frac{\partial H_y}{\partial x} - \frac{\partial H_x}{\partial y} \end{pmatrix} - \varepsilon_0 \begin{pmatrix} \frac{\partial E_x}{\partial t} \\ \frac{\partial E_y}{\partial t} \\ \frac{\partial E_z}{\partial t} \end{pmatrix} = \begin{pmatrix} 0 \\ 0 \\ 0 \end{pmatrix} \quad \cdots\cdots \text{❶c'}$$

$$\begin{pmatrix} \frac{\partial E_z}{\partial y} - \frac{\partial E_y}{\partial z} \\ \frac{\partial E_x}{\partial z} - \frac{\partial E_z}{\partial x} \\ \frac{\partial E_y}{\partial x} - \frac{\partial E_x}{\partial y} \end{pmatrix} + \mu_0 \begin{pmatrix} \frac{\partial H_x}{\partial t} \\ \frac{\partial H_y}{\partial t} \\ \frac{\partial H_z}{\partial t} \end{pmatrix} = \begin{pmatrix} 0 \\ 0 \\ 0 \end{pmatrix} \quad \cdots\cdots \text{❶d'}$$

である。空間座標による微分が時間による微分と同じように入っていることに注意しよう。ε_0とμ_0はそれぞれ真空の誘電率と透磁率，$\boldsymbol{E}$（エネルギーを表すEと間違えないように）と$\boldsymbol{H}$は電場と磁場でこの2つはベクトル量である。

ここで，最も簡単な場合について式❶を解くために，電場と磁場ともにxとtだけの関数とする。すると式❶a'と式❶b'，および式❶c'のx成分と式❶d'のx成分より電場と磁場のx方向の成分は定数となるのでこれを「0」とする。そうすると電場と磁場はx軸と垂直となるので，電場の方向をy軸とする。その結果，式❶c'のz成分と式❶d'のy成分より磁場のy方向の成分は定数となるので，これを「0」とすると，

$$\boldsymbol{E} = (0, E_y, 0) \qquad \boldsymbol{H} = (0, 0, H_z)$$

となる。以上の条件で式❶の残りは式❶c'のy成分と式❶d'のz成分であるのでそれを書くと，

$$-\frac{\partial H_z}{\partial x} - \varepsilon_0 \frac{\partial E_y}{\partial t} = 0 \quad \cdots\cdots ❷a$$

$$\frac{\partial E_y}{\partial x} + \mu_0 \frac{\partial H_z}{\partial t} = 0 \quad \cdots\cdots ❷b$$

となる。式❷をxやtで偏微分することで電場と磁場の**波動方程式**[*4]を得る。

$$\frac{\partial^2 E_y}{\partial x^2} - \varepsilon_0 \mu_0 \frac{\partial^2 E_y}{\partial t^2} = 0 \quad \cdots\cdots ❸a$$

$$\frac{\partial^2 H_z}{\partial x^2} - \varepsilon_0 \mu_0 \frac{\partial^2 H_z}{\partial t^2} = 0 \quad \cdots\cdots ❸b$$

ここで

$$c = \frac{1}{\sqrt{\varepsilon_0 \mu_0}} \quad \cdots\cdots ❹$$

とするとcは波動の伝わる速さである。電場と磁場の波動方程式（式❸）の解は式❷によって関係づけられているため，

$$E_y = E_0 \sin\left\{\frac{2\pi}{\lambda}(x - ct)\right\}$$

$$H_z = H_0 \sin\left\{\frac{2\pi}{\lambda}(x - ct)\right\}$$

とする。λは波長である。振動数をνとすると

$$c = \lambda\nu \quad \cdots\cdots ❺$$

の関係がある。また，振幅については式❷と式❹により，

$$\frac{H_0}{E_0} = \sqrt{\frac{\varepsilon_0}{\mu_0}}$$

の関係がある。また，式❷よりy方向に電場に変化が生じればz方向に磁場の変化が必ず付随し，ともにx方向に速さcで進む（図2）。これを「**電磁波**」という。

Term a la carte

＊4　波動方程式
x方向に速度vで進む波動があるとき，平衡状態からの変位を$u(x,t)$とするとuは，

$$\frac{\partial^2 u}{\partial x^2} - \frac{1}{v^2}\frac{\partial^2 u}{\partial t^2} = 0$$

を満たす。この偏微分方程式を「波動方程式」といい，uを「波動関数」という。

$$u(x,t) = f(x-vt) + g(c+vt)$$

は波動方程式の解となる。

MEMO

マックスウェルの方程式を解くことで光の反射や屈折も導くことができる。

このようにして真空中のマックスウェルの方程式を解くことで電磁波の存在が予測された。また，進行方向と電場と磁場は互いに垂直であるため横波であること，式❹のように物理定数のみから計算できる電磁波の伝わる速さは測定された光速と一致することから，光は電磁波であると考えられた。実際，ヘルツによって電磁波の存在は実験的に確認（1888年）され，ついに光は電磁波として決着した。

では電磁波はどのように発生するのか。それは例えば電荷や**電気双極子**[*5]などの振動による。電荷が運動すると周りの電磁場が時間的に変化するので，そこから電磁波が放射されることになるのである。正確な例えではないが，図3の状況はこれに似ている。ひもの一端を持ち他端につけたおもりを水面につくようにして，おもりを揺すると水面波が発生するのである。また，電荷や電気双極子が円運動していても電磁波を放出する。なぜなら，円運動は振幅の等しい2つの垂直な振動の合成であるからである。

Term a la carte

＊5　電気双極子
正負の絶対値が同じ電荷を小さな距離をとって配置したもの。分極した原子は電気双極子とみなすことができる（分極については4章p.232で触れる）。負電荷から正電荷に向けた距離のベクトルに片方の電荷の絶対値をかけたベクトルを「電気双極子モーメント」という。1つの電荷のつくる静電場が電荷からの距離の逆二乗に比例するのに対し，電気双極子のつくる静電場はおよそ距離の3乗に反比例する。

図2 x軸方向に進む速さcの電磁波

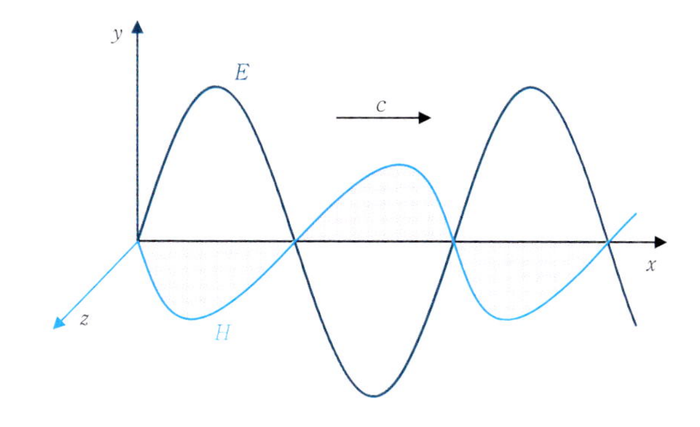

図3 おもりを使って水面波を作る様子

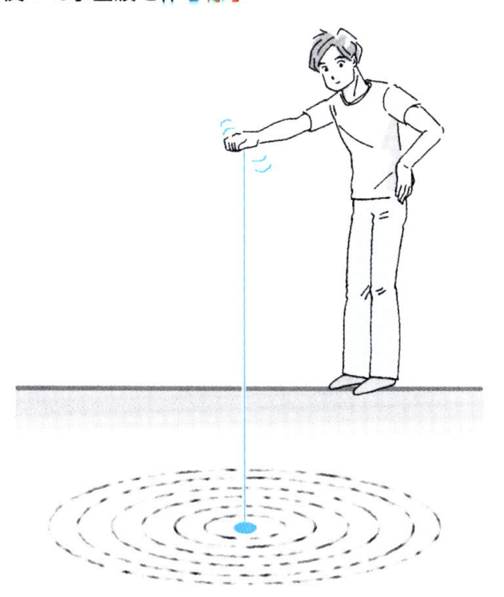

電磁波のエネルギー

電磁場の単位体積当たりのエネルギー，すなわち**エネルギー密度** $\mathscr{E}(x,y,z,t)$は，

$$\mathscr{E}=\frac{1}{2}\left(\varepsilon_0 \boldsymbol{E}^2+\mu_0 \boldsymbol{H}^2\right)$$

である。先の電磁波の例の場合のエネルギー密度は，

$$\begin{aligned}\mathscr{E}&=\frac{1}{2}\left(\varepsilon_0 E_y^2+\mu_0 H_z^2\right)\\&=\frac{1}{2}\left(\varepsilon_0 E_0^2 \sin^2\left\{\frac{2\pi}{\lambda}(x-ct)\right\}\right.\\&\qquad\left.+\mu_0 H_0^2 \sin^2\left\{\frac{2\pi}{\lambda}(x-ct)\right\}\right)\\&=\varepsilon_0 E_0^2 \sin^2\left\{\frac{2\pi}{\lambda}(x-ct)\right\}\end{aligned}$$

となるので，エネルギー密度が電磁波の進行方向に光速cで伝わっていることがわかる。

エネルギー密度の時間的平均値$\overline{\mathscr{E}}$を出してみよう。エネルギー密度も時間的に周期的なので，電磁波の周期$T=1/\nu=\lambda/c$の間での平均値でよい。また，半角の公式を使うことで簡単になる。結果として，

$$\overline{\mathscr{E}}=\frac{1}{T}\int_0^T \mathscr{E}dt=\frac{1}{2}\varepsilon_0 E_0^2$$

エネルギー密度は振幅の2乗に比例する。つまり，電磁波は電場と磁場の伝播とともに振幅の2乗に比例するエネルギーも伝播するのである。

振動する電荷や電気双極子の例について考えると，振動とは加速度運動であり，電荷または電気双極子を振動させるには何らかの力が必要である。その力のなす仕事が電荷または電気双極子の振動を通じて周囲に電磁波として放出されるのである。図3の例では，ひもを通しておもりに与えられたエネルギーが水面波のエネルギーになっているのである。制動放射の発生も同様に考えることができる。運動していた電荷が急な制動を受けるとき電場の変動をもたらし電磁波を発生する。そのとき電荷が制動により停止したなら，発生した電磁波のエネルギーの合計は電荷の運動エネルギーに等しいであろう。これもまた正確な例えではないが，水面波でいうなら水切りを思い浮かべればよいだろう。石が水面に接すれば石は制動を受け，そのとき水面波を発生する。

ここでは一方向に進む電磁波を考えたが，一般には3次元に伝播する。電磁波がその発生源から等方的にでているとすると，発生源から距離r離れた地点におけるエネルギー密度は$1/r^2$に比例する。エネルギー密度が振幅の2乗に比例することから，電磁波の振幅(電場の振れの最大値)は$1/r$に比例することになる。つまり電磁波の場合，電場の減衰は発生源からの「距離に反比例」することを意味する。それに対し静電場の場合，運動し

ていない電荷がつくる静電場は「距離の2乗に反比例」し，電気双極子のつくる静電場は「距離の3乗に反比例」する。

光の粒子性

19世紀の終わりごろ「**熱放射***6」，特に「**黒体放射***7」に関心が集まる。黒体放射の波長（または振動数）に対するエネルギー分布について，実験結果と合うようにあいまいな仮定に基づいた「ウィーンの分布式（1896年）」が提出された。これは短波長（高振動数）の領域では実験によく一致するが，長波長（低振動数）の領域で合わないことが明らかになってきた。一方，レイリーによって理論的に導出され（1900年），ジーンズによって修正された（1905年）「レイリー-ジーンズの放射法則」は長波長（低振動数）の領域しか実験と合わなかった。

プランクはウィーンの分布式を改良して黒体放射を理論的に説明することを試みた（「プランクの黒体放射の理論」，1900年の末）。そのなかで，日常経験する現象に比べて非常に小さな原子や分子のような微視的（ミクロ）な世界において，エネルギーは連続でなく，ある単位で吸収または放出するという**エネルギーの量子**という概念を導入せざるをえなかった。

つまり，原子や分子などの微子的な振動系のエネルギーはとびとびの値，

$$E = n\varepsilon = nh\nu \quad ただし \quad n = 1,2,3\ldots \quad ⑥$$

のみとることができ，そのため，エネルギーの吸収または放出も ε を単位として起こる。ここで

$$\varepsilon = h\nu \quad ⑦$$

をエネルギーの量子，定数 h は「**プランク定数**」といい，その値は

$$h = 6.62607 \times 10^{-34}\,[\mathrm{J \cdot s}]$$

である。

一見連続とみえる物質も不連続な原子により構成されているのと同様，微子的体系のエネルギーも連続量ではなく，小さなエネルギーの量子からなっていると考えたのである。

Term a la carte

*6　熱放射
熱せられた石や白熱電球のように物体は熱せられると熱エネルギーを電磁波として放出するようになり，これを「熱放射」という。温度の低いうちは赤外線が，500℃を超え1000℃程度になると赤く，そして黄をへて2000℃程度になると白熱し，さらに高温になれば主に紫外線を出すようになる。電子レンジで食物などが温められるのは，熱放射の逆で，電磁波のエネルギーを吸収して熱エネルギーとなるためである。

*7　黒体放射
入射するすべての波長の電磁波を完全に吸収する理想化された物体を「黒体」といい，その黒体からの熱放射のことを「黒体放射」という。黒体自体には色がないので，熱放射の色は黒体の温度のみに依存する。黒体放射の波長または振動数に対するエネルギー分布は，一定温度の壁に囲まれた真空の空洞内で熱平衡となった電磁波（**空洞放射**）を小さな穴から取り出して観測したもの（「溶鉱炉のモデル化」ともいえる）と理論的に同じになることと，空洞放射は実現できることから，実験では空洞放射を使う。

図4 系への光によるエネルギー吸収

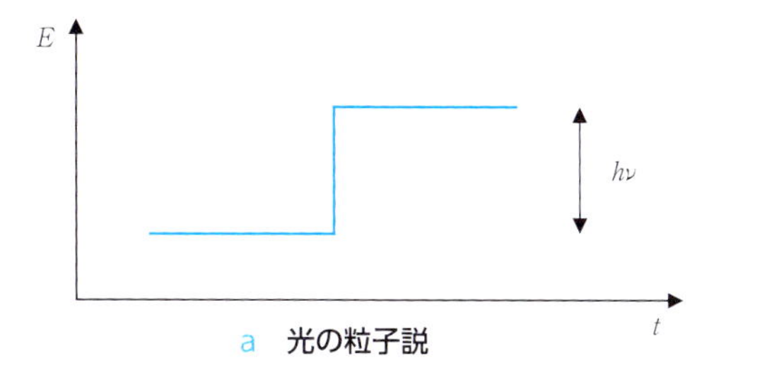

a　光の粒子説

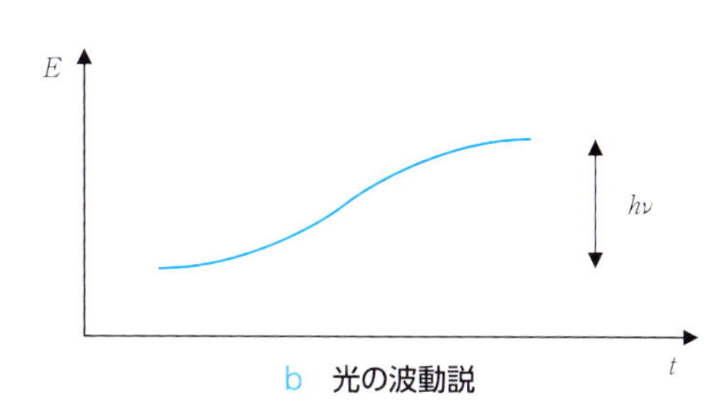

b　光の波動説

横軸 t は時間，縦軸 E は系のエネルギーを表す。

レイリー・ジーンズの放射法則の失敗は，日常経験する微子的な世界に比べて非常に大きい，巨視的(マクロ)な現象において完全に正しいとされていた古典的な理論(力学をはじめとして電磁気学や熱力学など)が，微視的な世界に適用できないことを表していた。

エネルギーの量子の概念から自然と次のような考えがでてくる。光または電磁波によって系にエネルギー$h\nu$の吸収があったとする(hは非常に小さな数値であることに注意)と，系のエネルギーはエネルギーの量子によって不連続であるのでこの吸収は時間的には瞬間的なはずである(図4a)。エネルギー$h\nu$が1つのかたまりとして系に吸収されたともいえる。一方，先に述べたように電磁波のエネルギーは振幅に関係することと，電磁波によるエネルギーの伝播は無限大ではない光速cによるので，非常に弱い(非常に小さな振幅の)光を系に当てると，徐々にエネルギー吸収が起こるので同じ$h\nu$のエネルギーを吸収するのにある程度時間がかかるはずである(図4b)。しかし，プランクによるエネルギーの量子の概念とそれによる黒体放射の完璧な実験結果の再現によりこれはありえない。「**光電効果**[*8]」の実験事実もこれを否定している。また，エネルギーの放出に関しても同様のことがいえる。以上のことから，振動数νの光が光速cで伝播するということは，エネルギー$h\nu$，速さcの粒子群(先に述べたように光速で移動するのでこの粒子に質量はない)が飛んでいるのと同じと考えなければならないことになる。

アインシュタインはこの考えに従い「**光の量子説**」によって光電効果を説明した(1905年)。光の量子説とは，

> 振動数νの光はエネルギーが
>
> $$\varepsilon = h\nu \quad \cdots\cdots ⑦'$$
>
> の光の量子の集合として伝播し，光の吸収，消滅や放出は光の量子を単位として行われる。

というものである。

「**コンプトン散乱**[*9]」の発見(1923年)も光の粒子性を後押しすることになる。フレネルやマックスウェルらによって波動と決着した光に，粒子としての性質が現れてきたのである。しかし，光の量子の式に振動数νが入っているため，完全な粒子説をとって波動説を否定しているわけでないことに注意しよう。つまり，光は粒子性と波動性の両方を兼ね備えているのである。後にこの粒子と波動の二重性は光に限らず，電子をはじめ他の粒子にもあることが明らかになる(p.74 2章-1「電子の粒子性と波動性」参照)。そのため，光もその他の粒子と同様に(粒子性を強調する意味で)「**光子**」(photon)という名称が使われる。

Term a la carte

＊8 光電効果
物質に紫外線などの光を当てると電子が放出される現象。1902年レナードによって詳細に調べられた。詳細は4章p.192参照。

Term a la carte

＊9 コンプトン散乱
光をマックスウェルの電磁波として扱うと，入射した電磁場の振動につられて電子も電磁波と同じ振動数で揺すられる。そして電子は，同じ振動数の電磁波を放射する(これを「トムソン散乱」という)。しかし，X線などの波長の短い光を入射した場合，散乱された光の中には入射した光より振動数が小さくなった(波長が大きくなった)光が見い出される。これを「コンプトン散乱」という。これは「光の量子と自由電子の弾性散乱」とみなせる現象である。詳細は4章p.196を参照。

光子のエネルギーと運動量

振動数ν，波長$\lambda = c/\nu$の電磁波が伝播するとき，光子1個のエネルギーは式❺，❼'より，

$$E = h\nu = \frac{hc}{\lambda} \quad \cdots\cdots ❽$$

で，運動量は$\beta = 1(v = c)$およびp.38式㊳，式❺より，

$$p = \frac{E}{c} = \frac{h\nu}{c} = \frac{h}{\lambda} \quad \cdots\cdots ❾$$

である。ただしcは光速，hはプランク定数である。また，光子の質量は0である。式❽より波長が短いほど光の量子は無視できなくなり，粒子性が顕著になる。

MEMO

熱放射は物質「原子」や「分子」の平衡位置からの熱振動に由来する。プランクの黒体放射の理論を契機として30年程度で発展した微子的な世界を主に対象とする量子力学によると，調和振動のポテンシャル内で振動数νで振動する粒子のエネルギーは離散的で，そのエネルギー間隔が$h\nu$であるエネルギーしかもちえない。この新しい力学（量子力学）に対して，ニュートンの運動法則を中心とした力学を「古典力学」という。

電磁波＝{光，X線，γ線，…}

X線やγ線も電磁波であることは既に述べた。まず，ラウエらによって「結晶による回折現象からX線が波長の短い電磁波である」ことが立証され（1912年），次いでラザフォードらによって「γ線も波長の短い電磁波である」ことが証明された（1914年）。また，単に光という場合，狭い意味では，①赤外線，②可視光線，③紫外線の範囲のみを指すことがある。可視光線は波長の大きい順に「赤 橙 黄 緑 青 藍 紫」と色が違う。このように，一口に電磁波といっても振動数νや波長λによっていろいろな名前で分類される。その分類の一例を表1に示す。γ線とX線は典型的な波長の例である。紫外線より波長が短いと電離作用を示すようになる。MRIで使われるラジオ波は表1では超短波に分類され，電子レンジの場合はマイクロ波を使う。

表1 電磁波の波長による分類

分類	波長
γ線	≲10 pm
X線	≲10 nm
光	1 nm～1 mm
紫外線	1 nm～0.4 μm
可視光線	0.4 μm～0.7 μm
赤外線	0.7 μm～1 mm
電波	≧0.1 mm
マイクロ波	0.1 mm～1 m
超短波	1 m～10 m
短波	10 m～0.1 km
中波	0.1 km～1 km
長波	1 km～10 km

2 放射線を特徴づけるもの

本体

p.12〜14で述べたように，放射線はまずその本体が何であるかで区別される。放射線の本体となる主な素粒子の特性を表2に示す。

原子核やイオンに関しては同一元素（原子番号）であっても「**核種**[*10]（nuclide）」の異なる「**同位体**[*11]（isotope，同位元素ともいう）」が存在するため，核種と何価のイオンであるかを指定しなければならない。

電荷

放射線の電荷は基本的に「1個」の放射線粒子の電荷で表す。放射線粒子のもつ電荷は「**電気素量**[*12]」の整数倍であるのでこれを単位として使う。電気素量eは，

$$e = 1.602177 \times 10^{-19}\ [\mathrm{C}]$$

である。例えば，電子線の電荷は「$-e$」，α線の電荷は「$+2e$」，光子の電荷は「0」などという。

放射線粒子が電荷をもつかどうかは物質との相互作用においてかなり重要である。それは，放射線が物質と相互作用する際，主な相互作用の相手が物質原子内の荷電粒子（電子と原子核）であることによる。物質中には非常に多数の荷電粒子が存在していることと，電気的な相互作用の力は遠距離まで届くことにより，電荷をもつ放射線と物質との相互作用は連続的で放射線は徐々にエネルギーを失っていく。それに対して電荷をもたない放射線は電気的な相互作用をしない。そのため「接触」したとみなされるほど近づいて初めて相互作用を引き起こすのである。したがって，電荷をもたない放射線と物質との相互作用は非連続的で放射線は相互作用が起こったときだけそのエネルギーのかなりの部分を失い，相互作用が起こらなければそのまま素通りすることになる。

Term a la carte

*10　核種
特定の数の陽子，中性子を有する原子核の種類のこと。ヘリウム4や炭素12は^{4}Heや^{12}Cのように表す。

*11　同位体
同じ陽子数をもつ異なる核種を核とする原子のこと。原子核中の中性子数が異なる。例えば，^{57}Coと^{60}Coは同位体である。

*12　電気素量
「素電荷」ともいう。電荷の最小単位で，陽子1個の電荷または電子1個の電荷の絶対値である。電荷が「量子化」されたものともいえる。

表2 放射線の本体となる主な素粒子の特性

粒子	記号	電荷	静止エネルギー	スピン	寿命	主な壊変
光子	γ	0	0	1	安定	
電子	e^-	−1	0.511MeV	1/2	安定	
陽電子	e^+	+1				
eニュートリノ	ν_e，$\bar{\nu}_e$	0	〜0	1/2	安定	
ミュー粒子	μ^-	−1	106MeV	1/2	2.2 μs	$\mu^- \to e^- \bar{\nu}_e \nu_\mu$
	μ^+	+1				$\mu^+ \to e^+ \nu_e \bar{\nu}_\mu$
荷電パイ中間子	π^-	−1	140MeV	0	26 ns	$\pi^- \to \mu^- \bar{\nu}_\mu$
	π^+	+1				$\pi^+ \to \mu^+ \bar{\nu}_\mu$
陽子	p	+1	938.3MeV	1/2	安定	
中性子	n	0	939.6MeV	1/2	15分（半減期は10分）	$n \to pe^- \bar{\nu}_e$

スピンについてはp.107で，壊変についてはp.66で触れる。

エネルギー

放射線のエネルギーは，通常「1個」の放射線の運動エネルギーのみで指定する。

エネルギーのSI単位はジュール[J]であるが，1個の放射線のエネルギーを表すには大きすぎる単位であるので，SI接頭語をつけて「フェムトジュール（1 fJ = 10^{-15} J）」や「ピコジュール（1 pJ = 10^{-12} J）」で表すのがよいだろう。しかし放射線の分野では，よりその物理的な意味のわかりやすい**電子ボルト**単位[eV]を使うことが多い。1電子ボルト（1 eV）とは，電気素量eの電荷をもつ粒子（例えば電子）が1 Vの電位差を通過したときに増減するエネルギーのことで，ジュール単位とは，

$$1[\mathrm{eV}] = 1.602 \times 10^{-19}[\mathrm{J}] = 0.1602\,[\mathrm{aJ}]$$

の関係がある〔アトジュール（1 aJ = 10^{-18} J）〕。しかしこれは，放射線のエネルギーを表すには小さすぎる場合が多いので，SI接頭語をつけて「キロ電子ボルト」

$$1[\mathrm{keV}] = 10^{3}[\mathrm{eV}] = 1.602 \times 10^{-16}\,[\mathrm{J}] = 0.1602\,[\mathrm{fJ}]$$

や「メガ電子ボルト」

$$1[\mathrm{MeV}] = 10^{6}[\mathrm{eV}] = 1.602 \times 10^{-13}\,[\mathrm{J}] = 0.1602\,[\mathrm{pJ}]$$

が使われる。

例題①

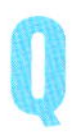

5 MVの電位差で加速された電子とα粒子（^{4}He核）のエネルギーはそれぞれいくらか。

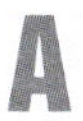

電子　$K = qV = 1e \cdot 5[\mathrm{MV}] = 5\,\mathrm{MeV}$

α粒子　$K = qV = 2e \cdot 5[\mathrm{MV}] = 10\,\mathrm{MeV}$

MEMO

クォークはハドロンを構成する素粒子で，
①アップu：第1世代
②ダウンd：第1世代
③チャームc：第2世代
④ストレンジs：第2世代
⑤トップt：第3世代
⑥ボトムb：第3世代
の6種あり単独では存在しないとされる。それぞれに反粒子が存在する。クォークの電荷は電気素量より小さく，±2/3や±1/3である。クォークは質量の順に世代で分けられ，uとdを第1世代，cとsを第2世代，tとbを第3世代とする。ハドロンの構成は陽子でuud，中性子はudd，負パイ中間子は$d\bar{u}$である。参考までにクォークを表3にまとめる。

表3 クォークの表

世代	電荷＋2/3	電荷－1/3
第1世代	u	d
第2世代	c	s
第3世代	t	b

放射線の運動エネルギーが静止エネルギーに比べて十分小さいとき(光速を無限大とみなせるとき)には古典力学で考えればよいので，放射線のエネルギーは，

$$K = \frac{1}{2} mv^2 \quad \cdots\cdots \text{p.21 ⑨再掲}$$

で表される。しかし，運動エネルギーが静止エネルギーに比べて無視できない(光速を無限大とみなせない)場合，特殊相対性理論で考える必要があり，放射線のエネルギーは，

$$K = E - mc^2 = mc^2(\gamma - 1) \quad \cdots\cdots \text{p.39 ㊵再掲}$$

で表される。従って，表2より，メガ電子ボルト程度のエネルギーを扱うなら陽子や中性子はp.21 式⑨で，電子はp.39 式㊵で考える必要がある。

光子の場合は，

$$E = h\nu = \frac{hc}{\lambda} \quad \cdots\cdots \text{⑧再掲}$$

である。

注目する放射線の一群のエネルギーが「単一」の場合は，そのうちの1個の粒子のエネルギーで表すが，そうでない場合には「最大エネルギー」や「平均エネルギー」もしくは「実効エネルギー」などで表す。

①**最大エネルギー**：注目する一群の放射線のエネルギーのうち最大のもの

②**平均エネルギー**：放射線のエネルギーをエネルギー分布で重みをつけた平均値

③**実効エネルギー**：放射線と物質との相互作用の結果が単一のエネルギーをもつ放射線と同等の場合，そのエネルギーのこと

例えば次のような使い方をする。

- **エネルギーが5.3 MeVのα線**
- **最大エネルギーが1.7 MeVのβ線**
- **平均エネルギーが1.25 MeVのγ線**[*13]
- **実効エネルギーが40 keVのX線**

Term a la carte

*13 γ線
1つのγ遷移に伴うγ線のエネルギーは「単一」であるが，放射性核種(放射能をもつ原子核)によるγ遷移は1種類を超えることが多いので，その場合γ線のエネルギーは放射性核種によって決まる分布をもつ。α壊変に伴うα線も同様である。

質量

放射線の質量は基本的に「1個」の放射線粒子の質量で表す。質量のSI単位はキログラム[kg]であるが，

$$E_0 = mc^2 \quad \cdots\cdots \text{p.39 ㊴再掲}$$

によって質量とエネルギーは同等なので質量を静止エネルギーで代用した

り（メガ電子ボルト[MeV]単位やキロ電子ボルト[keV]単位），静止エネルギーを光速の2乗（c^2）で割って質量の次元をもたせたMeV/c^2単位やkeV/c^2単位で表すこともある（この場合静止エネルギーと同じ数値となる）。ただし，

$$1[\mathrm{MeV}/c^2] = \frac{1.6021765 \times 10^{-13}}{(2.99792458 \times 10^{8})^2}$$
$$\fallingdotseq 1.783 \times 10^{-30}\ \mathrm{kg}$$

である。

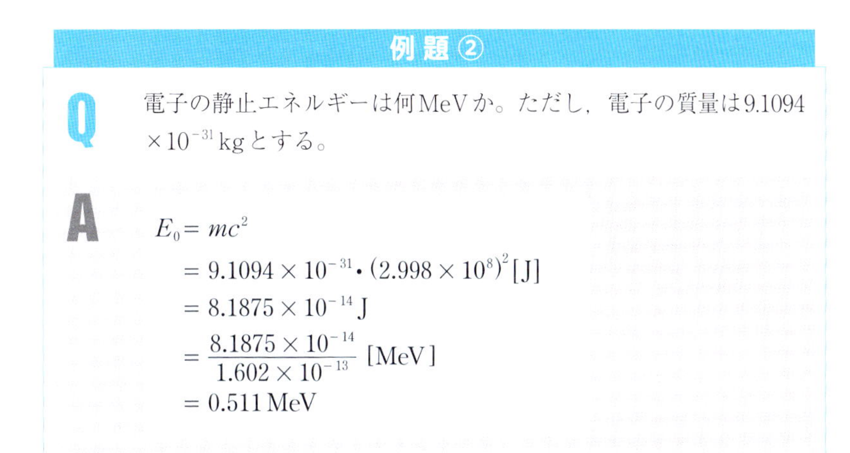

例題②

Q 電子の静止エネルギーは何MeVか。ただし，電子の質量は9.1094 $\times 10^{-31}$ kgとする。

A

$$E_0 = mc^2$$
$$= 9.1094 \times 10^{-31} \cdot (2.998 \times 10^8)^2\,[\mathrm{J}]$$
$$= 8.1875 \times 10^{-14}\ \mathrm{J}$$
$$= \frac{8.1875 \times 10^{-14}}{1.602 \times 10^{-13}}\ [\mathrm{MeV}]$$
$$= 0.511\ \mathrm{MeV}$$

放射線の質量も物質との相互作用において重要な要素である。p.18で述べたように質量は慣性の大小を表すので，同じ（引力と斥力の違いはあるが）電気的相互作用の力を受ける電子と陽子でも，質量の小さな電子の進行方向はよく曲げられ，質量の大きな陽子の進行方向はあまり曲げられない。

原子核やイオンの質量は原子質量から求めるが，その単位としては**原子質量単位**[u]を使うこともある。原子質量単位は^{12}Cの1個の「中性」原子の質量を12.0000 uとする。アボガドロ定数を

$$N_A = 6.022142 \times 10^{23}\,[\mathrm{mol}^{-1}]$$

とすると^{12}Cの1 molはちょうど12.0000 gで，1 mol当たりN_A個の原子があるから，

$$12\,[\mathrm{u}] = \frac{12 \times 10^{-3}}{6.022142 \times 10^{23}}\,[\mathrm{kg}]$$
$$1[\mathrm{u}] = 1.661 \times 10^{-27}\ \mathrm{kg}$$
$$= 931.5\ \mathrm{MeV}/c^2$$

である。質量の単位の換算について表4に示す。

原子質量の情報を与えるものとして，**質量欠損**（mass defect）や**質量偏**

表4 質量の単位の換算表

	kg	MeV/c^2	u
kg	$1[\mathrm{kg}]=1[\mathrm{kg}]$	$1[\mathrm{kg}]=\frac{c^2}{e}\times10^{-6}[\mathrm{MeV}/c^2]$ $=5.610\times10^{29}[\mathrm{MeV}/c^2]$	$1[\mathrm{kg}]=N_A\times10^3[\mathrm{u}]$ $=6.022\times10^{26}[\mathrm{u}]$
MeV/c^2	$1[\mathrm{MeV}/c^2]=\frac{e}{c^2}\times10^6[\mathrm{kg}]$ $=1.783\times10^{-30}[\mathrm{kg}]$	$1[\mathrm{MeV}/c^2]=1[\mathrm{MeV}/c^2]$	$1[\mathrm{MeV}/c^2]=\frac{N_A e}{c^2}\times10^9[\mathrm{kg}]$ $=1.074\times10^{-30}[\mathrm{u}]$
u	$1[\mathrm{u}]=\frac{1}{N_A}\times10^{-3}[\mathrm{kg}]$ $=1.661\times10^{-27}[\mathrm{kg}]$	$1[\mathrm{u}]=\frac{c^2}{N_A e}\times10^{-9}[\mathrm{MeV}/c^2]$ $=931.5[\mathrm{MeV}/c^2]$	$1[\mathrm{u}]=1[\mathrm{u}]$

差（質量過剰または質量超過，mass excess）がある。水素原子の質量をM_H，中性子の質量をM_n，原子番号Z，質量数Aの「中性」原子の質量を$M(A,Z)$とすると，質量欠損$\varDelta M(A,Z)$は次式で与えられる（電子の結合エネルギーは無視する）。

$$\varDelta M = ZM_H + (A-Z)M_n - M(A,Z) \quad ⑩$$

同様に質量偏差$\varDelta$は，

$$\varDelta = M(A,Z) - A \quad ⑪$$

で与えられる。質量偏差は陽子や中性子の質量に関係しない量である。式⑪のAは，質量偏差と原子の質量を原子質量単位で表したとき，質量数の数値そのままになる。これらの数値は壊変エネルギーや核反応エネルギーの計算に使う。原子質量はデータブックなどには，$\varDelta Mc^2$や$\varDelta c^2$としてメガ電子ボルト[MeV]やキロ電子ボルト[keV]単位で記載されている。

速さ

速さのSI単位は「メートル毎秒[m/s]」であるが，放射線粒子の速さは非常に大きくなることが多いため，光速に対する割合，すなわち「$\beta=v/c$」で表すこともある。放射線の本体とエネルギーが決まれば速さも一意に決まる。

速さの逆数は放射線が相互作用する相手のそばにいる時間を表す目安となる。従って，同種の放射線であれば，放射線のエネルギーが大きい，すなわち速さが大きいと相互作用の相手のそばにいる時間が短く，放射線や相手の受ける影響は小さい（相互作用が小さい）。逆にエネルギーが小さければ速さが小さくてそばにいる時間が長くなり，放射線や相手は大きな影響を受ける（相互作用が大きい）。また，別種の放射線であれば，同じエネルギーであっても質量が小さいほど速さが大きくなり，相互作用の相手のそばにいる時間が短いため相互作用は小さくなる。逆に質量が大きいほど速さは小さく，相手のそばにいる時間が長いため相互作用は大きくなる。

例えば，同じエネルギーの電子と陽子を比べると陽子のほうが相互作用は大きい。陽子とα粒子ではα粒子のほうが相互作用が大きくなる（この場合，電荷の大きさの違いも効いてくる）。

運動量

放射線の運動量も基本的に「1個」の放射線の運動量で表す。運動量の大きさも放射線の本体とエネルギーが決まれば一意に決まる。

運動量は，原子核の壊変や放射線と物質との相互作用の結果を考慮する際に重要になってくる。壊変や相互作用の前後で運動エネルギーは保存しないこともあるが，運動量は保存するのである。

運動エネルギーが静止エネルギーに比べて十分小さいとき（光速を無限大とみなせるとき）には古典力学で考えればよいので放射線の運動量は，

$$p = mv$$ ……p.19 ❹再掲

で表す。しかし，運動エネルギーが静止エネルギーに比べて無視できない（光速を無限大とみなせない）場合，特殊相対性理論で考える必要があり放射線の運動量は，

$$p = m\frac{v}{\sqrt{1-\beta^2}} = m\gamma v = m\gamma\beta c$$ ……p.37 ㉜b再掲

で表す。光子の場合は，

$$p = \frac{E}{c} = \frac{h\nu}{c} = \frac{h}{\lambda}$$ ……❾再掲

である。

運動量のSI単位は「kg・m/s」であるが，

$$E^2 = (cp)^2 + (mc^2)^2$$ ……p.38 ㊲再掲

$$\frac{cp}{E} = \beta$$ ……p.38 ㊳再掲

より運動量と光速の積の次元はエネルギーと同じであるので，運動量の単位としてMeV/c単位を使う場合もある。光子の場合，式❾よりエネルギーと運動量をMeVおよびMeV/c単位で表せばそれぞれ同じ数値となるが，質量が「0」でないそのほかの粒子の場合はp.38式㊲，㊳のEは相対論的エネルギーであるのに対して，放射線のエネルギーは通常運動エネルギーK（p.39式㊵）のみで表すことに注意しなければならない。

例題③

電子を1 MVの電位差で加速したときの運動量と速さはいくらか。

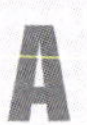

$$E^2 = (cp)^2 + (mc^2)^2$$

$$\begin{aligned} cp &= \sqrt{E^2 - (mc^2)^2} \\ &= \sqrt{(E_0 + K)^2 - E_0^2} \\ &= \sqrt{(0.511 + 1)^2 - 0.511^2}\,[\mathrm{MeV}] \\ &= \sqrt{2.022}\,[\mathrm{MeV}] \\ &= 1.422\ \mathrm{MeV} \end{aligned}$$

$$\begin{aligned} p &= 1.422\ \mathrm{MeV}/c \\ &= 1.422 \cdot 1.602 \times 10^{-13} / (2.998 \times 10^8)\,[\mathrm{kg \cdot m/s}] \\ &= 7.60 \times 10^{-22}\ \mathrm{kg \cdot m/s} \end{aligned}$$

$$\beta = \frac{cp}{E} = \frac{1.422}{0.511 + 1} = 0.941$$

$$v = \beta c = 0.941 \cdot 2.998 \times 10^8\,[\mathrm{m/s}] = 2.82 \times 10^8\ \mathrm{m/s}$$

硬さ

硬さは放射線の物質に対する透過力の違いを相対的に表すのに使う。したがって，硬さは放射線と物質との相互作用の大きさに関係する。透過力の大きい放射線を「**硬い**(hard)放射線」といい，透過力の小さい放射線を「**軟らかい**(soft)放射線」という。例えば次のような使い方をする。

- **γ線はα線より硬い**
- **低エネルギーβ線は高エネルギーβ線より軟らかい**
- **軟X線と硬X線**

4 放射線の基礎

電離放射線

放射線によって物質原子は**電離**される。放射線が電荷をもっていれば直接に物質原子を電離できる。電荷をもっていなければ物質との相互作用により電荷をもった放射線を発生し，それが電離を起こすことになる(図1)。ここでは電離と電離に関する放射線の分類について解説する。

1 電離と励起

軌道電子と自由電子

「単独」の原子は正電荷をもつ原子核の周囲にいくつかの負電荷の電子が存在するとされる(2章を参照のこと)。いま，最も単純な原子構造として原子核の周りに1個の電子のみある場合を考える。この場合の電子のポテンシャルエネルギーUは無限遠を基準として図2の青線(距離に反比例)で表される(電子が2個以上ある場合は，また異なった形となるであろう)。ここで，電子の力学的エネルギーはこのポテンシャルエネルギー($U<0$)に運動エネルギー($K>0$)を加えたものなので，原子核の周りで電子が運動していればその力学的エネルギーは図2の青線より上側にプロットできるであろう。

電子の力学的エネルギーが0未満($K+U<0$)の場合，電子は原子核の影響から完全に離れて運動する(無限遠に到達する)ことはできず，原子核に束縛されている電子とみなされる。このような電子を「**軌道電子**[*1]」という。軌道電子は2章で解説するように，連続ではなく，離散的なエネルギーの値しか取れない。軌道電子がとることができる力学的エネルギーを**エネルギー準位**(またはエネルギーレベル)という。

電子の力学的エネルギーが0以上($K+U\geqq 0$)の場合，電子は原子核の影響から完全に離れて自由に運動することができるので，このような電子を「**自由電子**」という。

Term a la carte

＊1 軌道電子
原子核に束縛されている電子を，太陽の周囲を公転軌道で回る惑星になぞらえて，軌道を回る電子としてイメージしたもの。これは正確ではないが，エネルギーの計算においては軌道のイメージがわかりやすい。

Slim･Check･Point

図1 放射線による電離

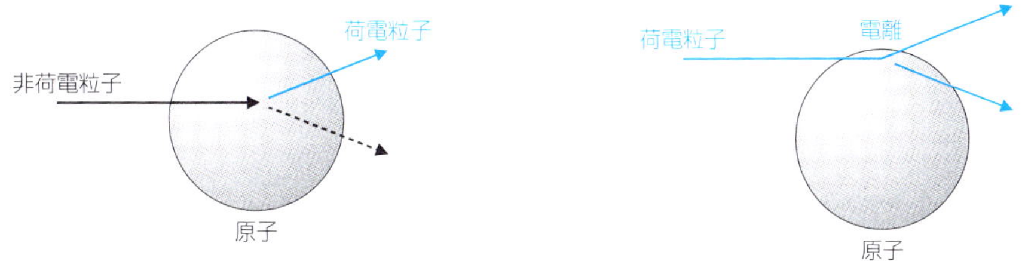

電離と励起

力学的エネルギーE_1($E_1<0$)の軌道電子が，放射線のエネルギーや熱エネルギーなどを受け取ることで，力学的エネルギーE_2($E_1<E_2<0$)になったとする(図3)。この電子は自由電子とはなれないが，電子はもとより高いエネルギー準位に移動している。この現象を「**励起**(excitation)」という。

力学的エネルギーE_1の軌道電子が同様にエネルギーを吸収して力学的エネルギーE_3($E_3>0$)になったとする(図3)。この電子は原子核の電場から逃れ，もといた原子から十分に遠くに行くことができる。その間エネルギー損失がなければ，この電子は運動エネルギーE_3の自由電子となる。このように原子から自由電子が放出される現象を「**電離**(ionization)」という。残った原子は電子が1つ減った状態になる。もとの原子が中性ならこれは1価の**正イオン**(positive ion：陽イオンともいう)という。

一般に，励起に必要なエネルギー(E_2-E_1)に比べ電離に必要なエネルギー(E_3-E_1)のほうが大きい。もともと中性の原子が自由電子を捕まえ軌道電子の1つとして，**負イオン**(negative ion：陰イオンともいう)となることもある。このように，原子や分子の軌道電子が1つ以上遊離し正の電荷をもつようになることと，原子や分子が自由電子を軌道電子に加え負の電荷をもつようになることをあわせて「**イオン化**」という。電離とイオン化は同義に使われることもある。

2章でも触れるが，励起された電子がより低いエネルギー準位に落ちる(「脱励起」という)とき，余剰のエネルギーをなんらかの形で放出する。このエネルギーを電磁波の形で放出すればその電磁波を「**特性X線**」という。余剰のエネルギーを直接に別の軌道電子に与えてこれを自由電子として放出することもある。この現象を「**オージェ効果**」といい，放出された自由電子を「**オージェ電子**」という。

図2 電子のエネルギー

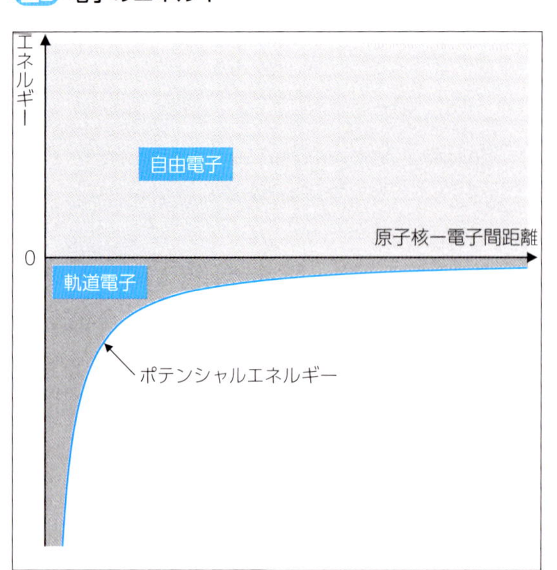

図3 電離と励起

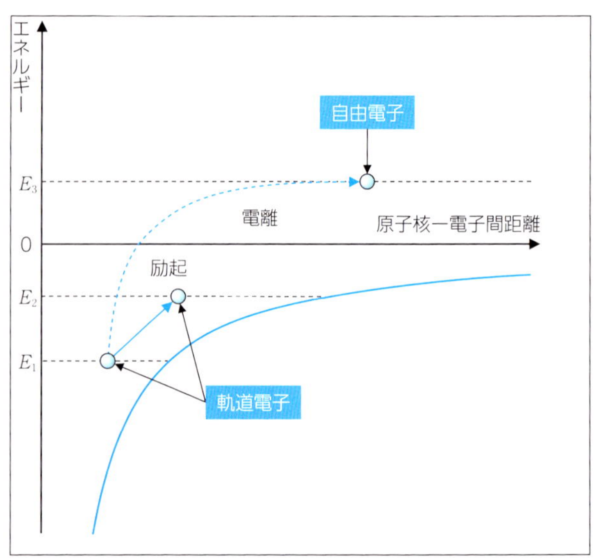

電離や励起の起こった原子や分子は，化学反応や分子結合の切断などを起こしやすくなる。

固体の電離

原子や分子が多数集まって結晶などの固体や液体のような凝縮系をつくる。凝縮系では原子や分子同士がかなり近い距離に位置する。そのため，軌道電子のエネルギー準位は近くの別の原子の影響を受け，原子単体でいるときと状況が異なってくる。

ここでは特に結晶について注目する。原子が集まると低いエネルギー準位の電子は強く原子核に結びついているので，原子単独の場合とほとんど変わらないと考えてよいが，比較的高いエネルギー準位は周囲の原子のエネルギー準位と一緒になって「**エネルギー帯**(エネルギーバンド)」とよばれるエネルギー準位が集まって幅をもった帯を作る(図4)。エネルギー帯のうちエネルギーの低いほうを「**充満帯**」，高い方を「**伝導帯**」といい，その間を電子の取りうるエネルギー準位のない「**禁制帯**」という。充満帯は結晶を作る共有結合のための軌道電子が入っていて，原子核との結びつきが強い。そのため，結晶に電場をかけても原子から離れることができないため電流に寄与することはない。それに対して伝導帯の電子は個々の原子との結びつきはほとんどなく，電場をかければその方向に電子は移動することができ，電気の伝導が起こる。その意味で伝導帯の電子(**伝導電子**)は原子に束縛されている軌道電子ではなく，自由電子とみなされる。

図4 エネルギー帯の構造

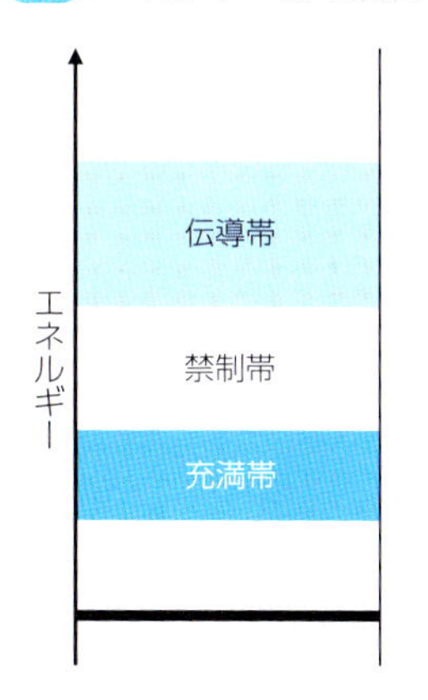

2章で解説するように，軌道電子は低いエネルギー準位から順に入っていく。したがって，通常，軌道電子は充満帯までに収まり伝導帯にはいない。しかし軌道電子は，放射線のエネルギーや熱エネルギーを吸収することで禁制帯を飛び越え伝導帯に励起することができる。そして，電場がかかっていればその方向に電子は移動し電気の伝導が起こる。そのため，伝導帯への軌道電子の励起を「**固体の電離**」ということもある。

固体表面付近で図3の電離が起こった場合，この電子は固体から飛び出て行くことになる。光電効果もこの現象の1つといえる。

MEMO

固体に電場をかけて電気伝導できるかどうかで固体は，①**導体**，②**半導体**，③**絶縁体**に分けられるが，それは禁制帯の幅(これを「ギャップエネルギー」または「バンドギャップ」という)による。禁制帯の幅がなく充満帯と伝導帯が重なっていると電場がかかるだけで電気伝導できるので，その固体を「**導体**」という。禁制帯の幅が数eV以上離れている場合，電子は常温の熱エネルギーや可視光の光子の吸収ではそれを超えられないので，通常，電気伝導できない。そのような固体を「**絶縁体**」という。そしてその中間，禁制帯の幅が2～3eV以下のものを「**半導体**」といい，温度によっては熱による励起を起こし電気伝導することもある。電子が伝導帯に励起してその原子から離れてしまうと正の電荷が残される。これを電子の抜けた穴という意味で「**正孔**」という。

電離に関する用語

ここで電離に関する用語をいくつか紹介しておこう。

後に述べるように，荷電粒子が物質中を走ればその飛跡に沿って電離が起こる。荷電粒子が直接に起こした電離を「**一次電離**」という。一次電離の結果放出された電子（**二次電子**）がさらに電離を起こすとき，これを「**二次電離**」という。一次電離と二次電離を合わせて「**全電離**」という。**比電離**は荷電粒子が走った単位距離当たりに生成される**イオン対**（「電子」と「イオン」）の数として定義される。一次電離によるものを「一次比電離」，二次電離によるものを含めたものを特に「**全比電離**」という。

気体中で1イオン対生成に費やされる平均エネルギーWは次のように定義される。荷電粒子の初期運動エネルギーKが完全に気体中で消費されたときに生成されるすべてのイオン対数の平均値をNとすると

$$W=\frac{K}{N}$$

で，単位はジュール（J）や電子ボルト（eV）を使う。定義により二次電離や制動X線によって生じた二次電子による電離も含む。Wは気体の種類や放射線の種類によりある程度違いはあるが，放射線エネルギーによってはあまり変わらず，20～40 eV程度である。荷電粒子の運動エネルギーは気体分子を励起することにも費やされるので，単に気体分子を電離するための電離エネルギーより大きくなっている。

固体物性では電子・正孔の対を1つ生成するのに費やされる平均エネルギーについてWと似た概念があり（通常「ε値」という），ゲルマニウムでおよそ「3 eV」と気体の1/10程度である。

2 電離放射線の種類

p.17で触れたように，放射線が物質を電離できるかどうかによって「**電離放射線**」と「**非電離放射線**」とに分けられる。また，電離放射線はp.48で述べたように，電荷の有無や質量の大小によっても物質への影響の与え方が異なる。

電離にはある程度のエネルギーが必要である。電荷をもつ「安定」な電離放射線「粒子」が物質中を走る場合，そのエネルギーを電離や励起に連続的に費やして徐々に失っていく。そのため，最終的には電離は非常に少なくなるかまたはできなくなり，非電離放射線となる。ミュー粒子や荷電パイ中間子などの「不安定」粒子の場合は崩壊することで，陽電子などの「反粒子」の場合は電子などの「粒子」と反応して消滅する（これを「対消滅」という）ことで，新たに別の電離放射線を発生することになる。電荷をもつ放射線（**荷電粒子性放射線**）自体に注目すれば，電離に必要なエネルギーをもっていれば電離放射線であるし，もっていなければ非電離放射線である。

また，電離の結果発生した自由電子も，そのエネルギーが十分大きければ電離放射線となる。このような電子を「**δ線**」という。

荷電粒子性放射線は，その質量により相互作用の起こり方が異なる。電子などの小さな質量のものは曲げられやすく，従って制動X線を出しやすい。それに対して陽子やそれより質量の大きな重イオン（HI＝heavy ion）は曲げられにくく，かなりエネルギーが大きくないと制動X線を出しにくい。従って，質量によって分けて考えたほうがわかりやすい。本書で対象となるエネルギーは特殊な場合を除きせいぜい数十MeV程度までであるから，質量の大小での分け方は，そのエネルギー範囲で特殊相対性理論で考えねばならない粒子か，古典力学で考えればよい粒子かの違いともいえる。

次いで電荷をもたない**非荷電粒子性放射線**の場合である。

電子（*e*）ニュートリノは物質とほとんど相互作用をしないので，すべて非電離放射線である。光子や中性子は荷電粒子性放射線と異なり，その相互作用は確率的に発生し，エネルギーの損失も連続でなく，相互作用により劇的な変化を受ける。つまり，非荷電粒子性放射線は相互作用の結果，すべてもしくは大部分のエネルギーを失い，あるいは消滅してしまうのである。光子の場合，その相互作用は光電効果やコンプトン散乱など，中性子の場合は弾性衝突や核反応である。これらの相互作用の結果，新たに荷電粒子性放射線（**二次荷電粒子**）や別の非荷電粒子性放射線が発生する。この荷電粒子性放射線が電離放射線であるかどうかで非荷電粒子性放射線は電離放射線か非電離放射線かに分けられるのである。そのため，荷電粒子性放射線は直接に電離を起こす「**直接電離放射線**」といい，非荷電粒子性放射線は間接に電離を起こす「**間接電離放射線**」とよばれる。

MEMO
荷電粒子性放射線の相互作用の相手は物質中の電子を念頭において説明したが，まれに原子核を相手とする「ラザフォード散乱」や「核反応」を起こすこともある。

光子のうち，MRIでも使われる「ラジオ波」に代表される電波は光電効果を起こさないので非電離放射線である。また，可視光や一部の紫外線は光電効果を起こすが，結果として放出される電子が電離に必要なエネルギーをもっていないのでこれも非電離放射線となる。従って，光子は紫外線より波長の短いものが電離放射線となる。

中性子はいくらエネルギーが低くても物質中の原子核と核反応を起こす確率があるので，ほとんどのすべてのエネルギーにおいて電離放射線である。

このようにして，放射線を分類したものを表1にまとめる。本書ではおよそこのような分類に従い，4章で物質との相互作用について学ぶ。また，その相互作用の仕方を診断や治療に利用しているのである。

表1 放射線の分類

放射線の分類				例
放射線	電離放射線	直接電離放射線（荷電粒子性放射線）	重荷電粒子	p，α，HI
			高速電子	e^-，e^+，β^-，β^+
		間接電離放射線（非荷電粒子性放射線）	光子	X，γ
			中性子	n
	非電離放射線			電波，可視光，eニュートリノ，低エネルギー荷電粒子

電離放射線の発生源と種類

電離放射線の発生源としては荷電粒子のビームを人工的に作る加速器，物質のもつ放射能，地球外を起源とする宇宙線，そしてそれらによる放射線を利用した核反応などがある。放射能は加速器や宇宙線による核反応でもつくられる（図1）。これらについて順に解説していく。

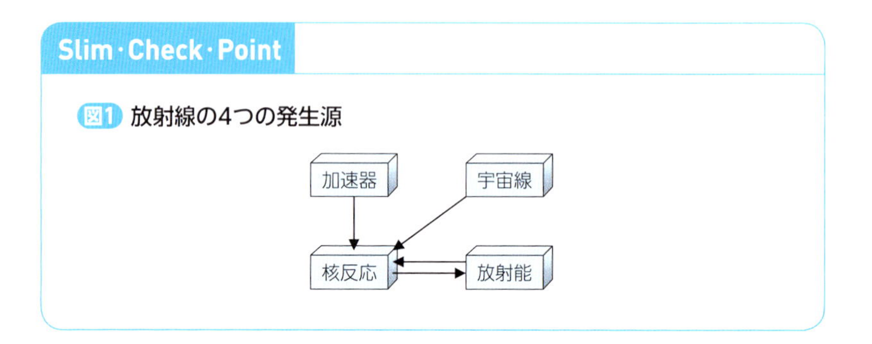

1 電離放射線を発生する装置

荷電粒子は電場Eと磁場H双方により力を受ける。また，真空において磁場Hは磁束密度Bと$B = \mu_0 H$の関係がある。そのとき，電荷q，速度vの荷電粒子が受ける力Fは

$$\boldsymbol{F} = q\boldsymbol{E} + q\boldsymbol{v} \times \boldsymbol{B} \quad \cdots\cdots (1)$$

である。

「**加速器**」とは，**イオン源**で作られたイオンや**電子銃**で作られた電子などの荷電粒子を電場で加速し磁場で方向を変える（偏向）ことで望みの高エネルギー荷電粒子ビームをつくる装置である。

医療の分野では，加速器で作られたビーム（電子線，陽子線，炭素線等）を直接，またはビームが物質と相互作用した結果放出される放射線（X線や中性子線）をがんに照射してがん細胞を破壊する放射線治療に利用されている。また陽電子断層撮影をはじめとする核医学検査に用いられる放射性医薬品の多くは，加速器のビームによる核反応で生成されている。

荷電粒子が電位差Vを移動する間に得るエネルギーΔKは，

$$\Delta K = qV$$

であるので，具体的には高電圧で加速する，もしくは低電圧加速を多数回繰り返す必要がある。多数回繰り返す場合，装置があまりにも長くなるのを避けるため偏向磁石によりビームを曲げることがある。

高エネルギーの電子の場合は偏向磁石によって曲げられるときにSORを発生し，物質に当てればX線を発生する。X線やシンクロトロン軌道放射光(SOR：synchrotron orbital radiation)の発生については4章で解説する。

ここではいくつかの加速器の原理について解説しよう。

コッククロフト-ワルトン型加速器

1932年，コッククロフトとワルトンが変圧器，整流器，コンデンサの組合せによる**倍電圧整流回路**を使い600 keVの陽子を発生させ，これにより初めて人工的に核反応を起こした。図2にコッククロフト-ワルトン型加速器の原理を示す。

図2 コッククロフト-ワルトン型加速器と倍電圧整流回路

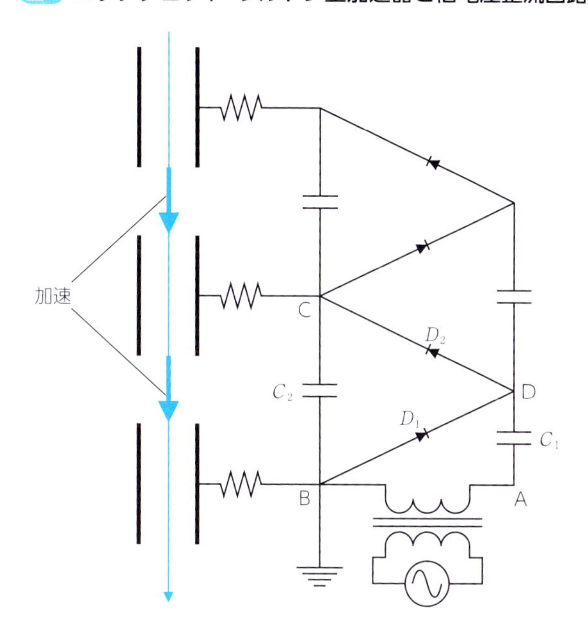

倍電圧整流回路の仕組みを図2の回路ABCDで説明する。

①Aの電圧(入力電圧)V_AがBの電圧より低いときBDA方向に電流が流れ，整流器D_1によりコンデンサC_1に上側が正の方向に入力尖頭電圧近くまで充電される。

②Aの電圧(入力電圧)V_AがBの電圧より高くなると，ADCB方向に電流が流れ，整流器D_2によりコンデンサC_2に上側が正の方向に，入力とC_1の充電圧(入力電圧程度)の合計(入力尖頭電圧の2倍程度)近くまで充電される。

③結果Cの電圧は入力尖頭電圧の2倍程度になる。

図2全体では倍電圧整流回路が2段になっているので，入力尖頭電圧の4倍の電圧を得ることができる。倍電圧整流回路を用いると2MV程度までの高電圧を得ることができる。コッククロフト-ワルトン型加速器は，軌道は直線，電場は一様(**静電場**)，磁場はなし，最大電圧は2MV程度，ビーム電流は数mA程度を得ることができる。

バンデグラーフ型加速器

バンデグラーフ型加速器の原理を図3に示す。直流電源から針を通して絶縁ベルトに放電させ，そのベルトとともに正電荷は移動し，針を通して高圧電極にためられることで高電圧を得る。絶縁破壊電場を上げるため加速器本体は高気圧容器に収められている。絶縁の都合上，最大数MVの高電圧が可能である。

イオン電荷を変えることで2段加速する装置を「タンデムバンデグラーフ型加速器」という。図4のように，負イオンを高電圧側に加速し，そこで電子を剥ぎ取りさらに加速するもので，得られる高電圧の2倍分の加速ができる。

バンデグラーフ型加速器は，軌道は直線，電場は一様(**静電場**)，磁場はなし，最大電圧は数MV，エネルギーは数MeV(タンデムでは20 MeV程度)，ビーム電流は100 μA(タンデムでは10 μA)程度を得ることができる。

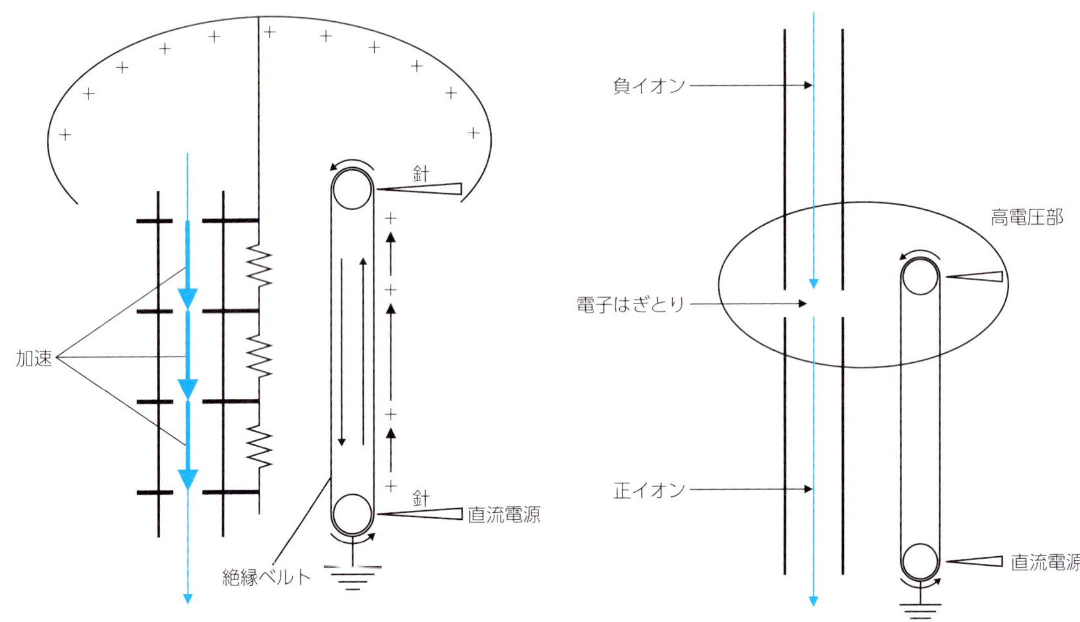

線形加速器

コッククロフト-ワルトン型加速器とバンデグラーフ型加速器は静電場を利用するので絶縁によりエネルギーの上限が決まってしまう。線形加速器(または直線加速器，linear acceleratorを略して「リニアック：lineac」ともいう)は弱い電場であっても繰り返しの加速を行うことで高エネルギーを得る。加速は粒子の移動に合わせた**高周波電場**を使うので，連続ビームを得ることはできない。軌道は直線であるので電子であってもSORによるエネルギー損失はない。線形加速器で加速するにはある程度のエネルギーが必要となるので，コッククロフト-ワルトン型加速器など前段加速器と組み合わせて使われる。電子を加速する線形加速器の小型のものは放射線治療に使われており，電子を直接に，または標的にぶつけ制動X線を発生させ高エネルギー光子として利用する。

線形加速器は電極の形状によりいくつかのタイプに分かれ，それに合わせて高周波電場を定在波か進行波で使う。

高周波電場を定在波で使う線形加速器の電極は，荷電粒子の速度が遅い（$\beta \ll 1$）ところでは「ウィデレー型空洞（図5）」や「アルバレ型空洞（図6）」が用いられ，光速に近いところでは「サイドカップル型」や「ディスクワッシャー型」などが用いられる。導体空洞内には電場がないので，荷電粒子が空洞内を走っている間に高周波電場の位相が逆転するようにすると空洞の外を走るときに荷電粒子は加速される。図5のように，空洞の長さは速度の増加に合わせて長さを調節されている。アルバレ型では円筒型電極（ドリフトチューブ）は**導波管**[*1]の中に配置される（図6）。電場が軸方向を向くようにすると半周期ごとに高周波電場は逆向きになるので，荷電粒子が円筒型電極中を走っている間に半周期となるようにチューブ長は調節されている。アルバレ型では陽子を数百MeV程度まで加速できる。

Term a la carte

＊1 導波管
電磁波の伝送に用いられる金属管。管の軸方向に電場か磁場が向く。

図5 ウィデレー型空洞

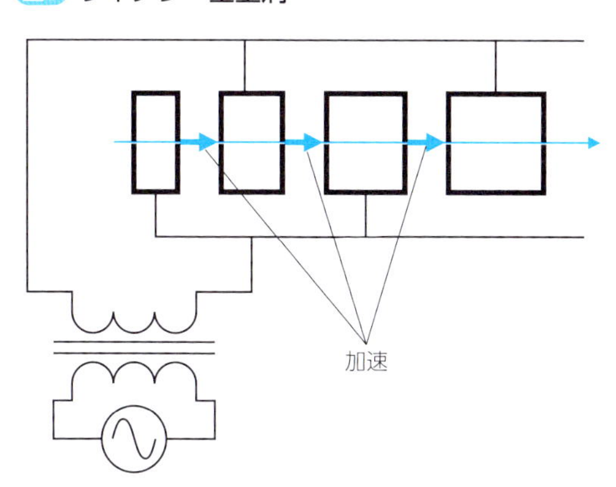

空洞間で加速される。

図6 アルバレ型空洞

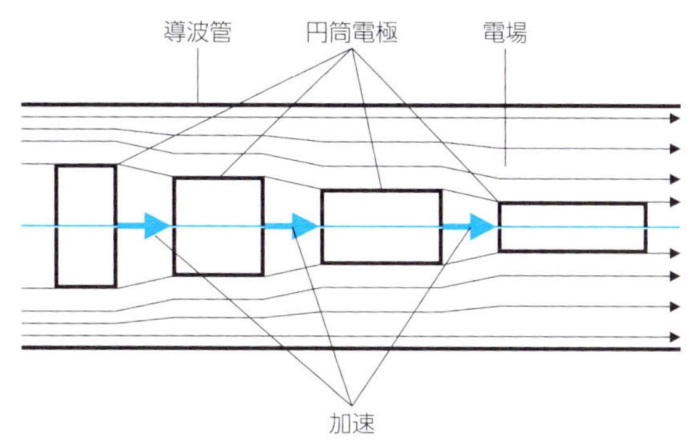

半周期ごとに電場は逆向きになる。

質量の小さな電子ではすぐに光速に近づくことになる。従って，電極長の調節はほとんど不要になる。このような場合，高周波電場を進行波で使う。そのため，導波管の中に導体円板(アイリス)を周期的に配置する(図7)。入口からマイクロ波による高周波電力を供給し，ある位相速度(<光速)の進行電場をつくる。出口では電磁波を反射しないようにする。この進行電場と電子の運動を合わせると，電子は常に加速を受けることになる(波乗りのイメージ)。進行波に乗った電子は，電子が遅れた場合強い電場で加速され，速い場合電場が弱く加速が小さくなる(図7)。このように数十GeV程度まで加速できる。

図7 進行波型線形加速器と進行波に乗った電子

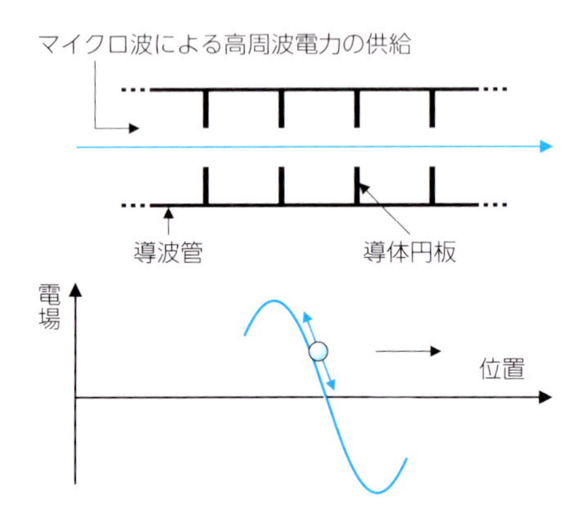

サイクロトロン

線形加速器は多数の電極空洞で直線的にするものであるが，磁場中の2つの電極空洞内で円運動させることで繰り返し加速させるのが「サイクロトロン」である。

一様磁場中に置かれた2つの電極空洞(形状から「D電極」という)内では電場がないので荷電粒子は式❶右辺第2項(「ローレンツ力」という)の力を進行方向と垂直に受け円運動をする。一様磁場中であればD電極間を行き来する時間間隔は一定(**等時性**)となり，それに合わせた一定周波数の**高周波電場**を2つのD電極にかけ，電極間で加速する。粒子が加速されるたびに軌道半径は大きくなっていく。

図8 サイクロトロン

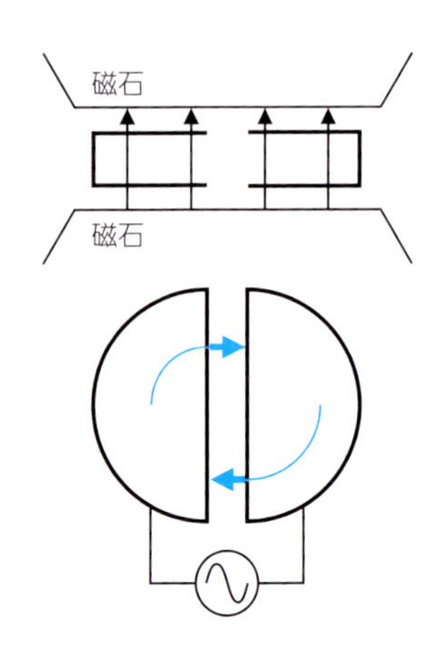

高エネルギーになると粒子の速度は光速に近づくので速度の増加は鈍くなり，その結果，等時性が満たされなくなるため陽子で15～20 MeV程度が上限となる。

これに対応するために，高周波電場の周波数を順に小さくしていくシンクロサイクロトロン〔FMサイクロトロン，FM：frequency modulated（**変調**）〕や外側の磁場を強くするため回転方向に周期的に強弱をつけた磁場（AVF：azimuthally varying field）を用いて変調範囲を小さくするAVFサイクロトロンなどがあり，数百MeVまで加速できる。

マイクロトロン

マイクロトロンは電子の加速に使われ，サイクロトロンと同様に**一様磁場**を用いるが，加速空洞は1カ所である。エネルギーの増加とともに周期も大きくなるが，この増加分が**高周波電場**の周期の整数倍なら加速される。

ベータトロン

コイルに磁石を近づけるなどしてコイル内の磁場を変動させるとコイルにはそれを打ち消すように誘導起電力が発生し電流が流れる。このように**変動磁場**が電場をつくる**電磁誘導の法則**（ファラデーの法則）を利用する加速器を「ベータトロン」といい，電子の加速に用いられる。磁場の変動を利用するため加速電極をもたない。一定半径のドーナツ管をはさむように電磁石が設置され磁場を変動させることで管の円周方向に誘導起電力を発生させる（図9）。変動磁場は60～600 Hzの低周波**交流磁場**が使われ，そのうち1/4周期が加速に利用される。電子を10 MeV程度に加速できる。

図9 ベータトロン

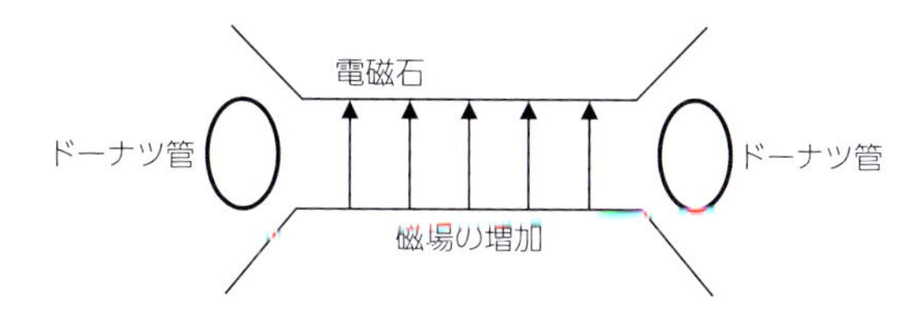

シンクロトロン

ベータトロンと同様に**変動磁場**中の一定の軌道上で，シンクロサイクロトロンと同様に**変調**する**高周波電場**を用いて加速させるのが「シンクロトロン」である。エネルギー増加に合わせて磁場を強くすることでサイクロトロンより高エネルギーにすることが可能である。しかし，あまり磁場を弱くすることができないので線形加速器など前段加速器を必要とし，高エネルギーのためSORによるエネルギー損失がある。電子を加速する場合，ほとんど光速であるので高周波電場の変調はほとんどなくてよい。シンクロトロンでは陽子を100 GeV程度に加速できる（理論上の上限はない）。

2 放射性同位体

エネルギー的に不安定な原子核が自発的に別の原子核へ変換し，その際開放されるエネルギーを放射線として放出する性質を「**放射能**」といい，その原子核の変換を「**放射性壊変**」という。放射性壊変には「**α壊変**[*2]」，「**β壊変**[*3]」，「**γ遷移**[*4]」や「**自発核分裂**[*5]（SF：spontaneous fission）」がある（放射性壊変の様式の詳細は3章で学ぶ）。

放射性壊変を行う核種を「**放射性核種**（radionuclide）」といい，それを核とする同位体を「**放射性同位体**（RI：radioisotope）」という。変換前の核種を「**親**（parent）」といい，壊変後の核種を「**娘**（daughter）」という。放射性壊変で放出される放射線の種類，エネルギーや数は親核種によって決まる。娘もまた放射性同位体である場合がある。このとき次のように放射性壊変は最終的に安定な娘になるまで続けられる。

親　→　娘（次の娘から見れば親）
→　娘（さらに次の娘から見れば親）
・
・
・
→安定な娘

いずれの放射性壊変も，娘と放出されたすべての放射線の静止エネルギーの和と比べると親の静止エネルギーは大きく，その差が放射線エネルギーと娘の運動エネルギーに分配される。

放射性同位体の多くは人工的につくられる。そのために加速器や放射性同位体からの放射線による**核反応**，原子炉内の**核分裂**が利用されている。

Term a la carte

＊2　α壊変
親核から2粒子（α粒子と娘核）への崩壊である。質量の大きな放射性同位体に多い。2粒子への崩壊であるので親と娘が指定されれば崩壊後のα粒子と娘のエネルギーは決まる（未知数をαと娘のエネルギーまたは運動量として運動量保存則と静止エネルギーを含むエネルギー保存則の2式が成立するため）。従って，α線のエネルギーは「単一」エネルギー分布である。

＊3　β壊変
β^-，β^+，軌道電子捕獲（EC）の3種類ある。β^-壊変とβ^+壊変は3粒子（β線とニュートリノと娘）への崩壊であるので，親と娘を指定してもβ線のエネルギーは指定できない（未知数がβ，ニュートリノ，娘の3つに対して「運動量保存則」と「エネルギー保存則」の2式しか成り立たないため）。従って，β線は「連続」エネルギー分布である（ただし最大エネルギーは決まる）。EC壊変では，軌道電子を原子核中の中性子が捕獲して陽子に変わりニュートリノを放出するので，軌道電子の配置が変わり特性X線の放出を伴う。

＊4　γ遷移
励起状態にある原子核がより低いエネルギー状態に移るとき，その差のエネルギーを光子（γ線）として放出するか，あるいは軌道電子に直接与えて（内部転換）放出させる。放出される電子を「内部転換電子」という。どちらも2粒子への崩壊のためγ線や内部転換電子は「単一」エネルギー分布である。内部転換は軌道電子の配置が変わるため特性X線の放出を伴う。γ遷移は通常α壊変やβ壊変，核反応などに引き続いて起こる。

＊5　自発核分裂
質量の大きな放射性同位体はエネルギー的に不安定で，自発的に2つ以上の核（「核分裂片：fission fragment」または「核分裂生成物：fission product=FP」）に核分裂（fission）することがある。核分裂の際，中性子も放出されるので中性子源としても使われる。自発核分裂は非常に小さな確率でしか起こさない場合が多く，そのような放射性同位体はたいていα壊変を行う。そのような同位体でも一部は中性子をはじめとして陽子，α粒子，γ線をぶつけられることで核分裂を起こす場合があり，これを「誘導核分裂」という。重イオンの融合（fusion）反応に引き続いて起こる核分裂もある。誘導核分裂とそれに伴う中性子を制御することで核分裂の連鎖反応を起こさせるのが原子炉である。

一方，自然に存在する放射性同位体もあり，これを線源とする放射線は宇宙線と共に自然放射線をなす。数億年程度の非常に長い寿命(長半減期)の放射性同位体は地球が構成されたときから残っているもので^{40}Kなどがある。長寿命の^{238}Uや^{232}Thなどを親とする短寿命の娘たちは常に親の放射性壊変によって生成されているため(放射平衡，3章p.157を参照のこと)一定量が存在している。

地球年齢(46億年)と比べ短寿命(短半減期)の放射性同位体(^{3}Hや^{14}Cなど)は宇宙線と大気との核反応で作られる。放射性壊変による減少と核反応での生成がつりあっているのでほぼ一定量が存在するが，その量は太陽活動の影響を受ける。

放射性同位体は放出される放射線の種類やエネルギーとその分布，および半減期と親の化学的性質を利用して核医学検査や放射線治療で使われている。

3 宇宙からの電離放射線

一次宇宙線は，太陽または太陽系外を線源とする放射線で原子核の状態で地球に降り注ぐ。ただし，地磁気の影響で極地方が多くなっている。一次宇宙線のほとんどは陽子とヘリウム核で90％以上を占める。次いでリチウム核，ベリリウム核と原子番号の順に少なくなり，原子番号が10を超えるものは非常に少なく0.6％程度しかない。これらは大気と相互作用して地上20km程度でほとんど消失してしまい，代わりに**二次宇宙線**が発生する。

一次宇宙線は太陽を線源とするものと太陽系外に線源をもつものに分けられる。太陽から来るものは太陽活動が活発なほどたくさんやって来て，ほとんどが陽子であり，そのエネルギーは10^{4}GeV以下である。太陽系外から来るものは太陽活動によらず常に一定量で，そのエネルギーは10^{4}～10^{6}GeV程度でまれに10^{9}GeVを超えるものもある。

大気と一次宇宙線とが相互作用して二次宇宙線ができる様子を図10に

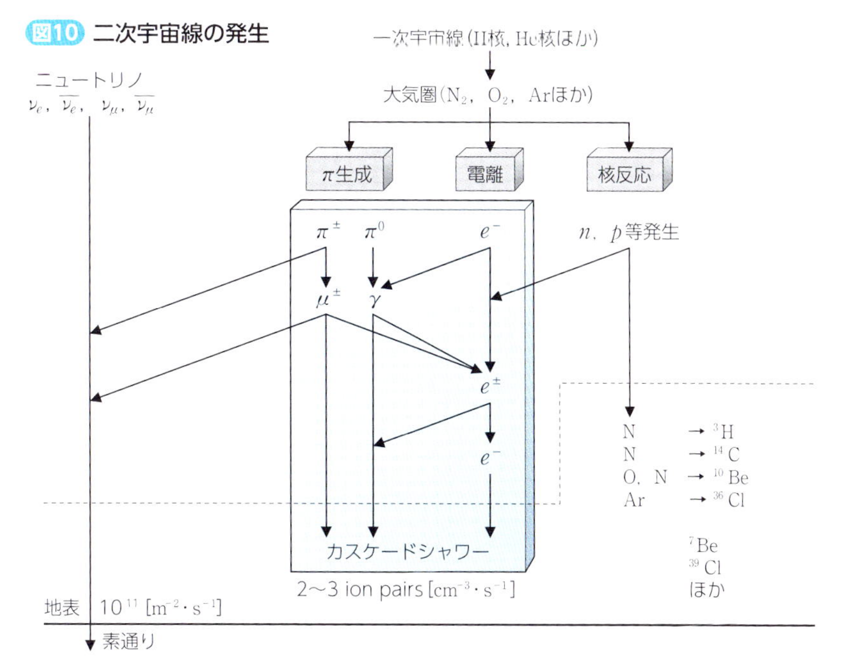

図10 二次宇宙線の発生

模式的に示す。この二次宇宙線のなかから1930年代に「陽電子」と「ミュー粒子」が，1940年代には「パイ中間子」が，1950年代になっていくつかの「バリオン」が発見された。

一次宇宙線は空気を構成する原子と核反応を起こすが，一次宇宙線は高エネルギーのため相手核を破砕して多数の陽子，中性子などが放出されたり，パイ中間子の生成を引き起こす。パイ中間子は寿命が短くすぐに次のように崩壊する。

$$\pi^{+} \rightarrow \mu^{+} + \nu_{\mu} + 33\,\mathrm{MeV}$$
$$\pi^{-} \rightarrow \mu^{-} + \overline{\nu_{\mu}} + 33\,\mathrm{MeV}$$
$$\pi^{0} \rightarrow 2\gamma + 135\,\mathrm{MeV}$$

ミュー粒子はパイ中間子より寿命が長く，また高エネルギーでもあるためp.36で解説したように地表から見れば寿命は延び，地表まで到達する（p.14 図2も参照）。ミュー粒子は次の崩壊をする。

$$\mu^{+} \rightarrow e^{+} + \nu_{e} + \overline{\nu_{\mu}} + 105\,\mathrm{MeV}$$
$$\mu^{-} \rightarrow e^{-} + \overline{\nu_{e}} + \nu_{\mu} + 105\,\mathrm{MeV}$$

中性パイ中間子の崩壊によりできた高エネルギー光子は，空気との相互作用で電子・陽電子対生成（4章p.200を参照）を起こして高エネルギー電子を発生する（ミュー粒子の崩壊によっても高エネルギー電子と陽電子が発生する）。この高エネルギー電子と陽電子は空気により制動X線を発生し，この制動X線が再度高エネルギーの電子と陽電子を発生する。電子と陽電子がエネルギーを失うと空気を直接に電離するようになり，陽電子の場合は対消滅して「光子」に変わる。こうして連鎖的に電子と光子が発生し地表に到達する様子を「**カスケードシャワー**」という。

一次宇宙線と空気の原子核との核反応または核破砕で生じた中性子や陽子などは再び空気と核反応を起こし，**誘導放射能**[*6]を生成する。最も多いのが^{14}Cで，これは比較的遅い中性子により次の核反応

$$^{14}\mathrm{N} + n \rightarrow {}^{14}\mathrm{C} + {}^{1}\mathrm{H}$$

によって生成される。次いで多いのが^{3}Hで，これは比較的早い中性子により

$$^{14}\mathrm{N} + n \rightarrow {}^{12}\mathrm{C} + {}^{3}\mathrm{H}$$

によって生成される。これらは自然放射線源としてほぼ一定量存在している。

Term a la carte

＊6　誘導放射能
物質が放射線照射され核反応を起こすとき，生成されるものが放射性同位体である場合がある。そのとき生成される放射能のこと。

4 核反応

核反応(nuclear reaction)とは放射線と物質との相互作用のうち，特に原子核を相手に起こる現象である。**誘導核分裂**や**核融合**，**核変換**も核反応の1つである。

核Xに粒子aが入射し，反応の結果，核Yが残り粒子bが放出する核反応は

$$X + a \rightarrow Y + b$$

または$X(a,b)Y$

と表す。Xを標的核(target nucleus)，aを入射粒子(incident particle)，Yを残留核(residual nucleus)，bを放出粒子(outgoing particle)という。

いくつかの有名な核反応を挙げよう。

$$^{14}N + {}^{4}He \rightarrow {}^{17}O + {}^{1}H \quad \cdots\cdots ❷$$

$$^{7}Li + {}^{1}H \rightarrow {}^{4}He + {}^{4}He \quad \cdots\cdots ❸$$

$$^{9}Be + {}^{4}He \rightarrow {}^{12}C + n \quad \cdots\cdots ❹$$

$$^{27}Al + {}^{4}He \rightarrow {}^{30}P + n \quad \cdots\cdots ❺$$

$$^{235}U + n \rightarrow 2FP + 2.5\,n \quad \cdots\cdots ❻$$

$$^{3}H + {}^{2}H \rightarrow {}^{4}He + n \quad \cdots\cdots ❼$$

$$\left.\begin{array}{l} ^{1}H + {}^{1}H \rightarrow {}^{2}H + \beta^{+} + \nu_e \\ ^{2}H + {}^{1}H \rightarrow {}^{3}He \\ ^{3}He + {}^{3}He \rightarrow {}^{4}He + 2\,{}^{1}H \end{array}\right\} \quad \cdots\cdots ❽$$

式❷：1919年ラザフォードによって初めて確認された核変換で，α線を窒素原子にぶつけることで酸素原子を得た。$^{14}N(\alpha,\ p)^{17}O$とも表す。

式❸：1932年にコッククロフトとワルトンが加速器を用いて初めての人工核反応を起こしたもので，加速した陽子(水素原子核)をリチウムにぶつけることでなされた。$^{7}Li(p,\ \alpha)^{4}He$とも表す。

式❹：チャドウィックによる中性子の発見(1932年)につながった核反応で，ボーテとベッカーによってなされたもので$^{9}Be(\alpha,\ n)^{12}C$とも表す。

式❺：1934年にジョリオ-キュリー夫妻が初めて人工放射性同位体をつくった核反応で^{30}Pはβ^{+}壊変をする。$^{27}Al(\alpha,\ n)^{30}P$とも表す。これをはじめとして多数の人工放射能が製造されることになる。

式❻：1938年にハーンとシュトラスマンによって発見されマイトナーとフリッシュによって「核分裂」と命名されたもので，中性子をぶつけることでウラン原子核が2つに割れ，2個か3個の中性子が同時に放出される。$^{235}U(n,\ fission)$とも表す。中性子が入射したより多く出てくるので中性子源としても使われる。核分裂は特殊相対性理論における質量とエネルギーの同等性の実証となり，現在，原子炉で発電などに利用されている。

式❼：核融合発電炉で起こそうとしている核融合であるが，この反応自体は水爆や加速器ではすでに実現している。T（d，n）^{4}Heとも表す。^{3}Hは「三重水素（tritium）」といわれTと表し，その原子核は「三重陽子（triton）」といわれ，記号tで表す（1個の陽子と2個の中性子からなる）。^{2}Hは「重水素（deuterium）」といわれ，記号Dで表し，その原子核は「重陽子（deuteron）」といわれ，記号dで表す（陽子と中性子1個ずつからなる）。この核融合は「D-T反応」といわれる。

式❽：太陽の中で行われていると考えられている核融合のサイクル（「ppチェイン」といわれる）で，正味4個の^{1}Hから1個の^{4}Heをつくり，太陽のエネルギー発生源となっている。太陽より大きな恒星では，炭素，窒素，酸素元素を媒体として同じく4個の^{1}Hから^{4}Heを生成する「CNOサイクル」が主なエネルギー発生源となっていると考えられる。

中性子は原子核内でしか安定に存在せず，単独では半減期10分程度のβ^{-}壊変をする。従って，核反応は重要な中性子源となっている。例えば原子炉は強力な中性子源として，加速器を使った式❼は14 MeVの高速中性子源として用いられる。

また，核反応では数MeV以上の高エネルギーγ線の発生を伴うことがあり，高エネルギー光子源として使われることもある。

放射線治療で用いられる小型線形加速器で7～8 MV程度になると，制動X線による**光核反応**[*7]によって不要な中性子を発生することがある。この中性子が周囲の物質に誘導放射能を作るため注意が必要である。

また，核医学検査で使われる放射性同位体はサイクロトロンなどの加速器による核融合反応，原子炉で生成される核分裂生成物（FP），原子炉などからの中性子による核反応で作られる誘導放射能である。

Term a la carte

＊7　光核反応
光子を入射粒子とする核反応。4章p.204を参照。

【参考文献】
1）多田順一郎著：わかりやすい放射線物理学改訂第2版，オーム社，2008.
2）飯田博美編：放射線概論第6版，通商産業研究社，2005.
3）森内和之著：ポピュラー・サイエンス　放射線ものがたり，裳華房，1996.
4）I.G.ドラガニッチほか著，松浦辰男ほか訳：放射線と放射能―宇宙・地球環境におけるその存在と働き，学会出版センター，1996.
5）中野董夫著：相対性理論［物理入門コース9］，岩波書店，1984.

おさらい

1 放射線の定義と種類

放射線の本体となるもの	⇒	①素粒子 ②原子核 ③イオン
一部の放射線の本体	⇒	①X線，γ線（電磁波） ②α線（ヘリウム4の原子核） ③β線（電子，陽電子） ④宇宙線（いろいろ）
主たる放射線の性質	⇒	①透過力 ②電離作用

2 特殊相対性理論

ガリレイ変換	⇒	$t' = t$ $x' = x - Vt$
光速	⇒	$c = 2.99792458 \times 10^{8}$ [m/s]
ローレンツ変換	⇒	$ct' = \gamma(ct - \beta x)$ $x' = \gamma(x - \beta ct)$ ただし， $\beta = \dfrac{V}{c} \qquad \gamma = \dfrac{1}{\sqrt{1-\beta^2}}$
相対論的運動量	⇒	$p = m\dfrac{v}{\sqrt{1-\beta^2}} = m\gamma v = m\gamma\beta c$ ただし， $\beta = \dfrac{v}{c} \qquad \gamma = \dfrac{1}{\sqrt{1-\beta^2}}$
相対論的エネルギー	⇒	$E = m\dfrac{c^2}{\sqrt{1-\beta^2}} = m\gamma c^2$ 特に静止エネルギー　$E_0 = mc^2$ $E^2 = (cp)^2 + (mc^2)^2, \quad \dfrac{cp}{E} = \beta$ $K = E - mc^2 = mc^2(\gamma - 1)$

3 放射線とは何か

光は波動性（電磁波）と粒子性（光子）の両方を兼ね備える

⇒ ①電磁波として
干渉，回折，エネルギー密度∝（振幅）^{2}

⇒ ②光子として
黒体放射，光電効果，コンプトン散乱，エネルギー∝振動数

プランク定数	⇒	$h = 6.62607 \times 10^{-34}$ [J・s]

X線やγ線とよばれる波長が小さい（振動数が大きい）電磁波は電離作用をもち粒子性が顕著である

放射線は主に	⇒	①電荷 ②エネルギー ③質量 で特徴づけられる。
電気素量	⇒	$e = 1.602177 \times 10^{-19}$ [C]
4 電離放射線		
電離	⇒	原子の軌道電子を自由電子とすること
励起	⇒	軌道電子が高いエネルギー準位に行くこと
直接電離放射線 (荷電粒子性放射線)	⇒	重荷電粒子，高速電子
間接電離放射線 (非荷電粒子性放射線)	⇒	光子，中性子
5 電離放射線の発生源と種類		
加速器		
・静電場での加速	⇒	コッククロフト・ワルトン型加速器，バンデグラーフ型加速器
・高周波電場での加速	⇒	線形加速器
・高周波電場，一様磁場での加速	⇒	サイクロトロン，マイクロトロン
・変動磁場での加速	⇒	ベータトロン
・高周波電場，変動磁場での加速	⇒	シンクロトロン
放射性同位体	⇒	α壊変 β壊変 γ遷移 自発核分裂，ほか
宇宙線	⇒	一次宇宙線 二次宇宙線 誘導放射能
核反応	⇒	放射線と原子核との相互作用 $X + a \rightarrow Y + b$ 誘導放射能の生成

2章
原子物理

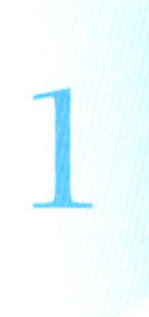

電子の粒子性と波動性

p.41の1章-3「放射線は何か」で述べたように，光は電磁波としての「**波動性**」と光子としての「**粒子性**」との二重性をもつ。電子をはじめとする物質粒子も同様に粒子性と波動性の二重性をもつ（図1）。ここでは物質粒子のもつこの二重性とそれに関して不確定性原理について解説する。

1 電子の発見

2つの電極を収めたガラス管に気体を入れ，電極間に電圧をかけた状態で気体の圧力を下げていくと電極間で放電が始まり，管内が光り始める。この光の色は内部の気体の種類によって異なる。現在ではこれは放電の電流の担い手である電子が気体の原子に衝突し，励起された原子が脱励起するときに発する光であることがわかっており，蛍光灯やネオン灯で利用されている。

圧力をさらに下げるとガラス管の光は消え，陽極付近のガラス壁が黄緑色の蛍光を発するようになる。この蛍光は物体を電極の間に置くとその影ができること，および蛍光の近くに磁石をおくと蛍光の位置が変わることから，陰極からなんらかの荷電粒子が放射され運動しているものと考えられた。この荷電粒子の流れを「**陰極線**[*1]（cathode ray）」という。また，陰極線は負電荷を運ぶことや気体分子や原子の負イオンとは異なることがわかっていた。

Term a la carte

＊1　陰極線
テレビ受像機で使われていたブラウン管も陰極線を利用した陰極線管（CRT：cathode ray tube）である。ブラウン管は陰極線を図2のように静電偏向または磁場偏向させスクリーン上の電子ビームのぶつかった地点を発光させ，電極間電圧を調節することで輝度を調節できる。

Slim・Check・Point

図1 光と物質の粒子性と波動性

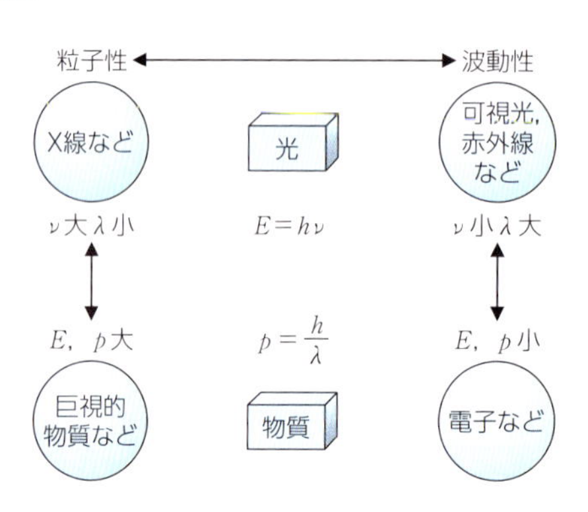

図2 電場や磁場中での陰極線の運動

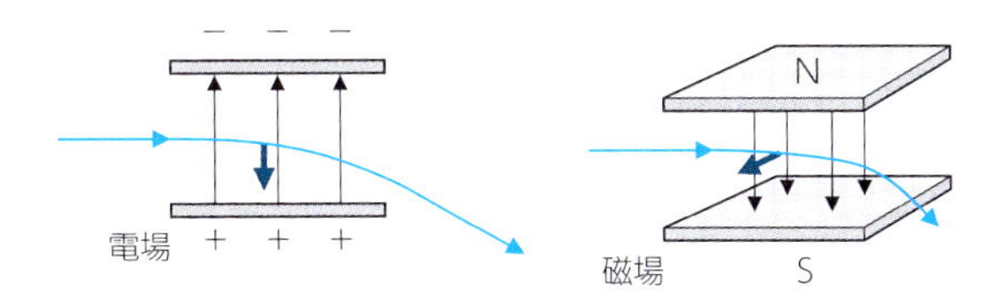

トムソンは1897年，陰極線に図2のように一様な電場と磁場をかけて陰極線を変位させる実験を行った。荷電粒子の電場および磁場中で働く力はp.60式❶で与えられる（陰極線の電荷は負であることに注意）。そして変位を求めることで，陰極線の電荷と質量の比e/m（**比電荷**）を測定した。また，電極材料や気体の種類によって比電荷は変わることはなく一定値を示したこと，陰極線の比電荷はイオンの比電荷に比べかなり大きな値であること（これより陰極線の質量はイオンの質量よりかなり小さいことが考えられる）から，陰極線粒子はすべての原子に共通して含まれる基本的な粒子，素粒子であると考えられた。そしてこの粒子は「**電子**（electron）」と名づけられた。電子は最初に発見された素粒子である。

現在知られている電子の比電荷の値は，

$$\frac{e}{m} = 1.7588 \times 10^{11}[\mathrm{C \cdot kg^{-1}}]$$

である。

次いで，ミリカンは霧状の油滴を帯電させ，電場中で働く力と重力との関係から帯電した電荷量を調べた。この電荷量はいくつかの余分な電子が付着したことによるものと考えられる。この電荷量の最小単位（**電気素量**）を求めることで電子の電荷を求めたのである（1909年）。

電気素量は次の値である。

$$e = 1.6022 \times 10^{-19}\ [\mathrm{C}]$$

これと電子の比電荷により電子の質量を得る。

$$m = 9.1094 \times 10^{-31}\ [\mathrm{kg}]$$

2 ド・ブロイ波

光は電磁波としての波動性と光子としての粒子性をもつことは述べた。ド・ブロイはローレンツ変換と光の量子説およびボーアの原子模型（p.82の2章-2「原子スペクトルと原子模型」を参照）から物質の運動に付随する仮想的な波動を導入した（1923年）。すなわち，相対論的エネルギーE〔$E = m\gamma c^2$，p.38式㊱〕および相対論的運動量p〔$p = m\gamma v$，p.37式㉜b〕で運動する物質には，

MEMO

1926年，シュレディンガーはド・ブロイ波を発展させ，ド・ブロイ波の波動関数ψ（一般には複素関数となる）が従う微分方程式（「シュレディンガーの波動方程式」）を導いた。これを中心とするのが量子力学の形式の1つ「波動力学」である。波動関数の意味はボルンによって与えられた「**確率解釈**」（確率解釈をもとに不確定性と相補性を含む量子力学の解釈を「コペンハーゲン解釈」という）でとらえるのが一般的である。確率解釈によると$|\psi|^2$はその時間にその場所で粒子が見出される確率密度に比例している。これは，電磁波の振幅の2乗が電磁場のエネルギー密度に比例しているのと類似している。

$$E = h\nu \quad \cdots\cdots ❶a$$

$$p = \frac{h}{\lambda} \quad \cdots\cdots ❶b$$

で表される振動数ν，波長λの波動が付随するというものである。式❶の組を「アインシュタイン－ド・ブロイの関係式」といい，特に式❶bを「ド・ブロイの関係式」という。式❶の左辺は粒子性を，右辺は波動性を表している。つまり，電子をはじめとする物質粒子も光と同様に粒子性と波動性を兼ね備えると考えたのである。運動量pで運動する粒子に付随する波（「**ド・ブロイ波**」または「**物質波**」という）の波長，

$$\lambda = \frac{h}{p} \quad \cdots\cdots ❶b'$$

を「**ド・ブロイ波長**」という。

式❶は光についてはp.47式❽，❾と一致するので，光にも物質にも一般的に成り立つことになる。

ド・ブロイ波はデビソンとジャーマーによって電子線の回折像を得た実験で実証された（1927年）。電子の波動性について強調するときには，特に**電子波**ということがある。電子波は電子顕微鏡に利用されている。

例題①

Q 0.2 kg，30 m/sのボールのド・ブロイ波長はいくらか。

$$\lambda = \frac{h}{p} = \frac{h}{mv}$$

$$= \frac{6.6 \times 10^{-34}}{0.2 \cdot 30} = 1.1 \times 10^{-34}\,\mathrm{m}$$

例題②

10 kVで加速した電子のド・ブロイ波長はいくらか。

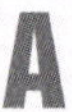

相対論で

$$\lambda = \frac{h}{p} = \frac{hc}{pc} = \frac{hc}{\sqrt{E^2 - (mc^2)^2}} = \frac{hc}{\sqrt{(E_0 + K)^2 - E_0^2}}$$

$$= \frac{6.626 \times 10^{-34} \cdot 2.998 \times 10^8}{\sqrt{(0.511 + 0.01)^2 - 0.511^2} \cdot 1.6022 \times 10^{-13}}$$

$$= 1.220 \times 10^{-11}\,\mathrm{m}$$

または$K \ll E_0$から，$p = mv$，$K = \frac{1}{2}mv^2$として，$p = \sqrt{2mK}$より

$$\lambda = \frac{h}{p} = \frac{h}{\sqrt{2mK}}$$

$$= \frac{6.626 \times 10^{-34}}{\sqrt{2 \cdot 9.1094 \times 10^{-31} \cdot 10 \cdot 1.6022 \times 10^{-16}}}$$

$$= 1.226 \times 10^{-11}\,\mathrm{m}$$

3 波束の群速度

粒子が運動するとき，それに付随するド・ブロイ波は無限に広がる波動としては考えられず，図3のような**波束**[*2]（wave packet）として運動していると考えられる。

Term a la carte

＊2　波束
空間的に限られた範囲だけにある波動。波の塊ともいえる。フーリエ級数のようにサインまたはコサインで表される波動を多数重ね合わせてつくることができる。

図3 波束の例

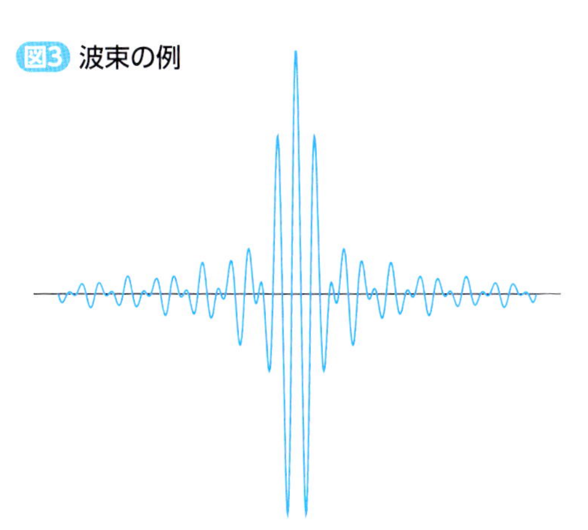

波束は多数の波動の重ね合わせで作られるので，最も簡単な例として位相がほぼ等しい2つの波動の重ね合わせを実際に計算してみよう。音でいえばこれは「うなり」(beat)である。2つだけの重ね合わせでは限られた範囲だけ存在する波束を作ることはできないが，ここでの計算には問題ない。

x軸正の方向に進む波動ψとψ'を1章-3「放射線とは何か」(p.41)で求めた電磁波と同様に，

$$\psi = A\sin(kx - \omega t)$$
$$\psi' = A\sin(k'x - \omega' t)$$

とする。ただしkを**波数**，ωを**角振動数**といい，

$$k = \frac{2\pi}{\lambda} \qquad \omega = 2\pi\nu$$

である（$\sigma = 1/\lambda$のことを「波数」という場合もある）。波数と角振動数を使うとアインシュタイン－ド・ブロイの関係式式❶は，

$$E = \frac{h}{2\pi}\omega = \hbar\omega \quad \cdots\cdots ❶a'$$
$$p = \frac{h}{2\pi}k = \hbar k \quad \cdots\cdots ❶b''$$

となる。ただし，

$$\hbar = \frac{h}{2\pi} = 1.05457 \times 10^{-34}\ [\mathrm{J \cdot s}] \quad \cdots\cdots ❷$$

とした。このとき波動ψの速度(**位相速度**)uは，

$$u = \frac{\omega}{k} \quad \cdots\cdots\cdots\cdots\cdots\cdots\cdots\cdots\cdots\cdots ❸$$

である。記述を簡単にするために　$\theta = kx - \omega t$　とすると，

$$\begin{aligned}\psi + \psi' &= A\sin\theta + A\sin\theta' \\ &= A\sin\left(\frac{\theta+\theta'}{2} + \frac{\theta-\theta'}{2}\right) + A\sin\left(\frac{\theta+\theta'}{2} - \frac{\theta-\theta'}{2}\right) \\ &= 2A\sin\frac{\theta+\theta'}{2}\cos\frac{\theta-\theta'}{2}\end{aligned}$$

ここでψとψ'の位相θとθ'がほぼ等しい$(\theta \cong \theta')$ので

$$\frac{\theta+\theta'}{2} \cong \theta = kx - \omega t$$

$$\frac{\theta-\theta'}{2} = \frac{\Delta\theta}{2} = \frac{\Delta k}{2}x - \frac{\Delta\omega}{2}t$$

ただしΔは差を表す。これより，

$$\psi + \psi' \cong 2A\sin(kx - \omega t)\cos\left(\frac{\Delta k}{2}x - \frac{\Delta\omega}{2}t\right) \quad \cdots\cdots\cdots\cdots ❹$$

となる。この様子を図4に示す。図4の点線が式❹のコサインで表されるもので，このように波の塊が進んでいく。音の「うなり」の場合はもとの音波の振動数が音程を表し，少しずれたものが重ね合わさった式❹の音が伝播する。このとき図4の点線のように音の強弱が生まれ「うなり」となるのである。

ここでド・ブロイ波の速度を求めてみよう。

まず，位相速度は式❸で求められるので，これと式❶a'，❶b"およびp.38式㊱，p.37式㉜bにより，

$$\begin{aligned}u - \frac{\omega}{k} &= \frac{E}{h}\cdot\frac{\hbar}{p} = \frac{E}{p} \\ &= \frac{m\gamma c^2}{m\gamma v} = \frac{c^2}{v} \\ &= \frac{c}{\beta} > c\end{aligned}$$

となる。これは光速を超えており，粒子の速度vとは一致しない。

次いで波束の速度(これを「**群速度**」という)を求めよう。これは図4でいえば，点線で表される波の塊の進行速度である。この伝播は式❹のコサインで表されるので，その速度は式❸と同様に$\Delta\omega/\Delta k$で表される。ψとψ'が近い極限をとれば，これは$\mathrm{d}\omega/\mathrm{d}k$となる。まず，

$$\frac{\mathrm{d}\omega}{\mathrm{d}k} = \frac{\dfrac{\mathrm{d}\omega}{\mathrm{d}v}}{\dfrac{\mathrm{d}k}{\mathrm{d}v}}$$

図4 波動の重ね合わせの例

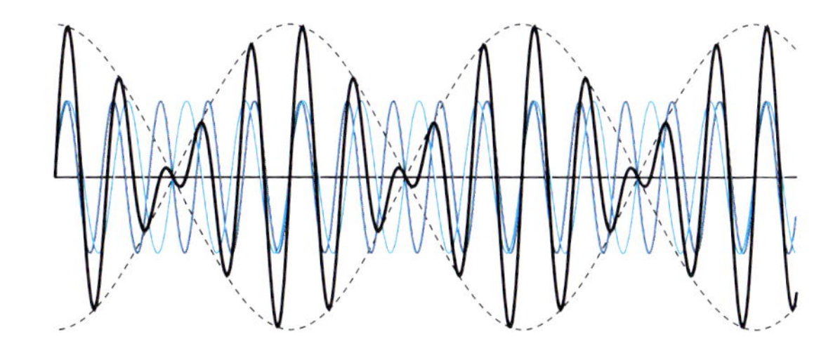

として，式❶a'およびp.38式㊱により，

$$\begin{aligned}\frac{\mathrm{d}\omega}{\mathrm{d}v} &= \frac{\mathrm{d}}{\mathrm{d}v}\left(\frac{m\gamma c^2}{\hbar}\right)\\ &= \frac{\mathrm{d}}{\mathrm{d}v}\left(\frac{mc^2}{\hbar}\left\{1-\left(\frac{v}{c}\right)^2\right\}^{-\frac{1}{2}}\right)\\ &= \frac{mc^2}{\hbar}\left\{1-\left(\frac{v}{c}\right)^2\right\}^{-\frac{3}{2}}\frac{v}{c^2}\\ &= \frac{mv}{\hbar}\left\{1-\left(\frac{v}{c}\right)^2\right\}^{-\frac{3}{2}}\end{aligned}$$

である。また，式❶b'およびp.37式㉜bにより，

$$\begin{aligned}\frac{\mathrm{d}k}{\mathrm{d}v} &= \frac{\mathrm{d}}{\mathrm{d}v}\left(\frac{m\gamma v}{\hbar}\right)\\ &= \frac{m}{\hbar}\left\{1-\left(\frac{v}{c}\right)^2\right\}^{-\frac{1}{2}} + \frac{m}{\hbar}\left(\frac{v}{c}\right)^2\left\{1-\left(\frac{v}{c}\right)^2\right\}^{-\frac{3}{2}}\\ &= \frac{m}{\hbar}\left\{1-\left(\frac{v}{c}\right)^2\right\}^{-\frac{3}{2}}\left\{1-\left(\frac{v}{c}\right)^2+\left(\frac{v}{c}\right)^2\right\}\\ &= \frac{m}{\hbar}\left\{1-\left(\frac{v}{c}\right)^2\right\}^{-\frac{3}{2}}\end{aligned}$$

従って，

$$\begin{aligned}\frac{\mathrm{d}\omega}{\mathrm{d}k} &= \frac{\dfrac{\mathrm{d}\omega}{\mathrm{d}v}}{\dfrac{\mathrm{d}k}{\mathrm{d}v}}\\ &= \frac{\dfrac{mv}{\hbar}\left\{1-\left(\dfrac{v}{c}\right)^2\right\}^{-\frac{3}{2}}}{\dfrac{m}{\hbar}\left\{1-\left(\dfrac{v}{c}\right)^2\right\}^{-\frac{3}{2}}}\\ &= v\end{aligned}$$

となり，粒子の速度に一致する。

4 不確定性原理

物質粒子のもつ粒子性と波動性の二重性は，位置と運動量の正確な決定に困難をもたらす。

図5のように特に波動性の顕著な運動をしている粒子について考えてみるとよくわかる。式❶bより粒子の運動量はド・ブロイ波長と関連付けられているため，運動量を正確に決めるには波長を正確に決める必要がある。波長を正確に決めるには多数回の振動が必要で，そうすると波動はかなり空間的に広がってしまい，粒子の位置がどこかについてわからなくなってしまう。逆に粒子の位置を正確に決定しようとすると振動回数が少なくなり波長がわからなくなってしまい，結局運動量はわからない状況になってしまう。

図5 運動量と位置を正確に決めるには

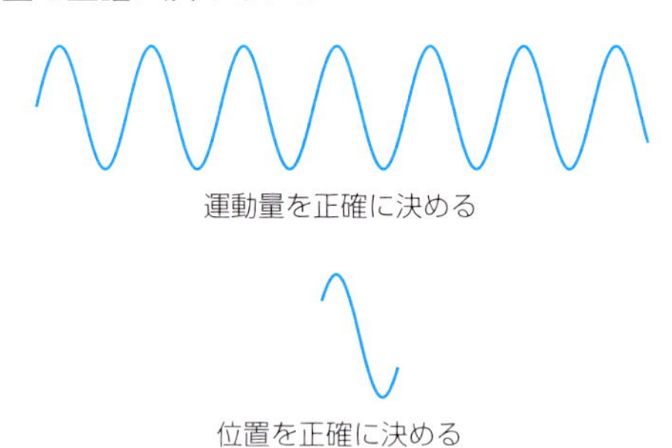

また，図4の点線で描かれた波の塊で考えると，波の塊の伝播は式❹のコサインで表される。粒子の位置のあいまいさをΔxとすると，その最小値は粒子は振幅が0の地点とそれに隣り合った，振幅が0の地点の間（1つの波の塊のなか）の距離の程度と考えられる（図6）ので，

$$\frac{\Delta k}{2} \cdot \Delta x \approx \pi$$

通常，左辺は図6のように$\pi, 2\pi, 3\pi, \ldots$ともっと広く取ることもできる（図3においても振幅の極小となる場所は多数ある）ので，

図6 位置のあいまいさ

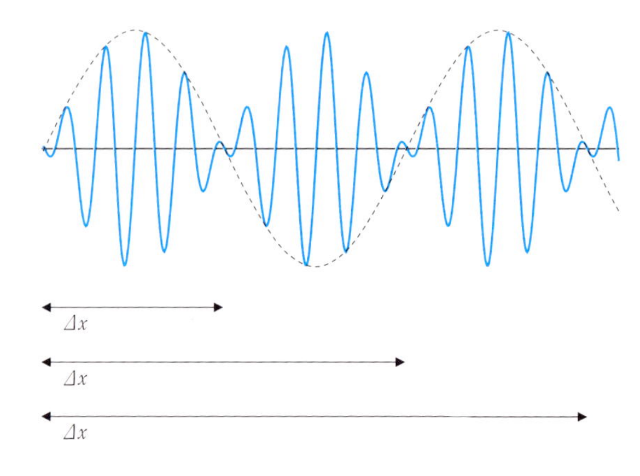

$$\frac{\Delta k}{2}\cdot\Delta x \gtrsim \pi$$

となる。ここでΔkは重ね合わせた2つの波動の波数の差であったので，波数のあいまいさと考えられる。波数と運動量はド・ブロイの関係式**式❶b''**により，運動量のあいまいさΔpは

$$\Delta p = \hbar\Delta k$$

となる。以上により

$$\Delta x\cdot\frac{\Delta k}{2} = \Delta x\cdot\frac{\Delta p}{2\hbar} \gtrsim \pi$$
$$\Delta x\cdot\Delta p \gtrsim 2\pi\hbar$$

従って

$$\Delta x\cdot\Delta p \gtrsim h \quad \cdots\cdots ❺$$

エネルギーと時間のあいまいさについても同様のことがいえ，

$$\Delta E\cdot\Delta t \gtrsim h$$

の関係がある。これは例えばエネルギー準位の幅とその準位の平均寿命の関係と考えられる。

式❺の関係はハイゼンベルクが数々の**思考実験**[*3]から導いた(1927年)のでハイゼンベルクの**不確定性原理**(または**不確定性関係**)という。

不確定性原理はボルンによって与えられた**確率解釈**からすれば「観測」ごとの測定値の統計的なばらつき，すなわち「観測」精度の限界と考えられなくもない。しかしそれだけでは不十分で，さらにふみこんで，「観測」がなされる前や，なされない場合であっても粒子の位置と運動量は確定した値をもちえず，**式❺**程度の不確定さをもつということに注意しなければならない。つまり，**式❺**は，粒子性の概念の適用限界を表しているのである。これは，確率解釈においても，ニュートン力学のように位置と運動量が決まっている「古典的な粒子」が，確率的に分布していることを表しているのではないということである。このような考え方は次のボーアによって提唱された**相補性**の考えにつながる。相補性とは，粒子性と波動性の二重性や不確定性により同時に決定できない位置と運動量は，古典物理的には互いに関係のないものととらえられるが，それらの一方だけでは不十分で，互いに補完し合ってはじめて完全な記述となるというものである。

不確定性原理を完全に一般に導くと

$$\Delta x\cdot\Delta p \geqq \frac{1}{2}\hbar \quad \cdots\cdots ❻$$

である。ただし，Δxはxの平均値からのずれの2乗の平均値(分散)の平方根を表し，Δpについても同様である。

Term a la carte

＊3 思考実験
特定の実験条件を設定してその結果を理論的に導くこと。実際に行う場合の制約，測定精度や実験誤差を伴わないので理論的な考察に用いられる。

MEMO

不確定性原理が粒子性の概念の適用限界を示していても，電子や陽子や光子などの粒子は1個，2個と数えることができ，粒子の種類ごとに決まった電荷や質量をもつということは変わりがない。

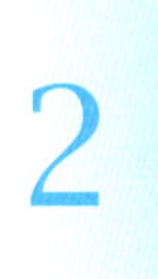

原子物理

原子スペクトルと原子模型

原子の中で電子がどのように存在するかを明らかにしたのは**ボーアの原子模型**である。図1にその成立を表す。ボーアの原子模型において電子は**ボーアの量子条件**によって決まる**定常状態**を運動する。これはそれまでの物理では説明のできないことではあったが，実験結果(**水素原子スペクトル**)を驚くほど再現した。ここではボーアの原子模型の契機となった水素原子スペクトルと**原子核の発見**からボーアの原子模型の成立までを解説する。

1 水素原子のスペクトル

高温の気体原子からの光は原子特有の線**スペクトル**[*1]を示す。バルマーは1885年，水素原子の可視光部のスペクトルについて次の実験式を得た。

$$\lambda = A\frac{n^2}{n^2 - 4}$$

Aは定数で3.6455×10^{-7} m，nは$n = 3, 4, 5, 6, ...$の整数である。この式は**バルマーの公式**とよばれる次の形に書き換えられた。

$$\sigma = \frac{1}{\lambda} = R_H\left(\frac{1}{2^2} - \frac{1}{n^2}\right) \quad \cdots\cdots ❶$$

ただしR_Hは$R_H = 1.0968\times10^7\ \mathrm{m^{-1}}$で**リュードベリ定数**という。$n$が大きくなるに従って隣り合う線の波長の間隔は小さくなり強度も小さくなっていた。このような線スペクトルのグループを「**スペクトル系列**」という。バルマーの公式式❶で表されるスペクトル系列を「**バルマー系列**」という。後に赤外部や紫外部にも同様の関係で表されるスペクトル系列が見つかり，バルマーの公式式❶は次のように一般化された。

Term a la carte

＊1　スペクトル
ここでは原子などによって放出されたり，吸収されたりする特有な光の波長または周波数分布の意味。決まった波長や周波数に現れるものを線スペクトル，連続に分布するものを連続スペクトルという。また放射線源からの放射線のエネルギー分布をエネルギースペクトルという。

Slim·Check·Point

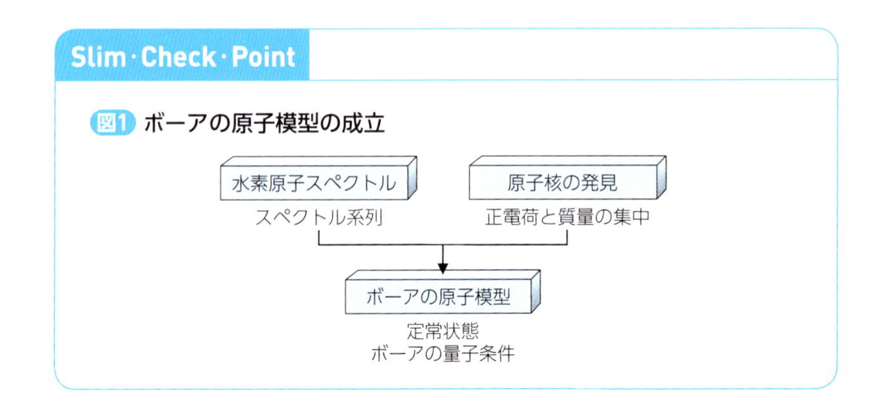

$$\sigma = \frac{1}{\lambda} = R_{\mathrm{H}}\left(\frac{1}{n'^2} - \frac{1}{n^2}\right) \quad \cdots\cdots ❷$$

n'はそれぞれの系列について決まった整数$n'=1, 2, 3, ...$で，nは$n=n'+1, n'+2, n'+3, ...$の整数である。バルマー系列は$n'=2$にあたる。それぞれの系列は発見者の名を冠せられ次のようによばれる。

- **ライマン系列，紫外部，$n'=1$，$n=2, 3, ...$**
- **バルマー系列，可視光部，$n'=2$，$n=3, 4, ...$**
- **リッツ・パッシェン系列，赤外部，$n'=3$，$n=4, 5, ...$**
- **ブラケット系列，赤外部，$n'=4$，$n=5, 6, ...$**
- **プント系列，赤外部，$n'=5$，$n=6, 7, ...$**

水素原子のこれらのスペクトル系列の波長分布を図2に示す。

例題

バルマー系列のうち，波長が大きいものから順に2つ挙げよ。

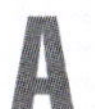

バルマー系列は式❶で表され波長が大きい2つは$n=3, 4$のときである。

$n=3$のとき

$$\lambda = \frac{1}{R_{\mathrm{H}}\left(\frac{1}{2^2} - \frac{1}{3^2}\right)} = \frac{1}{1.0968 \times 10^7 \cdot \left(\frac{1}{2^2} - \frac{1}{3^2}\right)} = 6.56 \times 10^{-7}\,\mathrm{m}$$

$n=4$のとき

$$\lambda = \frac{1}{R_{\mathrm{H}}\left(\frac{1}{2^2} - \frac{1}{4^2}\right)} = \frac{1}{1.0968 \times 10^7 \cdot \left(\frac{1}{2^2} - \frac{1}{4^2}\right)} = 4.86 \times 10^{-7}\,\mathrm{m}$$

図2 水素原子のスペクトル系列

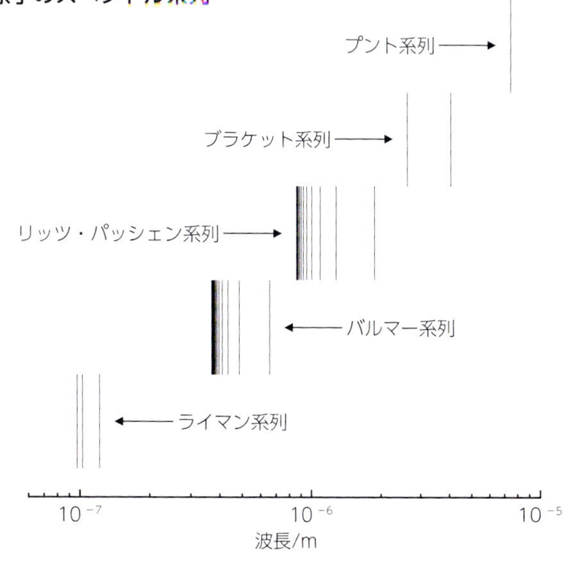

水素原子以外の原子のスペクトルにもこのような関係が見つかり，リッツにより一般に

$$\sigma = \frac{1}{\lambda} = T_{n'} - T_n \quad \cdots\cdots \text{❸}$$

の式でまとめられた(1908年)。$T_{n'}$やT_nを**スペクトル項**といい，水素原子の場合$T_{n'} = R_H/n'^2$，$T_n = R_H/n^2$である。式❸を**リッツの結合則**という。

トムソンによる原子を構成する素粒子と考えられる電子の発見，バルマーの公式式❷やリッツの結合則式❸にみられるスペクトルの規則性，さらには元素の周期表にみられる化学的性質の**周期律**[*2]などにより，原子がなんらかの構造をもっている複合粒子であることが明らかになっていった。

Term a la carte

＊2　周期律
元素を原子量の小さい順に並べると周期的によく似た化学的性質が現れるという法則。メンデレーエフによって周期表にまとめられた(1869年)。

2 原子核の発見

電子は負の電荷をもつのに対して原子は電気的に中性である。従って，原子には電子の負電荷を打ち消す正電荷が存在しなければならない。その正電荷が原子内でどのように分布しているかは，ガイガーとマースデンの実験(1909年)をラザフォードが説明したことによって明らかになった(1911年)。

ガイガーとマースデンの実験とは次のようなものである。

α線を薄い金箔に当てたところ，金箔を通過したα線の大部分は素通りまたは小さな角度の散乱を起こすだけだったが，ごく一部が90°以上の角度に散乱(**後方散乱**)されることが明らかになったのである。

当時α線はヘリウムイオンであることが，比電荷の測定や原子のスペクトルの観測によりわかっていた。さらにはイオンの質量は電子の質量よりかなり大きいことも知られていたので，この後方散乱は軽い電子によるものではなく，原子内の正電荷によるものであることがわかる。そして，後方散乱の起こる頻度は，正電荷が原子サイズ程度に均等に分布していると仮定したときよりはるかに大きかったのである。

そこでラザフォードはこの後方散乱の分布により，原子内の中心に非常に狭い範囲に正電荷が固定されており，後方散乱はこの正電荷によるものと結論付けた(図3)。この正電荷の集中する部分を**原子核**(atomic nucleus)という。

図3　**α線の散乱**

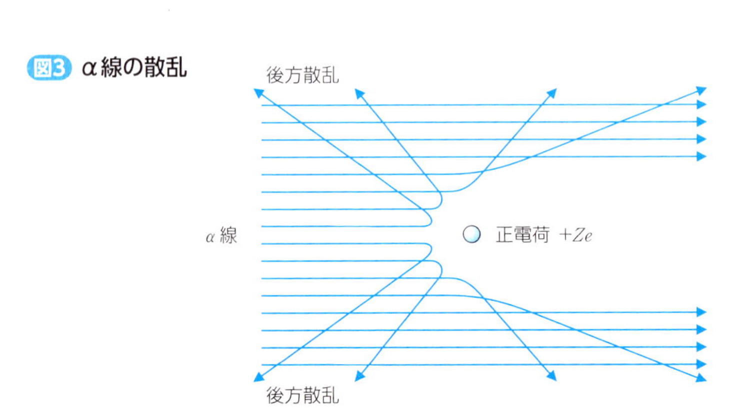

トムソンの方法によりα線の初期速度と比電荷は測定されている。金の原子核の正電荷がいくらであるかは明らかではないが，電荷は電気素量の整数倍であることから，これを$+Ze$としてα線についての力学的エネルギー保存則p.22式⑩より金の原子核にα線がどこまで近づけるかが計算できる。この距離がおよその原子核半径で，10^{-15}〜10^{-14} m程度である。これは結晶の格子間隔などから推定される原子半径が10^{-10} m程度であるのと比べるとおよそ1万分の1の大きさである。従って原子の大きさを決めているのは$+Ze$の電荷の原子核にクーロン力で引きつけられているZ個(原子は電気的に中性だから)の電子の分布の広がりといえる。

さて，原子核は固定されているとしたが，これは標的として金を使ったからできたことである。現在，ヘリウムイオンと金の原子核の質量の比はおよそ4：197であることが知られている。これほどの質量の差があったからこそ金の原子核が固定されているとみなしてよかったのである。もっと軽い原子核を標的に使うと後方散乱の分布は固定されているとした場合に比べてやや複雑になる。また，電子質量は最も軽い水素原子質量のおよそ1/1837である。従って，一般に原子の質量は原子に含まれる電子の質量の数千倍以上の質量をもつことになるのだが，この質量のほとんどが原子核に集中していると考えなければならない。

以上により，物体の質量を担うのは原子核で物体の体積を担うのは電子ということがいえる(図4)。ラザフォードによって発見された原子核によるイオンビームの散乱を「**ラザフォード散乱**」という。α線の散乱の起こる確率の角度分布はZに依存するので，さまざまな元素について精密に測定してZの値(原子番号)を決めることができ，固体の表面分析に利用されている。

原子核の発見により原子構成する部品はそろった。あとは原子核の周囲にどのように電子が存在しているかである。太陽の周囲を惑星が公転運動するように，単純に電子が原子核の周囲の軌道を回転運動しているとしよう(惑星模型)。しかし，この軌道は初期条件によってさまざまに取りえ，軌道は連続的に分布するであろう。また，この電子の回転は電荷または電気双極子の回転になるので電磁波を放射する(p.43を参照)。電子に外からエネルギーを与え続けなければ，電磁波放出により回転している電子は徐々にエネルギーを失い，そしてついには電子は原子核に吸い込まれてしまうであろう(図5)。これでは原子は常に電磁波を放出していて安定に存

図4 質量を担う原子核と体積を担う電子

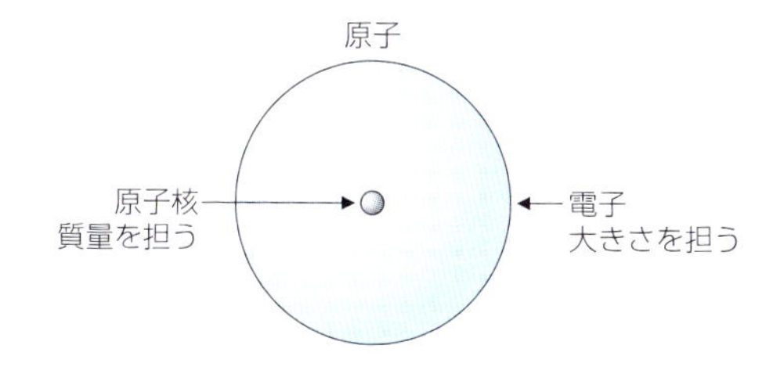

ただし，原子と原子核の大きさの比は正確ではない。

図5 原子の惑星模型の困難

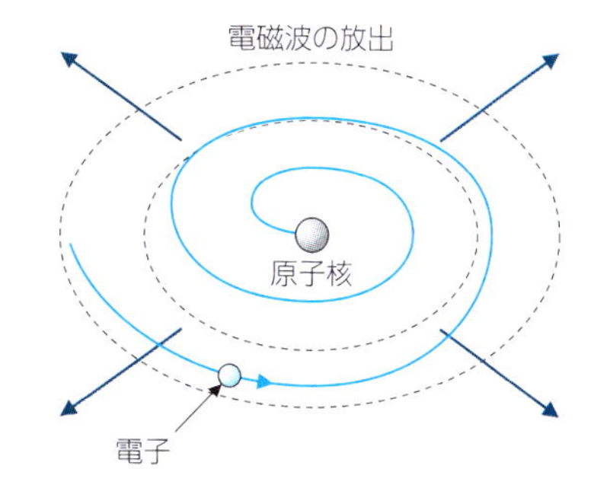

在できないし，同種の原子が常に同じ大きさや性質をもつことにもならない。またそのとき放出される電磁波は連続スペクトルになるはずである。これは原子からの光の放出は，スペクトル項の差で表される線スペクトルとなるという，リッツの結合則式❸に反する。従って，単純な原子模型（惑星模型）では原子を説明することはできない。しかし，ラザフォードが示したように正電荷と質量の集中した原子核が原子のなかにあることは確かである。

3 古典物理における角運動量

原子の惑星模型で説明できなかったリッツの結合則を満たす原子模型が次に説明するボーアの原子模型である。ボーアの原子模型の解説に入る前に原子物理で重要な役割をはたす角運動量について復習しておこう。

質量mの粒子の時間をtのときの位置を動径ベクトル$\boldsymbol{r}$を

$$\boldsymbol{r}=\begin{pmatrix}x\\y\\z\end{pmatrix}\quad \text{大きさ}\quad r=\sqrt{x^2+y^2+z^2}$$

で表し，速度ベクトル$\boldsymbol{v}$を

$$\boldsymbol{v}=\frac{\mathrm{d}\boldsymbol{r}}{\mathrm{d}t}$$

$$\begin{pmatrix}v_x\\v_y\\v_z\end{pmatrix}=\begin{pmatrix}\frac{\mathrm{d}x}{\mathrm{d}t}\\\frac{\mathrm{d}y}{\mathrm{d}t}\\\frac{\mathrm{d}z}{\mathrm{d}t}\end{pmatrix}\quad \text{大きさ}\quad v=\sqrt{v_x^2+v_y^2+v_z^2}$$

運動量ベクトル$\boldsymbol{p}$を

$$\boldsymbol{p}=m\boldsymbol{v}$$

$$\begin{pmatrix}p_x\\p_y\\p_z\end{pmatrix}=\begin{pmatrix}mv_x\\mv_y\\mv_z\end{pmatrix}\quad \text{大きさ}\quad p=\sqrt{p_x^2+p_y^2+p_z^2}$$

とすると**角運動量**ベクトル$\boldsymbol{L}$は

$$\boldsymbol{L}=\boldsymbol{r}\times\boldsymbol{p}=m\boldsymbol{r}\times\boldsymbol{v} \quad\cdots\cdots❹$$

である。成分をあらわに書けば

$$\begin{pmatrix}L_x\\L_y\\L_z\end{pmatrix}=\begin{pmatrix}yp_z-zp_y\\zp_x-xp_z\\xp_y-yp_x\end{pmatrix}=\begin{pmatrix}myv_z-mzv_y\\mzv_x-mxv_z\\mxv_y-myv_x\end{pmatrix}\quad\cdots\cdots❹'$$

である。$\boldsymbol{L}$をtで微分するとp.20式❺より，

$$\frac{\mathrm{d}\boldsymbol{L}}{\mathrm{d}t} = \frac{\mathrm{d}}{\mathrm{d}t}(\boldsymbol{r} \times \boldsymbol{p}) = \frac{\mathrm{d}\boldsymbol{r}}{\mathrm{d}t} \times \boldsymbol{p} + \boldsymbol{r} \times \frac{\mathrm{d}\boldsymbol{p}}{\mathrm{d}t}$$
$$= \boldsymbol{v} \times (m\boldsymbol{v}) + \boldsymbol{r} \times \boldsymbol{F}$$
$$= 0 + \boldsymbol{r} \times \boldsymbol{F}$$

従って

$$\frac{\mathrm{d}\boldsymbol{L}}{\mathrm{d}t} = \boldsymbol{r} \times \boldsymbol{F}$$

右辺の$\boldsymbol{r} \times \boldsymbol{F}$を力のモーメントまたはトルクという。いま，粒子が図6のようにxy平面で原点周りに半径rの等速円運動をしているとすると角運動量ベクトルはz軸の方向を向き，その大きさは

$$L = rp = mrv$$

となる（式❹'のz成分と$\boldsymbol{r} \cdot \boldsymbol{v} = 0$から導ける）。等速円運動なら$r$も$v$も一定なので角運動量は保存する。一般に，原点に固定された物体と相互作用する物体があるとき，物体の相互作用の力が物体同士を結ぶ直線上にあるなら$\boldsymbol{r} \times \boldsymbol{F} = 0$となるので角運動量は保存する。このような力を**中心力**という。万有引力や電荷にはたらくクーロン力は中心力である。

ここで理解しておきたい角運動量の古典的な例を2つ挙げる。

1つは太陽の周囲を回る惑星のように，自転しながら公転する系（図7）の角運動量である。公転の角運動量を$\boldsymbol{L}_{公転}$，自転の角運動量を$\boldsymbol{L}_{自転}$とすると，この系の全角運動量$\boldsymbol{L}$は

$$\boldsymbol{L} = \boldsymbol{L}_{公転} + \boldsymbol{L}_{自転} \quad \cdots\cdots ❺$$

である。

Term a la carte

＊3　磁気モーメント
電気双極子モーメントの電荷を磁荷に置き換えたものに相当する。磁気単極子（モノポール，単独の磁荷）は存在しないこと，およびここで述べたように磁石は円電流と同等であることにより，磁石の磁気は固定された分子の円電流（分子電流）によるものである。

図6 等速円運動の角運動量

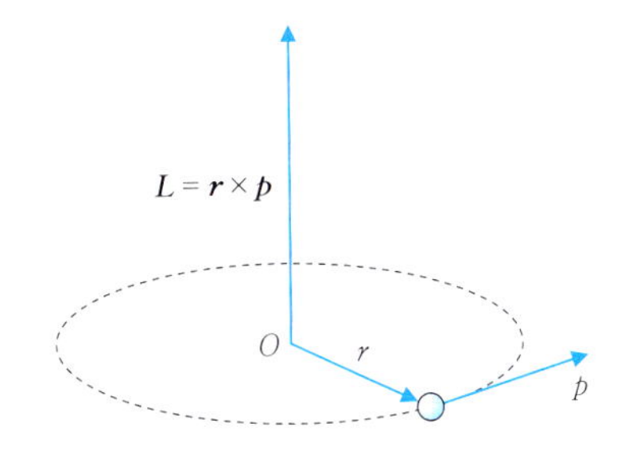

図7 自転しながら公転する系

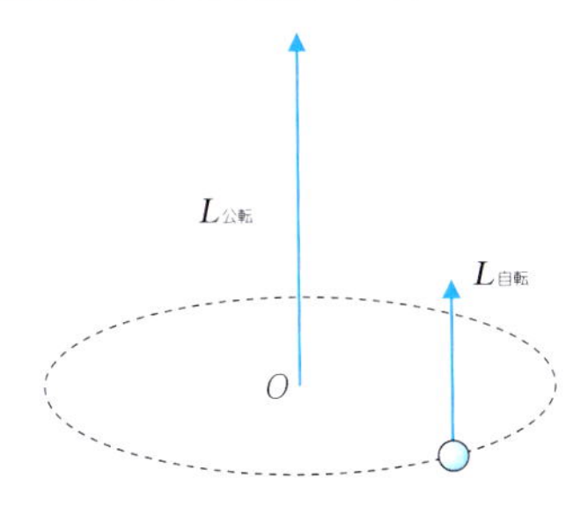

もう1つは，定常な円電流が作る**磁気モーメント**[＊3]の表し方である。ビオ・サバールの法則により電流の周囲には磁場ができる。円電流をI，円電流の囲む面積をSとし面積に垂直な向きに方向を持たせてベクトル$\boldsymbol{S}$と表すと磁気モーメント（これはベクトル量である）は

$$\boldsymbol{\mu} = \mu_0 I\boldsymbol{S} \quad \cdots\cdots ❻$$

である。周囲に作る磁場は，磁気モーメントが$\boldsymbol{\mu}$の棒磁石が作る磁場と円

図8 円電流の作る磁場と棒磁石の作る磁場

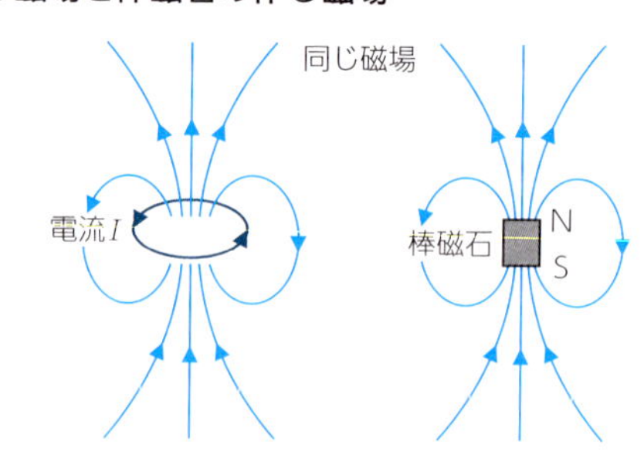

電流の内部を除いて同じとなるので，棒磁石は円電流と同等である（図8）。ここで，円電流を電荷q，質量mの粒子による半径r，**角速度**＊4 ωの等速円運動が作るものとする。ここで注意しなければならないのは，定常な円電流は円上に均等に分布した電荷の流れであるのに対し，電荷をもつ粒子の円運動は電磁波を発生するので，徐々にエネルギーを失っていくことである。ここでは電磁波として失う分のエネルギーを何らかの形で供給されているものとする。すると，

Term a la carte

＊4　角速度
角速度円運動の中心から粒子に引いた直線と，中心を通り直径方向の固定された直線とのなす角をϕとすると，ϕの時間的変化の割合$\omega = d\phi/dt$のこと。

$$S = \pi r^2$$

$$I = q\frac{\omega}{2\pi}$$

$$L = mrv = mr^2\omega$$

である（角運動量Lの方向はSの方向と一致する）。これらを式❻に代入すると磁気モーメントの大きさμは，

$$\mu = \mu_0 \cdot q\frac{\omega}{2\pi} \cdot \pi r^2 = \frac{\mu_0 q}{2m} \cdot mr^2\omega = \frac{\mu_0 q}{2m}L$$

で方向も考えると

$$\boldsymbol{\mu} = \frac{\mu_0 q}{2m}\boldsymbol{L} \quad \cdots\cdots ❼$$

MEMO

式❻や式❼の$\boldsymbol{\mu}$の替わりに$\boldsymbol{\mu}/\mu_0$を磁気モーメントという場合もある。

となる。つまり電荷の角運動量は磁気モーメントを伴うのである。

4 ボーアの量子条件と原子模型

原子についてこれまでわかったことについてまとめると次のようになる。

- 原子内に負電荷の電子が存在する。
- 原子スペクトルの波長の逆数（または振動数）はスペクトル項の差で表される（リッツの結合則式❸）。特に水素原子ではバルマーの公式式❷（スペクトル項がリュードベリ定数を整数の2乗で割った商）で表される。
- 原子内に質量のほとんどと正電荷を担う原子核が存在する。

さらに1章で触れたように微視的な振動系におけるプランクのエネルギー量子説，およびアインシュタインの光の量子説があり，原子の構造にも何らかの**量子性**が必要となるであろう。ボーアはこのように考え，最も単純な原子である水素原子内で原子核の周囲を運動する電子に次の仮定をした(1913年)。

まず，電子は原子核の周囲をクーロン力を受けて，「力学的」に等速円運動している(つまり電磁波の放出を伴わない)とする。電磁波の放出を伴わないのでエネルギーは一定に保たれる。これを「原子が**定常状態**(stationary state)にある」という。そして定常状態にある電子の原子核周りの角運動量Lは次の量子条件による制限を受けるとした。

$$L = n\hbar = n\frac{h}{2\pi} \quad \cdots\cdots ❽$$

これを「**ボーアの量子条件**」という(プランク定数は角運動量と同じ次元をもつことに注意。また，プランクがエネルギーを量子化したのと異なり角運動量が量子化されている)。

このときの電子の軌道半径と原子のエネルギーを計算してみよう。

電子の質量をm，速度をv，等速円運動の半径をr，角速度をωとすると，

$$v = r\omega$$
$$L = mrv = mr^2\omega$$

ボーアの量子条件式❽により電子の角運動量は

$$L = mr^2\omega = n\hbar$$

また，電子と原子核(水素原子の場合これは陽子)の電荷の大きさは電気素量eである。電子と原子核の間のクーロン力と電子に加わる遠心力はつりあうので，

$$mr\omega^2 = \frac{e^2}{4\pi\varepsilon_0 r^2}$$

以上によりrを求めるとnによって決まるのでr_nとして，

$$r_n = \frac{4\pi\varepsilon_0\hbar^2}{me^2}\cdot n^2 = \frac{\varepsilon_0 h^2}{\pi me^2}\cdot n^2 = a_B\cdot n^2 \quad \cdots\cdots ❾$$

ここでa_Bは$n=1$としたときの半径で**ボーア半径**といい，

$$a_B = r_1 = \frac{\varepsilon_0 h^2}{\pi me^2} = 5.29\times 10^{-11}\,[\mathrm{m}]$$

の値である。ボーア半径は推定された原子半径の大きさ($\sim 10^{-10}$m)に近い。

また，原子のエネルギーは，電子の運動エネルギーとポテンシャルエネルギーの和であるので，

$$
\begin{aligned}
E &= K + U \\
&= \frac{1}{2}mv^2 - \frac{e^2}{4\pi\varepsilon_0 r} \\
&= \frac{1}{2}mr^2\omega^2 - \frac{e^2}{4\pi\varepsilon_0 r} \\
&= \frac{1}{2}\frac{e^2}{4\pi\varepsilon_0 r} - \frac{e^2}{4\pi\varepsilon_0 r} \\
&= -\frac{e^2}{8\pi\varepsilon_0 r}
\end{aligned}
$$

これもnによって決まるのでE_nとして$r = r_n$を代入すると，

$$
E_n = -\frac{me^4}{8\varepsilon_0^2 h^2} \cdot \frac{1}{n^2} \quad \cdots\cdots \text{⑩}
$$

となる。水素原子は連続のエネルギーをもちえず，式⑩で表される決まったエネルギーしか取ることができないのである。ただしプランクのエネルギー量子説とは，エネルギーが等間隔でない点で異なる。原子のエネルギーが，E_nの定常状態から別のエネルギー$E_{n'}$（$n' < n$，$E_{n'} < E_n$）の定常状態に移るとする（これを**遷移**，transitionという）。ボーアはエネルギーの高い定常状態から低い定常状態に遷移するとき光を放射すると仮定し，この光の振動数νを

$$
h\nu = E_n - E_{n'} \quad \cdots\cdots \text{⑪}
$$

で表されるとした（**ボーアの振動数条件**）。この遷移のとき，エネルギーが$h\nu$で表される光子が1個放出されるとすると，式⑪はエネルギーの保存則を表す。また，原子は定常状態しか取りえないので，この遷移はp.45図4と同様に起こると考えられる。

式⑪の光の波長の逆数を求めると，p.42式❺，式⑩より，

$$
\begin{aligned}
\sigma &= \frac{1}{\lambda} = \frac{\nu}{c} \\
&= \frac{E_n - E_{n'}}{ch} \\
&= \frac{me^4}{8\varepsilon_0^2 ch^3} \cdot \left(\frac{1}{n'^2} - \frac{1}{n^2}\right) \quad \cdots\cdots \text{⑫}
\end{aligned}
$$

となる。この係数を計算すると，

$$
R_\infty = \frac{me^4}{8\varepsilon_0^2 ch^3} = 1.0974 \times 10^7\,[\mathrm{m}^{-1}]
$$

となり，リュードベリ定数にかなり近い値となり，式⑫はバルマーの公式式❷を説明できるのである。そしてリッツの結合則のスペクトル項は

$$
T_n = \frac{me^4}{8\varepsilon_0^2 ch^3} \cdot \frac{1}{n^2} = -\frac{E_n}{ch}
$$

で表されるのである。リュードベリ定数の細かな数値の違いと，記号を

R_H と R_∞ とに分けた理由は，水素原子核（陽子）が固定されている，すなわち水素原子核の質量を $M_H \to \infty$ としたためである。実際の水素原子核（陽子）の質量は電子質量のおよそ1,836倍であって無限大ではない。そのため電子の運動により原子核も運動することになる。このとき原子核周りを運動する電子質量は，

$$\frac{1}{\mu} = \frac{1}{m} + \frac{1}{M_H}$$

の μ で表される**換算質量**で置き換えなければならない。従って，

$$\begin{aligned} R_H &= R_\infty \frac{\mu}{m} \\ &= R_\infty \frac{M_H}{M_H + m} \\ &= R_\infty \frac{1}{1 + \frac{m}{M_H}} \end{aligned}$$

となり，非常によく一致する。またこれは同位体によって原子スペクトルが微妙に異なることも表している（これを同位体シフトという）。これが水素の同位体である重水素（D）の発見につながることになる。

また，円運動する電子はその軌道角運動量に磁気モーメントを伴う。式❼よりその磁気モーメントの大きさは

$$\frac{\mu}{\mu_0} = \frac{e}{2m} L = n \frac{e\hbar}{2m}$$

特に $n = 1$ のときの $\mu_B = \mu/\mu_0$ を**ボーア磁子**といい，

$$\mu_B = \frac{e\hbar}{2m} = \frac{eh}{4\pi m} = 9.27 \times 10^{-24} \, [\mathrm{J \cdot T^{-1}}] \quad \cdots\cdots ⓭$$

の値となる。ボーア磁子は原子の磁気を表す単位として使われる。

以上説明したように，定常状態の概念とボーアの量子条件によるボーアの原子模型は水素原子スペクトルの説明に大きな成功をおさめた。ここで解説したのは光の放出についてのみであったが，光の吸収や，光以外のもの（例えばエネルギーをもった自由電子）からもエネルギーの吸収を受け遷移を起こす。それらについてはp.100～102で解説する。

5 ド・ブロイ波によるボーアの量子条件の導出

ボーアの量子条件は後にド・ブロイ波の概念の導入によりド・ブロイ波の位相の安定性として説明できることがわかった。

p.76式❶bにより運動量 p の電子のド・ブロイ波の波長 λ は，

$$\lambda = \frac{h}{p} \quad \cdots\cdots \text{p.76 ❶b'}$$

ここで電子の速度が十分遅いとするとp.19式❹より

$$\lambda = \frac{h}{mv}$$

電子が原子核の周囲を安定に円運動しているとすると，1周して元の場所に戻ってきたときにド・ブロイ波の位相は元の位相と同じでなければならない。つまり定常波となることが求められる（図9）。もしそうでなければ，電子が何周かするうちにド・ブロイ波が打ち消しあってしまって原子は安定に存在できなくなってしまう。そのため，ド・ブロイ波の波長に次の条件が課せられる。

$$2\pi r = n\lambda = \frac{nh}{mv} \quad \cdots\cdots ⓮$$

これはボーアの量子条件と同じである。図9は$n=4$の状態を示す。

図9 電子の等速円運動に伴うド・ブロイ波は円周に沿う定常波となる

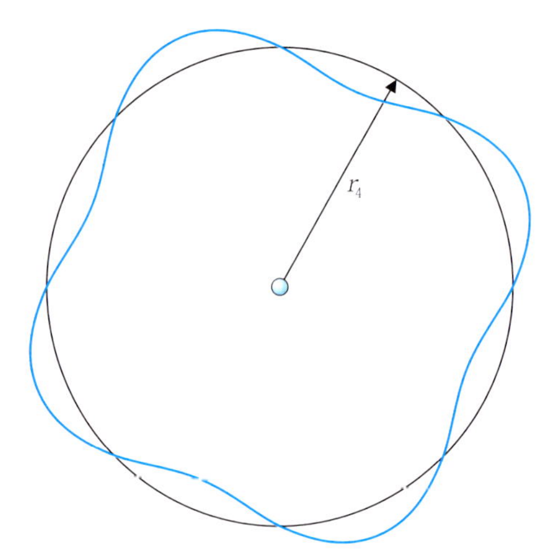

MEMO

ボーアの原子模型の議論において電子の運動は特殊相対性理論で取り扱っていない。そうしてよい理由を説明する。原子間距離から求められる原子半径は，元素や結合の仕方である程度異なるがおよそ10^{-10} m程度である。そして式⓮の運動量をp.37式㉜bで置き換え，$r=10^{-10}$ m，$n=1$として電子の速度の大きさを計算すると光速の1％を下回る程度で特殊相対性理論で扱わなくてもよさそうである。また水素以外に拡張すると，式❾や❿に出てくるe^2の代わりにZe^2を使う必要がある（Zは原子番号）。それでも原子半径が元素によってそれほど変わらないことから，一番外側の電子については$n \approx \sqrt{Z}$と考えられ，水素原子の場合とあまり変わらないと考えられる。しかし水素以外の原子には他にも電子がいるはずで，もっと内側にいる電子については光速に近い速度となる。この計算では$Z=3$，$n=1$で光速の1％を超え$n \gtrsim 25$，$n=1$で光速の10％に達するので特殊相対性理論での取り扱いが必要になる。

原子物理

水素原子のエネルギー準位

ボーアの原子模型は，原子核と電子1つからなる水素原子スペクトルの波長の説明に成功した。しかし，一般の原子は電子は1つだけではない。ここでは一般の原子の構造を理解するための概念（図1）を，ボーアの理論を発展させて解説していく。

1 エネルギー準位と量子数①

ボーアの原子模型において，水素原子の定常状態におけるエネルギー，すなわち電子の運動エネルギーとポテンシャルエネルギーの和

$$E_n = -\frac{me^4}{8\varepsilon_0^2 h^2}\cdot\frac{1}{n^2}$$ ……p.90 ⑩再掲

は，nによって決まる離散的な値となる。そのため原子の定常状態のエネルギーを「**エネルギー準位**（energy level）」という。nのように定常状態を区別する数値を「**量子数**」という。

原子のとりうる定常状態のうちエネルギーの一番低い定常状態を「**基底状態**（ground state）」といい，それ以外の，基底状態よりエネルギーの高い定常状態を「**励起状態**（excited state）」という。水素原子の場合，$n=1$の定常状態が基底状態，$n>1$の定常状態が励起状態となる。

エネルギーが低いほうが安定なので，高温であったり放電されたなど特別な事情がないかぎり，ほとんどの原子は基底状態にある。

Slim·Check·Point

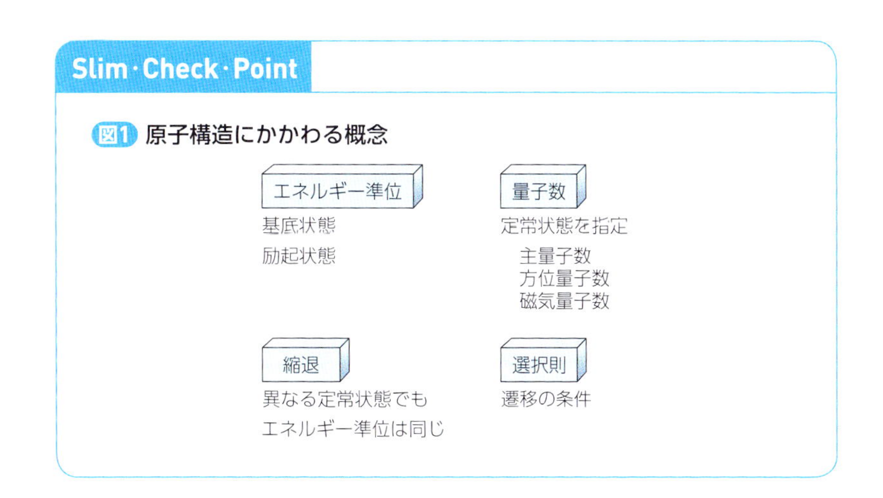

2 ボーアの量子条件の一般化

調和振動と作用量子

ここで調和振動(例えば一端を固定されたばねにつけられた粒子の運動)について復習しておく。粒子のつりあいの位置からの変位を座標xで表すと，この粒子のポテンシャルエネルギーは

$$U = \frac{1}{2}kx^2$$

で表される。kは比例定数である。ポテンシャルエネルギーがこのように変位の2乗で表されるとき，この粒子は初期条件だけで決まる調和振動を行い，この変位は

$$x = A\sin(\omega t + \delta)$$

で表される。Aとδは初期条件で決まり，ωは角振動数で粒子の質量をmとすると

$$\omega^2 = \frac{k}{m}$$

である。粒子の速度はp.19式❶より

$$v = \frac{\mathrm{d}x}{\mathrm{d}t} = A\omega\cos(\omega t + \delta)$$

であるので粒子の力学的エネルギーは

$$\begin{aligned} E &= K + U \\ &= \frac{1}{2}mv^2 + \frac{1}{2}kx^2 \\ &= \frac{1}{2}A^2\omega^2 m \end{aligned}$$

で一定になる。また，p.19式❹よりこのエネルギー保存を表す式は

$$\begin{aligned} E &= \frac{1}{2}mv^2 + \frac{1}{2}kx^2 \\ &= \frac{1}{2m}p^2 + \frac{1}{2}m\omega^2 x^2 \\ 1 &= \frac{1}{2mE}p^2 + \frac{m\omega^2}{2E}x^2 \end{aligned}$$

これは横軸に変位座標x，縦軸にxに対応する運動量pをとった図で表せば図2のような楕円になり時間の経過と共に矢印の方向に回る。a，bは楕円の長軸半径または短軸半径で

$$a = \sqrt{\frac{2E}{m\omega^2}}, \qquad b = \sqrt{2mE}$$

である。この楕円の面積を求めると,

$$\pi ab = \pi\sqrt{\frac{2E}{m\omega^2}}\sqrt{2mE} = \frac{2\pi E}{\omega} = \frac{E}{\nu}$$

となる(νは振動数で$2\pi\nu = \omega$)。楕円の面積は次のような積分でも求めることができる。

$$\oint p\mathrm{d}x = \frac{E}{\nu} \qquad \cdots\cdots ❶$$

ただし$\oint \mathrm{d}x$は1周期分にわたる積分を表す(aから$-a$まで$p<0$の積分を行い,$-a$からaまで$p>0$の積分を行う)。プランクのエネルギー量子説では微視的な振動系のエネルギーを

$$E = nh\nu \qquad (n = 1, 2, 3 \ldots)$$ ……p.45 ❻再掲

と表した。これは式❶より次のように書き換えられる。

$$\oint p\mathrm{d}x = nh \qquad (n = 1, 2, 3 \ldots) \qquad \cdots\cdots ❷$$

このような表現はエネルギー量子よりも,より基本的な考え方といえる(1911年,プランク)。式❷の左辺のような積分を**作用量積分**というので,プランク定数hのことを**作用量子**ともいう。

図2 調和振動における座標xとxに対応する運動量p

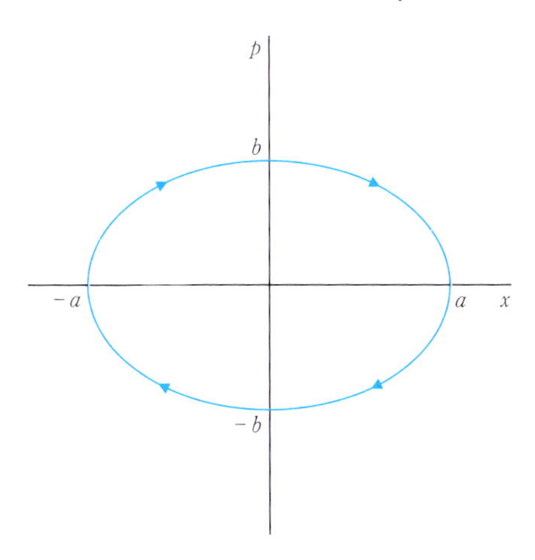

ボーア-ゾンマーフェルトの量子条件

ボーアの原子模型は原子核の周囲を電子が等速円運動すると仮定して導かれた。従ってその角運動量は一定である。また円運動の1周期は，方位角φが0 → 2πまで変化する間である。以上により角運動量について式❷と同様の作用量積分を行うと，

$$\int L\mathrm{d}\varphi = 2\pi L$$

となる。従ってボーアの量子条件p.89式❽は

$$\int L\mathrm{d}\varphi = nh \qquad (n=1,2,3...) \quad \cdots\cdots ❸$$

と表され，プランクの量子説，式❷と同じ表現になる（作用量積分が作用量子の整数倍）。やはりボーアの量子条件p.89式❽より，作用量積分を使った式❸の表現の方がより基本的であると考えられる。作用量積分を使った表現をもう少し整理してみよう。

一般に平面内の運動において粒子の位置はxとyまたは動径rと方位角φというように2つの座標で表される。しかし円運動のように，運動にある条件がつけられると運動を表すのに必要な座標の数を減らすことができる。つまり円運動では動径rが半径として一定になるので，xとyで表す代わりに1つの座標，方位角φだけで表すことができる。このように粒子の運動を表すのに必要な座標を**一般化座標**といい，ボーアの原子模型のような円運動の場合の一般化座標はφの1つだけである。

一般化座標を$q_1, q_2, \cdots, q_f$で表すとする。q_i（$i=1, 2, ..., f$，fは**自由度**と一致，または自由度より大きい）は直交直線座標x，y，zのように距離の次元をもつ場合もあるが方位角φのように距離の次元をもたない場合もある。一般化座標q_iの時間微分を$\dot{q}_i$で表す（$\dot{q}_i=\mathrm{d}q_i/\mathrm{d}t$）。$q_i=x$なら$\dot{q}_i=v_x$，$q_i=\varphi$なら$\dot{q}_i=\omega$（角速度）である。力がポテンシャルエネルギーから導かれるとき，

$$p_i = \frac{\partial \mathcal{L}}{\partial \dot{q}_i}$$

を**一般化運動量**と定義する。$\mathcal{L}$は**ラグランジアン**[*1]（$\mathcal{L}=K-U$）である。$q_i=x$のとき$p_i=mv_x$，$q_i=\varphi$のとき$p_i=mr^2\omega=L$である。一般化座標に角を選ぶと，対応する一般化運動量はその角に関する角運動量となる。

すると式❷と式❸はともに一般化座標が1つのみ（自由度が1）の運動についての作用量積分であるので，

$$\int p\mathrm{d}q = nh \qquad (n=1,2,3...)$$

とまとめることができる。ゾンマーフェルトはこのことに注目しボーアの原子模型を次のように拡張した（1915～1916年）。

古典「力学」において，クーロン力のように距離の二乗に反比例する中心力による運動は，万有引力による惑星の運動と同様，一般には円運動に限らず楕円運動も許される（ケプラー問題）。このとき軌道は放物線や双曲線

Term a la carte

＊1　ラグランジアン
ニュートン力学で力がポテンシャルエネルギーUから導かれるとき，$L=K-U$のこと（Kは運動エネルギー）をラグランジアンという。特殊相対性理論では違う形で表される。ラグランジアンは一般化座標q_iやその時間微分$\dot{q}_i$および時間tの関数で表される（$L(q_i, \dot{q}_i, t)$）。一般化座標を使ってニュートンの運動方程式p.19式❸やp.20式❺と同等の内容を表したものを「ラグランジュの運動方程式」という。ニュートンの運動方程式は力のベクトルが入っているので，立てるのが困難な場合が多い。そのようなときには代わりに保存法則などを使うことになる。しかし，力がポテンシャルエネルギーから導かれる，一部の座標が時間や他の座標の関数で表される，などの条件が成立するとき，ラグランジュの運動方程式を使ったほうが変数が少なくなり，また，機械的に適用するだけでよいので便利となる（数学的に易しくなるとは限らない）。ラグランジュの運動方程式は次の様に表される。

$$\frac{\mathrm{d}}{\mathrm{d}t}\left(\frac{\partial \mathcal{L}}{\partial \dot{q}_i}\right) - \frac{\partial \mathcal{L}}{\partial q_i} = 0$$

の場合もあるが，この2つは無限遠からきて無限遠に去っていく（散乱）ので，力の中心に「束縛」された運動ではないので除外しておく。このときの一般化座標（自由度）は3つある。座標はx，y，zの3つで表しても，動径r，方位角φ，天頂角θの3つで表してもよい。φとθはそれぞれ経度と緯度といえるものである。r，φ，θで表せば，rとφで軌道の半径と形を表し，θが軌道面の傾きを表すということになる。

そしてゾンマーフェルトはそれぞれの一般化座標（自由度）に対し，

$$\int p_r \mathrm{d}r = n_r h$$

$$\int p_\varphi \mathrm{d}\varphi = n_\varphi h \quad \cdots\cdots ❹$$

$$\int p_\theta \mathrm{d}\theta = n_\theta h$$

の条件を課した。**式❹**の組を「**ボーア-ゾンマーフェルトの量子条件**」という。これによると定常状態は3つの量子数によって指定されることになる。

3 エネルギー準位の精密化

このままゾンマーフェルトの方法で進めてもよいが，定常状態の指定に3つの量子数が必要であるということだけを心に留め，一足飛びに**量子力学**の結果だけを利用しよう。ハイゼンベルクらによってボーアの理論は発展し行列力学として完成する（1925年）。そしてシュレディンガーによって提唱された波動力学（1926年）と数学的に同等であることが証明され，量子力学として統合された。

量子力学の結果によると，定常状態の指定にはやはり3つの量子数が必要である。水素原子のエネルギーを決めるのはボーアの原子模型と同様nで，これを**主量子数**という。他2つは軌道角運動量の大きさを決める**方位量子数**lと，軌道角運動量の空間に固定された軸（z軸とする）の成分を決める**磁気量子数**mである。以下，順に解説していく。

水素原子のエネルギー準位は主量子数で決まる。nは$n = 1, 2, 3, \ldots$の値をとる。エネルギー準位はボーアの原子模型と同様，

$$E_n = -\frac{me^4}{8\varepsilon_0^2 h^2} \cdot \frac{1}{n^2} \quad \cdots\cdots \text{p.90 ❿再掲}$$

である。エネルギーにはlとmは関係しない。数値を入れて計算すると，

$$\begin{aligned} E_1 &= -2.18 \times 10^{-18}\ \mathrm{J} \\ &= -2.18\ \mathrm{aJ} \\ &= -13.6\ \mathrm{eV} \end{aligned}$$

$$E_n = -13.6 \cdot \frac{1}{n^2}\,[\mathrm{eV}]$$

となる。

方位量子数lは$l = 0, 1, 2, \ldots, n-1$の値をとり，軌道角運動量の大きさ

を決める。軌道角運動量の大きさは，

$$|\boldsymbol{L}| = \sqrt{l(l+1)}\,\hbar \quad \cdots\cdots ❺$$

である。ボーアの量子条件とは異なり，また0の値も可能なことに注意しよう。$l = 0, 1, 2, 3, 4, 5, 6, \ldots$の軌道に対してそれぞれs, p, d, f, g, h, i, . . .の記号で表す。例えば$n = 3$，$l = 1$の軌道は3p軌道という。主量子数nに対し，方位量子数lは，n通りの数をとる。軌道角運動量が0でない場合，それに伴って磁気モーメントが存在する。軌道角運動量を表す方位量子数lが0でない場合，電子の電荷は負であるので，この軌道角運動量による磁気モーメントの大きさは，p.88 式❼，p.91 式⓭および式❺により

$$\begin{aligned}\frac{\mu_l}{\mu_0} &= \sqrt{l(l+1)}\,\frac{e\hbar}{2m} \\ &= \sqrt{l(l+1)}\,\mu_B \quad \cdots\cdots ❻\end{aligned}$$

となり，その磁気モーメントの方向は軌道角運動量と反対向きである。

磁気量子数mは$m = -l, \ldots, -1, 0, 1, \ldots, l$の値をとり，軌道角運動量のある方向の成分，例えば$z$成分の大きさを決める（別に$x$成分でも$y$成分でもよいのだが，$z$成分としておく）。その大きさは，

$$L_z = m\hbar \quad \cdots\cdots ❼$$

である。方位量子数lに対し磁気量子数mは$2l+1$通りの数をとる。図3に$l = 3$のときの軌道角運動量の配置の様子を示す。軌道角運動量の大きさは，

$$\sqrt{l(l+1)}\,\hbar = 3.46\hbar$$

となるが，そのz成分は$-3\hbar$，$-2\hbar$，$-\hbar$，0，$+\hbar$，$+2\hbar$，$+3\hbar$の値をとり

図3 $l = 3$のときの角運動量の方向

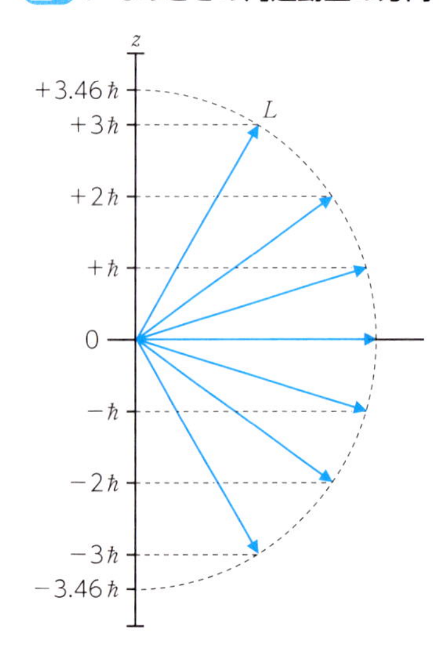

え，軌道角運動量の方向が量子化されているということもできる（**方向量子化**。式❹の緯度方向の量子化に対応しているといえる）。原子に磁場がかけられると，その方向にz軸をとらなくてはならない。そして軌道角運動量に伴う磁気モーメントのz軸成分は式❺，式❻および式❼より，

$$\frac{(\mu_l)_z}{\mu_0} = -m\mu_B \quad \text{❽}$$

となる。

以上により主量子数nに対して合計n^2個の定常状態（軌道）が存在することになる。定常状態のエネルギー，エネルギー準位は，主量子数だけで決まるので，同じエネルギー準位にいくつかの軌道が含まれることになる。これを「**縮退**（または縮重）」という。主量子数の同じ軌道群をひとまとめにして，「**電子殻**」という形で表現する。$n=1$の軌道をK殻，$n=2$の軌道群をL殻，$n=3$の軌道群をM殻，$n=4$の軌道群をN殻，...という。

水素原子における電子の軌道をN殻（$n=4$）までまとめたものを表1に示す。

表1 水素原子における電子の軌道（$n=4$まで）

主量子数n	方位量子数l	磁気量子数m	記号	軌道の数	エネルギー	殻
1	0	0	1s	1	−13.6 eV	K
2	0	0	2s	4	−3.40 eV	L
	1	−1, 0, 1	2p			
3	0	0	3s	9	−1.51 eV	M
	1	−1, 0, 1	3p			
	2	−2, −1, 0, 1, 2	3d			
4	0	0	4s	16	−0.85 eV	N
	1	−1, 0, 1	4p			
	2	−2, −1, 0, 1, 2	4d			
	3	−3, −2, −1, 0, 1, 2, 3	4f			
⋮	⋮	⋮	⋮	⋮	⋮	⋮

ここで2つ注意しておきたいことがある。

1つは電子の軌道の精密化について。ここで述べたように電子の軌道は精密化されたが，エネルギー準位はボーアの原子模型で求めたものと変わりはないので，この精密化には意味がないように思える。しかし一般の原子は1つ以上の電子が存在し，そのとき方位量子数の縮退が解け，エネルギー準位が分かれてしまう。つまり方位量子数についての縮退は水素原子だけに起こる特異なものであるといえる。また原子が磁場中に置かれると磁気量子数の縮退が解けるのである。これは2章-4（p.103）で簡単に説明する。

もう1つは「軌道」という言葉の不正確さである。ここで述べた「軌道」とは惑星の公転軌道のような「古典的」な軌道ではない。2章-1，2で述べたように原子内で電子はド・ブロイ波として存在していると考えてよい。そしてド・ブロイ波の振幅は電子の存在確率に関係付けられている。量子力学によるとその波動関数は原子核の中心から無限遠まで空間的な広がりを

MEMO

角運動量と角度についても

$$\Delta L \cdot \Delta\varphi \gtrsim h$$

の不確定性関係がある。

持っている。例えば原子核の内部であっても「軌道」電子の存在確率は0ではない（そのために内部転換やEC壊変が起こると考えることができる）。また異なる「軌道」上の電子について，原子内のある場所で存在確率が共に0でないことが普通である（そのためオージェ効果が起こると考えることができる）。しかし，低いエネルギー準位にある電子は平均的にはより原子核に近い位置に見出される確率が高い。また，電子が見出される確率分布を雲の密度分布にたとえたものを電子雲という。

4 遷移

許容遷移と禁制遷移

高いエネルギー準位から低いエネルギー準位に**遷移**する際，ボーアの振動数条件p.90式⑪によって表される光子を放出する。この光子は角運動量を持ち去るので，角運動量保存則により，その遷移が起こる確率，すなわち，遷移確率の大きさに違いが出てくる。遷移確率の大きな遷移を「**許容遷移**」，遷移確率が非常に小さい場合を「**禁制遷移**」という。

遷移確率が0にならない条件を「**選択則**」という。これは方位量子数lや磁気量子数mの差，ΔlとΔmで表される。主量子数についての条件はない。

許容遷移に対する選択則は，

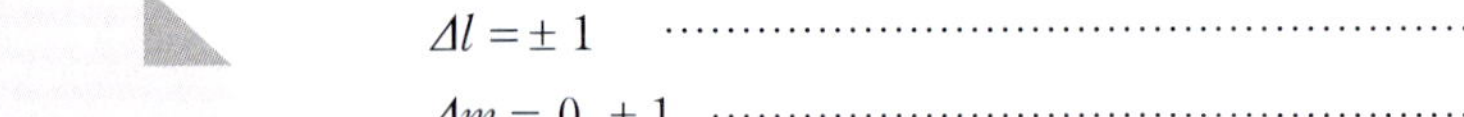

$$\Delta l = \pm 1 \quad \cdots\cdots \text{⑨a}$$

$$\Delta m = 0, \pm 1 \quad \cdots\cdots \text{⑨b}$$

である。方位量子数lに関する選択則に注目すると，例えば，2sから1sへの遷移は$l=0$から$l=0$への遷移であるので禁制遷移であるが，2pから1sへの遷移は$l=1$から$l=0$への遷移であるので許容遷移である。

図4に水素原子のエネルギー準位とスペクトル系列の一部を示す。ただし，方位量子数は$l=2$まで，スペクトル系列もライマン系列およびバル

MEMO
禁制遷移といえど，遷移確率は0ではない。ただ，許容遷移に比べて遷移確率が非常に小さいだけなのである。そのため選択則も近似的なものとなる。

図4 水素原子のエネルギー準位とライマン系列およびバルマー系列

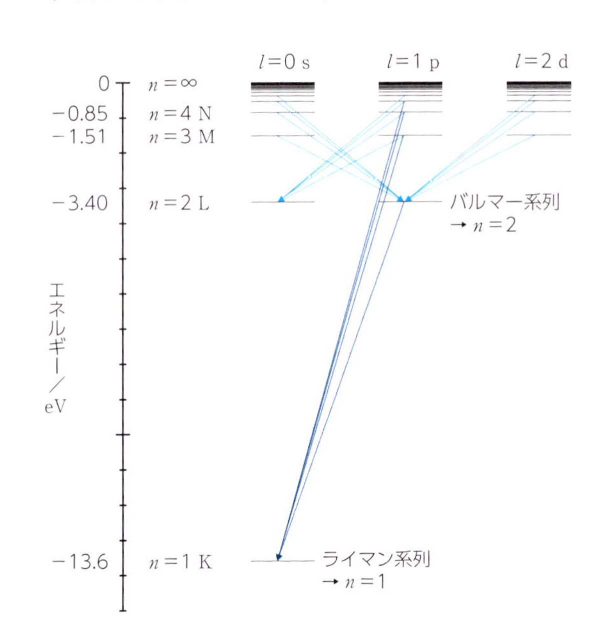

マー系列のみ，また，線スペクトルもエネルギーの小さな（波長の大きな）4本分のみ示してある。

励起と電離

p.88～91で遷移とは，光の放出を伴って，高いエネルギー準位から低いエネルギー準位に移ることについてのみ説明した。逆に光を吸収することで低いエネルギー準位から高いエネルギー準位への遷移もある。これも，

$$h\nu = E_n - E_{n'} \qquad (n' < n)$$ ……………………………p.90 ⓫再掲

のエネルギー保存則から説明できる。エネルギー準位は決まったエネルギーしかないので，光の吸収は決まったエネルギー（振動数や波長）でしか起こらないのである。これを光の「**共鳴吸収**」という。連続分布の光を水素原子にあてて透過した光のスペクトルを観察すると，p.90**式⓫**で表される振動数（から求められる波長）のところが弱くなった暗線として見られる。このような暗線が見られるスペクトルを「**吸収スペクトル**」という。通常は基底状態からの遷移に相当する暗線が見られる（ライマン系列の波長に相当する）。

このように外部からエネルギーを吸収して低いエネルギー準位から高いエネルギー準位へ遷移することを「**励起**」という（p.56～58も参照）。

そして吸収される光のエネルギーが十分高く，光を吸収した結果，電子のエネルギーが$E_\infty = 0$を超えて正になるならば，この電子は自由電子となる。この現象を「**光電効果**」という。原子は軌道電子を1つ失った状態，正イオンとなる。このように原子をイオン化することを「**電離**」という。

励起や電離は光によってのみ起こるのではない。励起や電離に必要なエネルギーをそれぞれ「**励起エネルギー**」や「**電離エネルギー**（またはイオン化エネルギー）」というが，そのエネルギーが外部から与えられれば励起や電離は起こる。

運動する自由電子による励起はフランク－ヘルツの実験で確認された。水銀蒸気中で加速した自由電子を運動させ，水銀原子と衝突させる。自由電子のエネルギーが励起エネルギーを超えるとその分のエネルギーが原子に吸収され，自由電子のエネルギーはその分小さくなる。この実験は光の放出以外によって励起準位の存在を示したものでもある。この自由電子と原子の衝突は自由電子の運動エネルギーが原子の内部エネルギーとなるので，非弾性衝突である。

非弾性衝突などによって外部から原子に与えられるエネルギーEが，

$$E \geqq E_\infty - E_{n'} = |E_{n'}|$$

であれば，主量子数がn'のエネルギー準位にいる軌道電子は自由電子となることができる。従って電離エネルギーはエネルギー準位の絶対値に一致する。通常，原子は基底状態にあるので，水素原子の電離エネルギーは13.6 eVである。しかし励起状態にある水素原子が電離されることもあり，そのときの電離エネルギーはもっと小さくなる（**表1**や**図4**）。

一般には励起エネルギーより電離エネルギーのほうが大きい。従って電子線などが物質に入射したとき，電離が発生すれば励起も発生する。入射電子線のエネルギーは電離ばかりでなく励起にも費やされるので，電子線のエネルギーが物質中ですべて吸収されても，できるイオンの数は電子の初期運動エネルギーを電離エネルギーで割った商より小さい。

MEMO

原子核から無限遠を基準にとる。このとき，「無限遠にいたエネルギー0の自由電子が，ある定常状態に束縛される際に放出するエネルギー」と，エネルギー準位は絶対値が等しくなる。そのため，そのとき放出されるエネルギーを「束縛エネルギーE_b」や「結合エネルギー」ということがある。そして定常状態を電子殻で区別し，E_{bK}のように添え字で表す。水素原子の場合，

$$E_{bK} = |E_1| = 13.6\ \text{eV}$$
$$E_{bL} = |E_2| = 3.40\ \text{eV}$$
$$E_{bM} = |E_3| = 1.51\ \text{eV}$$
$$\vdots$$

である。

4 原子物理

原子の構造

ここでは一般の**多電子原子**の構造を解説していく。縮退が解け，新たに**スピン**が導入される。そして**パウリの原理**によって多電子原子の電子配置が明らかになる(図1)。

Slim･Check･Point

図1 多電子原子における電子配置の決定

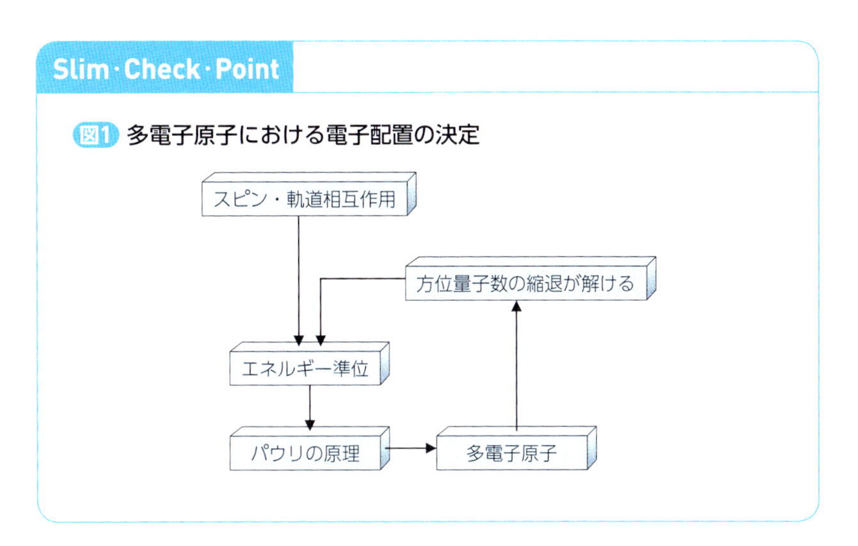

1 エネルギー準位と量子数②(磁気量子数と方位量子数)

磁気量子数*m*

原子スペクトルには分解能を向上させてみると**多重線**[*1](multiplet)が確認される。特に原子に強い磁場をかけたときに1本のスペクトル線が三重線以上の多重線に分裂する現象を「**ゼーマン効果**」といい，1896年に発見された。三重線に分裂するゼーマン効果を「**正常ゼーマン効果**」といい，四重線以上に分裂するものを「**異常ゼーマン効果**」という。正常ゼーマン効果は磁場による軌道角運動量の方向量子化，すなわち磁気量子数の違いによって説明できる。

方位量子数lが0でないとき，電子の軌道運動はp.98式❻で表される磁気モーメントを持ち，これが外部磁場の影響を受けることになる。

Term a la carte

＊1　多重線
非常に近い波長をもつスペクトルの成分。成分の数により二重線(doublet)，三重線(triplet)，四重線(quartet)，...と分類する。ナトリウムのD線(橙色)は波長589.75nm(D_1)と589.15nm(D_2)の有名な二重線である。

一定の外部磁場$\boldsymbol{H}$中に磁気モーメントμがおかれたときのポテンシャルエネルギーは,

$$U = -\boldsymbol{\mu} \cdot \boldsymbol{H}$$

である(互いに直交するときを基準としている)。磁場の方向にz軸をとり,z軸と磁気モーメントの成す角をθとするとポテンシャルエネルギーは,

$$U = -\mu H \cos\theta \quad \cdots\cdots ❶$$

となり,磁場の方向と磁気モーメントの方向が一致するとエネルギーは最も低く,反対向きになるとエネルギーは最も高くなる(図2)。

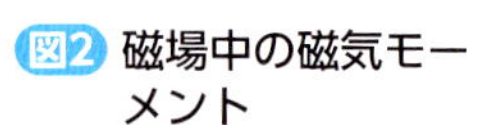

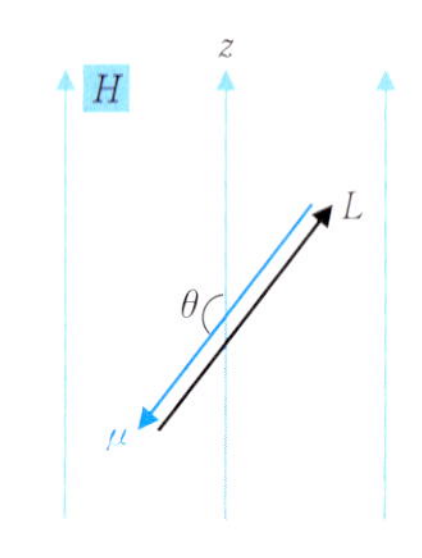

p.98図3,p.98式❺,❼と,電子が負電荷であることから角運動量と磁気モーメントが逆向きになることに注意して,

$$\cos\theta = -\frac{L_z}{|\boldsymbol{L}|} = -\frac{m}{\sqrt{l(l+1)}}$$

である。従ってp.98式❻より,

$$\begin{aligned} U &= -\mu H \cos\theta \\ &= -\mu_l H \cos\theta \\ &= -\mu_0 \sqrt{l(l+1)}\, \mu_B H \left(-\frac{m}{\sqrt{l(l+1)}}\right) \\ &= m\mu_0 \mu_B H \\ &= mu \end{aligned}$$

となる。ただし,

$$u = \mu_0 \mu_\mathrm{B} H$$

とした。uは外部磁場の大きさで決まる量である。磁気量子数mが大きい定常状態ほど磁場によりエネルギーが高くなることがわかる。このUがエネルギー準位に加えられる。つまり,外部磁場によって磁気量子数の縮退が解けるのである。

その結果,観測されるスペクトルの三重線は次のように説明される。

エネルギーEの(n, l, m)状態からエネルギーE'の(n', l', m')状態への遷移を考える。選択則(p.100式❾a)より方位量子数の変化は±1しか許されないので,例えば,$l=2$,$l'=1$とする。すると,磁気量子数はそれぞれ$m=-2$,-1,0,1,2,$m'=-1$,0,1がとることができる。選択則(p.100式❾b)より,許容遷移は,

・$(n, 2, 2) \rightarrow (n', 1, 1)$
・$(n, 2, 1) \rightarrow (n', 1, 1)$, $(n', 1, 0)$
・$(n, 2, 0) \rightarrow (n', 1, 1)$, $(n', 1, 0)$, $(n', 1, -1)$
・$(n, 2, -1) \rightarrow (n', 1, 0)$, $(n', 1, -1)$
・$(n, 2, -2) \rightarrow (n', 1, -1)$

MEMO
異常ゼーマン効果は後で説明するスピンによって説明できるが省略する。

の9本ある。この許容遷移のエネルギーは磁場が無いときの遷移のエネルギー$E-E'$と比較すると，uだけ大きいもの，同じもの，uだけ小さいものの3種類にまとめられる（図3を参照。図では遷移のエネルギーを色で分けてある）。

以上のように，外部磁場によって1本のスペクトル線が三重線に分裂する正常ゼーマン効果は，外部磁場によって磁気量子数mの縮退が解けることによるものと判明した。

図3 外部磁場によるエネルギー準位の分裂と許容遷移（正常ゼーマン効果）の例

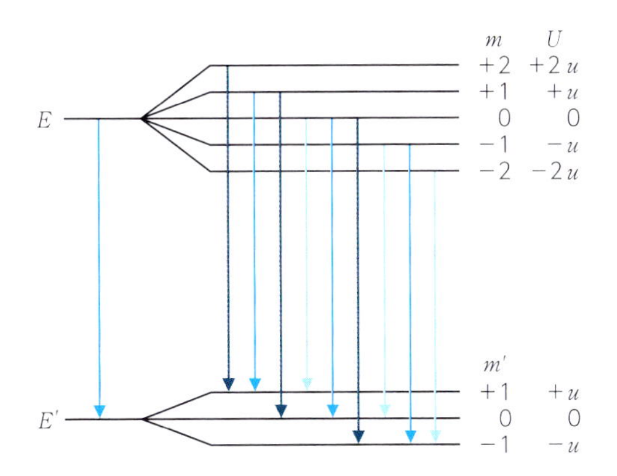

方位量子数l

特性X線に関するモーズリーの法則で，原子核の電荷が，原子核に含まれる陽子の電荷によることが判明した（4章p.178を参照）。原子核に含まれる陽子の数を原子番号Zという。原子は電気的に中性であるので原子にはZ個の電子が含まれる。一般に原子は多数の電子を含む**多電子原子**となる。

多電子原子内の1個の電子が受ける力はその他の電子と原子核による力の合力となり，しかも互いに影響を及ぼし合いながら運動するので非常に複雑になる。電子が2つであるヘリウム原子でさえ，厳密に扱うのは非常に困難である。そのため何らかの近似をして電子の運動を解くことが普通であるが，ここではごく簡単に定性的な説明に留めておく。

原子核に束縛されている電子は，後に説明するようにパウリの原理によってそれぞれ異なる状態にある。そのため基底状態にある原子においては，電子は低いエネルギー準位から順に入っていくことになる。

電子が低いエネルギー準位にいるということは，クーロン力のポテンシャルエネルギーの距離依存性や，水素原子におけるボーア模型のp.89式❾

などから，電子はより原子核の近くにあると推測される。電子-原子核距離が近いとエネルギーが低くなるということである。量子力学では原子核からの距離に対する電子の存在確率の分布を計算できるが，低いエネルギー準位にいる電子ほどその平均的な距離は小さくなるのでこの推測は正しいといえる。電子殻でいえば，主量子数が小さいほどエネルギーが低く，内側になるため「**内殻**」といい，主量子数が大きいほどエネルギーが高く，外側になるため「**外殻**」という。

そこで最外殻に1個の電子がいる原子〔アルカリ原子，元素の周期表の説明(p.113，114)を参照〕に注目する。電場に関するガウスの法則により，この最外殻電子からみれば，$+Ze$の電荷をもつ原子核と$(Z-1)$個の電子(それぞれ$-e$の電荷)の合計の電荷，すなわち，$+e$の電荷をもつ1価の正イオンが中心にあるのと同じである(図4，これを「**遮蔽効果**」という)。そしてこの状況は，正電荷がイオンの大きさをもつのを別として，陽子の周囲を運動する電子，水素原子とよく似ている(内殻電子による負電荷が球対称に分布していなければ完全に同じとはいえない)。

このアルカリ原子の，主量子数nの小さい軌道，内殻軌道(リチウムなら$n=1$，ナトリウムなら$n=2$，など)はパウリの原理によって他の電子に占有されているので，最外殻電子のとりうる主量子数は少し大きな数値(リチウムなら2以上，ナトリウムなら3以上，など)となる。最外殻電子のエネルギー準位は，主量子数が大きな水素原子のエネルギー準位と比較すると，方位量子数lが大きなときはよく一致するが，lの小さなときは少し低くなる(正確ではないが模式的に図5に示す)。つまり，多電子原子では方位量子数の縮退が解けているのである。

図4 アルカリ原子の最外殻電子は1価のイオンの周囲を運動しているとみなせる

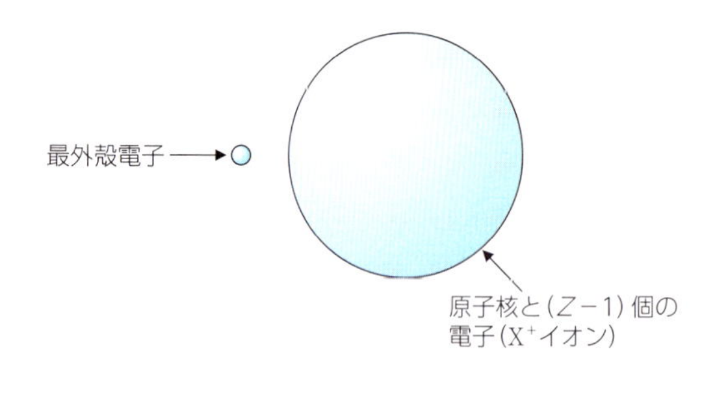

図5 アルカリ原子における最外殻電子のエネルギー準位の方位量子数依存性の模式図

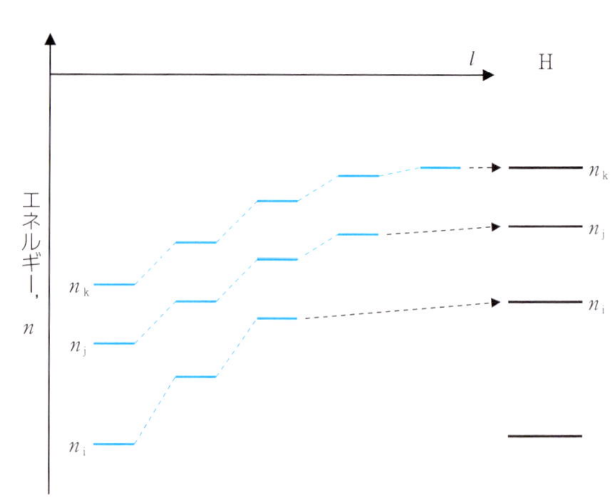

lが大きいときには水素原子に近い。

このような傾向は正電荷の中心をイオンのように原子核より大きなものにしたことと，軌道角運動量の大きさから説明できる。

軌道角運動量はp.86式❹で定義される。正確ではないが，ボーアの原子模型ではp.89式❽とp.89式❾により軌道角運動量が小さいほど，電子は原子核の近くに存在すると考えられる。また，実際の電子の軌道角運動量の大きさはp.98式❺で与えられる。従って方位量子数lが小さいほど電子は原子核の近くに存在すると考えられ，正電荷の中心，すなわちイオンの内部まで入り込むことになる。イオンの外にいるときは正電荷は$+e$とみなすことができた。しかしイオンの中まで入ることになると，正電荷をイオンの電荷$+e$とみなすことができなくなり，もっと大きく見積もらなければならない（遮蔽効果が弱まり，その電荷は$+e$と原子核の電荷$+Ze$の間の値と考えられる）。その度合いはlが小さいほど大きくなる。電子のエネルギーはp.90式❿と同様，中心の正電荷が大きいほど低くなるのでlが小さいほどエネルギーは小さくなる（p.90式❿のe^4は，電子の電荷の大きさeと原子核の電荷の大きさ$1 \cdot e$の積の2乗である）。

一般の多電子原子や，内殻の電子についてはもはや水素原子と同様に考えることはできないが，このようにエネルギー準位がlの小さいほど低くなるという傾向は同じである。多電子原子では方位量子数の縮退が解けるのである。

2 エネルギー準位と量子数③（スピンと全角運動量）

スピン

多電子原子のエネルギー準位は主量子数nと方位量子数lによって決定される。一般の原子からのスペクトルはこれで大まかに説明できるが，少ししかずれていない多重線の説明はできない。そのためnとl以外にもう1つ量子数が必要となるが，既に導入してある磁気量子数mは，外部磁場による一部の多重線（正常ゼーマン効果）は説明できても磁場が無いときの多重線や異常ゼーマン効果は説明できない。やはり，新たな第4の量子数が必要である。

そこで粒子固有の「**スピン**（spin）」が導入された（1925年，ハウシュミット・ウーレンベック）。スピンは粒子固有の角運動量を表す。そのため「**スピン角運動量**」ともいう。スピンは，その名称が表すように，自転の角運動量とみなされる。スピンは粒子固有であるので，粒子はp.87図7の例でいえば公転（軌道運動）の角運動量に関係なく，自転の角運動量に相当するものをもっていて，その値は粒子によって決まっているのである。これまで述べたように原子は原子核の周囲を電子が運動していると考えられるが，このとき電子は軌道角運動量とスピン角運動量の両方をもっていてそれぞれに磁気モーメントが伴うのである。

スピン量子数[*2]をsとすると，その角運動量の大きさは軌道角運動量と同様，

Term a la carte

＊2　スピン量子数
こちらも単にスピンということがある。p.48表2のスピンはスピン量子数のことである。電子のスピンはディラックによって発見された，特殊相対性理論を満たす電子に対するディラック方程式（1928年，ディラック電子論）から導かれることがわかった。p.48表2に示すようにスピン量子数は方位量子数と異なり整数または半整数がある。

$$|\boldsymbol{S}| = \sqrt{s(s+1)}\,\hbar \quad \cdots\cdots \text{❷}$$

である。スピン角運動量も軌道角運動量と同様，方向量子化され，そのある方向の成分，例えばz成分は**スピン磁気量子数**m_sで表される（別にx成分でもy成分でもよいのだが，z成分としておく）。p.98式❼同様，

$$S_z = m_s\hbar \quad \cdots\cdots \text{❸}$$

である。電子のスピン量子数は$s = 1/2$でスピン磁気量子数m_sで区別され，スピン状態は，

$$m_s = \pm\ s = \pm\frac{1}{2}$$

の2つである。$m_s = +1/2$を「**上向き**」，$m_s = -1/2$を「**下向き**」という（p.109図7を参照）。

スピン角運動量に伴う磁気モーメントのz成分はp.99式❽と同様に表されると考えられるが，そうではない。実験事実およびディラック方程式からの結論として，

$$\begin{aligned}\frac{(\mu_s)_z}{\mu_0} &= -2m_s\mu_B \\ &= \mp 2s\mu_B \\ &= \mp \mu_B\end{aligned}$$

である。複号のマイナスは「上向き」に，プラスは「下向き」に対応する。軌道角運動量の場合とは，磁気モーメントの角運動量に対する比が「2倍」異なる。方向は，軌道角運動量の場合と同様に負電荷であることから角運動量と磁気モーメントは反対向きになる。

シュテルン・ゲルラッハの実験（1922年）は均一でない磁場中を，磁場に垂直に銀原子（イオンではない）を走らせると原子線は2本に分かれるが，磁場がないときは1本になることを示した。これは原子が磁気モーメントをもっていて，その方向が量子化されていることを表すが，実はこの磁気モーメントは電子のスピンによる磁気モーメントで，電子スピンの存在を確認する実験であることが後に判明した。

スピン・軌道相互作用

スピンが存在することによる影響を簡単に水素原子やアルカリ原子のように電子が1個と考えてよい場合で定性的に考えてみよう。

軌道角運動量を表す方位量子数lが0でない場合を考える。電子の電荷は負であるので，この軌道角運動量による磁気モーメントは軌道角運動量の方向と反対向きで大きさはp.98式❻で表される。つまり，原子内で電子が運動することにより原子内に小さな棒磁石があると考えることができる。

一方，スピン角運動量は軌道角運動量に関係なく存在し，それに伴う磁

気モーメントも存在する。原子内に2つ目の小さな棒磁石が存在することになる。

この2つの磁気モーメントは相互作用しエネルギーに変化をもたらす。これを「**スピン・軌道相互作用**」という。

2つの棒磁石を近づけておくことを考える。それぞれの磁気モーメントを同じ方向に向けて近づけるには押さえつけておく力が必要で，遠くからその場所におくには正の仕事が必要となり，従ってポテンシャルエネルギーが高い状態にある。それに対して磁気モーメントを反対向きにおくときには，遠くからゆっくり近づけるには遠ざかる方向の力が必要でその仕事は負になる。従って，磁気モーメントを反対に近づけたときにはポテンシャルエネルギーは低い状態になる(図6)。

図6 磁極の向きによる違い

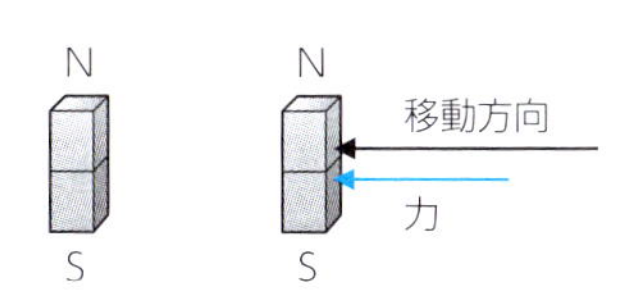

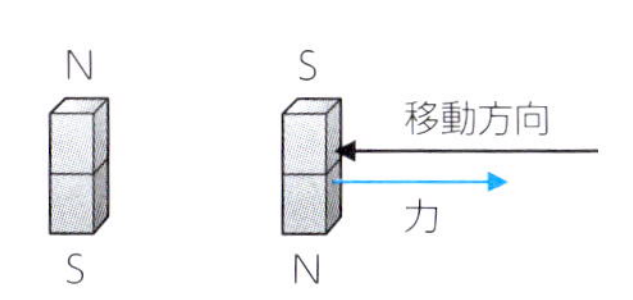

1つの棒磁石が作る外部磁場は，その磁石から磁気モーメントと垂直方向の場所であれば，磁気モーメントと反対向きに磁場が向くので，図2とは不均一磁場という違いはあるが，同様に考えることができる。

ここではスピン・軌道相互作用を考えるので軌道角運動量の方向にz軸をとる。その磁気モーメントの方向は電子が負の電荷をもつのでz軸の負の方向にある(図7)。それに対してスピン角運動量が上向きなら2つの磁気モーメントのなす角の余弦(コサイン)は正，すなわち軌道角運動量の磁気モーメントの作る磁場とスピン角運動量の磁気モーメントのなす角の余弦は負になり，式❶と同様，エネルギーが高くなる。逆にスピン角運動量が下向きなら2つの磁気モーメントのなす角の余弦は負，すなわち軌道角運動量の磁気モーメントの作る磁場とスピン角運動量の磁気モーメントのなす角の余弦は正になり，エネルギーが低くなる。

以上述べてきたように，0を除く方位量子数lの値1つにつき，スピン磁気量子数が上向きと下向きとで2つのエネルギー準位があることがわかった。これは多電子原子でlの縮退が解けたときのエネルギーの分裂よりは小さい。そして，スペクトルの多重線の原因となり，外部磁場がかかれば異常ゼーマン効果を引き起こすのである。

図7 軌道角運動量とスピン角運動量およびそれぞれの磁気モーメント

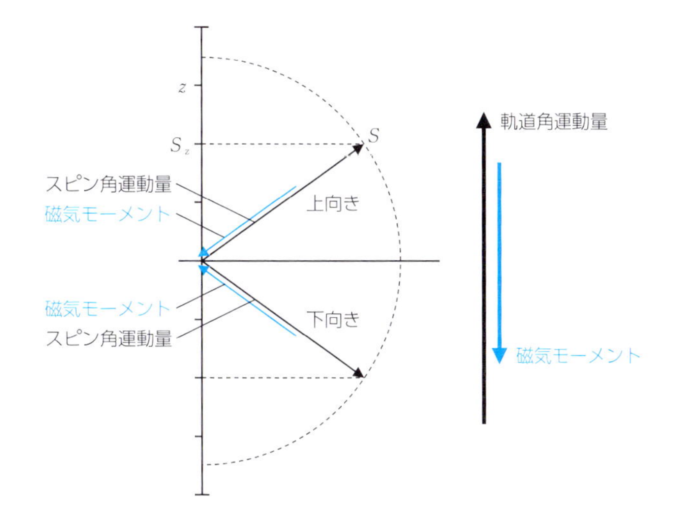

全角運動量と副殻

電子には軌道角運動量$\boldsymbol{L}$とスピン角運動量$\boldsymbol{S}$の2つの角運動量が存在することがわかった。従って，p.87式❺同様，電子の角運動量は2つの角運動量の合計(ベクトル和)，**全角運動量**で考えなければならない。

全角運動量Jはp.87式❺同様，

$$\boldsymbol{J} = \boldsymbol{L} + \boldsymbol{S}$$

である。全角運動量も量子化され，その大きさはp.98式❺や式❷同様，

$$|\boldsymbol{J}| = \sqrt{j(j+1)}\,\hbar \quad \cdots\cdots ❹$$

で与えられる。jは**全角運動量の量子数**である。水素原子のように電子が1個の場合は$\boldsymbol{J}$が原子の全角運動量となる。多電子原子ではこれは電子1個分の角運動量であって，原子の全角運動量ではない。

全角運動量も方向量子化され，ある方向の成分，例えばz成分は**全角運動量の磁気量子数**m_jで表される(別にx成分でもy成分でもよいのだが，z成分としておく)。やはりp.98式❼や式❸同様，

$$J_z = m_j\hbar \quad \cdots\cdots ❺$$

となる。

jやm_jのとりうる値はというと，磁気量子数をm，スピン磁気量子数をm_sとすると，ベクトル和であることからm_jは，

$$m_j = m + m_s = m \pm \frac{1}{2} \quad \cdots\cdots ❻$$

となるはずである(ここではz軸は$\boldsymbol{J}$にも$\boldsymbol{L}$にも$\boldsymbol{S}$にも同じ方向であるから)。複号はスピンが上向きか下向きかで決まる。そしてjは，mが$-l \leqq m \leqq l$である(lは方位量子数)ことから，同様に$-j \leqq m_j \leqq j$となるので，

$$j = l \pm \frac{1}{2} \quad \cdots\cdots ❼$$

となる。ただし，$l=0$の場合は，軌道角運動量もそれに伴う磁気モーメントも共に0となるので，スピン・軌道相互作用がなく，従って全角運動量の大きさはスピン角運動量の大きさと同じになる。従って，

$$j = \frac{1}{2} \qquad (l = 0)$$

である。

j，m_jはともに半整数となる。例えば$(n, l) = (1, 0)$のときは$j=1/2$ ($m_j = -1/2, 1/2$)がある。また，$(n, l) = (2, 1)$のときには$j=1/2$ ($m_j = -1/2, 1/2$)と$j=3/2$ ($m_j = -3/2, -1/2, 1/2, 3/2$)の状態がある。

多電子原子の場合，lの縮退が解けること，また，スピン・軌道相互作用によりエネルギーの分裂が起こるので，エネルギー準位は(n, l, m)または(n, l, j)で区別される（nは主量子数）。2章-3において，(n, l)で状態を指定するとき1sや2pの記号を使うことは述べた。同様に(n, l, j)で指定するときは右下に添え字をつけて，$1s_{1/2}$，$2s_{1/2}$，$2p_{1/2}$，$2p_{3/2}$，$3s_{1/2}$，$3p_{1/2}$，$3p_{3/2}$，$3d_{3/2}$，$3d_{5/2}$，…と表す。外部磁場などがなければm_jは縮退している。また，これはmの縮退ともいえる。また，同じ軌道群を電子殻，すなわち，K殻，L殻，M殻，N殻，…と分けることを述べたが，同じnでもlやjによってエネルギー準位が異なるので，これを**副殻**として区別する。例えばL殻軌道は3つに分裂する。まず，lの縮退が解けることによって2sと2pに分裂し，次いでスピン・軌道相互作用によって2pが$2p_{1/2}$と$2p_{3/2}$に分裂するのである。エネルギー準位は低い順に$2s_{1/2}$，$2p_{1/2}$，$2p_{3/2}$となり，それぞれ，L_{I}，L_{II}，L_{III}殻と区別するのである（図8）。

量子数はこれまでn，l，m，s，m_s，j，m_jの7つ出てきた。そのうち，sは電子であるので1/2で固定していて，さらに式❻と式❼の2式でそれらの間を関係付けているので，独立な量子数は4つということになる。結果，電子の状態（軌道）は4つの量子数の組合せで表されることになる。例えば，(n, l, m, m_s)や(n, l, j, m_j)である。

jについても光の放射の選択則があり，p.100式❾の選択則に加え，

$$\Delta j = 0, \pm 1$$

が課せられる。例えば，$3d_{5/2} \rightarrow 2p_{3/2}$は許容遷移であるが，$3d_{5/2} \rightarrow 2p_{1/2}$は禁制遷移となる（図8）。

MEMO

ここでは電子1個分の全角運動量を考えているのでj，m_j共に半整数となったが，ヘリウム原子など，2個の電子からなる系の全角運動量について考えるときには整数となる。

図8 副殻構造と許容遷移の模式図

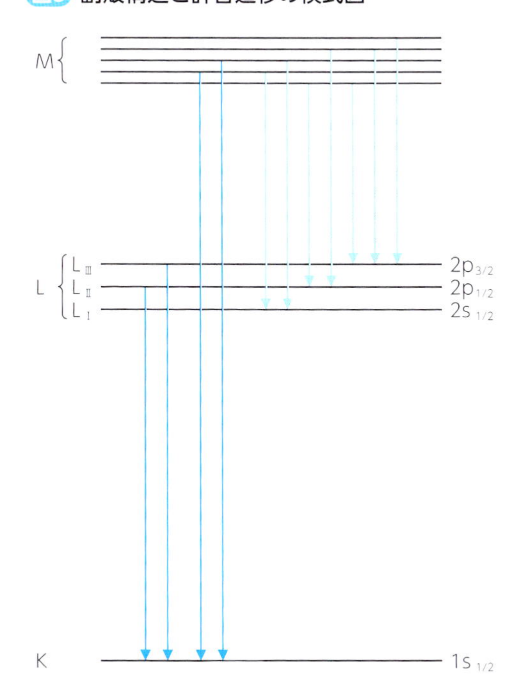

図9 軌道電子の配置の模式図

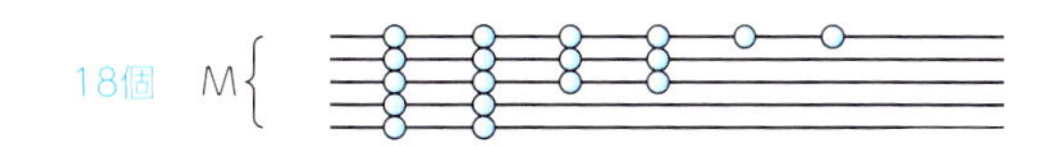

3 パウリの原理と軌道電子の配置

パウリの原理

軌道電子の定常状態は4つの量子数(n, l, m, m_s)または(n, l, j, m_j)で指定できることは述べた。1つの原子にいくつかの電子が存在する一般の多電子原子の場合，電子はその定常状態にどのように配置されるのであろうか。それに答えるのがパウリによって提唱(1925年)された「**パウリの原理**」である。パウリの原理は次のように表現される。

軌道電子は量子数の同じ状態に1つしか入ることができない。

量子数の同じ状態に電子は2個以上入ることができないので，「**排他原理**」ともいう。

p.99表1に示したように主量子数nの電子殻には，(n,l,m)で決まるn^2個の軌道があるが，電子の状態は，それぞれに対し，さらにスピンの上下(m_s)によって2つずつ区別される。従ってnの電子殻には$2n^2$個の電子が入ることができるのである。軌道電子の配置の様子を図9に示す。この図はエネルギー準位で表示してあるので量子数は(n, l, j)で区別してあり，それぞれにm_jの縮退があるため2個以上の電子が入っている。

これまで基本的には電子が1個の場合を主に考えてきたが，細かな差があるにせよ，パウリの原理によって，一般の多電子原子についても同様に考えることができるようになる(これまでもこのように説明してきた)。なぜなら，原子内の電子は互いに衝突しても，既に他の電子に占められている状態には遷移できないため，電子同士の相互作用は弱められていると考えることができるからである。従って，原子内の電子の運動は，原子核とその他の電子によって作られる平均的な，球対称の力の場で運動するように考えることができるのである。

MEMO

ある条件で粒子がどのようにエネルギー準位に配置されるかは統計力学で与えられる。粒子の運動が古典力学的に扱えるとき，その分布は「マックスウェル-ボルツマン分布」に従う。粒子の運動を量子力学的に扱わなければならないときには，2つの分布があり，フェルミ統計(フェルミ-ディラック統計)に従う「フェルミ分布」，ボース統計(ボース-アインシュタイン統計)に従う「ボース分布」である。フェルミ統計に従う粒子を「フェルミ粒子(フェルミオン)」といい，ボース統計に従う粒子を「ボース粒子(ボソン)」という。この粒子の違いは，スピン量子数によって決まる。スピン量子数が半整数のもの(電子や核子など)はフェルミ粒子，整数のもの(光子，中間子など)はボース粒子である。これは実はパウリの原理に従うかそうでないかで区別できる。つまり，

- **スピン量子数が半整数の粒子**
  パウリの原理に従うフェルミ粒子
- **スピン量子数が整数の粒子**
  パウリの原理に従わないボース粒子

このときパウリの原理は電子だけに限らない。またプランクの黒体放射(空洞放射)の分布式はスピン量子数が1である光子の分布を示すものなので，ボース分布から導くこともできる。

軌道電子の配置と周期表

原子構造は電子がどのように配置されるかで表される。基底状態にある原子において，軌道電子はパウリの原理によって低いエネルギー準位から順に入っていく。そして軌道電子の1つ以上が励起され，高いエネルギー準位にいれば，それが原子の励起状態となるのである。

基本的には主量子数nの小さい順に電子は入っていくが，図5に示したようにエネルギー準位は方位量子数lによって変わるため，単純にnの順に入っていくとは限らない。電子が入っていく軌道（(n, l)で指定）を順に並べるとおよそ，

1s|2s 2p|3s 3p|4s 3d 4p|5s 4d 5p|6s 4f 5d 6p|7s...

の順になる。ただし細かなところで例外はある。エネルギー準位の間隔が比較的大きいところに縦線を入れた。それぞれの軌道に入っている電子の数を右上につけ，例えば$1s^2$や$2p^5$と表すとする。この様式で，原子番号Zが20までの基底状態にある原子の電子配置を，表1に示した。低いエネルギー準位から順に入っていく様子がわかる。21番のScでは3d軌道に入るはずである。

パウリの原理によって電子は低いエネルギー準位から順に入っていくということ，これによって**周期表**が説明できる。

原子の化学的な性質は**価電子**の数で分類できる。エネルギー準位の間隔が大きいところ（縦線を引いたところ）まで入れる電子がいっぱいになったとき，これを「**閉殻**」という。閉殻をつくる電子は「**内殻電子**」といわれ，化学結合には関与しない。価電子は内殻電子より高いエネルギー準位にある電子といえる。

ちょうど閉殻となるのは$Z=2$，10，18，36，54，86のときで，He，Ne，Ar，Kr，Xe，Rnである。これは希ガス（不活性ガス）で，価電子はない。これが周期表の最右列を占める。

アルカリ金属（Li，Na，Kなど）の価電子はすべて1個のns電子（nは主量子数）で，アルカリ土類金属（Be，Mg，Caなど）の価電子はすべて2個のns電子である。これらが周期表の左2列を占める。

ns軌道がいっぱいになると，続いて閉殻までnp軌道に入っていく。これが周期表の右6列である。

$n \geq 4$になるとnp軌道より先に$(n-1)$d軌道に入っていく。$Z=21$～30（ScからZn），$Z=39$～48（YからCd），$Z=57$～80（LaからHg），$Z=89$～112（Acから）の元素は「遷移元素」といわれ，それぞれns軌道がいっぱいで，$(n-1)$d軌道に電子が入っていく元素である。

そのうち特に$Z=58$～71（CeからLu）および$Z=90$～103（ThからLr）は「内遷移元素」といわれ，$(n-2)$f軌道に電子が入っていく元素である。

例題

4f軌道に入る電子の最大個数はいくらか。

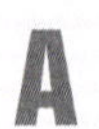
f軌道の方位量子数は$l=3$。磁気量子数は$m=-3, -2, -1, 0, +1, +2, +3$の7通りあり，そのそれぞれに対してスピン磁気量子数が$m_s=\pm 1/2$の2通りをとりうるため，最大で$7\times 2=14$個の電子が入りうる。

表1 原子の基底状態の電子配置

原子番号Z	元素	電子配置		原子番号Z	元素	電子配置	
1	H	1s	1s	11	Na	$1s^2 2s^2 2p^6 3s$	[Ne]3s
2	He	$1s^2$	閉殻	12	Mg	$1s^2 2s^2 2p^6 3s^2$	$[Ne]3s^2$
3	Li	$1s^2 2s$	[He]2s	13	Al	$1s^2 2s^2 2p^6 3s^2 3p$	$[Ne]3s^2 3p$
4	Be	$1s^2 2s^2$	$[He]2s^2$	14	Si	$1s^2 2s^2 2p^6 3s^2 3p^2$	$[Ne]3s^2 3p^2$
5	B	$1s^2 2s^2 2p$	$[He]2s^2 2p$	15	P	$1s^2 2s^2 2p^6 3s^2 3p^3$	$[Ne]3s^2 3p^3$
6	C	$1s^2 2s^2 2p^2$	$[He]2s^2 2p^2$	16	S	$1s^2 2s^2 2p^6 3s^2 3p^4$	$[Ne]3s^2 3p^4$
7	N	$1s^2 2s^2 2p^3$	$[He]2s^2 2p^3$	17	Cl	$1s^2 2s^2 2p^6 3s^2 3p^5$	$[Ne]3s^2 3p^5$
8	O	$1s^2 2s^2 2p^4$	$[He]2s^2 2p^4$	18	Ar	$1s^2 2s^2 2p^6 3s^2 3p^6$	閉殻
9	F	$1s^2 2s^2 2p^5$	$[He]2s^2 2p^5$	19	K	$1s^2 2s^2 2p^6 3s^2 3p^6 4s$	[Ar]4s
10	Ne	$1s^2 2s^2 2p^6$	閉殻	20	Ca	$1s^2 2s^2 2p^6 3s^2 3p^6 4s^2$	$[Ar]4s^2$

[He]，[Ne]，[Ar]はそれぞれHe，Ne，Arの電子配置を表す。

エネルギー帯と核間距離

凝縮系のエネルギー準位は，**エネルギー帯**構造（p.57図4）となることを1章-4で述べた。これは不確定性原理とパウリの原理で説明できる。

孤立した原子の中に「閉じ込められた」最外殻電子について考える。すると不確定性原理よりこの電子の運動量は広がりをもつことになり，運動エネルギーは，

$$\Delta K=\frac{(\Delta p)^2}{2m}$$

で与えられる広がりをもつ（エネルギーを特殊相対性理論で扱わなくてよい理由は既にp.92「MEMO」にて述べてある）。つまり外殻の電子は大きなエネルギーをもつことができる。

この広がりを狭くして確実にエネルギーを低くするにはどうしたらよいか。それには，この原子を孤立させておかずに他の原子を近づけて，この外殻電子を2つの原子で共有させることで存在する範囲を広げてやればよい。こうして2原子分子ができあがる。

しかし分子となったことでエネルギー準位は影響を受ける。例えば，原子それぞれに1s軌道があり，そこに2つずつ内殻電子がいる。パウリの原理によって4つの1s電子は同じ1s軌道に入ることができないので，分子の1s軌道は2つに分裂することになる。この分裂は1s軌道以外の軌道でも同様に起きる。

外殻電子のエネルギーをさらに低くするには，多数の原子を近づけて，例えば結晶を作ってしまえばよい。そうすれば共有される外殻電子の存在範囲はかなり大きくなる。しかし，内殻電子については，それぞれの原子核の作る電場が強いため，各原子に束縛されていると考えられ，結晶を作ったことによる影響は小さい。そして結晶を作ったことは結局のところ，外殻電子軌道に強く影響し，それが多数に分裂することになるのである。このようにしてエネルギー帯構造ができるのである。

原子は近づいて分子や結晶などを作るが，その距離は勝手にとることができない。原子は近づきすぎて重なることができないのである。図10に原子の核間距離に対するポテンシャルエネルギーを示す。このようにポテンシャルエネルギーは極小値があり，水素分子の場合，極小の位置すなわち平衡位置はおよそ$1.4\,a_B$程度で，ポテンシャルエネルギーの深さは数eV程度となる。平衡位置の近くのポテンシャルエネルギーはそこからのずれの2乗に比例すると考えてよく，この場合調和振動のポテンシャルエネルギーになる。そのため原子は平衡位置を中心とした量子力学的な熱振動を行い，そのエネルギーは「量子化」され，エネルギー間隔は$h\nu$で表されるのである（ただし，エネルギーの最低値は0でなく，$h\nu/2$となる）。

図10 核間距離とポテンシャルエネルギー

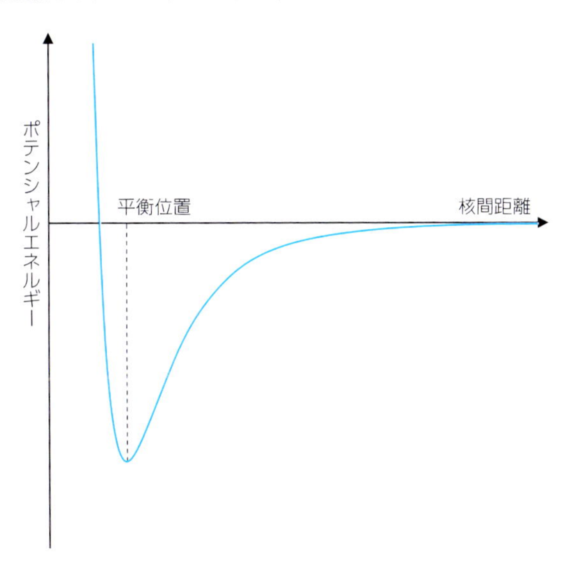

MEMO

エネルギー準位を求めた際，電子の存在確率は無限遠まで分布していたことに注意しよう。あえて閉じ込めたとすると，不確定性関係はp.81 式❺でもp.81 式❻でもよいがその中間をとって

$$\Delta p \cdot \Delta x = \hbar$$

として，$\Delta x = a_B$とすると，当たり前ではあるが，

$$\Delta K = \frac{(\Delta p)^2}{2m} = -E_1 = 13.6\,[\mathrm{eV}]$$

を得る（E_1はp.90 式❿で$n=1$としたもの）。

【参考文献】
1) 多田順一郎著：わかりやすい放射線物理学改訂第2版，オーム社，2008.
2) 飯田博美著：放射線物理学(5訂版)，通商産業研究社，1998.
3) S.ワインバーグ著，本間三郎訳：電子と原子核の発見．20世紀物理学を築いた人々，日経サイエンス社，1986.
4) E.シュポルスキー著，玉木英彦他訳：原子物理学Ⅰ(増訂新版)およびⅡ，東京図書，1985，1956.
5) 高林武彦著：量子論の発展史，中央公論社，1977.

おさらい

1 電子の粒子性と波動性

電子	⇒ 負電荷をもつ原子を構成する素粒子
	⇒ 電荷　$-e = -1.6022 \times 10^{-19}\,[\mathrm{C}]$
	⇒ 質量　$m = 9.1094 \times 10^{-31}\,[\mathrm{kg}]$
ド-ブロイ波	⇒ $E = h\nu$，$p = h/\lambda$のν，λで表される
不確定性原理	⇒ $\Delta x \cdot \Delta p \gtrsim h$

2 原子スペクトルと原子模型

水素原子のスペクトル	⇒ バルマーの公式　$\sigma = \frac{1}{\lambda} = R_H\left(\frac{1}{n'^2} - \frac{1}{n^2}\right)$
	⇒ 水素原子以外の一般にはリッツの結合則　$\sigma = \frac{1}{\lambda} = T_{n'} - T_n$
原子核の存在	⇒ $+Ze$の電荷と質量の大部分を担う
	⇒ 10^{-15}～10^{-14} mの大きさ，原子の1万分の1程度
ボーアの原子模型（水素原子）	⇒ 定常状態
	⇒ ボーアの量子条件　$L = n\hbar$

⇒ 原子のとりうるエネルギー　$E_n = -\frac{me^4}{8\varepsilon_0^2 h^2} \cdot \frac{1}{n^2}$

⇒ 遷移に伴い光子を放出　$h\nu = E_n - E_{n'}$

⇒ ボーア半径　$a_B = \frac{\varepsilon_0 h^2}{\pi m e^2}$

⇒ ボーア磁子　$\mu_B = \frac{e\hbar}{2m} = \frac{eh}{4\pi m}$

3 水素原子のエネルギー準位

定常状態

⇒ エネルギー準位……定常状態のエネルギー

⇒ 基底状態……………最も低エネルギーの定常状態

⇒ 励起状態……………基底状態以外の定常状態

⇒ 量子数………………定常状態を指定する数

⇒ 縮退…………………エネルギー準位が同じでも量子数が異なる

水素原子の量子数

⇒ 主量子数……………エネルギーを決定

$$E_n = -\frac{me^4}{8\varepsilon_0^2 h^2} \cdot \frac{1}{n^2}$$

$$n = 1, 2, 3, \ldots$$

⇒ 方位量子数…………軌道角運動量の大きさを決定

$$|\boldsymbol{L}| = \sqrt{l(l+1)}\,\hbar$$

$$l = 0, 1, 2, \ldots, (n-1)$$

軌道角運動量に伴う磁気モーメントの大きさ

$$\frac{\mu_l}{\mu_0} = \sqrt{l(l+1)}\,\mu_B$$

⇒ 磁気量子数…………軌道角運動量のz成分を決定

$$L_z = m\hbar$$

$$m = -l, -(l-1), \ldots, 0, \ldots, (l-1), l$$

軌道角運動量に伴う磁気モーメントのz成分

$$\frac{(\mu_l)_z}{\mu_0} = -m\mu_B$$

選択則

⇒ 許容遷移　$\Delta l = \pm 1$　$\Delta m = 0, \pm 1$

励起と電離

⇒ 励起：エネルギー吸収により低いエネルギー準位から高いエネルギー準位への遷移

⇒ 電離：エネルギー吸収により軌道電子（束縛状態）から自由電子へ

4 原子の構造

ゼーマン効果	⇒	外部磁場によって磁気量子数の縮退が解ける
多電子原子	⇒	方位量子数の縮退が解ける
スピン	⇒	電子のスピン量子数：スピン角運動量の大きさを決定 $\lvert \boldsymbol{S} \rvert = \sqrt{s(s+1)}\,\hbar$ $s = \frac{1}{2}$
	⇒	電子のスピン磁気量子数：スピン角運動量の z 成分を決定 $S_z = m_s \hbar$ $m_s = \pm \frac{1}{2}$
スピン・軌道相互作用	⇒	スピンの上下によってエネルギー準位が分裂
全角運動量	⇒	軌道角運動量とスピン角運動量のベクトル和 →全角運動量の量子数 ・全角運動量の大きさを決定 $\lvert \boldsymbol{J} \rvert = \sqrt{j(j+1)}\,\hbar$ $j = l \pm \frac{1}{2} \quad (l > 0)$ $j = \frac{1}{2} \quad (l = 0)$ →全角運動量の磁気量子数 ・全角運動量の z 成分の大きさを決定 $J_z = m_j \hbar$ $m_j = m \pm \frac{1}{2}$
	⇒	選択則→許容遷移 $\Delta j = 0, \pm 1$
パウリの原理	⇒	軌道電子は量子数の同じ状態に1つしか入ることができない →周期表の説明ができる

3章
原子核物理

原子核の基本性質

レントゲンのX線発見の翌年1896年に，フランスのベクレル（H.A. Becquerel）によって放射性物質（radioactive substance, radioactive-material）が硫酸ウラニルカリウム$K_2UO_2(SO_4)_2 \cdot 2H_2O$から発見された。ベクレルはウラニル硫酸複塩の結晶を日光に露光すると，黒紙やガラスなどを透過して写真乾板を感光させるX線類似の光線（ウラン線：uranium raysとよばれていた）が放出されていることを発見した。この報告の約1カ月後には，太陽光にさらさなくても同様の結果が得られることを，第2報として報告している。このウラン線は他の4価のウラニル塩，ウラン塩類の溶液からも放射され，それぞれの強度はウランの量に比例していた。

この新しい科学の知識は，キュリー夫妻（Pierre and Marie Curie）によってまとめられた。夫妻は，ウラン線はこの元素に固有な原子的な現象であって，元素の持つ化学的，物理的状態にはよらないと結論し，この現象に"放射能（radioactivity）"なる名称を与えた。夫妻とその共同研究者はピッチブレンド（U_3O_8，約75％含有，暗黒色鉱石）2tを化学的に分離精製し，ウランよりも何倍も強い2つの元素を1898年に発見した。これがポロニウム（Po）とラジウム（Ra）である。

1899年にラザフォード（E. Rutherford）は，金属の薄板を用いて放射線の吸収を測定し，2つの成分があることを示した。1つの成分はアルミニウム板の千分の数mmで吸収されるもので，α線（α-ray）と名付けた。もう1つの成分は上述の100倍でかなり吸収され，これをβ線（β-ray）と名付けた。ヴィラード（P. Villard）は1900年に，ラザフォードが提示したβ線で，磁場に全く作用されない成分を見出し"透過力のきわめて強い線"とよんだ。1903年にラザフォ・ドはこれをγ線（γ-ray）と名付けた。

ラザフォードとソディー（F. Soddy）は1903年に，「放射能の原因と性質」という卓越した2つの論文を発表した。放射性元素は自発的に変換して1つの化学的原子より他の化学的原子になり，この変化に伴って放射線を放出し，さらに放射能の現象は原子内の変化であるとした。しかし，原子核という考え方は，それから8年後のことであった。1897年にトムソン（J.J. Thomson）が電子を発見し，原子が何かある構造を持っていることが認識されていた。トムソンが測定した電子は水素原子の質量の約1/2,000であることから，原子の質量の大部分は正電荷部分にあるという想定がなされた。そこで，原子の内部では正と負の電荷がどのように分布しているかが問題となった。1911年にラザフォードは，「α線の散乱実験から，正電荷と原子の質量の大部分は直径10^{-14} m以下の範囲に存在し，正電荷と釣り合うだけの電子が原子の大きさ全域にわたって分布している」という原子模型を提案した。正に荷電した中心部は後に原子核として知られるようになった。このように，原子核物理は19世紀終末から20世紀初頭で，その基盤ができ，以降大きく発展することになる。

1 原子核の表し方

原子（atom）は**電子**（electron）と**原子核**（nucleus）で構成され，原子核はさらに**核子**（nucleon）とよばれる**中性子**（neutron）と**陽子**（proton）で構成されている。原子核内の陽子数をp〔原子番号（atomic number：Z）でもある（$Z=p$）〕，中性子数をnとすると**質量数**（mass number：A）は，

$$A=p+n \quad \cdots\cdots ❶$$

であり，これらの組合せの個々は**核種**（nuclide）という。^{4}He，$^{4}_{2}$He，He-4などと表記され，Heは元素名のヘリウム，元素名の左上付きの4は質量数，元素名の左下付きの2は原子番号である（省略されることが多い）。また，核種は原子番号，質量数，エネルギー状態で以下のように分類される。

Slim・Check・Point

①**同位元素，同位体**（isotope）
原子番号は同じであるが，質量数が異なる核種
【例】^{1}H，^{2}H，^{3}H

②**安定同位元素，安定同位体**（stable isotope）
同位元素の中で安定に存在する核種
【例】^{1}H，^{2}H，^{3}Hのうち^{1}H，^{2}H

③**放射性同位元素，放射性同位体**（radioactive isotope, radioisotope：RI）
同位元素の中で壊変する核種
【例】^{1}H，^{2}H，^{3}Hのうち^{3}H

④**同重体**（isobar）
質量数は同じであるが，原子番号が異なる核種
【例】^{60}Fe，^{60}Co，^{60}Ni

⑤**同中性子体**（isotone）
中性子数は同じであるが，原子番号が異なる核種
【例】^{2}H，^{3}He

⑥**核異性体，異性核**（nuclear isomer）
原子番号および質量数が同じであるが，エネルギー準位が異なる核種（2つ以上の励起された核異性体状態があれば，励起エネルギーの増す順にm_1，m_2と書かれる）
【例】^{99m}Tc，^{99}Tc

2 原子核の形

原子核中における位置rでの電荷密度分布を$\rho(r)$とすると，$\rho(r)$を微少体積dvにより積分した，

$$Q=\frac{\oint(3z^2-r^2)\rho(r)\,\mathrm{d}v}{V} \quad \cdots\cdots ❷$$

を原子核の**電気4極子**(electric quadrupole)という。ここで，Vは体積，zはrのz座標である。原子核の形を回転楕円体と仮定すると，Qは回転楕円体の回転軸方向の半径aとそれに垂直な軸方向の半径bによって，

$$Q = \frac{2}{5}Z(a^2 - b^2) \quad \cdots\cdots ❸$$

と表される。ここで，Zは陽子数である。Qの値によって楕円体の扁平率を表現でき，

$Q>0$　z軸方向に伸びた葉巻型

$Q=0$　真球

$Q<0$　z軸方向につぶれたレンズ型

となる(図1)。原子核が真球でないときは電荷による位置エネルギーが球対称ではなくなり，軌道のエネルギー準位にずれが生じる。このずれを発光スペクトルで分光することでQの値を推定することができる。Qの最大値は^{176}Luの$+7.0\times10^{-28}\,\mathrm{m}^2$，最小値は^{127}Iの$-0.46\times10^{-28}\,\mathrm{m}^2$である。この値から楕円体の扁平率$D(=a/b)$を求めると，それぞれ1.18と0.99である。従って原子核の形はほぼ球と考えてよいことになる。

図1 原子核の形と電気4極子

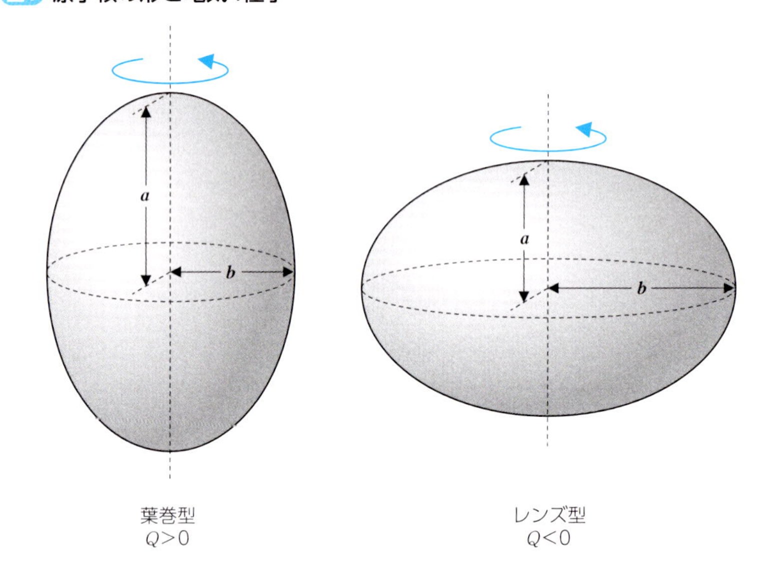

3 原子核の大きさ

1906年ラザフォードは金箔にα線を照射したときにα線が散乱されることを発見した。さらに弟子のガイガー(H. Geiger)とマースデン(P. L. Marsden)がその散乱角度を詳細に測定したところ，たまに大きな角度で散乱されることを発見した。ラザフォードはこれらの実験事実から，原子核は非常に小さな体積で正の電荷を持つ大きな質量の原子核があることを1911年に提唱した。

古典力学でこの現象を説明してみる。α粒子は原子核のクーロン力を受

図2 原子核とα粒子の散乱

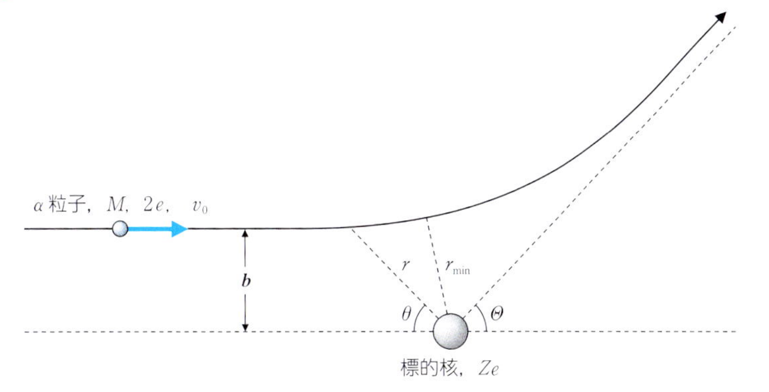

けて双曲線軌道を描いて図2に示すように散乱される。質量M，電荷$2e$，速度v_0のα粒子が，電荷Zeの標的核によってクーロン散乱を受けるとする。動径成分rと角度成分θを変数とする極座標表示を用いると，

$$\frac{1}{r}=\frac{1}{b}\sin\theta+\frac{2Ze^2}{4\pi\varepsilon_0 Mv_0^2 b^2}(\cos\theta-1) \quad \cdots\cdots ④$$

となる。ここで，標的核はα粒子の質量より非常に大きいとする。bはα粒子の進行方向とそれに平行で標的核を含む直線との距離であり，**衝突係数**（impact parameter）という。ε_0は真空の誘電率である。α粒子が原子核に最も近づく距離r_{min}は式④より，次式となる。

$$r_{min}=\frac{2Ze^2}{4\pi\varepsilon_0 Mv_0^2}\left(1+\frac{1}{\sin(\Theta/2)}\right) \quad \cdots\cdots ⑤$$

$b=0$の正面衝突した時（$\Theta=\pi$）が最も原子核に近づくことができ，次式で表される。

$$r_{min}=\frac{4Ze^2}{4\pi\varepsilon_0 Mv_0^2} \quad \cdots\cdots ⑥$$

ラザフォードの実験で散乱されたα粒子の角度分布は理論とよく一致したが，標的核の原子番号が小さく，あるいは入射粒子のエネルギーを高くすると，理論よりも後方散乱が少なくなり側方散乱の頻度が多くなった。これはクーロン斥力以外の大きな引力が働いていることを示している。遠方まで作用する万有引力やクーロン力以外のこの第三の力は，入射粒子の運動エネルギーが大きくなるほど，従ってr_{min}が近いほど急激に大きくなる。また，実験結果を解析すると，第三の力が働き始める距離は10^{-15} m程度で，これ以上ではほとんど働かない。これが**核力**（nuclear force）とよばれる力である。

原子核の大きさは核力が及ぶ範囲と定義することができる。さまざまな原子核の大きさが測定され，原子核の半径Rは，

$$R=r_0 A^{1/3} \quad \cdots\cdots ⑦$$

と質量数Aの立方根に比例する，すなわち，原子核の体積は質量数に比例することが示された。比例定数r_0はラザフォードの時代で1.4×10^{-15} mとされていたが，現在では1.2×10^{-15} mとされている。また，原子核の大きさは10^{-15} mオーダーであるためフェムト単位(femuto)，f(1 fm = 10^{-15} m)がよく使用されている。陽子と中性子はほぼ同じ質量なので，原子核の密度はほぼ一定となり，核子は原子核内で一様に分布しているといえる。核子1個の質量は約1.67×10^{-27} kgであるから，原子核の密度は約2.3×10^{17} kg/m^{3}となる。金が1.93×10^4 kg/m^3，白金が2.17×10^4 kg/m^{3}であることから，マクロ的には考えられない値である。

4 原子核の質量とエネルギー

原子核の質量は通常の単位で表すと非常に小さいため(10^{-24} kg以下)，異なった尺度で表すのが一般的である。この尺度は物理的原子量スケールで，^{12}Cの中性原子の質量(1.9926×10^{-26} kgを標準にして，正確に12単位の質量と定められた。これが**原子質量単位**(atomic mass unit)で記号uで表される。

また，アインシュタイン(A. Einstein)の特殊相対性理論の重要な結果の1つは質量とエネルギーの等価性であり，質量m[kg]とエネルギーE[J]の関係は光速度c[m/s]を用いて，

$$E = mc^2 \quad \cdots\cdots 8$$

である。よって，1原子質量単位のエネルギーは1.4924×10^{-10} J (= 1.6605665×10^{-27} kg × $(2.99792\times10^8$ m/s$)^2$)，MeV単位では931.5 MeV (= 1.4924×10^{-10} J /1.60218×10^{-19} C)となる。電子，陽子，中性子を通常の単位，原子質量単位，エネルギーで表すと表1となる。

表1 電子，陽子，中性子の質量とエネルギー

粒子	質量[kg]	原子質量単位[u]	エネルギー[J]	エネルギー[MeV]
電子	9.10938188×10^{-31}	0.0005485799	8.1862024×10^{-14}	0.51099890
陽子	1.67262158×10^{-27}	1.0072764669	1.5031117×10^{-10}	938.271998
中性子	1.67492716×10^{-27}	1.0086649158	1.5051836×10^{-10}	939.565330

ここで，通常の原子の質量は核子である陽子，中性子および電子の質量の総和と等しいであろうか？ 例えば^{4}Heの質量を考えてみると，^{4}Heは陽子M_p2個と中性子M_n2個と電子m_e2個である。よって，これらの質量の総和Wを原子質量単位で表すと，

$$\begin{aligned} W &= M_p\times2 + M_n\times2 + m_e\times2 \\ &= 1.0072764669\ \mathrm{u}\times2 + 1.0086649158\ \mathrm{u}\times2 + 0.0005485799\ \mathrm{u}\times2 \\ &= 4.0329799252\ \mathrm{u} \end{aligned}$$

となる。一方，^{4}He原子の質量W_{He}は，

$$W_{He} = 4.0026032\ \mathrm{u} < 4.0329799252\ \mathrm{u} = W$$

となり，原子の質量はそれを構成している粒子質量の総和より小さいことになる（図3）。この質量の減少は2個の陽子M_pと2個の中性子M_nを一緒にして，原子核を形成した際にエネルギーを放出したものであり，逆に原子核を核子に分解するのに必要なエネルギーともいえる。

図3 原子と構成粒子の和の質量差

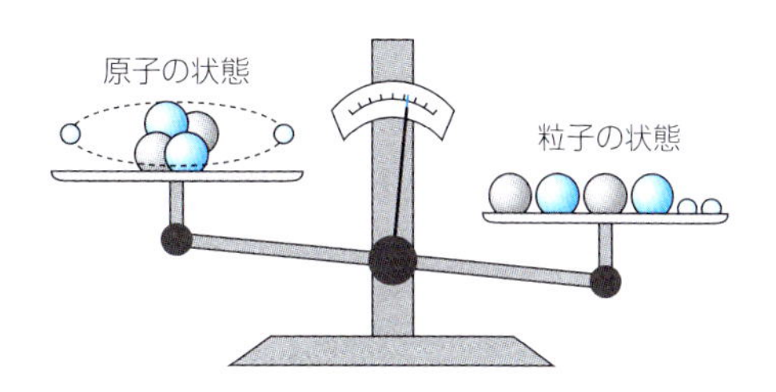

5 質量欠損と結合エネルギー

質量数A，原子番号Z，中性子数$N(=A-Z)$の原子核の質量$M_N(A, Z)$は，

$$M_N(A, Z) = ZM_p + NM_n - \Delta m \quad ⑨$$

Δmは**質量欠損**（mass defect）とよばれ，エネルギー$B(A, Z)$に換算すると，

$$B(A, Z) = \Delta mc^2 = \{ZM_p + NM_n - M_N(A, Z)\}c^2 \quad ⑩$$

となり，原子核の**結合エネルギー**（binding energy）という。ここで，質量をエネルギーに換算する際のc^2は断りを入れないかぎり，以降の記述で省略する。

原子の質量は測定されているが，原子核の質量は通常測定されていない。よって，式⑩の$M_N(A, Z)$に電子の質量Zm_eを足し，これをエネルギーで表すと，次式となる。

$$\begin{aligned} B(A, Z) &= ZM_p + NM_n + Zm_e - \{M_N(A, Z) + Zm_e\} \\ &= Z(M_p + m_e) + NM_n - \{M_N(A, Z) + Zm_e \quad ⑪ \end{aligned}$$

ここで，

M_H：水素原子の質量
B_e：水素原子の電子の結合エネルギー
$B_e(A,Z)$：質量$M_N(A,Z)$の原子中の全電子の結合エネルギー
$M(A,Z)$：原子核の質量が$M_N(A,Z)$である原子の質量

と置くと，

$$B_e = M_p + m_e - M_H \rightarrow M_p + m_e = B_e + M_H \quad ⑫$$

$$\begin{aligned} &B_e(A, Z) = M_N(A, Z) + Zm_e - M(A, Z) \\ &\quad \rightarrow M_N(A, Z) + Zm_e = B_e(A, Z) + M(A, Z) \quad ⑬ \end{aligned}$$

となる。式⑪，⑫，⑬を組み合わせると，次式に書き表される。

$$B(A, Z) = ZM_{\mathrm{H}} + NM_n - M(A, Z) - B_e(A, Z) + ZB_e \quad \cdots\cdots\cdots\cdots\cdots \text{⑭}$$

ここで，$B(A, Z)$ は数MeV～数千MeVであるのに対して，ZB_e は数keV以下，$B_e(A, Z)$ は数十eV～数百keVであることから，ZB_e および $B_e(A, Z)$ は省略してもかまわない。従って，式⑭の結合エネルギーは，

$$B(A, Z) = ZM_{\mathrm{H}} + NM_n - M(A, Z) \quad \cdots\cdots\cdots\cdots\cdots \text{⑮}$$

となる。

6 比質量欠損，質量偏差，比質量偏差

質量欠損 Δm を質量数 A で割った値 $\Delta m/A$ を**比質量欠損**（specific mass defect）という。図4にエネルギー換算した1核子当たりの平均結合エネルギーを示す。この特徴として，

①質量数が12付近までは急激に結合エネルギーが増加する（表面効果）。

②質量数が12以上ではほぼ8 MeVの結合エネルギーとなる。

③質量数が60付近で最大値（約8.8 MeV）を持ち，質量数がさらに増大すると結合エネルギーは徐々に減少する（電荷効果）。

④質量数が28以下で質量数が4の倍数の核種はピークのように結合エネルギーが高くなる。

図4 1核子当たりの平均結合エネルギー

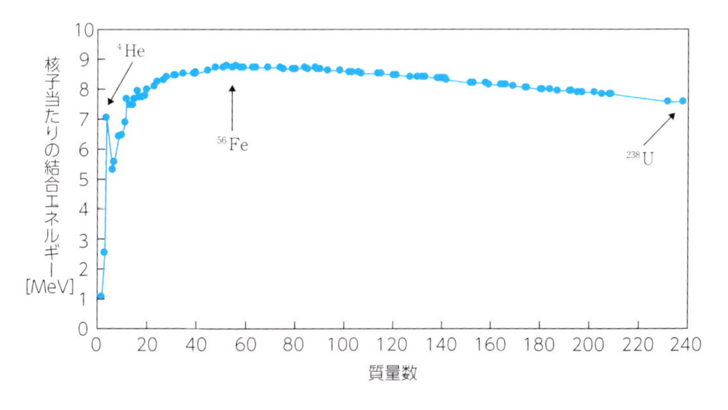

原子核内部の核子は周囲の核子から力を受けるのに対して，表面の核子は内部側からしか力を受けないことから結合エネルギーは小さい。従って，表面積／体積の比が大きい小さな核ほど $\Delta m/A$ は小さくなり①が説明できる。これを**表面効果**（surface effect）という。

②は表面積／体積の比が小さくなり，表面効果は薄れて $\Delta m/A$ は一定になると説明できる。

③は陽子のクーロン斥力が大きくなり，核力の結合エネルギーが相殺されると説明できる。これを**電荷効果**（charge effect）という。

④はp.127〜128で述べる。

これらの効果をさらに詳細に述べる。陽子数Z，中性子数Nの原子核の質量$M_{Z,N}$は，**液滴模型**（liquid drop model）を導入した，**ワイゼッカー-ベーテ**（Weizäker-Bethe）**の半実験公式**で表される。

$$M_{Z,N} = ZM_p + NM_n - \frac{B(Z,N)}{c^2} \quad \cdots\cdots ⑯$$

ここで，$B(Z,N)$は原子核の結合エネルギーで，

$$B(Z,N) = a_v A - a_s A^{2/3} - a_c \frac{Z^2}{A^{1/3}} - a_a \frac{(Z-N)^2}{A} + \delta(Z,N) \cdots\cdots ⑰$$

である。また，a_v，a_s，a_c，a_aは当てはめ係数で，測定値をできるだけよく再現するために最小二乗法で決定される。グリーン（A. Green）によれば，$a_v = 15.826$ MeV，$a_s = 17.907$ MeV，$a_c = 0.7183$ MeV，$a_a = 23.517$ MeVである。

式⑯の第1項は**体積効果**（volume effect）で，液滴中の各核子は近くの核子のみ引き合って結合している。よって，核子数すなわち質量数に比例する。

第2項は表面効果で，原子核内部の核子は周りに他の核子があるが，表面では内部方向しかないので，結合が弱められる。液滴の表面張力は表面積に比例することから，核子数すなわち質量数の2/3乗に比例する。

第3項は電荷効果で，陽子間に働くクーロン力は結合を弱めることになる。この力は陽子数の2乗に比例し，陽子間距離すなわち体積の1/3乗に比例する。

第4項は**非対称効果**（asymmetric effect）といい，陽子が出すπ^+と中性子が出すπ^-の数の差が大きいほど交換効率が下がり，核力が働きにくくなることの反映である。

第5項の$\delta(Z,N)$は**奇偶効果**（odd-even effect）とよばれ，核子のスピンによって生じる効果である。そこで，陽子数および中性子数によって以下の係数が当てはめられる。

$$\delta(Z,N) = \frac{11.2}{A^{1/2}}\,[\text{MeV}] \qquad Z,\ N\text{ともに偶数のとき}$$

$$\delta(Z,N) = 0 \qquad Z+N=A\text{が奇数のとき}$$

$$\delta(Z,N) = -\frac{11.2}{A^{1/2}}\,[\text{MeV}] \qquad Z,\ N\text{ともに奇数のとき}$$

対称効果と奇偶効果は，原子構造の電子殻のように原子核にも核子殻が存在すると考えた，**殻構造**（shell structure）である**独立粒子モデル**（independent-particle model）で説明できる。

図5aは1個の核力による位置エネルギー（potential energy）を示す。原子核内には多数の核子がひしめき合っていると考えると，その位置エネルギーの和は図5bのようになる。原子核内では近似的に一定値で，核外ではゼロとなる位置$\boldsymbol{r}$の関数となる。この状態の位置エネルギーを**井戸型ポテンシャル**（well-type potential）という。1個の核子は他の核子が作る井戸型の核力場の中を運動している。この運動は次式の**シュレディンガー方程**

図5 原子核内の位置エネルギー

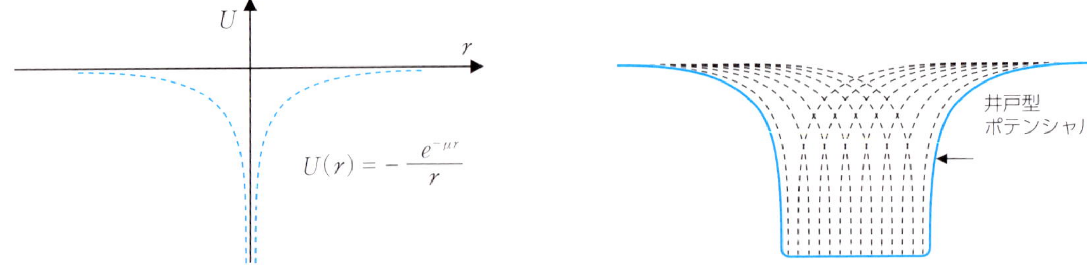

a　核子1個のポテンシャル　　b　ひしめき合う核子が作るポテンシャル

式（Schrödinger equation）の解となる**波動関数**（wave function）で表される。

$$\frac{ih}{2\pi}\frac{\partial\varphi}{\partial t} = \left\{-\frac{h^2}{8\pi^2 m}\left(\frac{\partial^2}{\partial x^2} + \frac{\partial^2}{\partial y^2} + \frac{\partial^2}{\partial z^2}\right) + U(\boldsymbol{r})\right\}\varphi \quad \text{⑱}$$

ただし，$U(\boldsymbol{r})$は井戸型ポテンシャルを表す関数で，$r < R$のとき$U(\boldsymbol{r})$は定数，$r > R$のとき$U(\boldsymbol{r}) = 0$である。

結合エネルギーと関係のある量として，**質量偏差**（mass deviation）と**比質量偏差**（packing fraction）がある。質量偏差〔質量過剰（mass excess）とよばれることもある〕$\varDelta$は原子質量Mをu単位に変換し，その質量数Aを差し引いた値をいう。

$$\varDelta = M - A \quad \text{⑲}$$

比質量偏差fは質量偏差を質量数で割ったもので，

$$f = \varDelta / A \quad \text{⑳}$$

と表される。また，比質量偏差は$\varDelta/M$と定義されることもあるが，違いはわずかであるため無視できる。この比質量偏差は$A \approx 15 \sim 215$では$M - A < 0$となるため，この領域で負となり，鉄付近の領域で最小となる。比質量偏差を表および図にする場合，値が小さいため10^4倍で表されることが多い（図6）。

7 原子核の安定性

1949年，メイヤー（M. G. Mayer）らは独立粒子モデルを用いて式⑱を解き，核子の軌道やエネルギー準位を決定することに成功した。その結果は，電子同様に主量子数とスピンも含めた角運動量の量子数で決まる離散的なものとなる。陽子と中性子は**パウリの排他原理**（Pauli exclusion principle）に従って，エネルギー順位の低い順に軌道を埋めていく。このとき，スピンが互いに逆向きの陽子同士，中性子同士が対となって軌道を埋める傾向がある。このことから，奇偶効果が説明できる。主量子数が1，2，$\cdots$，6である軌道の定則数は，それぞれ，2，8，20，28，50，82であり，この数を**魔法数**（magic number）という。主量子数の軌道がすべて埋まった希

図6 比質量偏差曲線

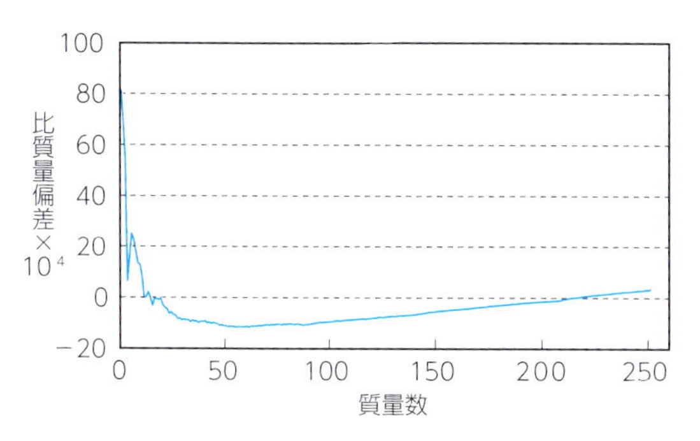

図7 核種の安定性

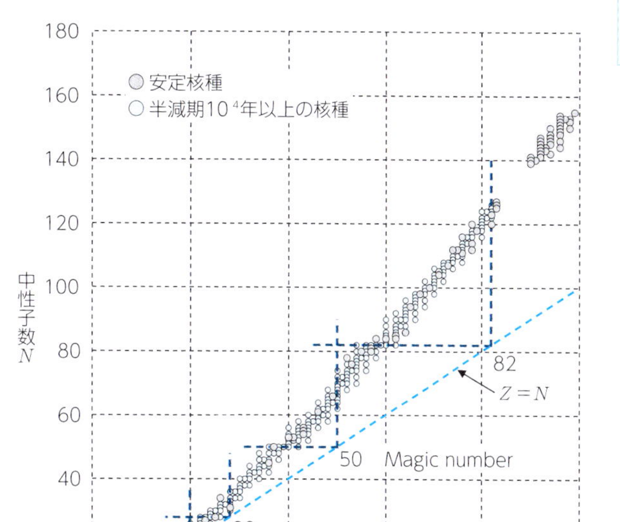

ガス原子が非常に安定した化学的性質を呈するのと同様に，陽子または中性子数が魔法数である原子核の結合エネルギーは，他の同位体や同中性子体に比べて大きくなる。放射性壊変は結合エネルギーが小さな核種から大きな核種に遷移する現象である。図7に安定核種および半減期が10^4年以上の核種の原子番号と中性子数との関係を示す。以下にその特徴をまとめる。

①陽子数あるいは中性子数が偶数の核種は，他に比べて安定核種が多い。
②魔法数の同位体あるいは同中性子体は，安定核種が特に多い。
③質量数が奇数の同重体の安定核種は，たかだか1核種である。
④陽子数が1だけ異なる安定同重体はない。

8 Q値および閾値（しきいち）

化学反応と同様に核反応（nuclear reaction）もエネルギーの放出あるいは吸収を伴う。化学反応式と同様に右辺にQという項を加えて表す。図8のように，粒子aとbが核反応を起こし，粒子cとdが生じたとき，

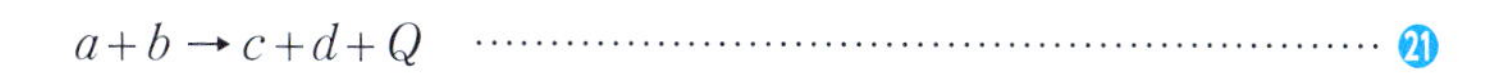

$$a+b \rightarrow c+d+Q \quad \cdots\cdots ㉑$$

図8 核反応式

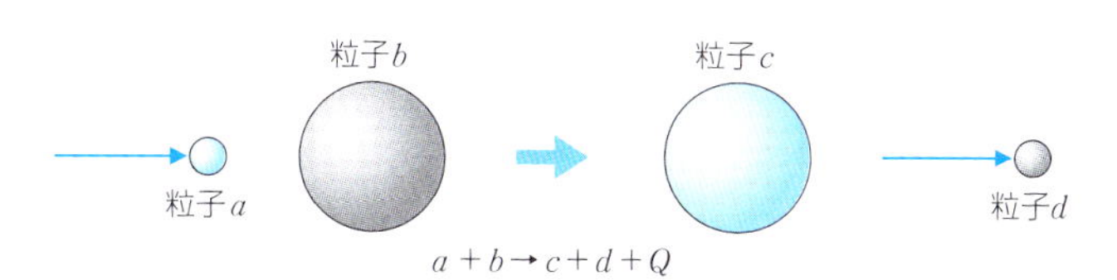

と化学反応式と同様に表される。右辺のQという量は核反応のエネルギーとよばれ，あるいは単に“核反応の**Q値**(Q-value of nuclear reaction)”とよばれることが多い。

各粒子の質量をm_a，m_b，m_c，m_d[kg]とし，光速度c[m/s]からQ値[J]は，

$$Q=(m_a+m_b-m_c-m_d)c^2 \quad \cdots\cdots ㉒$$

であり，質量を原子質量単位で表せばQ値[MeV]は，

$$Q=(m_a+m_b-m_c-m_d)\times 931.5 \quad \cdots\cdots ㉓$$

となる。また，Q値の正負は，

$Q>0$→エネルギーの放出(発熱反応：exothermic reaction)
$Q<0$→エネルギーの吸収(吸熱反応：endothermic reaction)

を意味する。$Q>0$の場合は，入射粒子の運動エネルギーがどんなに小さくても起こる。一方，$Q<0$の場合はQの分だけエネルギーが不足しているため，入射粒子の運動エネルギーで補う必要がある。この運動エネルギーがある一定の値より大きくなれば反応が生じるので，この最低限の運動エネルギーの値を**閾値**(threshold value)という。後に述べる放射能の壊変は必ず$Q>0$である。

核反応の例としてラザフォードが行ったα粒子による窒素の元素変換反応をみると，

$$^{14}N+{}^{4}He\rightarrow{}^{17}O+{}^{1}H+Q \quad \cdots\cdots ㉔$$

である。^{14}Nと^{4}Heの原子質量単位の和は18.005677＝14.003074＋4.002603，^{17}Oと^{1}Hの原子質量単位の和は18.006957＝16.999132＋1.007825である。従って，この反応をエネルギー的に可能にさせるには式㉓より，

$$(18.005677-18.006957)\times 931.5=-1.19\ \mathrm{MeV}<0$$

と0以下であるためエネルギーを供給することが必要となる。

さて，上式のように計算した例では$^{14}N(\alpha,p)^{17}O$のQ値は－1.19 MeVであることがわかったが，このことは，α粒子の運動エネルギーが1.19 MeVを超せば反応が実際に生じることを指しているのだろうか？ 答えはそうではない。理由は2つある。

1つ目は，α粒子と^{14}N原子核との衝突の際に運動量保存のために，α粒子の運動エネルギーの4/18は生成粒子の運動エネルギーとして保留されなければならない。よって，α粒子の運動エネルギーの14/18だけが反応に利用されるのである。$^{14}N(\alpha,p)^{17}O$反応をエネルギー的に可能とさせる最低のα粒子の運動エネルギー，すなわちこの反応のα粒子の閾エネルギーは，

$$1.19\times\frac{18}{14}=1.53\ \mathrm{MeV} \quad \cdots\cdots ㉕$$

となる。入射粒子の運動エネルギーのうち，生成粒子の運動エネルギーと

して保存される分は，標的原子核の質量が増大するに従って小さくなる。

理由の2つ目として，クーロン斥力も考慮しなければならない。α粒子が ^{14}N原子核の核力の範囲内に入るまでは，両者の距離が接近するにつれクーロン斥力が増大する。正電荷Z_2e，半径R_2の入射粒子に対する電荷Z_1e，半径R_1の標的原子核のまわりのポテンシャル障壁の高さVは，両粒子がちょうど接触した場合のエネルギーとして見積もることができる。すなわち，

$$V = \frac{Z_1 Z_2 e^2}{R_1 + R_2} \quad \cdots\cdots ㉖$$

質量数をAとしたとき，p.122～124で述べた原子核の半径を$R=1.2\times10^{-15}A^{1/3}$の経験式から計算すると，$\alpha$粒子と$^{14}N$原子核の間のポテンシャル障壁の高さは式㉖から約3.4 MeVとなる。そこで，古典理論によれば反応に対するエネルギーの閾値は式㉕から1.53 MeVに過ぎないが，α粒子が^{14}N原子核に入り，(α, p)反応を起こさせるためには，少なくともα粒子は，

$$3.4 \times \frac{18}{14} = 4.4 \text{ MeV}$$

の運動エネルギーを持つことが必要である。実際にラザフォードが用いたα粒子はRaC'(^{214}Po)で，そのエネルギーは7.687 MeVであるため，式㉔の核反応が起きたことになる。

9 核力

原子核を構成する核子同士を結びつけている力を核力という。この核力は陽子と中性子，中性子と中性子，陽子と陽子間に働く。核力の性質をまとめると，

①核子間に働く引力で，核子の組み合わせ(*p-p*，*p-n*，*n-n*)には依存しない(電荷独立性)。
②核力の働く距離は約1.4×10^{-15} m以下で，その強さはクーロン力の約140倍である。
③数個の隣接する核子間のみで働き，他の核子には及ばない(核力の飽和)。

この3つの性質から，原子核の結合エネルギーの大きさ，核子の体積が質量数に依存しないことが説明できる。特に①と②の性質は核子の体積が一定であることを示している。核力が万有引力やクーロン力と同様に遠くまで働くならば，質量数の大きな原子核の核子は圧縮されて体積が減少することになる。

10 陽子と中性子の入れ替わり

図9のように，水素原子に中性子を弾性衝突させる。90 MeVの中性子で行ったときの散乱角θと反跳角ϕの微分断面積理論値および実測値を図10に示す。この実験結果は反跳陽子の一部が中性子に変換されたように見受けられる（図10の★）。さらに，散乱角の小さな粒子中に多くの入射中性子エネルギーに近い多くの陽子が存在している。大きな原子核で同様の実験を行っても散乱角の小さな粒子に入射エネルギーとほとんど同様な運動エネルギーを持った陽子が存在していることから，中性子が原子核近傍を通過する際に陽子に変換すると考えることが妥当となる。この考えを取り入れると実験結果がうまく説明できる。よって，核力が働くメカニズムと電荷が入れ替わることとが密接な関係があることを示唆している。

類似の現象は原子の共有結合でもみられる。水素分子の共有結合では互いの電子を2つの原子がやり取りすることでイオン状態の原子が互いに入れ替わり，原子間の結合力が生じる。この現象の類推から，陽子と中性子が入れ替わるような粒子を交換するときに核力が働くという理論が考え出された。

図9 中性子と水素原子核との弾性散乱

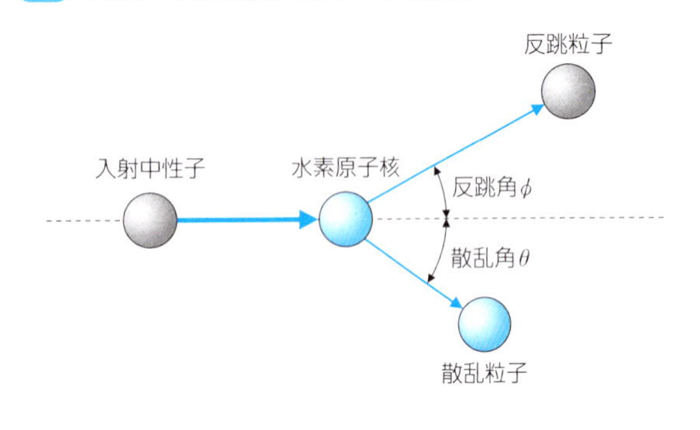

図10 中性子散乱の微分断面積（理論値と実測値）

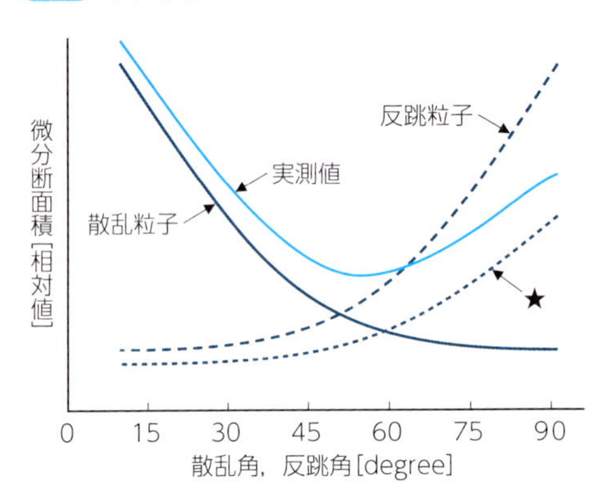

図11 中間子の交換機構の模式図

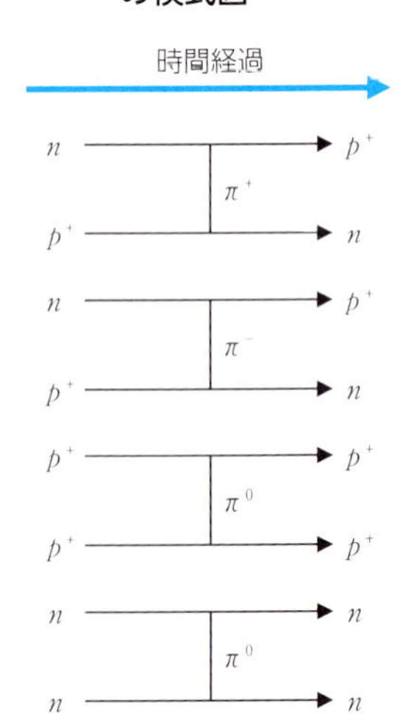

11 π中間子

核力が働く際に核子が交換する粒子を**π中間子**（π-meson）（パイオン：pion）という。π中間子には電荷を持つπ^+中間子とπ^-中間子，電荷を持たないπ^0中間子の3種類がある。電荷を持つ$\pi^\pm$中間子は陽子と中性子の間で交換され，このときに陽子と中性子が入れ替わる（図11）。

$$p^+ \rightarrow n + \pi^+ \qquad n + \pi^+ \rightarrow p^+$$
$$n \rightarrow p^+ + \pi^- \qquad p^+ + \pi^- \rightarrow n$$

陽子同士あるいは中性子同士の間では電荷を持たないπ^0中間子を交換する（図11）。

$$p^+ \rightarrow p^+ + \pi^0 \qquad p^+ + \pi^0 \rightarrow p^+$$
$$n \rightarrow n + \pi^0 \qquad n + \pi^0 \rightarrow n$$

湯川秀樹は核力の到達距離が約1.4×10^{-15} m程度である実験事実から，核力の位置エネルギーは，

$$U(r)=\frac{e^{-\mu r}}{r} \quad\cdots\cdots\text{㉗}$$

と表し，これを**湯川ポテンシャル**（Yukawa potential）という。指数関数の因子がなければ万有引力やクーロン力と同じである。π中間子の到達距離はその寿命で決まり，π中間子の速度がほとんど光速で走るとすると，その寿命は約4.7×10^{-24} sである。**ハイゼンベルグの不確定性原理**（Heisenberg's uncertainty principle）によれば，中間子の寿命程度の短い時間$\varDelta t$には，これよりも$\varDelta E$だけ高いエネルギー状態となりえて，

$$\varDelta E=\frac{h}{2\pi\varDelta t}\approx\frac{6.6\times10^{-34}\ \mathrm{J\,s}}{2\pi\times4.7\times10^{-24}\ \mathrm{s}}=2.2\times10^{-11}\ \mathrm{J}=140\ \mathrm{MeV}$$

となる。これは電子の約280倍，核子の約1/6.6倍の静止質量を持った粒子が存在することになる。これらのことから，1934年に湯川は核力を仲介する粒子を中間子と名付け，その存在を予言した。発生したπ中間子は単独で無限遠に飛び出す運動エネルギーは持たず，直ちに元の核子に吸収されるか，たまたま隣に別の核子があるとπ中間子が交換される。

π中間子を核子から遊離した状態で見出すには大きな運動エネルギーを与える必要がある。1947年にパウエル（C. Powel）によって宇宙線のなかに存在することが発見され，1949年に湯川はノーベル物理学賞を授与された。現在では高エネルギー加速器で自在に発生させることができ，治療分野で高く評価されている。340 MeVの陽子を水素原子に衝突させると以下の核反応が生じる。

$$p+p\rightarrow d+\pi^{+} \quad\cdots\cdots\text{㉘}$$

発生したπ^{+}中間子を磁場中の霧箱に導き，その曲率半径から静止エネルギーは139.6 MeVと決定された。同様の測定方法で求められたπ^{-}中間子の質量はπ^{+}中間子と同じであった。π^{0}中間子は平均寿命8.3×10^{-17} sで2個の光子に壊変する。この光子のエネルギーを測定することで，その静止エネルギーは134.9 MeVと決定されている。

π中間子の生成に関係している***K*中間子**〔K meson（ケーオン：kaon）〕は1947年，ロチェスター（G. D. Rochester）とバトラー（C. C. Butler）により宇宙線の霧箱写真の中から発見された。K中間子はその電荷に応じてK^{+}，K^{-}，K^{0}の3種類があり，静止質量は$K^{\pm}$が497.6 MeV，K^{0}が493.7 MeVである。スピンはK^{+}，K^{-}，K^{0}のすべてが0で，10^{-8}～10^{-10} sで以下のように壊変する。

$$\begin{aligned}&K^{+}\rightarrow\pi^{+}+\pi^{+}+\pi^{-}\\&K^{-}\rightarrow\pi^{-}+\pi^{-}+\pi^{+} \quad\cdots\cdots\text{㉙}\\&K^{0}\rightarrow\pi+\pi\end{aligned}$$

π中間子は単独では存在できず，μ粒子とγ線を放出して以下のように壊変する。

$$\pi^+ \rightarrow \mu^+ + \nu_\mu$$
$$\pi^- \rightarrow \mu^- + \overline{\nu}_\mu \quad \cdots\cdots ㉚$$
$$\pi^0 \rightarrow \gamma + \gamma$$

μ粒子のスピンは1/2，静止質量は105.7 MeV，平均寿命2.20×10^{-6} sで以下のように壊変する。

$$\mu^+ \rightarrow e^+ + \overline{\nu}_\mu + \nu_e$$
$$\mu^- \rightarrow e^- + \nu_\mu + \overline{\nu}_e \quad \cdots\cdots ㉛$$

ここでν_μは**ミューニュートリノ**で，β壊変の際に放出されるニュートリノを**電子ニュートリノ**ν_eという。μ粒子は，宇宙線の霧箱写真からアンダーソン（C. D. Anderson）とネッダーマイヤー（S. H. Nedermeyer）が1937年に発見した。

12 核スピンと核磁気モーメント

原子核内の核子である陽子および中性子は，軌道電子同様に自転および軌道運動を行っている〔厳密な議論（スピルノ場の導入）をしなければ自転のようなものと考えてよい〕。よって，核子も軌道電子同様に量子化された固有の**角運動量**（angular momentum）（**内部スピン**：intrinsic spin）をもつことになる。荷電粒子が回転すると円電流が発生し，棒磁石と等価な**磁気（双極子）モーメント**（magnetic momentum）（**磁気能率**ともいう）をもつことになる。

角運動量と磁気モーメントの関係であるが，図12に示すように質量M_p，電荷eの陽子がz軸から距離r，速度vで右回りの円運動をしているとする。陽子の位置および速度をベクトル$\vec{r}$および$\vec{v}$で表すと軌道角運動量ベクトル$\vec{L}$は$+z$方向となる。軌道角運動量の大きさL（＝半径×運動量）は，

$$L = rM_pv = 2M_pfS \quad \cdots\cdots ㉜$$

となる。ここで，fは回転数（$=v/2\pi r$），Sは軌道の面積（$=\pi r^2$）である。

図12 陽子の運動による円電流および角運動量の発生

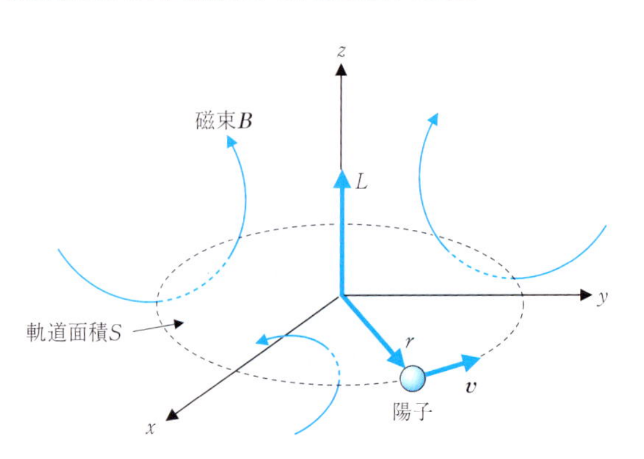

また，量子力学での角運動量の大きさは，

$$L=\frac{Ih}{2\pi}=I\hbar \qquad \left(\hbar=\frac{h}{2\pi}\right) \quad ㉝$$

で，Iは角運動量子数である。また，Iは自転運動に基づく場合は1/2，軌道運動に基づく場合は整数となる。式㉜と式㉝が等しいとすると次式となる。

$$I\hbar=2M_p f S \quad ㉞$$

次に，陽子が単位時間あたりf回軌道上をまわると，電流iは，

$$i=ef \quad ㉟$$

となる。円形コイルに電流が流れると磁場が発生し，その分布は棒磁石と等価となる。半径r，電流iが流れた場合の棒磁石の磁気モーメントμ_mは，

$$\mu_m=iS \quad ㊱$$

となる。式㉝，㉞，㉟より磁気モーメントは，

$$\mu_m=\frac{e}{2M_p}\hbar I \quad ㊲$$

となる。$e\hbar/2M_p$の各要素は普遍定数であるため，

$$\mu_N=\frac{e\hbar}{2M_p}=3.1524517\times10^{-8}\ \mathrm{eV/T} \quad ㊳$$

とすると，

$$\mu_m=\mu_N I \quad ㊴$$

となる。μ_Nは**核磁子**（nuclear magnetron）とよばれ，原子核の磁気モーメントの大きさの単位である。よって，磁気モーメントは普遍的な単位μ_NのI倍となる。

しかしながら，実際の陽子の磁気モーメントμ_Pは2.79 μ_Nとなる（ニュートン力学的な自転運動ではないことの結果）。陽子は頻繁に$p\leftrightarrow n+\pi^+$と結合と解離をしていることに由来する。π^+の質量は陽子の1/6.6であり，解離している瞬間は約6.6 μ_Nの磁気モーメントが発生しているため，巨視的な時間平均でみると2.79 μ_Nの磁気モーメントとなる。巨視的な時間平均の電荷が0の中性子も$n\leftrightarrow p+\pi^-$と結合と解離をしているため，磁気モーメントをもつことになる。π^-の磁気モーメントは約$-6.6\ \mu_N$であることから，中性の巨視的な時間平均の磁気モーメントは$-1.91\ \mu_N$となる。

このように$\mu_N I$とは異なり，その違いをgで表すと，

$$\mu_m=g\mu_N I \quad ㊵$$

となる。このgを**原子核g因子**（nuclear g-factor）という。式㊵を書き改めると，

$$\mu_m = g\frac{e}{2M_p}\hbar I = \gamma\hbar I = \gamma L \quad \cdots\cdots \text{41}$$

ここでγは，

$$\gamma = g\frac{e}{2M_p} = \frac{\mu_m}{L} \quad \cdots\cdots \text{42}$$

である。μ_mは磁気モーメント，Lは角運動量で，γを磁気回転比という。

原子核は，それぞれの核子が持つ軌道角運動量とスピン角運動量で運動している複合粒子系であるため，原子核全体も磁気モーメントをもつことになる。複合粒子系の角運動量ベクトルは，構成粒子の角運動量ベクトルの和となる。ただし，陽子2個，あるいは中性子2個の対はスピンベクトルが逆向きになるため相殺される。従って，陽子と中性子の両方が偶数の核種はスピンも磁気モーメントも0となる。

13 原子核の角運動量と核磁気モーメント

多数の核子で構成された原子核の角運動量は，個々の核子の角運動量を合成したものとなる。原子核の角運動量量子数をIとすると，原子核の角運動量の大きさLは次式で表される。

$$L = \hbar\sqrt{I(I+1)} = \hbar I^* \qquad \left(I^* = \sqrt{I(I+1)}\right) \quad \cdots\cdots \text{43}$$

原子核に外部磁場（磁場方向をz軸とする）を印加すると，図13aに示すように$\vec{I}^*$のz軸成分m_Iは量子化され離散した値をとる。z軸方向の角運動量L_zは$L_z = m_I\hbar$となり，m_Iは磁気量子数とよばれる。m_Iは，

$$m_I = I, I-1, I-2, \cdots, -(I-2), -(I-1), -I$$

図13 角運動量と磁気モーメントのベクトルモデル（I=3/2の場合）

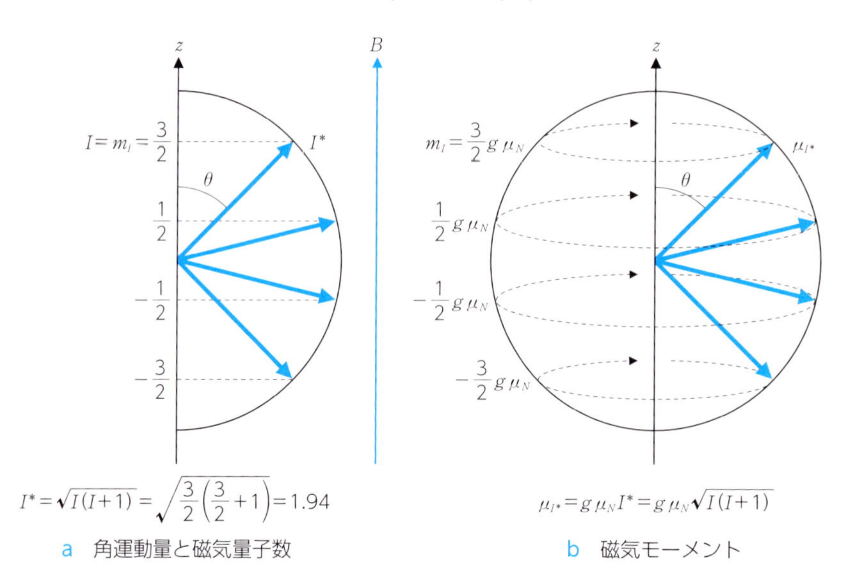

a 角運動量と磁気量子数　　b 磁気モーメント

と$(2I+1)$個の値が与えられる。

原子核の磁気モーメントの大きさμ_{I^*}は式㊵より，

$$\mu_{I^*}=\gamma\hbar I^*=g\mu_N I^* \quad \cdots\cdots ㊹$$

となり，磁気モーメントベクトル$\vec{\mu}_{I^*}$は図13bに示すように，z軸方向から定まった角度θで歳差運動をすることになる。z軸方向の磁気モーメントμ_mも量子化され次式となる。

$$\mu_m=g\mu_N m_I \quad \cdots\cdots ㊺$$

また，角度θは次式で表される。

$$\cos\theta=\frac{m}{I^*}=\frac{m}{\sqrt{I(I+1)}} \quad \cdots\cdots ㊻$$

14 核磁気共鳴

磁気モーメント$\mu_m\neq 0$である原子核は，外部から磁場$\vec{B}$をかけられたとき，

$$E=-\mu_m\vec{B}=-\gamma\varepsilon_0 L_z B \quad \cdots\cdots ㊼$$

の位置エネルギーEが生じる。ここで，L_zは磁場$\vec{B}$の方向成分(磁場方向にz軸をとったときのz方向成分)で，前項と同様に，磁気量子数$\pm m$で量子化されて離散的数値をもち，

$$L_z=\pm m\hbar \quad \cdots\cdots ㊽$$

となる。従って，位置エネルギーEは等間隔の離散的数値となり，そのエネルギー準位の間隔ΔEは，

$$E=-\gamma\omega_0 m\hbar B \;\rightarrow\; \Delta E=-\gamma\omega_0\hbar B \quad \cdots\cdots ㊾$$

となる。

原子核は位置エネルギーが最も低い状態になるが，式㊾で示したエネルギーΔEの光子(電磁波)を吸収すると，高いエネルギー準位に遷移する。この電磁波の周波数を**ラーモア**(Larmor)**周波数**ν_0といい，

$$\nu_0=\frac{\Delta E}{h}=\frac{\gamma\omega_0\hbar B}{h}=\frac{1}{2\pi}\gamma\omega_0 B \quad \cdots\cdots ㊿$$

で表され，磁場の強さBに比例する。外部磁場が数テスラ(T：Tesla)であれば，周波数帯はラジオ波(radiofrequency：RF)に相当する。例えば，水素(^{1}H)が1 Tの外部磁場をかけられたとき，そのラーモア周波数ν_0は，42.6 MHzとなる。

磁場中に置かれた原子核は，重力場でのコマのようにラーモア周波数の周期で**歳差運動**(precession)を行う。ラーモア周波数のRF波を照射された原子核は高いエネルギー準位に励起し，元のエネルギー状態に戻るとき

同じ周波数の電磁波を放出する。この共鳴吸収現象を**核磁気共鳴**(nuclear magnetic resonance：NMR)といい，原子の**ゼーマン効果**(Zeeman effect)や**電子スピン共鳴**(electric spin resonance：ESR)と類似の現象である。

15 素粒子

物質を構成する最小粒子は陽子，中性子，電子および光子と考え，**素粒子**(elementary particle)とよんでいた。中性子は電荷の性質を除くと陽子とほぼ同様である。では，中性子に電子が結びついたものを陽子と考える。しかし，中性子は陽子よりも0.1％質量が重いことから矛盾が生じる。この盾を解決するには，陽子や中性子は究極の最小粒子ではなく，さらに小さな基本的粒子の組み合わせから構成されていると考えなければならない。この基本的な粒子を**クォーク**(quark)といい，質量だけが異なり他の性質がまったく同じ3つの組に分類することができ，これらの組のことを「世代」とよんでいる。小林誠と益川敏英が，第3世代のクォークの存在を予言する小林-益川理論(Kobayashi-Masukawa model)を1973年に発表したが，当時はまだ第1世代のアップクォーク(up quark：u)，ダウンクォーク(down quark：d)と第2世代のストレンジクォーク(strange quark：s)しか見つかっていないときで，この予言は驚くべきものであった。しかし，1974年にはチャームクォーク(charm quark：c)が，1977年にはボトムクォーク(bottom quark：b)が見つかり，最後まで残ったトップクォーク(top quark：t)も1995年に発見されて，第3世代の素粒子模型が確立された。その功績から小林誠と益川敏英に2008年にノーベル賞が授与された。これらのクォークは反クォークもあり，スピン1/2，電気量は±(2/3)eあるいは±(1/3)eである。またクォークは単独で取り出すことはできないので，その電荷量は観測できない。表2にクォークの種類と性質を示す。このクォークに加え，6種の**レプトン**(lepton)が物質を構成する粒子で，これら粒子間の力を媒介する**ゲージ粒子**(gauge particle)が基本粒子(fundamental particle)であることがわかった。

表2 クォークの種類と性質

世代	粒子名	記号	電荷	スピン・パリティ	バリオン数
第1	アップクォーク	u	+2/3	$1/2^+$	1/3
	反アップクォーク	$\bar{u}$	−2/3	$1/2^-$	−1/3
	ダウンクォーク	d	−1/3	$1/2^+$	1/3
	反ダウンクォーク	$\bar{d}$	+1/3	$1/2^-$	−1/3
第2	チャームクォーク	c	+2/3	$1/2^+$	1/3
	反チャームクォーク	$\bar{c}$	−2/3	$1/2^-$	−1/3
	ストレンジクォーク	s	−1/3	$1/2^+$	1/3
	反ストレンジクォーク	$\bar{s}$	+1/3	$1/2^-$	−1/3
第1	トップクォーク	t	+2/3	$1/2^+$	1/3
	反トップクォーク	$\bar{t}$	−2/3	$1/2^-$	−1/3
	ボトムクォーク	b	−1/3	$1/2^+$	1/3
	反ボトムクォーク	$\bar{b}$	+1/3	$1/2^-$	−1/3

クォーク間に働く力は核力と同じ種類で強い力（クォーク間では色の力という）である。この強い力は電子に働かないため，原子核内に電子は存在しない。このように，強い力が働かない粒子をレプトンといい，弱い力だけが働く。レプトン族であるニュートリノは，この弱い力があまりにも小さいため実験的に観測されたのは最近である。現在までに300種を超える粒子が発見されており，それらは**強い相互作用**（strong interaction）をする素粒子，**弱い相互作用**（weak interaction）をする素粒子，相互作用を媒介する素粒子に分類されている。表3に素粒子を分類したものを示す。**ハドロン**（hadron）**族**の素粒子はクォークとそれらを結びつけるグルオン（gluon）からできており，バリオン（baryonn：重粒子族）とメソン（meson：中間子族）に分けられる。

ハドロンの内部自由度（isospin：アイソスピン）は，核子または核子より重いスピン半奇数（1/2，3/2，5/2，…）の素粒子であり，3つ（バリオン）あるいは2つ（メソン）のクォークからできている。例えば，バリオンである陽子はuud，中性子はuddとなる。メソンであるπ^+中間子は$u\bar{d}$，π^0中間子は$u\bar{u}$で，クォークと反クォークの対となる。メソンは電子質量と核子質量の間の粒子を指していたが，現在ではバリオン数が0の粒子を中間子とよんでいる。表4にπ中間子，陽子，中性子の性質をまとめる。

表3 素粒子の種類と性質

強い相互作用	ハドロン族	重粒子族	陽子，中性子，デルタ（Δ）粒子，ラムダ（Λ）粒子，シグマ（Σ）粒子，グザイ（Ξ）粒子，オーム（Ω）粒子，など
		中間子族	π，K，イータ（η），ロー（ρ），オメガ（ω），ファイ（ϕ），ジェイ プサイ（J/ψ），プサイ（ψ），など
弱い相互作用	レプトン族		v_e，v_μ，v_τ，e，μ，τの6種類のみ
相互作用の媒介	ゲージ族		光子，弱ボソン（W^+，W^-，Z^0），グルオン（g）

表4 π中間子，陽子，中性子の性質

粒子名	記号	構成クォーク	電荷	アイソスピン	スピン・パリティ	質量[MeV]
π^+中間子	π^+	$u\bar{d}$	+1	1	0^-	139.567
π^-中間子	π^-	$\bar{u}d$	−1	1	0^-	139.567
π^0中間子	π^0	$u\bar{u},d\bar{d}$	0	0	0^-	134.96
陽子	p	uud	+1	1/2	$1/2^+$	938.3
反陽子	$\bar{p}$	$\bar{u}\bar{u}\bar{d}$	−1	1/2	$1/2^+$	938.3
中性子	n	udd	0	1/2	$1/2^+$	939.6
反中性子	$\bar{n}$	$\bar{u}\bar{d}\bar{d}$	0	1/2	$1/2^+$	939.6

16 統計およびパリティ

すべての原子核と素粒子は，Bose統計あるいはFermi統計の2つの統計のどちらか1つに従うことが知られている。1つの系内の2個の同種の粒子の座標を交換し，その系を表す波動関数の符号が変わらないとき，Bose統計が適用され，符号が変わるときはFermi統計に従う。Fermi統計はパウリの排他原理が適用されるが，Bose統計にその制限はない。表5に，いくつかの素粒子についての諸性質を示す。

波動関数の対称性と関係のある原子核の性質の1つに**パリティ**（parity）がある。すべての空間座標の符号を変えたとき，系の波動関数の符号が変わるときは奇の(−)パリティ，変わらないときは偶の(+)パリティとよび，原子核の状態を指定する指標である。偶のパリティの状態にある2個の粒子，あるいは奇のパリティの状態にある2個の粒子を組み合わせると偶のパリティの状態のみを作る。偶と奇のパリティの粒子1個ずつであると奇のパリティの系を作る。また，角運動量量子数Lが偶をもった状態は偶のパリティ，奇では奇のパリティをもつ。

表5 いくつかの素粒子の諸性質

粒子	記号	電荷	スピン	磁気モーメント	統計
電子	e^-あるいはβ^-	−1	1/2	−1835	Fermi
陽電子	e^+あるいはβ^+	+1	1/2	+1835	Fermi
光子	γ	0	1	0	Bose
中性微子（ニュートリノ）	ν	0	1/2	<0.3	Fermi
中性子	n	0	1/2	−1.913	Fermi
μ粒子	μ	−1, +1	1/2		Fermi
π中間子	π	−1.0, +1	0		Bose
陽子	p	+1	1/2	+2.793	Fermi

2 原子核物理 壊変

1 γ放射

励起状態(exciting state)にある原子核で，原子核から粒子を放出するのに十分なエネルギーをもっていない場合，あるいは他の粒子の放出がゆっくり起きる場合，いろいろな方法で励起エネルギーを放出して基底状態(ground state)に戻る。最も通常の方法は電磁放射線の放出によるもので，**γ放射**(γ-ray emission)とよばれる。励起状態からより低いエネルギー状態に遷移する際，この2つの状態のエネルギー差で放射されたγ線は，$E=h\nu$なるエネルギーで決められた振動数をもっている。${}^{A}_{Z}X^*$を励起状態にある原子核とすると，

$${}^{A}_{Z}X^* \rightarrow {}^{A}_{Z}X + \gamma$$

で表される。励起エネルギーの放出の前後の状態はエネルギーと運動量は保存される。T_iを粒子iの運動エネルギー，$\vec{p}_i$を粒子iの線運動量とすると，エネルギー保存則から，

$$M^*(A,Z)=M(A,Z)+T_M+E_\gamma \quad \cdots\cdots ❶$$

が成立する。ここで，$M^*(A, Z)$は励起状態での原子核の質量，$M(A, Z)$はエネルギーE_γのγ線を放出した原子核の質量である。次に運動量保存則から，

$$0=\vec{p}_M+\vec{p}_\gamma \quad \cdots\cdots ❷$$

が成立し，式❶，式❷から次式が得られる。

$$T_M \approx \frac{1}{2}Mv^2=\frac{p_M^2}{2M}=\frac{p_\gamma^2}{2M}=\frac{E_\gamma^2}{2Mc^2} \quad \cdots\cdots ❸$$

上式で，Mは原子の質量で，$E_\gamma=p_\gamma c$の関係を用いている。また，T_MはエネルギーE_γ放出後の原子核の運動エネルギーを示しており，**反跳エネルギー**(recoil energy)とよばれる(図1)。

図1 γ線放出による反跳エネルギー

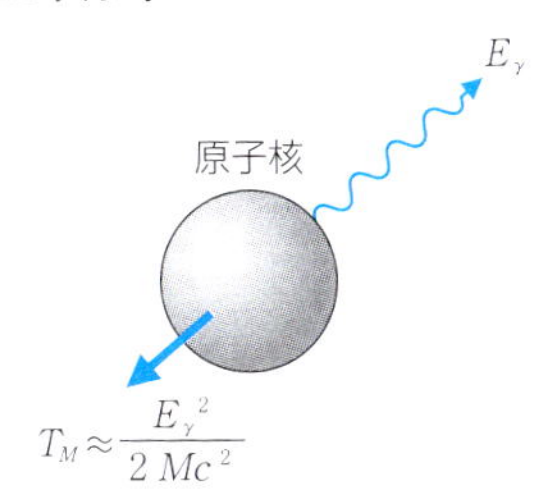

例えば，質量数$A=50$の原子核が1 MeVの光子を放出する際の反跳エネルギーT_Mは，

$$T_M \approx \frac{(1\times10^6)^2}{2\times50\times(931.5\times10^6)} \approx 10\ \mathrm{eV}$$

となる。**放射線損傷**(radiation damage)を議論する場合にはこの反跳エネルギーは重要となるが，通常は無視できるため，γ線エネルギーは，

$$E_\gamma = M^*(A,Z) - M(A,Z) \quad \cdots\cdots \text{④}$$

と表記できる。

また，γ線放出による励起エネルギーの解消は，直接基底状態に進まないで，中間の励起状態に留まることがある。その状態に留まる時間が計測可能なとき，「**準安定状態**(metastable)」という。このように陽子数および中性子数が等しく，そのエネルギー準位のみが異なるとき，それぞれを「**核異性体**(nuclear isomer)」(**異性核**ともいう)という。エネルギー準位の高い核異性体が，γ線あるいは内部転換電子を放出してエネルギー準位の低い状態に遷移することを**核異性体転移**(isometric transition：IT)という(図2)。

図2 ^{137}Csの壊変図

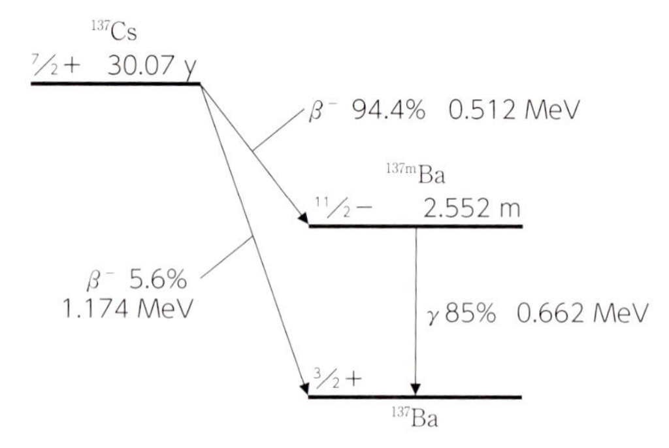

^{137m}Baから^{137}Baへの励起解消では15%は内部転換を起こす

例題

Q 上図の^{137}Csで0.662 MeVのγ線が放出されるとき，原子核の反跳エネルギーT_M[eV]を求めよ。

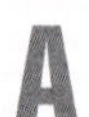

A 反跳エネルギーT_M[eV]は，次式で表される。

$$T_M \approx \frac{1}{2}Mv^2 = \frac{E_\gamma{}^2}{2Mc^2} = \frac{(0.662\times10^6)^2}{2\times137\times931.5\times10^6} = 1.7$$

2 内部転換

原子核の励起エネルギーの解消で，γ線の放出を行わず原子核の周りの電子にそのエネルギーを付与する場合がある。この過程を**内部転換**（internal conversion：IC）（あるいは**内部変換**）といい，放出される電子を**内部転換電子**（internal conversion electron）（あるいは**内部変換電子**）という。図3のように，この電子はγ線のエネルギーE_γと原子における電子の結合エネルギーB_iの差$E_\gamma - B_i$に等しい運動エネルギーをもって放出される。

殻iから放出される電子の運動エネルギーをT_i，殻iの結合エネルギーをB_iとすると，式❶は，

$$M^*(A, Z) = M(A, Z) + T_M + T_i + B_i \quad \cdots\cdots ❺$$

となる。T_MとT_iの関係を考えると，T_iは，

$$T_i = \frac{1}{2} m_e v_i^2 = \frac{p_i^2}{2m_e} \rightarrow p_i^2 = 2m_e T_i$$

から，式❸と同様に，

$$T_M \approx \frac{1}{2} Mv^2 = \frac{p_M^2}{2M} = \frac{p_i^2}{2M} = \frac{2m_e}{2M} T_i = \frac{m_e}{M} T_i \quad \cdots\cdots ❻$$

となる。また，$m_e \ll M$であるので，$T_M \ll T_i$となる。従って式❺のT_Mを無視でき，

$$T_i = M^*(A, Z) - M(A, Z) - B_i \quad \cdots\cdots ❼$$

となる。ここで，遷移に伴って放出されるエネルギーQは，

$$Q = M^*(A, Z) - M(A, Z)$$

であるので，式❼は次式となる。

$$T_i = Q - B_i \quad \cdots\cdots ❽$$

従って内部転換が起きると，原子核の周りのある殻から電子が1個放出され，式❽に示すように単一エネルギーとなる。また，電子はそれぞれの殻から放出されるため，そのエネルギースペクトルは数群の単一エネルギーとして現れる。

図3 内部転換電子

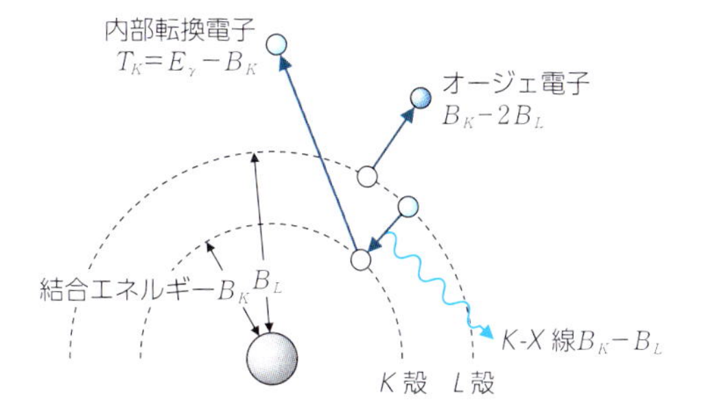

K-X線を放出しないでオージェ電子を放出することがある

これらのことから，γ放射と内部転換とは競合過程となり，λ_iを殻iから電子が放出する確率，λ_γは光子を放出する確率とすると，λ_i/λ_γを殻iの**内部転換係数**（internal conversion coefficient）（あるいは**内部転移イールド**：internal conversion yield）という。全体的な内部転換係数はそれぞれの殻の内部転換係数の和（$\Sigma(\lambda_i/\lambda_\gamma)$）で表される。内部転換係数は原子番号$Z$のほぼ3乗に比例し，放出されるエネルギー$Q$が小さいほど大きくなり，原子核に近い殻ほど内部転換を起こす確率が高くなる。また，一般的に内部転換の確率はγ放射の確率より小さく，内部転換係数は1以下である。多くの原子核では内部転換する確率が0であるが，γ放射の確率が0となる原子核はない。電子が放出され空位となった殻はその外側の殻から落ち込む電子によってすぐに満たされる。この遷移によって**特性X線**（characteristic X-rays）あるいは**オージェ電子**（Auger electron）が放出される。よって，内部転換を起こす原子核はγ線，電子（内部転換電子，オージェ電子），特性X線を放出することになる。

1.02 MeV以上のエネルギーQが得られる場合は，励起解消に第三の過程が可能となる。このエネルギーは2つの電子に相当している。空間に1つの電子と1つの陽電子の対を生成し，$Q-1.02$ MeVの運動エネルギーを持った陰電子および陽電子を放出することになる。この特殊な内部転換を**内部電子対生成**（internal pair production）という。この過程は非常にまれな励起解消であるが，^{16}Oの第一励起状態の壊変様式がそれである。^{16}Oは安定核であるが，第一励起状態は6.06 MeVで半減期は7×10^{-11} sである。第一励起状態から基底状態への遷移で6.06 MeVのγ線は放出されず，5.04 MeVの電子対が観測される。

3 α壊変

原子番号の比較的高い原子核はα粒子（$^4_2$He）を放出して壊変することが多い。

$$^A_ZX \rightarrow {}^{A-4}_{Z-2}Y + {}^4_2\mathrm{He} + Q_\alpha \quad (9)$$

壊変前後の状態はエネルギーと運動量は保存される。

$$M(A, Z) = M(A-4, Z-2) + M(4, 2) + T_M + T_\alpha \quad (10)$$

$$0 = \vec{p}_M + \vec{p}_\alpha \quad (11)$$

壊変に伴って発生するエネルギーQ_αを**壊変エネルギー**（decay energy）といい，壊変の前後の静止エネルギー差に等しく，$Q_\alpha>0$のときのみα壊変が起こる。

$$Q_\alpha = M(A,Z) - M(A-4, Z-2) - M(4, 2) > 0 \quad (12)$$

式⑩，式⑪から，

$$T_M + T_\alpha = Q_\alpha \quad (13)$$

となる。親核種がα壊変し，娘核種が基底状態にならず，エネルギーEの励起状態になるときが多い。この場合には放出されるエネルギーがEだけ減少することを示す。

$$T_M + T_\alpha = Q_\alpha - E \quad \cdots\cdots ⑭$$

α粒子の運動エネルギーT_αと娘核種の運動エネルギーT_Mは，式⑪と式⑬より，

$$T_\alpha = \frac{M(A-4,\ Z-2)}{M(A-4,\ Z-2)+M(4,2)}(Q_\alpha - E) \quad \cdots\cdots ⑮$$

$$T_M = \frac{M(4,2)}{M(A-4,\ Z-2)+M(4,2)}(Q_\alpha - E) \quad \cdots\cdots ⑯$$

となる。多くの場合，α壊変を起こす原子核は質量数が大きいため，

$$M(A-4,\ Z-2) - M(4,\ 2) \approx M(A-4,\ Z-2)$$

と考えると，式⑮，式⑯は次式で表される。

$$T_\alpha \approx \frac{A-4}{A}(Q_\alpha - E) \quad \cdots\cdots ⑰$$

$$T_M \approx \frac{4}{A}(Q_\alpha - E) \quad \cdots\cdots ⑱$$

よって，壊変に伴うエネルギーはα粒子がほとんど持ち去り，かつ，エネルギー分配は互いの質量で決定されるので，α粒子はすべて同じ運動エネルギーを持つことになる。γ線と同様に，α粒子のエネルギー分布は単一スペクトルを示す。

1911年にガイガー（H. Geiger）とヌッタル（J. M. Nuttall）は壊変定数λの大きい，あるいは半減期Tの短い原子核ほどα粒子のエネルギーEが高いことを発見し，

$$\log\lambda = a + b\log E \quad \cdots\cdots ⑲$$

なる経験式を報告した。この経験法則を**ガイガー-ヌッタルの法則**（Geiger-Nuttall's law）とよぶ。ここでa，bはα壊変する4つの壊変系列であるトリウム系列，ウラン系列，アクチニウム系列，ネプツニウム系列により決定される定数である。しかし，式⑲は，

$$\log\lambda = a - b\frac{Z}{\sqrt{E}} \quad \text{あるいは} \quad \lambda = A\exp\left(-b\frac{Z}{\sqrt{E}}\right) \quad \cdots\cdots ⑳$$

の式の方が実験値とよく一致することが確認され，上式を**ガイガー-ヌッタル-ガモフの曲線**（Geiger-Nuttall-Gamow curve）という。ここで，Zは原子番号である。図4にエネルギーと壊変定数の関係を示す。

図4 α壊変におけるエネルギーEと壊変定数λの関係

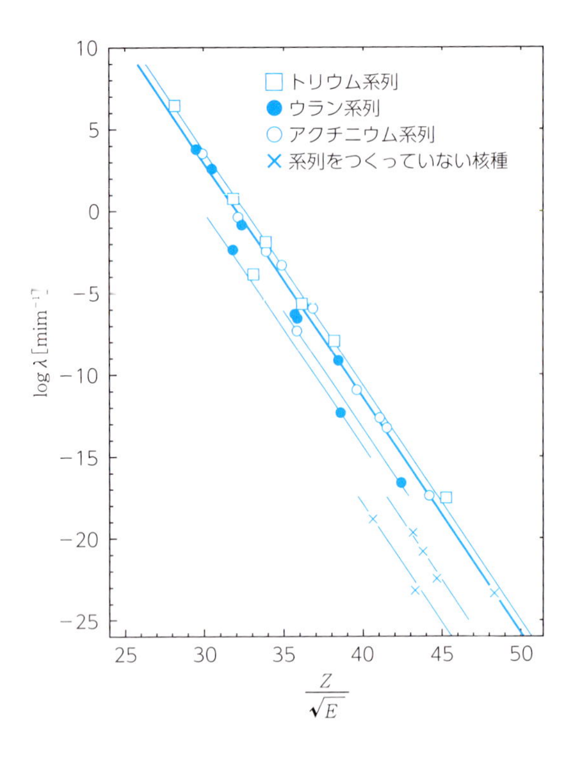

α壊変では**ポテンシャル障壁**（potential barrier）（**クーロン障壁**：coulomb barrier）を考慮しなければならない。α粒子を原子核に衝突させる際，原子核が重いほどクーロン力による斥力が強くなる。また，古典力学的にも，原子核がα壊変するとき，放出されるα粒子もこのポテンシャル障壁を乗り越える必要がある。α壊変した娘核種の電荷をZ_1，半径をrとすると，α粒子の電荷Z_2に対するポテンシャル障壁$U(r)$は，

$$U(r) = \frac{Z_1 Z_2 e^2}{4\pi\varepsilon_0 r} \quad \cdots\cdots ㉑$$

で表される。例えば，^{222}Rnのα壊変を考えると，そのポテンシャル障壁は約29 MeVである。α粒子は5.49 MeVであるため，23 MeV以上低い運動エネルギーである。古典力学的にはこの障壁を乗り越えることは不可能と判断され，量子力学の出現まで，このことは大きな謎であった。この問題は，1928年にガモフ（G. Gamow）により，またこれと別にガーニー（R. W. Gurney）とコンドン（E. U. Condon）により初めて量子力学による**トンネル効果**（tunnel effect）理論で解決された。量子力学的計算によれば，透過率Pは，

$$P = e^{-G}, \quad G = \frac{2}{\hbar}\int_R^b \sqrt{2M_\alpha\left(U(r)-E\right)}\,\mathrm{d}r \quad \cdots\cdots ㉒$$

で表され，$P \neq 0$になることが導かれる。ここで，$r=R$，bはα粒子がポテンシャルの山とぶつかる距離である。図5に，α粒子に対する核のポテンシャルとトンネル効果を模式的に示した。

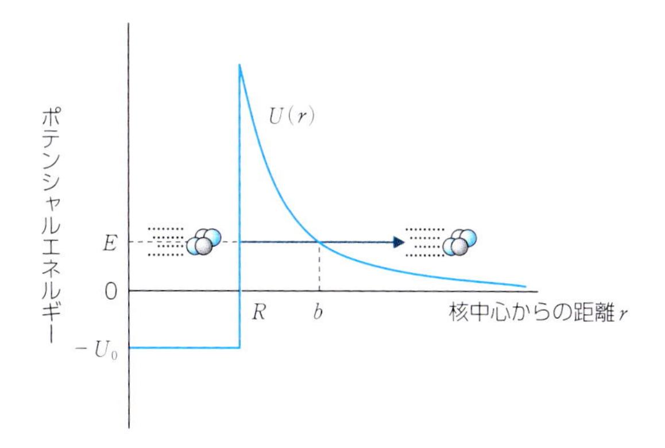

図5 α粒子に対する原子核のポテンシャルエネルギー

4 β壊変

β壊変は，原子核内の中性子数が陽子数より過剰なとき中性子が陽子に，あるいは陽子数が中性子数より過剰なとき陽子が中性子に変化する現象である。前者を**β^-壊変**（β^- decay），後者を**β^+壊変**（β^+ decay）といい，陽子数と中性子数の比を変化させるには効率のよい壊変といえる。また，β^-壊変を起こす核種をネガトロン・エミッタ（negatron emitter），β^+壊変を起こす核種をポジトロン・エミッタ（positron emitter）とよぶことがある。

β壊変もα壊変のように，壊変定数λとβ線の最大エネルギーE_{max}との間に式⑲のガイガー-ヌッタルの法則と同様に，

$$\log\lambda = a + b\log E_{max} \quad ㉓$$

の関係が成立することが実験的に確かめられている。ここで，切片であるaはいくつかの値をとるが，傾きを示すbはほぼ5であるためそれぞれの直線は並行となる。図6に壊変定数λと最大エネルギーE_{max}との関係を示す。

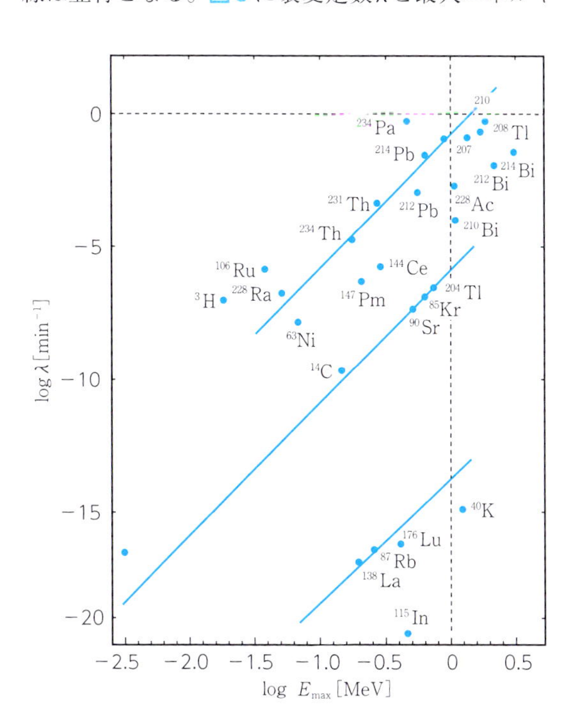

図6 β壊変における壊変定数λと最大エネルギーE_{max}の関係

β⁻壊変

この形式の壊変は，

$$ {}^{A}_{Z}X \rightarrow {}^{A}_{Z+1}Y + \beta^- + \bar{\nu} + Q_{\beta^-} \quad \cdots\cdots 24 $$

で表わされる。ここで，β^-は負のβ粒子（陰電子），$\bar{\nu}$は**アンチニュートリノ**（**反中性微子**：anti neutrino）である（図7a）。β^-壊変の壊変前後の状態はエネルギー保存則より，

$$ M_N(A, Z) = M_N(A, Z+1) + m_e + T_{\beta^-} + T_{\bar{\nu}} + T_M \quad \cdots\cdots 25 $$

図7 β⁻およびβ⁺壊変

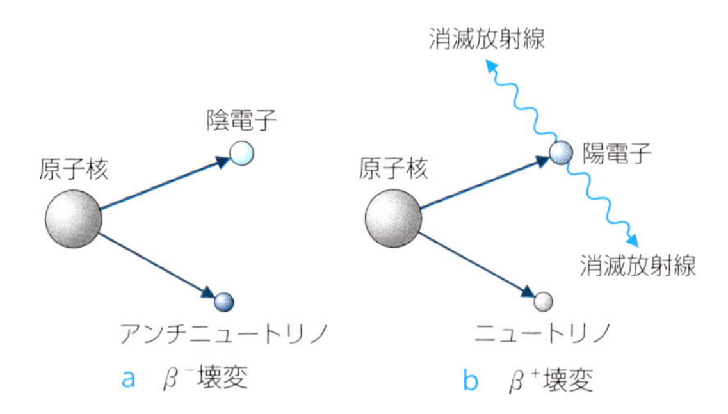

陽電子は運動エネルギーが0に近くなると近くの陰電子と結合し消滅する

となり，$M_N(A, Z)$は原子核の質量，m_eは電子の静止質量である。p.125で述べたように原子の質量を用いると式25は，

$$ M(A, Z) = M(A, Z+1) + T_{\beta^-} + T_{\bar{\nu}} + T_M \quad \cdots\cdots 26 $$

となる。運動方程式は，

$$ 0 = \vec{p}_M + \vec{p}_{\beta^-} + \vec{p}_{\bar{\nu}} \quad \cdots\cdots 27 $$

となり，壊変に伴うエネルギーQ_{β^-}は，

$$ Q_{\beta^-} = T_{\beta^-} + T_{\bar{\nu}} + T_M = M(A, Z) - M(A, Z+1) \quad \cdots\cdots 28 $$

であり，$Q_{\beta^-} > 0$がβ^-壊変の起こる条件であることから，

$$ M(A, Z) - M(A, Z+1) > 0 \quad \cdots\cdots 29 $$

である。また，式27と式28は原子核とβ^-粒子と$\bar{\nu}$の3粒子がエネルギーQ_{β^-}を分けあうことを意味している。この2つの式を満足させる運動エネルギーと運動量の組み合わせは無限にあるため，β^-粒子のエネルギースペクトルは連続分布となる。

原子核の質量はβ^-粒子や$\bar{\nu}$の質量（電子の質量の1/2,000以下）に比べて非常に大きいので，原子核の運動エネルギーT_Mはβ^-粒子の運動エネルギーT_{β^-}および$\bar{\nu}$の運動エネルギー$T_{\bar{\nu}}$よりはるかに小さくなる。よって，式28中のT_Mは無視でき，

$$ Q_{\beta^-} = T_{\beta^-} + T_{\bar{\nu}} \quad \cdots\cdots 30 $$

となる。α壊変と同様にβ^-壊変後，その娘核種が励起状態Eである場合，その差分だけ放出粒子のエネルギーは小さくなる。式㉚は，

$$T_{\beta^-} + T_{\bar{\nu}} = Q_{\beta^-} - E = E_{max} \quad \cdots\cdots ㉛$$

となり，このエネルギーE_{max}をβ^-粒子と$\bar{\nu}$が分け合うので，

$$0 \leqq T_{\beta^-} \leqq E_{max}, \quad 0 \leqq T_{\bar{\nu}} \leqq E_{max}$$

という範囲内のエネルギーとなる。図8に一般的なβ^-粒子のエネルギースペクトルを示す。また，β^-粒子の平均エネルギー$\bar{E}_{\beta^-}$は実用上，$E_{max}/3$で表わされる。

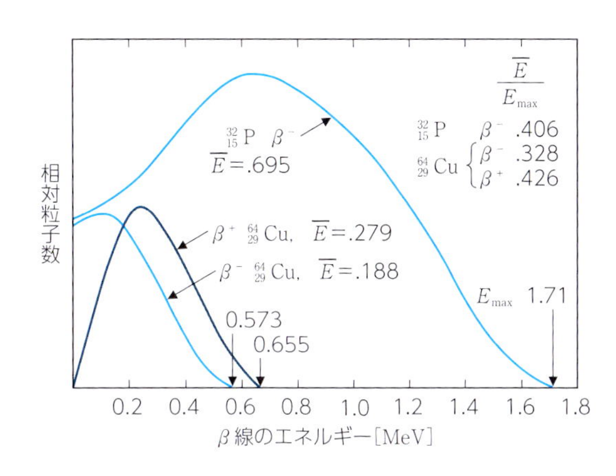

図8 ^{32}Pのβ線および^{64}Cuのβ^-・β^+線のエネルギー分布

β^+壊変

この形式の壊変は，

$$^{A}_{Z}X \rightarrow {}^{A}_{Z-1}Y + \beta^+ + \nu + Q_{\beta^+} \quad \cdots\cdots ㉜$$

で表される。ここで，β^+は正のβ粒子（陽電子），νは**ニュートリノ**（**中性微子**：neutrino）である。β^+壊変の壊変前後の状態はエネルギー保存則より，

$$M_N(A, Z) = M_N(A, Z-1) + m_e + T_{\beta^+} + T_\nu + T_M \quad \cdots\cdots ㉝$$

となり，原子の質量を用いると上式は，

$$M(A, Z) = M(A, Z-1) + 2m_e + T_{\beta^+} + T_\nu + T_M \quad \cdots\cdots ㉞$$

となる。運動方程式は，

$$0 = \vec{p}_M + \vec{p}_{\beta^+} + \vec{p}_\nu \quad \cdots\cdots ㉟$$

となり，壊変に伴うエネルギーQ_{β^+}は，

$$Q_{\beta^+} = T_{\beta^+} + T_\nu + T_M = M(A, Z) - M(A, Z-1) - 2m_e \quad \cdots\cdots ㊱$$

であり，$Q_{\beta^+} > 0$がβ^+壊変の起こる条件であることから，

$$M(A, Z) - M(A, Z-1) > 2m_e \quad \cdots\cdots ㊲$$

である。β^-壊変は式㉙から，親核種の質量が娘核種の質量よりわずかで

も大きければ起こりうるのに対して，β^+壊変は式㊲より電子の静止質量の2倍，つまり，$2m_ec^2 = 1.022$ MeV以上の差異がなければ起きないことになる。

β^+粒子のエネルギースペクトルはβ^-粒子と同様に連続スペクトルとなるが，β^+壊変は正電荷をもつ原子核の斥力を受けるため，β^-壊変に比べて，より高い運動エネルギーをもってβ^+粒子は放出されることになる。図8に^{64}Cuからのβ^+線とβ^-線のエネルギー分布を示す。なお，β^+粒子は不安定であり，運動エネルギーがなくなり静止しかけると，近くの陰電子と結合し消滅する。このとき，2つの光子（$m_ec^2 = 0.511$ MeV）が発生し，互いに180°の方向に放出される。これを**消滅放射線**（annihilation radiation）という（図7b）。

電子捕獲

陽子過剰数の原子核でβ^+壊変の代わりに，原子核の周りの軌道電子を原子核が捕獲し，陽子と結合して中性子とνに変換することで安定になろうとする壊変形式があり，

$$^{A}_{Z}X \rightarrow {}^{A}_{Z-1}Y + Q_{EC} \quad ㊳$$

で表される。この壊変形式を**電子捕獲**（electron capture：EC）といい，1935年に湯川秀樹と坂田昌一が発見した。

電子捕獲の捕獲前後の状態はエネルギー保存則より，

$$M_N(A,Z) + m_e = M_N(A,Z-1) + T_\nu + B_e \quad ㊴$$

となる。ここで，B_eは捕獲された電子の結合エネルギーである。原子の質量を用いると上式は，

$$M(A,Z) = M(A,Z-1) + T_\nu \quad ㊵$$

となる。電子捕獲に伴うエネルギーQ_{EC}は，

$$Q_{EC} = T_\nu = M(A,Z) - M(A,Z-1) \quad ㊶$$

であり，$Q_{\beta^-} > 0$が電子捕獲の起こる条件であることから，

$$M(A,Z) - M(A,Z-1) > 0 \quad ㊷$$

である。電子捕獲は式㊷から質量差がわずかでも起こりうるので，質量差が$2m_e$以下では電子捕獲しか起きない。また，$2m_e$以上でβ^+壊変が起きる条件では，β^+壊変と電子捕獲は競合して起きることになる。

電子捕獲は原子核に最も近い軌道電子が捕獲される確率が最も高く，**K電子捕獲**（K electron capture）という。電子捕獲が起きた後は電子軌道に空席ができるが，この空席はより高次の軌道電子によって埋められる。図9に示すように，K電子が捕獲され，L電子がその空席を埋めるとする。このとき，K電子とL電子の束縛エネルギーをそれぞれB_K，B_Lとすると，$B_K - B_L$のエネルギーに等しい光子が放出される。この光子は**蛍光放射線**

(fluorescence radiation)とよばれ，K-X線として放出される。このエネルギーがL電子に付与された場合は，$(B_K - B_L) - B_L = B_K - 2B_L$に等しいエネルギーをもつ電子となって放出される。この電子はオージェ電子とよばれている。原子から電子がはぎ取られた場合，空席を高次の軌道電子が埋める際に，蛍光放射線の放出とオージェ電子の放出現象の間で競合が起きる。空席あたりに放出される蛍光放射線数の比を**蛍光収率**(fluorescence yield)，ωといい，一方，オージェ電子数の比$(1-\omega)$を**オージェ収率**(Auger yield)という。K殻の蛍光収率ω_Kは，

$$\omega_K = \frac{1}{1 + (33.6/Z)^{3.5}} \quad \cdots\cdots ㊸$$

で近似でき，上式から，蛍光収率は原子番号Zとともに増大する(図10)。

ここで，γ放射，α壊変，β壊変の壊変形式および起こる条件をまとめると表1となる。

図9 電子捕獲

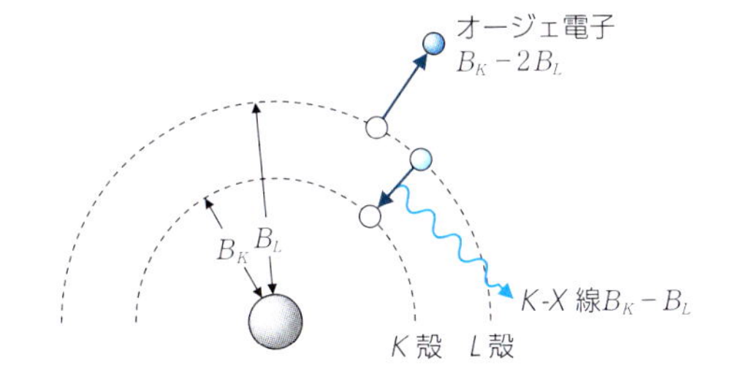

図10 蛍光収率

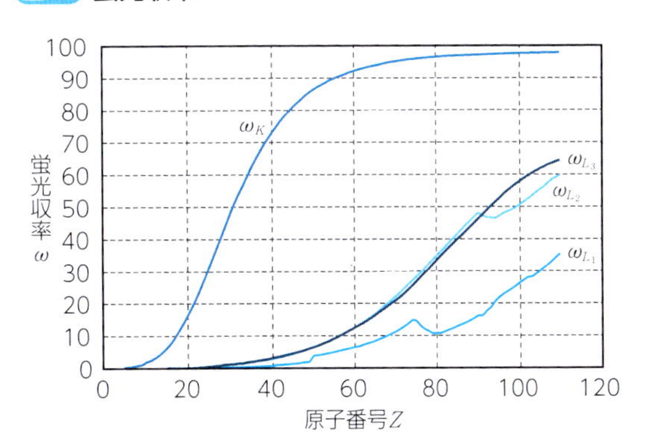

表1 各種壊変形式と壊変条件

放射および壊変		壊変形式	起きる条件(原子の質量)
γ放射		${}^A_ZX^* \rightarrow {}^A_ZX + \gamma$	$M^*(A, Z) - M(A, Z) > 0$
α壊変		${}^A_ZX \rightarrow {}^{A-4}_{Z-2}Y + {}^4_2\mathrm{He} + Q_\alpha$	$M(A, Z) - M(A-4, Z-2) - M(4, 2) > 0$
β壊変	β^-壊変	${}^A_ZX \rightarrow {}_{Z+1}{}^AY + \beta^- + \bar{\nu} + Q_{\beta^-}$	$M(A, Z) - M(A, Z+1) > 0$
	β^+壊変	${}^A_ZX \rightarrow {}_{Z-1}{}^AY + \beta^+ + \nu + Q_{\beta^+}$	$M(A, Z) - M(A, Z-1) > 2m_e$
	EC壊変	${}^A_ZX + e^- \rightarrow {}_{Z-1}{}^AY + \nu + Q_{EC}$	$M(A, Z) - M(A, Z-1) > 0$

5 自発核分裂

壊変形式の1つとして，**自発核分裂(自然核分裂)**(spontaneous nuclear fission：SF)があり，重い原子核が2個の原子核に分裂する現象である。p.126の図4に示したように，質量数が大きい原子核の核子あたりの結合エネルギーは，質量数が中程度の質量数をもつ2つの原子核に分裂したほうがエネルギー的に安定する。

p.126〜128で述べたように，核力は質量数に比例する結合エネルギー以外の主要な項は，表面積に比例する表面エネルギーと，陽子間に働くクーロンエネルギーである。図11のように，原子番号Zの原子核が変形して

図11 自発核分裂

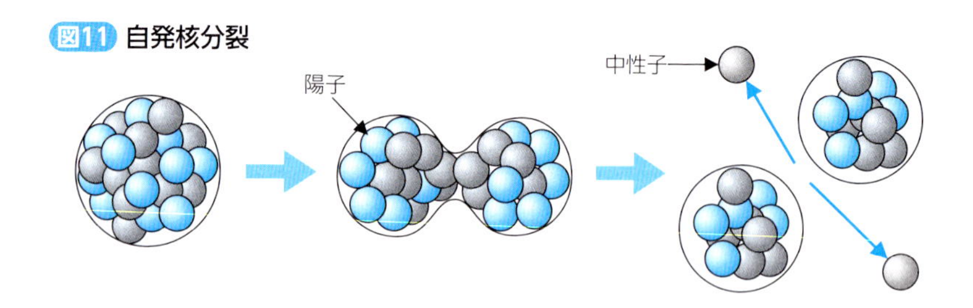

原子核内の電荷分布が2カ所に分離すると，平均的な陽子間距離dが増大するためクーロンエネルギーが減少する。一方，表面積が増大するため表面エネルギーは増大する。クーロンエネルギーE_cは近似的に，

$$E_c \propto \frac{Z(Z-1)}{d} \quad \text{......} \quad ㊹$$

となり，さらにdは$A^{1/3}$に比例することからE_cは次式となる。

$$E_c \propto \frac{Z^2}{A^{1/3}} \quad \text{......} \quad ㊺$$

一方，核子間に作用する核力により原子核は球体に戻ろうとする。その復元力E_sは表面張力と同様で原子核の表面積$A^{2/3}$に比例する。従って，クーロンエネルギーと表面エネルギーの比は次式となる。

$$\frac{E_c}{E_s} \propto \frac{Z^2/A^{1/3}}{A^{2/3}} = \frac{Z^2}{A} \quad \text{......} \quad ㊻$$

$Z^2/A = 49.2$のとき，$E_c = E_s$となる。しかし，^{235}Uが$Z^2/A = 36.0$であるにもかかわらず核分裂している。これも，量子論的トンネル効果によるものである。また，自発核分裂が起きると，2個ないし3個の核分裂片（fission fragment）とともに，数個の中性子も放出する。これは，質量数の大きな原子核は陽子の数に対して中性子の数が多いためである。

6 核の壊変と放射能

放射能$A(t)$は単位時間$\mathrm{d}t$内に起こった放射性核種の壊変（崩壊ともいう）の数$\mathrm{d}N(t)$と定義される。

$$A(t) = \frac{\mathrm{d}N(t)}{\mathrm{d}t} \quad \text{......} \quad ㊼$$

つまり，単位時間あたりの壊変数$\mathrm{d}N(t)/\mathrm{d}t$は，そのときの放射性核種の数$N(t)$に比例する。その比例定数を$\lambda$とすると，

$$\frac{\mathrm{d}N(t)}{\mathrm{d}t} = \lambda N(t) \quad \text{......} \quad ㊽$$

となる。比例定数λは個々の放射性核種に固有の値で，**壊変定数**（disintegration constant)，あるいは**崩壊定数**(decay constant)という。よって放射能Aは，

$$A(t)=\frac{\mathrm{d}N(t)}{\mathrm{d}t}=\lambda N(t) \quad \cdots\cdots 49$$

であり，そのときの放射性核種の数$N(t)$と壊変定数λの積で表される。

壊変定数λの放射性核種が時刻tで$N(t)$個あるとき，時刻tと$t+\mathrm{d}t$の間の時間$\mathrm{d}t$で壊変する原子核数$\mathrm{d}N(t)$は，

$$\mathrm{d}N(t)=-\lambda N(t)\,\mathrm{d}t \quad \cdots\cdots 50$$

で示される。ここで，時刻tのとき放射性核種は$N(t)$個であり，その後，壊変することにより原子核数は減少するので，右辺はマイナスで表す。上式の線形微分方程式を解くと，

$$N(t)=N(0)e^{-\lambda t}=N(0)\exp(-\lambda t) \quad \cdots\cdots 51$$

となる。ここで，$N(t)$はt時間後の放射性核種の数，$N(0)$は$t=0$での放射性核種の初期値である。

比放射能(specific activity; SA)も重要でよく使用されている。固体に対して放射性核種の単位質量当たりの放射能[Bq/kgあるいはBq/g]，液体や気体に対しては体積当たりの放射能[$\mathrm{Bq/m^3}$，$\mathrm{Bq/cm^3}$，Bq/mlあるいはBq/mol]で表現される。例えば，^{137}Csの比放射能SA[Bq/g]は，次式で表される。

$$SA=\frac{A_c}{m}=\frac{\lambda N}{m}=\frac{\ln 2}{Tm}\cdot\frac{N_A}{A}$$
$$=\frac{\ln 2\times 6.022\times 10^{23}}{30.1\times 365\times 24\times 3600\times 137}=3.21\times 10^{12}$$

ここで，A_cは放射能[Bq]，mは質量[g]，λは壊変定数[$\mathrm{s^{-1}}$]，N_Aはアボガドロ数，Aは質量数，Tは半減期[s]を表している。表2に主な放射性核種の比放射能を示す。

表2 主な放射性核種の比放射能[kBq/g]

核　種	質量数A	半減期T	比放射能
^{3}H	3	12.3 y=3.88×10^{8} s	3.59×10^{11}
^{14}C	14	5.73×10^{3} y=1.81×10^{11} s	1.65×10^{8}
^{32}P	32	14.3 d=1.24×10^{6} s	1.06×10^{13}
^{40}K	35	1.25×10^{9} y=3.94×10^{16} s	2.65×10^{2}
^{60}Co	60	5.27 y=1.66×10^{8} s	4.19×10^{10}
^{99}Mo	99	65.9 h=2.37×10^{5} s	1.78×10^{13}
^{131}I	131	8.02 d=6.93×10^{5} s	4.60×10^{12}
^{137}Cs	137	30.1 y=9.49×10^{8} s	3.21×10^{9}
^{226}Ra	226	1601 y=5.05×10^{10} s	1.65×10^{11}
^{238}U	238	4.47×10^{9} y=1.41×10^{17} s	1.24×10^{1}

7 半減期，平均寿命

式51で，$N(t)$あるいは$A(t)$が$N(0)$あるいは$A(0)$の半分，すなわち1/2に減衰する時間を**半減期**(half life)とよび，半減期をTとすると，

$$\frac{1}{2} = e^{\lambda T} = \exp(-\lambda T) \Rightarrow \log_e 2 = \ln 2 = \lambda T$$

$$T = \frac{\ln 2}{\lambda} \approx \frac{0.693}{\lambda} \quad \cdots\cdots 52$$

ある放射性核種の個々の原子核が壊変するまでの時間(寿命)は，0から無限大に渡り分布している。全原子核の存在時間の総和を最初の原子核で除したものは**平均寿命**(average life, mean life)となる。平均寿命をτとすると，

$$\tau = \frac{\int_0^\infty t\mathrm{d}N(t)}{\int_0^\infty \mathrm{d}N(t)} = \frac{1}{N(0)}\int_0^\infty t\mathrm{d}N(t) \quad \cdots\cdots 53$$

ここで，式48，式49から，

$$\mathrm{d}N(t) = -\lambda N(t)\mathrm{d}t = -\lambda N(0)e^{-\lambda t}\mathrm{d}t \quad \cdots\cdots 54$$

を式53に代入すると，

$$\tau = \lambda\int_0^\infty te^{-\lambda t}\mathrm{d}t = -\left[\frac{\lambda t+1}{\lambda}e^{-\lambda t}\right]_0^\infty = \frac{1}{\lambda} \quad \cdots\cdots 55$$

となり，式52から平均寿命と半減期の関係は，

$$\tau = \frac{1}{\lambda} = \frac{T}{0.693} = 1.44\,T \quad \cdots\cdots 56$$

となる。また，平均寿命経過時の原子数$N(\tau)$は，

$$\begin{aligned} N(\tau) &= N(0)e^{-\lambda t} = N(0)\exp(-\lambda t) \\ &= N(0)\exp(-\lambda/\lambda) = N(0)e^{-1} = \frac{1}{e}N(0) \end{aligned} \quad \cdots\cdots 57$$

となる。よって，平均寿命は初めの原子数$N(0)$が$1/e$に減衰するのに要した時間である。図12に半減期と平均寿命の関係を示す。

図12 壊変による半減期と平均寿命

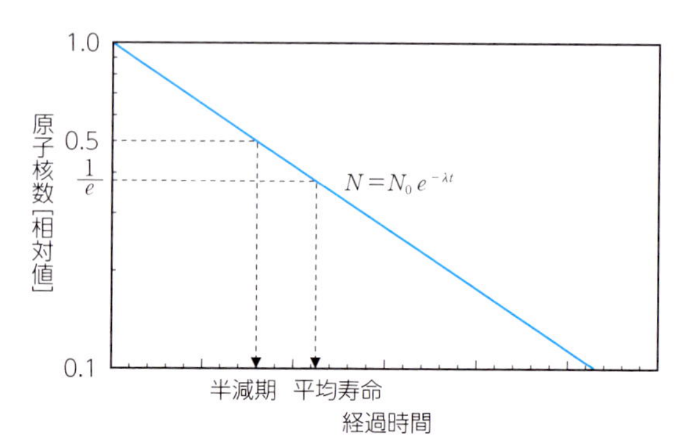

8 分岐壊変

放射性核種が1つ以上の形式で壊変する場合を**分岐壊変**(branching decay)といい，壊変形式を1，2，…，i，…とし，

λ_i：形式iの壊変定数(**部分壊変定数**：partial decay constant)

とすると，全壊変定数λは，

$$\lambda = \lambda_1 + \lambda_2 + \cdots + \lambda_i \qquad (58)$$

となり，単位時間当たり壊変する個数(放射能)Aは，

$$\begin{aligned} A &= \lambda_1 N + \lambda_2 N + \cdots + \lambda_i N + \cdots \\ &= N(\lambda_1 + \lambda_2 + \cdots + \lambda_i + \cdots) \qquad (59) \\ &= N\Sigma_{i=1}\lambda_i \end{aligned}$$

となる。付随して，その半減期Tは，

T_i：形式iの半減期(**部分半減期**：partial half life)

とすると，

$$\frac{1}{T} = \frac{1}{T_1} + \frac{1}{T_2} + \cdots + \frac{1}{T_i} + \cdots \qquad (60)$$

となる。このように放射性核種が複数の壊変形式をもつとき，その割合を**分岐比**(branching ratio)という。壊変形式1と2をもつとき，分岐比はそれぞれλ_1/λ，λ_2/λである。図13に^{64}Cuの壊変図を示す。

図13 ^{64}Cuの分岐壊変図

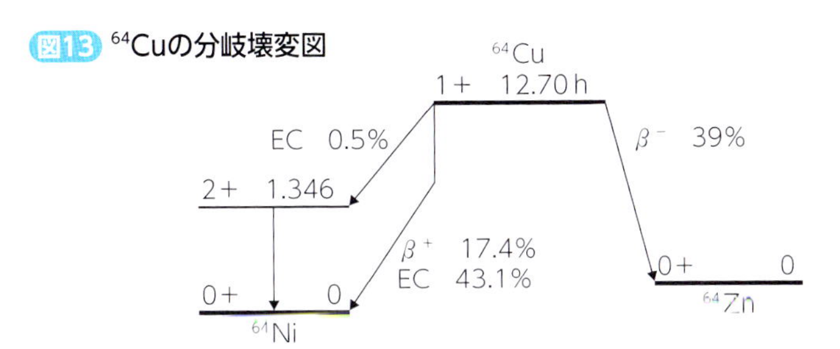

例題

Q ^{64}Cuの壊変図は図13に示されている。β^-壊変の部分半減期T_{β^-}およびβ^+壊変の部分半減期T_{β^+}を求め，さらに^{64}Cuが1 gあるときの毎秒当たりのそれぞれの本数を求めよ。

A β^-壊変およびβ^+壊変の分岐比は0.39および0.174であるので，

$$\lambda_{\beta^-} = \frac{\ln 2}{T_{\beta^-}} = 0.39 \cdot \lambda = 0.39\frac{\ln 2}{T} \rightarrow T_{\beta^-} = \frac{T}{0.39} = \frac{12.70}{0.39} = 32.56\,\mathrm{h}$$

$$\lambda_{\beta^+} = \frac{\ln 2}{T_{\beta^+}} = 0.174 \cdot \lambda = 0.174\frac{\ln 2}{T} \rightarrow T_{\beta^+} = \frac{T}{0.174} = \frac{12.70}{0.174} = 72.99\,\mathrm{h}$$

となる。従って，

$$A_{\beta^-} = \frac{\ln 2}{32.56 \times 3600} 10^{-3} \frac{6.022 \times 10^{23}}{137 \times 10^{-3}} = 2.60 \times 10^{16}\,\mathrm{Bq}$$

$$A_{\beta^+} = \frac{\ln 2}{72.99 \times 3600} 10^{-3} \frac{6.022 \times 10^{23}}{137 \times 10^{-3}} = 1.16 \times 10^{16}\,\mathrm{Bq}$$

9 逐次壊変

ある放射性核種が壊変し，生成した核種が放射性である**逐次壊変**(series decay)(**系列壊変**ともいう)を考える。最初の核種を親核種，壊変して生成した核種を娘核種とし，それぞれの壊変定数，原子核数に対して，親核種は添字1，娘核種は添字2で示す。親核種の原子核数$N_1(t)$は，

$$-\frac{\mathrm{d}N_1(t)}{\mathrm{d}t} = \lambda_1 N_1(t) \Rightarrow N_1(t) = N_1(0)e^{-\lambda t} = N_1(0)\exp(-\lambda t) \quad \cdots \text{61}$$

で表される。ここで，$N_1(0)$は$t=0$のときの親核種の原子数である。娘核種については，親核種の壊変速度$\lambda_1 N_1(t)$で生成されて，かつ，$\lambda_2 N_2(t)$の壊変速度で自らも壊変するので，

$$\frac{\mathrm{d}N_2(t)}{\mathrm{d}t} = \lambda_1 N_1(t) - \lambda_2 N_2(t) \quad \cdots\cdots \text{62}$$

となり，式61を代入し，左辺にまとめると，

$$\begin{aligned}&\frac{\mathrm{d}N_2(t)}{\mathrm{d}t} + \lambda_2 N_2(t) - \lambda_1 N_1(0)e^{-\lambda_1 t}\\ &= \frac{\mathrm{d}N_2(t)}{\mathrm{d}t} + \lambda_2 N_2(t) - \lambda_1 N_1(0)\exp(-\lambda_1 t) = 0\end{aligned} \quad \cdots\cdots \text{63}$$

で表される。この線形一次微分方程式の解として，

$$N_2(t) = uv \quad \cdots\cdots \text{64}$$

なる形を仮定する。ここで，uおよびvはtの関数である。これを微分して，

$$\frac{\mathrm{d}N_2(t)}{\mathrm{d}t} = u\frac{\mathrm{d}v}{\mathrm{d}t} + v\frac{\mathrm{d}u}{\mathrm{d}t} \quad \cdots\cdots \text{65}$$

これを，式63に代入すると，

$$\begin{aligned}&u\frac{\mathrm{d}v}{\mathrm{d}t} + v\frac{\mathrm{d}u}{\mathrm{d}t} + \lambda_2 uv - \lambda_1 N_1(0)e^{-\lambda_1 t}\\ &= u\frac{\mathrm{d}v}{\mathrm{d}t} + v\frac{\mathrm{d}u}{\mathrm{d}t} + \lambda_2 uv - \lambda_1 N_1(0)\exp(-\lambda_1 t) = 0\end{aligned}$$

$$\begin{aligned}&u\left(\frac{\mathrm{d}v}{\mathrm{d}t} + \lambda_2 v\right) + v\frac{\mathrm{d}u}{\mathrm{d}t} - \lambda_1 N_1(0)e^{-\lambda_1 t}\\ &= u\left(\frac{\mathrm{d}v}{\mathrm{d}t} + \lambda_2 v\right) + v\frac{\mathrm{d}u}{\mathrm{d}t} - \lambda_1 N_1(0)\exp(-\lambda_1 t) = 0\end{aligned} \quad \cdots\cdots \text{66}$$

上式の括弧内の項が0となるように任意関数vを選ぶ。

$$\frac{\mathrm{d}v}{\mathrm{d}t} + \lambda_2 v = 0 \Rightarrow v = \exp(-\lambda_2 t) \quad \cdots\cdots \text{67}$$

これを，式65に代入すると，

$$e^{-\lambda_2 t}\frac{\mathrm{d}u}{\mathrm{d}t} - \lambda_1 N_1(0)e^{-\lambda_1 t} = \exp(-\lambda_2 t)\frac{\mathrm{d}u}{\mathrm{d}t} - \lambda_1 N_1(0)\exp(-\lambda_1 t) = 0$$
$$\Rightarrow \mathrm{d}u = \lambda_1 N_1(0)e^{(\lambda_2-\lambda_1)t}\mathrm{d}t = \lambda_1 N_1(0)\exp((\lambda_2-\lambda_1)t)\mathrm{d}t \quad \cdots\cdots ⑥⑧$$

とuに関する微分方程式が得られ，これを積分すると，

$$u = \frac{\lambda_1 N_1(0)}{\lambda_2-\lambda_1}e^{(\lambda_2-\lambda_1)t} + C = \frac{\lambda_1 N_1(0)}{\lambda_2-\lambda_1}\exp((\lambda_2-\lambda_1)t) + C \quad \cdots\cdots ⑥⑨$$

$N_2(t) = uv$と仮定したので，

$$N_2(t) = \frac{\lambda_1 N_1(0)}{\lambda_2-\lambda_1}e^{-\lambda_1 t} + Ce^{-\lambda_2 t} = \frac{\lambda_1 N_1(0)}{\lambda_2-\lambda_1}\exp(-\lambda_1 t) + C\exp(-\lambda_2 t) \quad \cdots\cdots ⑦⓪$$

積分定数Cは$t=0$では$N_2(t) = N_2(0)$であるから，

$$C = N_2(0) - \frac{\lambda_1 N_1(0)}{\lambda_2-\lambda_1} \quad \cdots\cdots ⑦①$$

となり，これを式⑦⓪に代入し整理すると，

$$N_2(t) = \frac{\lambda_1 N_1(0)}{\lambda_2-\lambda_1}(e^{-\lambda_1 t} - e^{-\lambda_2 t}) + N_2(0)e^{-\lambda_2 t} = \frac{\lambda_1 N_1(0)}{\lambda_2-\lambda_1}(\exp(-\lambda_1 t) - \exp(-\lambda_2 t)) + N_2(0)\exp(-\lambda_2 t) \quad \cdots\cdots ⑦②$$

となり，時間の関数としての$N_2(t)$の解を得る。3番目以降の核種も放射性である壊変系列が作られるときを考える。それぞれの壊変定数を用いて時刻tでのi番目の核種の原子数を与える一般式を**Batemanの式**といい，次式で与えられている。

$$N_i(t) = \lambda_1\lambda_2\cdots\lambda_{i-1}N_1(0)\sum_{i=1}^{i}\frac{e^{-\lambda_j t}}{\Pi_{k\neq j}(\lambda_k-\lambda_j)} = \lambda_1\lambda_2\cdots\lambda_{i-1}N_1(0)\sum_{i=1}^{i}\frac{\exp(-\lambda_j t)}{\Pi_{k\neq j}(\lambda_k-\lambda_j)} \quad \cdots\cdots ⑦③$$

10 放射平衡

壊変により親核種から娘核種が生成され，その娘核種も放射性核種である逐次壊変を考える。このとき，親核種の半減期T_1が娘核種の半減期T_2より短い場合（$T_1 < T_2$），図14のように，ある時間が経過すれば親核種はなくなり，娘核種のみの半減期で減衰する（^{24}Ne-^{24m}Na）。一方，親核種の半減期が娘核種の半減期より長い場合，言い換えれば，親核種の壊変定数λ_1が娘核種の壊変定数λ_2より小さい場合は**放射平衡**（radioactive equilibrium)が成立する。放射平衡には**過渡平衡**(transient equilibrium)と**永続平衡**(secular equilibrium)がある。

図14 放射平衡が成立しない逐次壊変

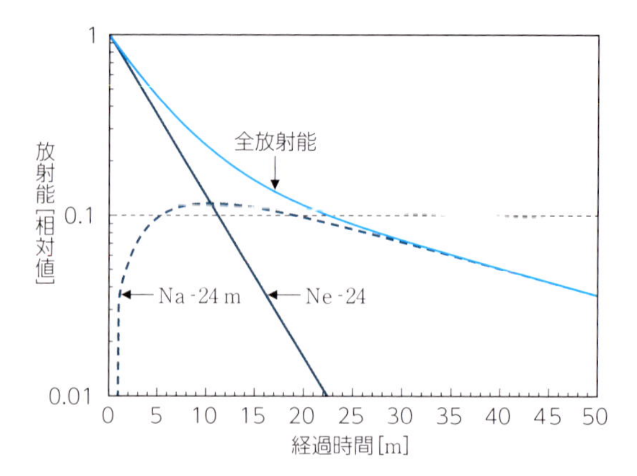

親核種の半減期と娘核種の半減期が $T_1 > T_2\ (\lambda_1 < \lambda_2)$ である過渡平衡の場合，ある時間後に両核種数の比，言い換えれば，親核種と娘核種の壊変率の比が一定の状態になる。十分に長い時間 t が経過すれば，$e^{-\lambda_2 t}$ は $e^{-\lambda_1 t}$ に比べて無視でき，また $N_2(0)e^{-\lambda_2 t}$ も無視できるため，式72は，

$$N_2(t) = \frac{\lambda_1}{\lambda_2 - \lambda_1} N_1(0)e^{-\lambda_1 t} = \frac{\lambda_1}{\lambda_2 - \lambda_1} N_1(0)\exp(-\lambda_1 t) \quad \cdots\cdots\cdots\cdots 74$$

となり，$N_1(t) = N_1(0)e^{-\lambda_1 t} = N_1(0)\exp(-\lambda_1 t)$ から，

$$N_2(t) = \frac{\lambda_1}{\lambda_2 - \lambda_1} N_1(0) = \frac{T_2}{T_1 - T_2} N_1(0) \quad \cdots\cdots\cdots\cdots 75$$

となる。すなわち，

$$\frac{N_1(t)}{N_2(t)} = \frac{\lambda_2 - \lambda_1}{\lambda_1} = \frac{T_1 - T_2}{T_2} \quad \cdots\cdots\cdots\cdots 76$$

となり，親核種と娘核種の割合($N_1(t)/N_2(t)$)は常に一定となる。

放射能で考えてみると，親核種の放射能を $A_1(t)$，娘核種の放射能を $A_2(t)$ とすると，

$$A_1(t) = \lambda_1 N_1(t),\ A_2(t) = \lambda_2 N_2(t)$$

であるから，式75から，

$$A_2(t) = \frac{\lambda_2}{\lambda_2 - \lambda_1} A_1(t) = \frac{T_1}{T_1 - T_2} A_1(t) \quad \cdots\cdots\cdots\cdots 77$$

となる。よって，娘核種は親核種の半減期で壊変するように外見される。また，式77から，過渡平衡が成立すると娘核種の放射能は親核種の放射能より若干大きくなる。図15aに ^{99}Mo-^{99m}Tcの過渡平衡を示す。娘核種である ^{99m}Tcは $t=0$ で存在していない状態である。ここで，娘核種の放射能が最大となる時間 t_m を求めてみる。最大値の位置は $\mathrm{d}A_2(t)/\mathrm{d}t = 0$ であるから，

$$\lambda_1 = \lambda_2 e^{-(\lambda_2-\lambda_1)t_m} = \lambda_2 \exp(-(\lambda_2-\lambda_1)t_m) \quad \cdots\cdots (78)$$

が得られ，このとき$A_1(t)=A_2(t)$となる。上式より，

$$t_m = \frac{\log\lambda_2 - \log\lambda_1}{\lambda_2-\lambda_1} = \frac{\log(\lambda_2/\lambda_1)}{\lambda_2-\lambda_1} \quad \cdots\cdots (79)$$

が得られる。

過渡平衡では$T_1 > T_2(\lambda_1 < \lambda_2)$で成立するが，$T_1 \gg T_2(\lambda_1 \ll \lambda_2)$のように親核種の半減期が娘核種の半減期に比べ非常に長いときは永続平衡（**永年平衡**ともいう）が成立する。$\lambda_2-\lambda_1 \approx \lambda_2(T_1-T_2 \approx T_1)$から式(75)は，

$$N_2(t) = \frac{\lambda_1}{\lambda_2}N_1(t) = \frac{T_2}{T_1}N_1(t) \quad \cdots\cdots (80)$$

となる。すなわち，

$$\lambda_1 N_1(t) = \lambda_2 N_2 \Rightarrow A_1 = A_2 \quad \cdots\cdots (81)$$

となり，親核種と娘核種の放射能は等しくなる。図15bは^{90}Sr-^{90}Yの永続平衡を表している。

図15 放射平衡が成立する逐次壊変

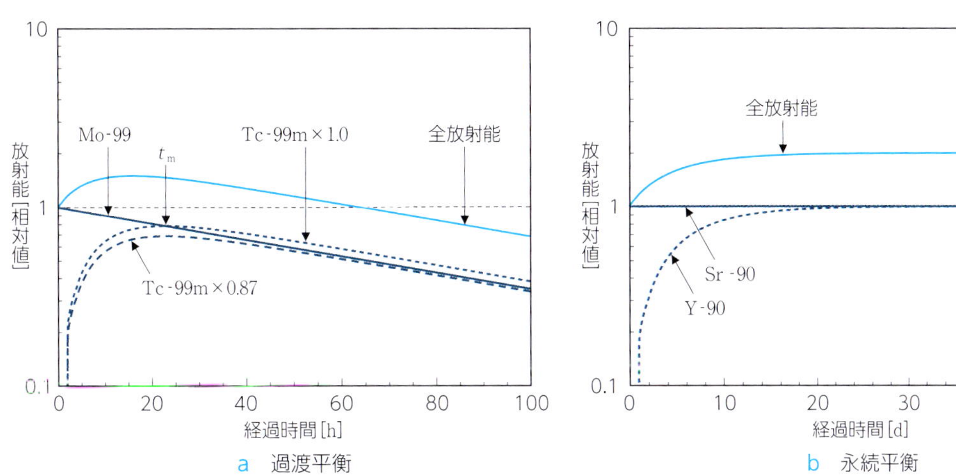

a 過渡平衡　b 永続平衡

11 メスバウアー効果

原子核の励起エネルギーに等しいγ線で照射されると，その原子核は励起される。図16のように，質量Mの原子核がエネルギーE_γのγ線で照射されるとする。γ線の運動量はE_γ/cであるから次式が成り立つ（cは光速度）。

$$\frac{E_\gamma}{c} = Mv \quad \cdots\cdots (82)$$

このとき，原子核の受ける反跳エネルギーT_Mは次式となる。

図16 ^{57}Coの壊変図

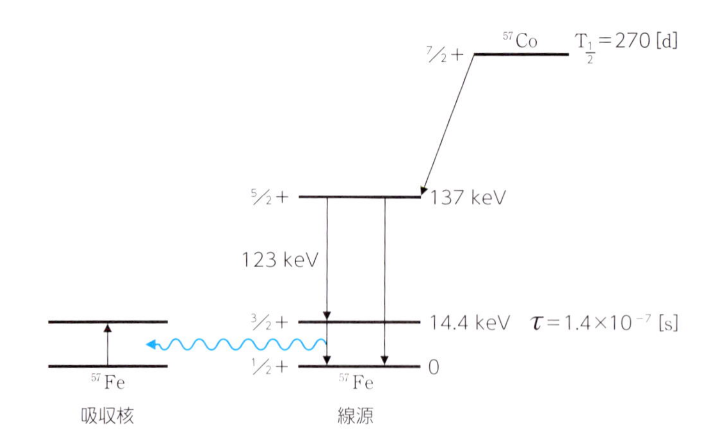

$$T_M = \frac{1}{2}Mv^2 = \frac{E_\gamma^{\ 2}}{2Mc^2} \quad \cdots\cdots \text{(83)}$$

すなわち，入射γ線のエネルギーのうち，$E_\gamma^{\ 2}/(2Mc^2)$は原子核を動かすのに使われ，残りのエネルギーが原子核の励起に使われる。重要な例として，^{57}Coの電子捕獲に伴う14.4 keVのγ線を^{57}Feに照射したときを考える（図17）。^{57}Fe核の反跳エネルギーT_Mは，

$$T_M = \frac{E_\gamma^{\ 2}}{2Mc^2} = \frac{(14.4\times10^3)^2}{2\times57\times931.5\times10^6} = 1.95\times10^{-3}\ \mathrm{eV}$$

となる。一方，14.4 keV準位の平均寿命τは1.4×10^{-7} sであるから，不確定性原理$\Delta E\cdot\tau = \hbar$を用いるとその準位幅$\Delta E$は次式となる。

$$\Delta E = \frac{\hbar}{\tau} = \frac{6.582\times10^{-16}}{1.4\times10^{-7}} = 4.7\times10^{-9}\ \mathrm{eV} \quad \cdots\cdots \text{(84)}$$

つまり，^{57}Feを励起させるには$14.4\ \mathrm{keV}\pm4.7\times10^{-9}\ \mathrm{eV}$であればよいが，入射γ線のうち$1.95\times10^{-3}$ eVは反跳エネルギーで使用されるため，励起エネルギー不足が生じ^{57}Feは共鳴吸収が起きないことになる。

そこで，ドップラー効果を利用して入射γ線のエネルギー不足を補う方法が提案された。線源である^{57}Coと吸収体である^{57}Feとの相対速度をvとしたときの入射γ線E'_γは次式となる。

$$E'_\gamma = E_\gamma\left(1+\frac{v}{c}\right) \quad \cdots\cdots \text{(85)}$$

よって，相対速度vは以下となる。

$$v = \frac{E'_\gamma - E_\gamma}{E_\gamma}c = \frac{T_M}{E_\gamma}c = 2\times\frac{1.95\times10^{-3}}{14.4\times10^3}\times3.0\times10^8 = 81\ \mathrm{m/s} \quad \cdots \text{(86)}$$

図17 γ線による原子核の反跳

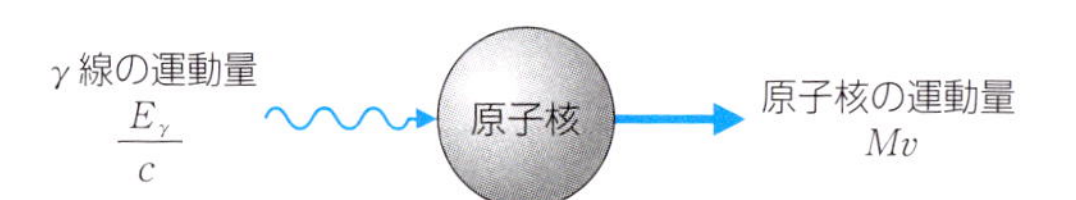

ここで，前式で2を掛けたのは吸収核も反跳することに由来する。

1957年にメスバウアー（R. L. Mössbauer）は，吸収体の原子核が結晶体の一員であると，結晶体の結合エネルギーによりγ線による反跳エネルギーを結晶全体で受けとめることになると考えた。つまり，式85の質量Mが無限大となり，反跳エネルギーが0となることに思いついた。しかし，結晶格子の熱運動によるエネルギーのふらつきが問題となるため，温度を88 Kにしてγ線の共鳴吸収現象を観測した。このγ線共鳴吸収を**メスバウアー効果**（Mössbauer effect）という。図18はメスバウアー効果の実験装置の概要である。線源から放射されたγ線は共鳴吸収されるとγ線の吸収率が増加するので，背後においた検出器の計数は減少することになる。また，吸収体に内部磁界があるときは，基底状態も励起状態も準位が分裂する。図19に^{57}Feの例を示す。共鳴吸収は$\Delta m = 0, \pm 1$の選択則に従うので，図のように6本の吸収線が見いだせるはずである。実際，線源の速度を変化させて測定すると6個のくぼみが観測される。これが，原子核におけるゼーマン効果である。メスバウアー効果は共鳴核の格子の結合状態や，微視的な電磁気的性質を探求するための重要な手段となっている。

図18 メスバウアー効果実験装置と結果

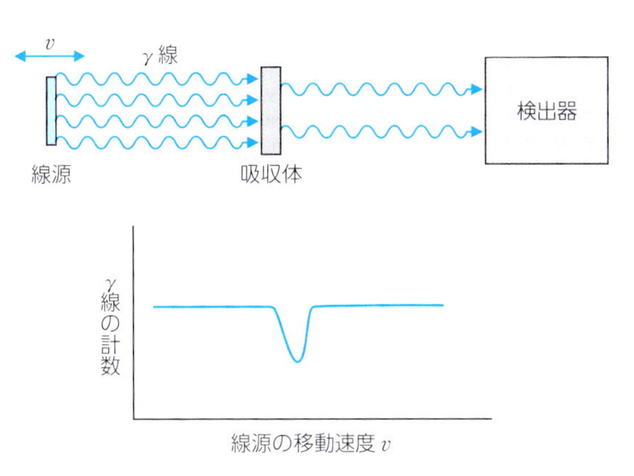

図19 ^{57}Feのメスバウアースペクトルとゼーマン分裂

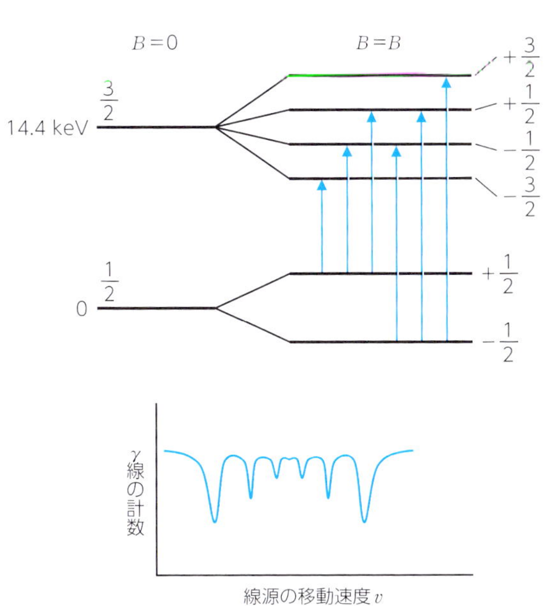

3 原子核物理
核反応

1 核反応の表示

原子核反応(nuclear reaction)に用いる表示法は化学反応の表現法と類似しており，**標的核**(target nucleus：X)と**入射粒子**(incident particle：a)を左辺に，**生成核**(product nucleus：Y)と**放出粒子**(emitted particle：b)を右辺とする。

$$^{A_1}_{Z_1}X + ^{A_2}_{Z_2}a \rightarrow ^{A_3}_{Z_3}Y + ^{A_4}_{Z_4}b \quad \cdots\cdots ❶$$

中間子を含む核反応を除いて，以下の量が保存される。

①**電荷**：$Z_1+Z_2=Z_3+Z_4$
②**質量数**：$A_1+A_2=A_3+A_4$
③**全エネルギー(＝静止質量＋運動エネルギー)**：$E_1+E_2=E_3+E_4$
④**全運動量**：$\vec{P}_1+\vec{P}_2=\vec{P}_3+\vec{P}_4$

上記の①～④以外にも，⑤粒子の統計，⑥パリティの性質も保存される。

式❶の表示方法もあるが，簡便な表示法がよく用いられる。標的核と生成核との間に入射粒子と放出粒子を表示し，その順序で括弧内に書く。さらに，中性子，陽子，重陽子，α粒子，電子，γ線を表すのに，それぞれn, p, d, α, e, γの記号が用いられ，原子番号は元素記号から明白であるため除かれることが多い。

$$\mathrm{X}(a,\mathrm{b})\mathrm{Y} \quad \cdots\cdots ❷$$

2 核反応の分類

核反応とは一般的に，原子核の構成が反応の前後で変化が生じるときに用いられることが多い(狭義の核反応)。しかし，弾性散乱や非弾性散乱のように，入射粒子の方向が変わったり，標的核の励起といった相互作用にも用いられる(広義の核反応)。核反応は散乱と吸収に大別され，図1のように分類される。

図1 核反応の分類

- 核反応
  - 散乱
    - 弾性散乱(elastic scattering)
    - 非弾性散乱(inelastic scattering)
  - 吸収（核変換）
    - 捕獲反応(capture reaction)
    - 光核反応(photonuclear reaction)
    - 核破砕反応(nuclear spallation reaction)
    - 核分裂(nuclear fission)
    - 核融合(nuclear fusion)

標的核が同じでも入射粒子の種類およびエネルギーにより，生成核および放出粒子は多様である。例えば，^{14}N に中性子 ^{1}n を入射すると，

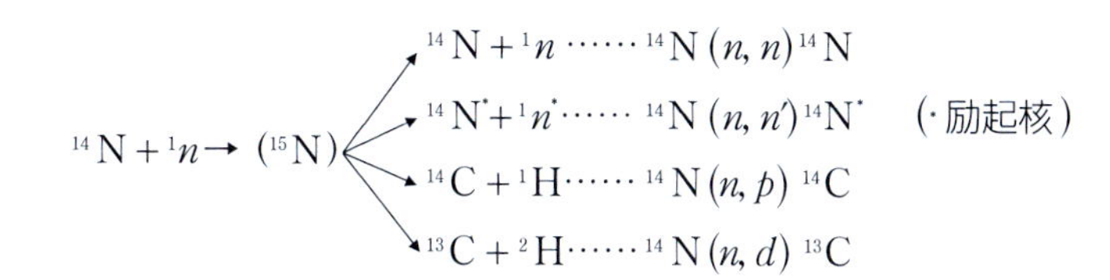

の核反応が生じる。ここで，^{15}N は**複合核**（compound nucleus）といわれ，10^{-12}～10^{-14} s 程度の時間後に壊変する。この複合核モデルは，1936 年にボーア（N. Bohr）が提唱した。さらに，標的核と入射粒子が異なっても同一の複合核となれば，生成過程とは無関係に1種類以上の形式で壊変する。複合核が ^{64}Zn であるとき，その生成は以下の反応で生じる。

$^{63}Cu + {}^{1}H$ ↘

$({}^{64}Zn)$ → $^{63}Zn + {}^{1}n$ …………… $^{63}Cu(p, n){}^{63}Zn$, $^{60}Ni(\alpha, n){}^{63}Zn$

$({}^{64}Zn)$ → $^{62}Zn + {}^{1}n + {}^{1}n$ …… $^{63}Cu(p, 2n){}^{62}Zn$, $^{60}Ni(\alpha, 2n){}^{62}Zn$

$({}^{64}Zn)$ → $^{62}Cu + {}^{1}n + {}^{1}H$ …… $^{62}Cu(p, np){}^{62}Cu$, $^{60}Ni(\alpha, np){}^{62}Cu$

$^{60}Ni + {}^{4}He$ ↗

生成核の割合は，図2のようによく一致している。これは複合核モデルの正しさを立証するものである。

図2 同一複合核による生成核の比較

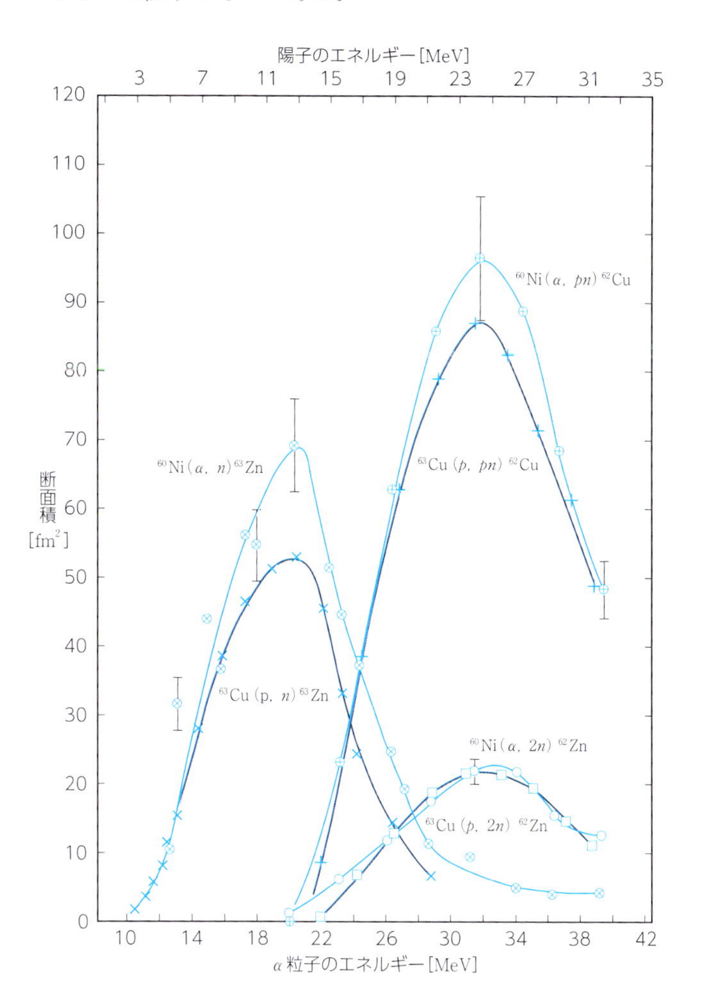

3 核反応のQ値

p.162で述べた核反応で保存される物理量（全エネルギーと全運動量）から導かれる関係を数式化するため，図3のような核反応による各粒子の運動を考える。標的核Xは固定されていてその質量をm_X，入射粒子aの質量および運動エネルギーをm_a, T_a，生成核Yの質量および運動エネルギーをm_Y, T_Y，放出粒子bの質量および運動エネルギーをm_b, T_bとする。また，入射粒子の方向軸に対して生成核および放出粒子の運動方向をϕ，θとする。エネルギー保存則から次式となる。

$$(m_a + m_X)c^2 + T_a = (m_b + m_Y)c^2 + T_b + T_Y \quad \cdots\cdots ❸$$

ここで，各粒子質量の相対論的補正は無視する。反応前後の運動エネルギーの変化分をQとすると，

$$Q = T_b + T_Y - T_a = \{(m_a + m_X) - (m_b + m_Y)\}c^2 \quad \cdots\cdots ❹$$

である。すなわち，反応前後の質量の差分に対応するエネルギーで，各粒子の運動エネルギーを直接的には議論するものではない。このQを**核反応エネルギー**（nuclear reaction energy）といい，Q値として式❶の右辺に加える。

$$X + a \rightarrow Y + b + Q \quad \cdots\cdots ❺$$

p.129～131で述べたように，$Q>0$のとき**発熱反応**，$Q<0$のとき**吸熱反応**という。

例えば，$^{63}Cu(p,n)^{63}Zn$のQ_1値および$^{64}Zn(\gamma,n)^{63}Zn$反応のQ_2値を求める。

$^{63}Cu = 62.92960\,u$, $^{63}Zn = 62.93321\,u$, $^{63}Zn = 63.92914\,u$
$^{1}H = 1.007825\,u$, $^{1}n = 1.008665\,u$, $\gamma = 0\,u$

であることから，

$$Q_1 = (62.92960 + 1.007825) - (62.93321 + 1.008665)$$
$$= -4.45 \times 10^{-3}\,u = -4.15\,MeV$$
$$Q_2 = (63.92914 + 0) - (62.93321 + 1.008665)$$
$$= -1.27 \times 10^{-2}\,u = -11.86\,MeV$$

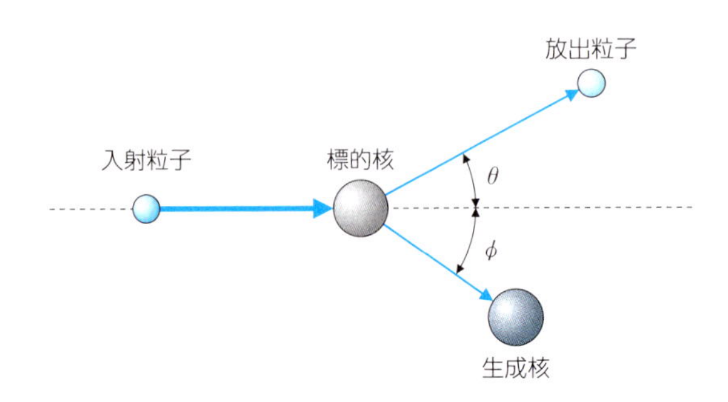

図3 核反応における核粒子の運動

4 核反応の閾値

図3の反応前後における運動量保存則を考えると，

$$\begin{cases}\sqrt{2m_a T_a} = \sqrt{2m_b T_b}\cos\theta + \sqrt{2m_Y T_Y}\cos\phi \\ \sqrt{2m_b T_b}\sin\theta = \sqrt{2m_Y T_Y}\sin\phi\end{cases} \quad \cdots\cdots ❻$$

が成立する。上式からϕを消去すると次式となる。

$$T_Y = \frac{m_a}{m_Y}T_a + \frac{m_b}{m_Y}T_b - \frac{2}{m_Y}\sqrt{m_a m_b T_a T_b}\cos\theta \quad \cdots\cdots ❼$$

上式を式❹に代入し，Qで整理すると次式が得られる。

$$Q = T_a\left(\frac{m_a}{m_Y} - 1\right) + T_b\left(\frac{m_b}{m_Y} + 1\right) - \frac{2\sqrt{m_a m_b T_a T_b}}{m_Y}\cos\theta \quad \cdots\cdots ❽$$

よって，反応前後の粒子の質量が知られ，入射粒子の運動エネルギーT_aが決められると，放出粒子の運動エネルギーT_bの測定値からQ値を求めることができる。Q値が既知ならば，θに対するT_bは式❻から，

$$\sqrt{T_b} = \xi \pm \sqrt{\xi^2 + \eta}$$

$$\begin{cases}\xi = \dfrac{\sqrt{m_a m_b T_a}}{m_b + m_Y}\cos\theta \\ \eta = \dfrac{m_Y}{m_b + m_Y}\left\{Q + T_a\left(1 - \dfrac{m_a}{m_Y}\right)\right\}\end{cases} \quad \cdots\cdots ❾$$

となり，ηが負のとき2つの解が許される。すなわち，吸熱反応のみである。核反応が起きるには放出粒子の運動エネルギーT_bが$T_a \leqq 0$でなければならない。よって，T_aの最小値であるαは，$\theta = 0$で$\xi^2 + \eta = 0$を満たすときである。

$$\xi^2 + \eta = \frac{m_a m_b \alpha}{(m_b + m_Y)^2} + \frac{m_Y Q + \alpha(m_Y + m_a)}{m_b + m_Y} = 0 \quad \cdots\cdots ❿$$

式❸を用いると，

$$\alpha = -Q\frac{m_a + m_X - \dfrac{Q}{c^2}}{m_X - \dfrac{Q}{c^2}} \quad \cdots\cdots ⓫$$

となる。一般的に$m_X \gg Q/c^2$であることから，閾値αは次式となる。

$$\alpha \approx -Q\frac{m_a + m_X}{m_X} = -Q\left(1 + \frac{m_a}{m_X}\right) \quad \cdots\cdots ⓬$$

一方，m_Xとm_aの複合核を考えると運動量保存則から，

$$m_a v = (m_a + m_X)V \rightarrow v = \frac{m_a + m_X}{m_a} V \quad \cdots\cdots ⑬$$

となる。閾値αは，

$$\alpha = \frac{1}{2} m_a v^2 = \frac{1}{2} m_a \left(\frac{m_a + m_X}{m_a^2} \right) V^2 \quad \cdots\cdots ⑭$$

である。また，反応の前と複合核に対するエネルギー保存則から次式が成立する。

$$\frac{1}{2} m_a v^2 = |Q| + \frac{1}{2}(m_a + m_X)V^2 \quad \cdots\cdots ⑮$$

従って，

$$\frac{1}{2}(m_a + m_X)V^2 = \alpha - |Q| \quad \cdots\cdots ⑯$$

となる。上式を**式⑭**に代入すると，

$$\alpha = \left(\alpha - |Q|\right) \frac{m_a + m_X}{m_a} \Rightarrow \alpha = \left(1 + \frac{m_a}{m_X}\right) \cdot |Q| \quad \cdots\cdots ⑰$$

となり，**式⑫**と同一の結果が導かれる。すなわち，閾値はQ値の$(1 + m_a/m_X)$倍が必要となる。**図4**に原子番号に対する(γ,n)反応の閾値を示す。

図4 原子番号に対する光核反応の閾値

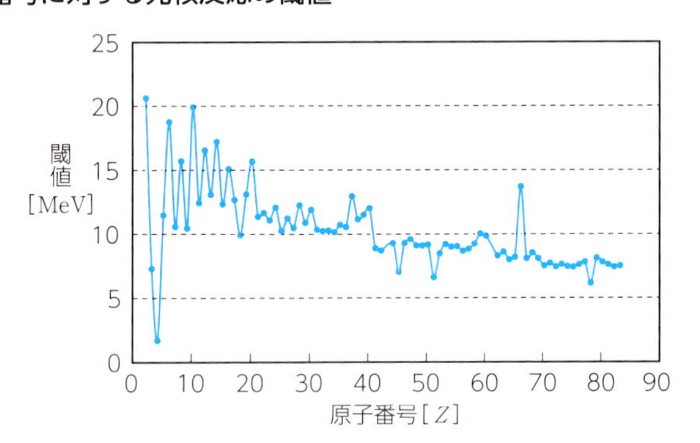

5 核反応断面積

原子核過程の確率は一般に**核反応断面積**(nuclear cross section：σ)で表現され，面積のディメンジョンをもっている。原子核と衝撃粒子との反応の確率は，原子核の示す標的としての断面積の面積に比例するという単純な模型に由来している。しかしながら，この単純な模型は低速中性子や荷電粒子(クーロン障壁を乗り越えねばならない)には当てはまらない。しかし，核反応断面積はどの核反応の確率についても非常に有用な尺度である。

n個の標的核に毎秒f個[m^{-2}・s^{-1}]の割合で粒子が照射された結果，注

目する反応が毎秒A個の割合で生じたとすれば，Aはfとnに正比例することは明らかである。この比例定数をσとすれば，

$$A = \sigma \cdot fn \quad \cdots\cdots ⑱$$

が成立し，次式の通り核反応断面積の単位は面積［m^2］と同じ単位を持つことになる。

$$\sigma = \frac{A}{fn} \quad \cdots\cdots ⑲$$

高速粒子との衝突の際の全核反応断面積は原子核の幾何学的な断面の面積より大きくなることは決してない。最も重い原子核の半径は10^{-14}mであることから，高速粒子の断面積は10^{-28} m^2より大きくなることはまれである。ゆえに，10^{-28} m^2の断面積は“バーン（barn：納屋）ほどに大きい”と考えられ，一般に核反応断面積の単位を表すのに，この10^{-28} m^2を1バーン［b］とする。

しかし，核反応断面積は反応の種類，入射粒子のエネルギーなどにより異なる。散乱断面積をσ_s，吸収断面積をσ_aとすると，その全断面積σは，

$$\sigma = \sigma_s + \sigma_a \quad \cdots\cdots ⑳$$

と表される。さらに，弾性散乱断面積を$\sigma_{s,s}$，非弾性散乱断面積を$\sigma_{s,s'}$，(n,γ)，(n,α)，(n,p)，…などの吸収反応の断面積をそれぞれ$\sigma_{n,\gamma}$，$\sigma_{n,\alpha}$，$\sigma_{n,p}$，…とすると，全断面積σは次式となる。

$$\sigma = \sigma_{s,s} + \sigma_{s,s'} + \sigma_{n,\gamma} + \sigma_{n,\alpha} + \sigma_{n,p} + \cdots \quad \cdots\cdots ㉑$$

上記の断面積は個々の核種に対して使用され，**同位体断面積**（isotope cross section）という。これに対して，同位体を複数もっている元素に対しては**原子断面積**（atomic cross section）という。よって，これらの関係は次式となる。

原子断面積＝Σ（同位体断面積×同位体存在比） ……… ㉒

6 励起関数

低エネルギーの荷電粒子を原子核に衝突させようとすると，p.122～124で述べたラザフォード散乱が起き原子核に近づけない。そこで，エネルギーを上げ，かつ衝突係数bを小さくすると原子核に近づくことになる。よって，式㉑で与えられたポテンシャル障壁を通過する確率が，式㉒に従って増していく。

入射エネルギーEがポテンシャル障壁エネルギーUより大きくなると，荷電粒子に対する障壁はないことになるが，原子核との境界面で波の不整合により，原子核内に侵入する場合と原子核表面で反射される場合がある。さらに高エネルギー粒子となると，古典的な断面積πR^2に近づく（弾性散

乱も加えれば$2\pi R^2$)。ただし，吸熱反応は閾値が存在するため，その閾値から立ち上がる曲線となる。このように，反応断面積は入射エネルギーにより変化し，大局的には図5の形となる。そこで，核反応断面積を入射エネルギーの関数として表したものを**励起関数**(excitation function)という。

荷電粒子による励起関数は大局的には図5のような滑らかな曲線となるが，ポテンシャル障壁エネルギー以下では起伏の激しい曲線となる。例として，$^{27}Al(p,\gamma)^{28}Si$の励起関数を図6に示す。この反応は陽子の入射エネルギーE_p < 0.5 MeVから測定できる大きさとなるが，所々に鋭いピークがあり，この反応を**共鳴反応**(resonance reaction)という。ここで，$E_p = 0$で$^{27}Al + p$の複合核^{28}Siが生成したとすると，^{28}Siの11.59 MeVの励起状態となる。逆にいえば，^{28}Siから陽子を取り除くための分離エネルギーが11.59 MeVである(分離エネルギー＝結合エネルギー)。ただし，$E_p = 0$ではポテンシャル障壁のため^{27}Alの核内には侵入できないが，$E_p > 0.5$であれば侵入することができる。

図5 荷電粒子および中性子による核反応の励起関数

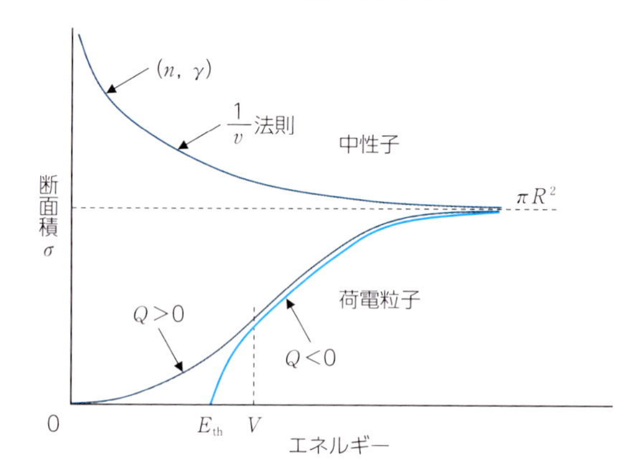

図6 $^{27}Al(p,\gamma)^{28}Si$の励起関数

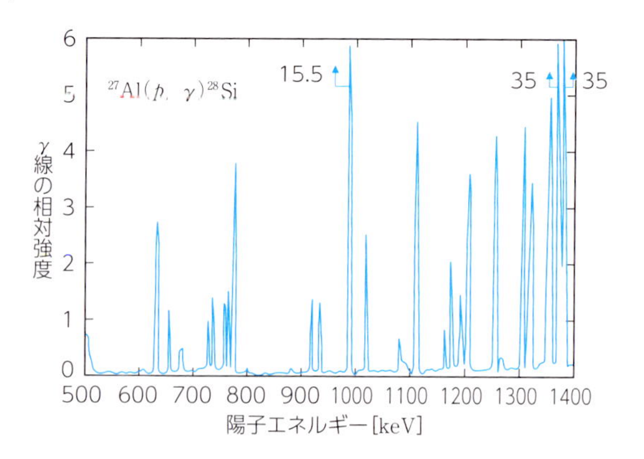

この場合，核外の陽子波と^{28}Si内に入った陽子波が境界面でうまくつながると侵入する確率が大きくなるが，それ以外では核表面で反射する。これが共鳴反応の機構である。複合核が生成すればエネルギー的には陽子の結合エネルギーを超えているので直ちに陽子を放出することができるが，ポテンシャル障壁で遮られているため核外に陽子を放出できない。その代わ

りにγ線を放出することで^{28}Siの低い順位に遷移することができる。これが(p, γ)反応である。

入射粒子が中性子ではポテンシャル障壁がないため，低エネルギーから大きな断面積をもち，多くの場合，その断面積は原子核の幾何学的断面積πR^2よりはるかに大きな値となる。これは低速中性子の波長が長くなるためで，断面積は$1/v$に比例し，これを**1/v法則**という。例として，In＋n反応の全断面積の励起関数を図7に示す。この図からも，2～3の共鳴吸収がみられ，中性子エネルギーが増すと反応断面積は小さくなり，荷電粒子反応とは逆にπR^2に近づく(図5)。

低エネルギー光子を原子核に照射すると，共鳴吸収により原子核を励起することはp.159～161で述べた。光子エネルギーをさらに上げて中性子または陽子の分離エネルギー以上にすると，(γ, n)または(γ, p)反応が起こる。ただし，ポテンシャル障壁があるため(γ, p)より(γ, n)反応のほうが大きな断面積をもつことになる。

図7 In＋n反応の全断面積の励起関数

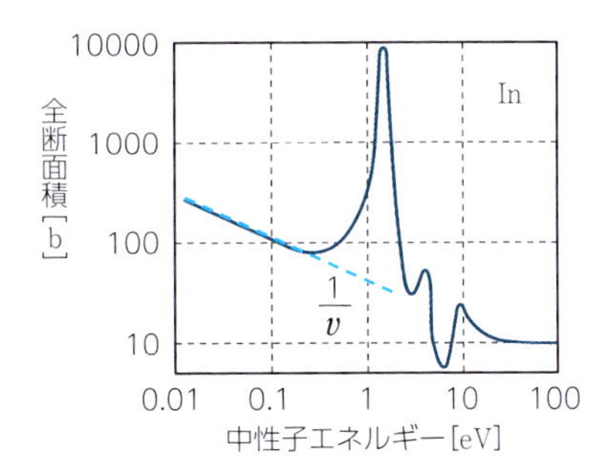

7 核分裂

多数の重い原子核$(Z>90)$は，中性子あるいはγ線の吸収によって少なくとも**臨界エネルギー**(critical energy：E_c)に等しいエネルギーを供給されれば核分裂が起きる。標的核に粒子が入り込んで複合核が作られるとき，

$$E_n = B_n + \frac{A}{A+1} T_n \quad \cdots\cdots ㉓$$

に等しい励起エネルギーE_nをもつことになる。ここで，B_nは粒子の結合エネルギー，T_nは粒子の運動エネルギーである。例えば，^{235}Uが中性子を吸収して作られる複合核^{236}Uでは，$B_n = 6.4$ MeV，$E_c = 5.3$ MeVであるので，$E_n > E_c$となり運動エネルギー$T_n = 0$の中性子でも，それが吸収されれば核分裂を起こす(図8)。次に^{238}Uが中性子を吸収して作られる複合核^{239}Uを考える。^{239}Uは$B_n = 4.9$ MeV，$E_c = 5.5$ MeVであるので，中性子の運動エネルギーT_nが，

$$T_n > \frac{A+1}{A}(E_c - B_n) = \frac{239}{238}(5.5 - 4.9) \approx 0.6 \text{ MeV}$$

を満足しない限り核分裂は起きない。^{236}Uが核分裂を起こすと，原子核1個当たり約200 MeVのエネルギーを放出する。そのエネルギーの約80％は核分裂片の運動エネルギーとなり，残りは2〜3個の平均エネルギーが約2 MeVの中性子およびγ線として放出される。これらは，核分裂と同時に放出されることから，それぞれ**即発中性子**（prompt neutron），および**即発γ線**（prompt γ ray）という。核分裂片の大半は放射性核種であり，安定核種に比べ中性子数が多いため，β壊変を多数回行うことで安定核種となっていく。このときに放出される中性子およびγ線は核分裂後約1秒から1分程度遅れて放出されるため，**遅発中性子**（delayed neutron）および**遅発γ線**（delayed γ ray）という。即発中性子および遅発中性子を熱中性子に減速することで，濃縮された^{235}Uは核分裂を繰り返す。これを**連鎖反応**（chain reaction）という。

原子核の核分裂で生成する核分裂片はいつも同じ核分裂片とは限らない。(A,Z)の異なる核分裂片のそれぞれを放出する確率を**核分裂収率**（fission yield）という。図9は^{235}Uの核分裂収率である。熱中性子の場合は**非対称核分裂**（asymmetric fission）が多く，質量数90〜105と135〜145ぐらいの2つの質量数に分裂する確率が高い。

図8 中性子吸収で誘起された^{235}Uの核分裂

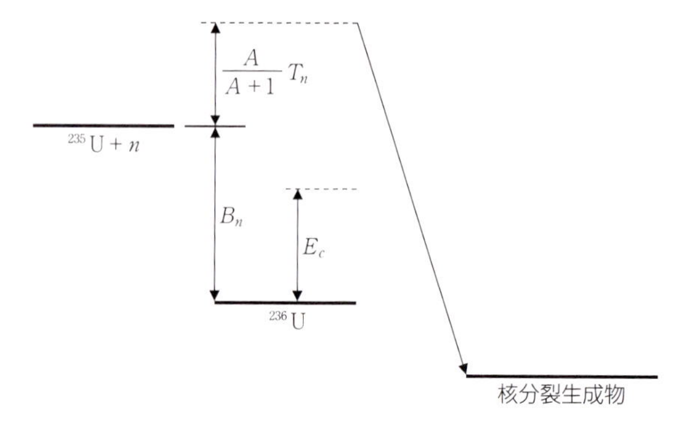

図9 ^{235}Uの核分裂吸収

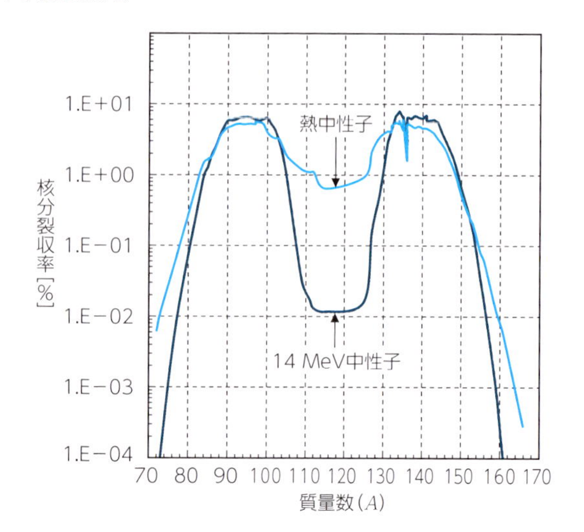

8 核融合

p.126 図4からも，軽い核に軽い核を衝突させ重い核となると，結合エネルギーが増すため反応のQ値は正となる。この核反応を持続させエネルギーを得ようという考えが核融合である。太陽内部の温度は1,500万℃と推定され，この高温下での気体の平均運動エネルギー$(3/2)kT$は2 keVくらいで，軽い核の反応を起こすことができる。よって，そのとき発生する熱エネルギーにより高温を維持していると考えられる。

この考えを地上で実現するに最も有望な核反応は，

$$^2_1H + ^3_1H \rightarrow ^4_2He + ^1_0n + Q \quad \cdots\cdots (24)$$

で，そのQ値は17.58 MeVである。^2_1Hは重水$^2_1H_2O$の形で海水中に0.015％含まれているので無限にあると考えてもよい。しかし，三重水素^3_1Hは天然には存在しないため，式㉔で生じた中性子を利用し，

$$^6_3Li + ^1_0n \rightarrow ^3_1H + ^4_2He + Q \quad \cdots\cdots (25)$$

から作る必要がある。上式のQ値は4.8 MeVである。結局，式㉔，式㉕のように^4_2Heを作り，この際に発生する熱を利用して反応を連鎖的に起こさせ，エネルギーを取り出そうというのが核融合炉である。

この連鎖反応を地上で実現するには^2_1Hと^3_1Hの混合気体の温度を1億℃，すなわち平均運動エネルギー$(3/2)kT = (3/2) \times 8.6 \times 10^{-5} \times 10^8 = 1.3 \times 10^4$ eV程度であることが必要となる。式㉔のクーロン障壁は0.5 MeV程度であり，式㉒の透過率を計算すると13 keV程度のエネルギーで約10^{-2} bの断面積に達する。また，^2_1Hと^3_1Hからなるプラズマの密度が十分高く，単位体積中の核反応収量が十分大きい必要がある。すなわち，高温，高圧のプラズマを作る必要があるが，このような高温，高圧に耐える容器は存在しない。そこで，このプラズマを真空容器の中に強い磁界を利用して閉じ込めようとする試みがなされている。1億℃のプラズマを閉じ込める目標として，**ローソンの条件**（Lawson condition），

$$n\tau > 10^{14}\ \mathrm{s/cm^3} \quad \cdots\cdots (26)$$

が達成されればよいといわれている。上式でnは1 cm^{3}中の原子数，τは閉じ込め時間［s］である。例えば，1 cm^{3}中に10^{14}個の原子を1秒間閉じ込められれば連鎖反応の条件に達することになる。

【参考図書】
1）村上　悠紀，團野皓文，小林昌敏　編著：放射線データブック，地人書館，1982.
2）有馬朗人：原子と原子核　—量子力学の世界—，朝倉書店，1994.
3）Firestone RB and ShirleyVS(ed.):Table of Radioactive Isotopes 8th. John Wiley & Sons, 1996.
4）朝永振一郎：量子力学Ⅱ，みすず書房，1997.
5）上原周三：放射線物理学，南山堂，2002.
6）西臺武弘：放射線医学物理学，文光堂，2002.
7）高田純：核と放射線の物理，医療科学社，2006.
8）大塚徳勝，西谷源展：Q&A放射線物理，共立出版，2007.
9）多田順一郎：わかりやすい放射線物理学，オーム社，2008.
10）遠藤真広，西臺武弘　編集：放射線技術学シリーズ　放射線物理学，オーム社，2008.

おさらい

1 原子核の基本性質

原子核の表し方	⇒	同位元素・同位体
	⇒	安定同位元素・安定同位体
	⇒	放射性同位元素・放射性同位体
	⇒	同重体
	⇒	同中性子体
	⇒	核異性体・異性核
原子核の半径	⇒	$R = (1.2\sim1.4)\times10^{-15}A^{1/3}$
質量欠損	⇒	$\Delta m = ZM_p + NM_n + Zm_e - M_N(A, Z)$
結合エネルギー	⇒	$B(A, Z) = ZM_H + NM_n - M(A, Z)$
	⇒	Weizäcker-Betheの半実験公式
原子核の安定性	⇒	陽子あるいは中性子数が偶数の核種は安定核種が多い
	⇒	魔法数の同位体あるいは同中性子体は安定核種が多い
	⇒	質量数が奇数の同重体の安定核種はたかだか1核種である
	⇒	陽子数が1だけ異なる安定同重体はない
Q値	⇒	核反応のエネルギー
	⇒	$Q>0$　発熱反応，$Q<0$　吸熱反応
核力	⇒	核子の組み合わせには依存しない
	⇒	1.4×10^{-15} m以下の距離で作用し，クーロン力の約140倍
	⇒	数個の隣接する核子間のみで働く
中間子	⇒	π中間子，K中間子
核磁気モーメント	⇒	$\mu_m = \frac{e\hbar}{2M_p}I$
原子核角運動量	⇒	$L = \hbar\sqrt{I(I+1)}$
核磁気共鳴	⇒	$\nu = \frac{\Delta E}{h} = \frac{1}{2\pi}\gamma\omega B$
クォーク	⇒	アップ，ダウン，チャーム，ストレンジ，トップ，ボトム
素粒子	⇒	ハドロン族，レプトン族，ゲージ族
統計	⇒	Bose，Fermi

2 壊変

γ放射	⇒	${}^{A}_{Z}X^* \rightarrow {}^{A}_{Z}X + \gamma$
	⇒	反跳エネルギー：$T_M \approx \frac{1}{2}Mv^2 = \frac{p_M^2}{2M} = \frac{p_\gamma^2}{2M} = \frac{E_\gamma^2}{2Mc^2}$
	⇒	条件：$M^*(A, Z) - M(A, Z) > 0$

内部転換電子	⇒	放出電子エネルギー：$T_i = Q - B_i$
α 壊変	⇒	${}^{A}_{Z}X \rightarrow {}^{A-2}_{Z-2}Y + {}^{4}_{2}\mathrm{He} + Q_\alpha$
	⇒	Geiger-Nuttallの法則
	⇒	条件：$M(A,Z) - M(A-4, Z-2) - M(4,2) > 0$
β^- 壊変	⇒	${}^{A}_{Z}X \rightarrow {}_{Z+1}^{A}Y + \beta^- + \bar{\nu} + Q_{\beta^-}$
	⇒	条件：$M(A,Z) - M(A, Z+1) > 0$
β^+ 壊変	⇒	${}^{A}_{Z}X \rightarrow {}_{Z-1}^{A}Y + \beta^+ + \nu + Q_{\beta^+}$
	⇒	条件：$M(A,Z) - M(A, Z+1) > 2m_e$
EC 壊変	⇒	${}^{A}_{Z}X \rightarrow {}_{Z-1}^{A}Y + Q_{\beta^+}$
	⇒	条件：$M(A,Z) - M(A, Z-1) > 0$
放射能	⇒	$N(t) = N(0)e^{-\lambda t} = N(0)\exp(-\lambda t)$
半減期	⇒	$T = \ln 2/\lambda \approx 0.693/\lambda$
平均寿命	⇒	$\tau = 1/\lambda = T/\ln 2 = 1.44T$
分岐壊変	⇒	$1/T = 1/T_1 + 1/T_2 + 1/T_3 + \cdots 1/T_i + \cdots$
過渡平衡	⇒	$\dfrac{N_1(t)}{N_2(t)} = \dfrac{\lambda_2 - \lambda_1}{\lambda_1} = \dfrac{T_1 - T_2}{T_2},\ A_2(t) = \dfrac{\lambda_2}{\lambda_2 - \lambda_1} A_1(t) = \dfrac{T_1}{T_1 - T_2} A_1(t)$
永続平衡	⇒	$N_2(t) = \dfrac{\lambda_1}{\lambda_2} N_1(t) = \dfrac{T_2}{T_1} N_1(t)$
メスバウアー効果	⇒	ゼーマン分裂

3 核反応

核反応の保存則	⇒	①電荷，②質量数，③全エネルギー，④全運動量，⑤粒子統計，⑥パリティ
核反応の閾値	⇒	$\alpha = \left(1 + \dfrac{m_a}{m_X}\right) \cdot \lvert Q \rvert$
核反応断面積	⇒	バーン（$1\,\mathrm{b} = 10^{-28}\,[\mathrm{m}^2]$）
	⇒	原子断面積＝Σ（同位体断面積×同位体存在比）
励起関数	⇒	$1/v$ 法則

核分裂	⇒	臨界エネルギー $E_n = B_n + \frac{A}{A+1} T_n$
	⇒	即発中性子，即発γ線，遅発中性子，遅発γ線
	⇒	核分裂収率（質量数90～105と135～145の2つに分裂する確率が高い）
核融合	⇒	ローソンの条件式 $n\tau > 10^{14}\,\mathrm{s/cm^3}$

4章

放射線と物質との相互作用

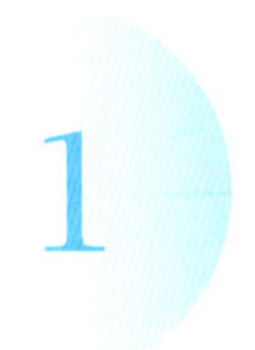

X線の発生

1 特性X線

X線の発見と種類

X線は，レントゲンにより陰極線（当時は未だ陰極線が電子線であることは知られていなかった）の研究中に偶然発見された（1895年11月8日）。レントゲンは離れたところに偶然置いてあった蛍光板を光らせる未知の放射線が陰極線管から出ていることに気づいた。この放射線は未知の放射線ということでレントゲンによりX線と名づけられた。その後，X線の性質が詳しく調べられ，X線は電磁波の一種であることがわかった。X線は波長が10^{-8} m〜10^{-14} m程度の電磁波とされるが明確な波長ないしエネルギーの定義があるわけではない。また，その後の研究によりX線には，

①特性X線

②制動X線

の2種類があることがわかった（図1）。

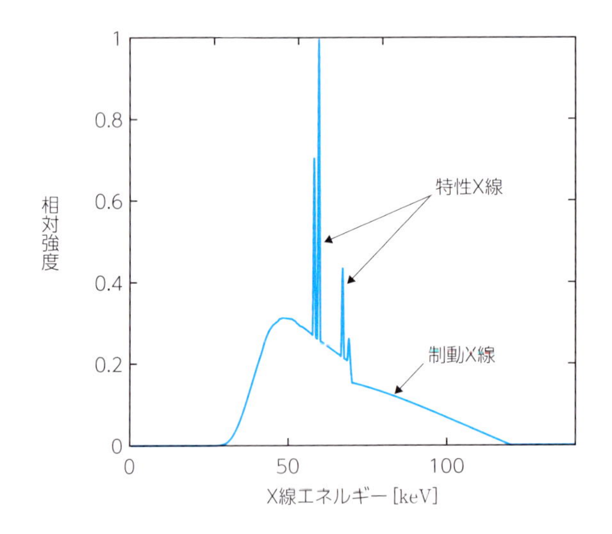

図1 X線管から発生するX線スペクトル

特性X線の発生

特性X線は励起された原子が安定な状態に戻るときに発生する。原子の最も安定な状態（「基底状態」という）は，内側の軌道から電子が順に詰まっている状態である。何らかの原因（例えば「光電効果」）で原子が「励起」ないし「電離」されると，内側の軌道に電子の抜けた空位が生じる。この状態は不安定であるから，外側の軌道から電子がその空位を埋めるべく遷移する。このとき余ったエネルギーを電磁波として放出した場合が「特性X線」である（図2）。

*K*軌道に空位が生じそこに電子が遷移する際に発生するX線を「*K*殻特

図2 特性X線の発生

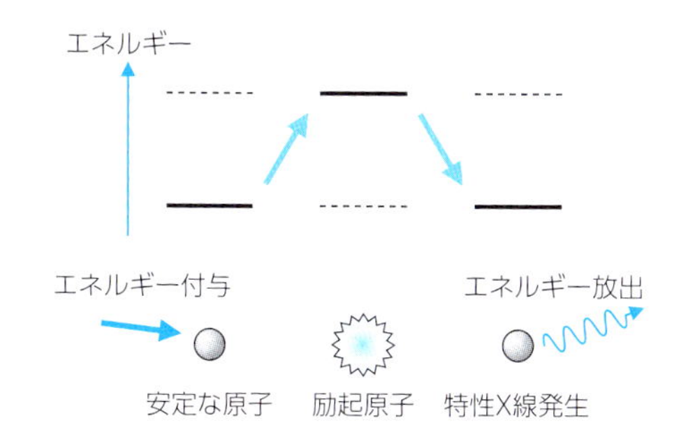

外部からのエネルギー付与により励起された原子は特性X線を放出して安定な状態に戻る。

性X線」，L軌道の空位に電子が遷移する際に発生するX線を「L殻特性X線」という。しかし同じK殻特性X線でもどの軌道からK軌道に遷移するかで波長の異なる特性X線が発生するため，波長の長い方からα，β，γ，・・・として区別することにしている(図3)。

特性X線のエネルギー

図3によれば，特性X線のエネルギーは電子の軌道のエネルギー差に相当することがわかる(これはボーアのいう振動数条件(p.89)に他ならない)。電子軌道のエネルギーはその軌道の結合エネルギーで与えられる。図3にあるK_α線を例にとれば，K_α線のエネルギーは，

$$E_{K_\alpha} = I_K - I_L$$

すなわち，K軌道とL軌道の結合エネルギーの差で与えられる。同じ軌道であっても原子が異なればその結合エネルギーは異なるから，特性X線のエネルギーは元素ごとにある決まった値をもつことになる。すなわち，特性X線は線エネルギースペクトルをもち，そのエネルギーは元素に固有である。この意味で特性X線のことを「**固有X線**」とよぶこともある。特性X線のこの性質を利用して試料から放出される特性X線のエネルギーと量を調べて，試料中の元素の分析を行うことができる。特にX線を使って内側の軌道に空位をつくり，その際に発生する特性X線を用いて試料の分析を行うことを「蛍光分析」といい，そのとき発生する特性X線を「**蛍光X線**」とよぶ。

Slim・Check・Point 特性X線

図3 K殻特性X線の発生

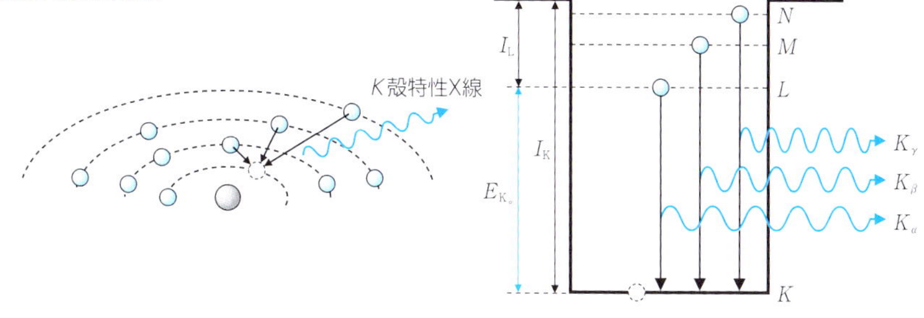

K軌道に空位ができると外側の軌道の電子が空位を埋めるために遷移する。どの軌道から電子が遷移しても，遷移した先がK軌道ならそのとき放出される特性X線はK殻特性X線とよばれる(左図)。K殻特性X線は波長の長い順にK_α，K_β，K_γと名づけられる(図の波の波長の違いに注目！)。特性X線のエネルギーは軌道の結合エネルギーの差で与えられる。右図は特性X線を理解するうえで基本となる図である。

モーズリーの法則

モーズリー(Moseley)[*1]はいろいろな元素の特性X線を調べ，特性X線の振動数の平方根と特性X線を放出する元素の原子番号との関係をグラフにすると直線関係があることを発見した。特性X線の系列により決まる定数をa，原子核の電荷に対する遮蔽効果を表す定数をSとして，この関係を式に表せば，

$$\sqrt{\nu} = a(Z - S)$$

となる。これを「**モーズリーの法則**[*2]」という。

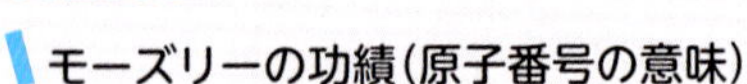

例題

モリブデン($Z=42$)とタングステン($Z=74$)のK_α線を比べるとどちらがエネルギーが大きいか。

モーズリーの法則より特性X線のエネルギーは，

$$E_{K_\alpha} = h\nu_\alpha = h\{a(Z-S)\}^2$$

となり，原子番号が大きいほど大きくなることがわかる。よって，原子番号の大きなタングステンのほうがモリブデンより大きい。

MEMO

モーズリーの功績(原子番号の意味)

モーズリーの法則が発表されたとき，そのインパクトはわれわれが現在感じるものとは大きく違っていた。この法則の意義は，原子番号の物理的な意味を初めて与えたことにある。当時はまだ原子番号は周期律表に元素を並べる順番程度にしかわかっていなかったようである。われわれは原子番号が原子核の電荷に関係することを当たり前のように使っているが，それを初めて示したのがモーズリー(の法則)なのである。これにより，周期律表上の元素の並べ方が明確になり，未発見の元素の発見に役立った。また，当時発表されたばかりのラザフォードの原子模型やボーアの量子論を実験的に支持するものとなった。

Term a la carte

＊1　モーズリー(H.Moseley,1887-1915)

大学を卒業したモーズリーは有名なラザフォードのもとで実験助手を務めながらモーズリーの法則を発見した。ほぼ同じ時期には量子論で有名なボーアもラザフォードのもとで研究をしていた。

モーズリーは若く優秀な物理学者であったが，27歳の若さで第一次世界大戦中に戦死してしまった。1917年バークラは特性X線の発見でノーベル賞を受賞しているが，モーズリーも生きていれば一緒に受賞していたかもしれない。

＊2　モーズリーの法則

aは定数，Sは遮蔽効果(内側の軌道電子により外側の軌道電子の感じる原子核の電荷の影響が遮蔽される効果)を示す定数である。この式はボーアの提出した量子模型を原子番号Zの原子に適用することによって証明することができる。

オージェ効果

「励起された原子が安定な状態に戻るとき特性X線を放出する」と述べたが，実は安定な状態に戻る方法はそれだけではない。特性X線を放出する代わりに軌道電子を放出する場合がある。この現象を「オージェ効果」といい，放出される電子を「オージェ電子」という（図4）。オージェ電子の放出と特性X線の放出は**競合過程**[*3]である。すなわち，オージェ電子の放出される確率と特性X線の放出される確率の和は「1（100％）」である。

Term a la carte

＊3　競合過程
どちらか一方の過程が起こるともう一方は起こらないという関係にある過程を「競合過程」という。例えばオージェ電子放出確率が60％，特性X線放出確率が40％というのは，励起された原子が100あればそのうち60はオージェ電子を放出して安定化し，残りの40は特性X線を放出して安定化することを意味する。あくまで1つの励起原子についてはどちらか一方しか起こらない。

図4 オージェ効果と特性X線放出

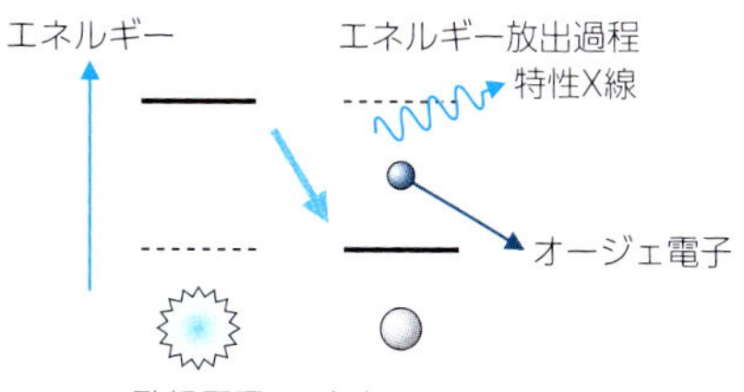

オージェ電子放出と特性X線放出は，どちらか一方のみが起こる競合過程である。

MEMO

よく聞く誤解

ここでよく聞かれるオージェ電子放出に関する誤解について触れておこう。それは，「オージェ電子は特性X線が軌道電子に当たって放出される」というものである。これは誤りである。オージェ電子放出は，そのような二段階反応（特性X線の発生＋吸収）ではなく，励起エネルギーが直接軌道電子に与えられて起こる。原子番号が大きくなるほどオージェ電子放出より特性X線放出の方が起こりやすくなること（→蛍光収率）が実験的に確かめられているが，もしオージェ電子放出が上述のような二段階反応なら，原子番号が大きいほどX線を吸収しやすくなるはずであるから，オージェ電子放出の方が起こりやすくなるはずである。

蛍光収率（図5）

K軌道に空位ができたとき特性X線とオージェ電子の放出が競合するが，そのうち特性X線の放出確率を「蛍光収率」という。蛍光収率は原子番号とともに変化し，低原子番号では小さく，原子番号が大きくなるほど大きな値となる。すなわち，原子番号が大きい原子ほどオージェ電子より特性X線を放出しやすくなる。

図5 蛍光収率

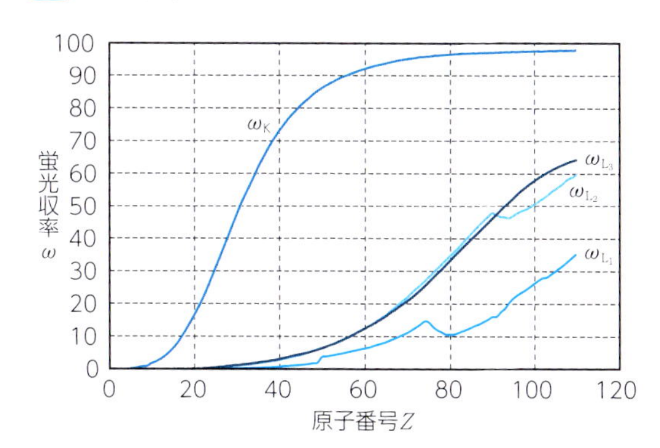

（p.151の図10を再掲）

オージェ電子のエネルギー

例えば，K軌道に空位ができ，そこにL軌道から電子が遷移する場合を考えてみよう（図6）。ここでK_α線を放出する代わりにそのエネルギーをL軌道電子に与えたとすると，この電子は，

$$
\begin{aligned}
K_{\mathrm{Auger}} &= E_{K_\alpha} - I_L \\
&= I_K - 2I_L
\end{aligned}
$$

の運動エネルギーをもったオージェ電子として原子外に放出される。

オージェ電子の特徴を以下にまとめる。

①オージェ電子のエネルギーは競合する特性X線のエネルギーより必ず小さな値をとる。

②特性X線のエネルギーと同様に，オージェ電子のエネルギーも原子の結合エネルギーのみで決まるので，そのエネルギーは物質に固有の値となる。

③特性X線と同様にエネルギースペクトルは線スペクトルを示す。

図6 オージェ電子の発生

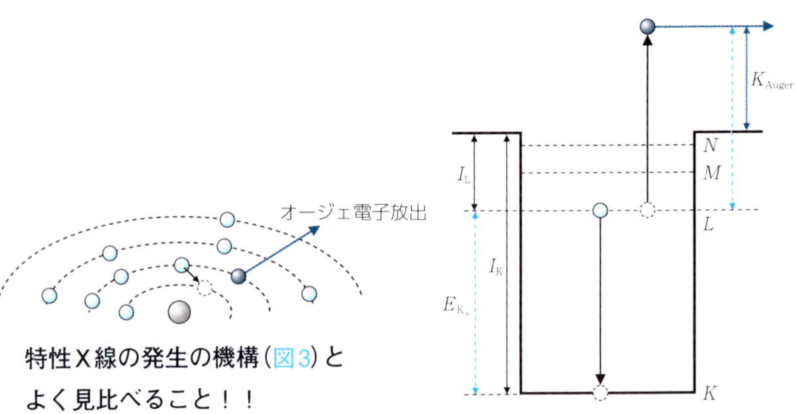

K軌道に空位ができたとき，特性X線を放出する代わりにオージェ電子が放出されることもある。図の例は，K_α線を放出する代わりにそのエネルギーを別のL軌道電子に与えその電子がオージェ電子として放出される場合を示している。L軌道電子に与えられたエネルギーはK_α線のエネルギー（E_{K_α}：青色破線の矢印）と同じであるが，オージェ電子のエネルギー（K_{Auger}）は結合エネルギー（I_L）の分だけ小さくなることに注意すること。

2 制動X線

X線には先に述べた特性X線ともう1つ制動X線（「阻止X線」とよぶこともある）とがある。制動とは「ブレーキをかけること」を意味する。すなわち制動X線という名称は，制動X線が運動中の電子にブレーキがかかったとき発生することに由来している。物理の言葉で説明すれば，電子が加速度運動を行ったときに発生するX線ということである。また，この現象を**制動放射**ということも覚えておこう。

MEMO

ラーモアの公式…電子以外に制動X線を出す粒子は？

荷電粒子（電荷：q）の加速度運動（加速度：a）により放出される電磁波の単位時間当たりの強度Pは，ラーモアにより古典電磁気学を用いて導出された。

$$P = \frac{1}{6\pi\varepsilon_0}\frac{q^2a^2}{c^3}$$

ラーモアの式によれば，放出電磁波の強度は荷電粒子の加速度の2乗に比例する。加速度は質量に反比例するため，放出強度は質量の2乗に反比例することになる。陽子の質量は電子の質量の1,840倍もあるので，陽子やそれよりも重い（質量数の大きな）荷電粒子による制動放射は事実上無視できる。陽子やα粒子などが制動X線を放出するのは医療で用いられているのに比べて桁違いに高いエネルギーをもつ場合である。したがって，医療分野では制動X線を発生するのは電子（陽電子）のみと考えてよい。

図7 制動X線

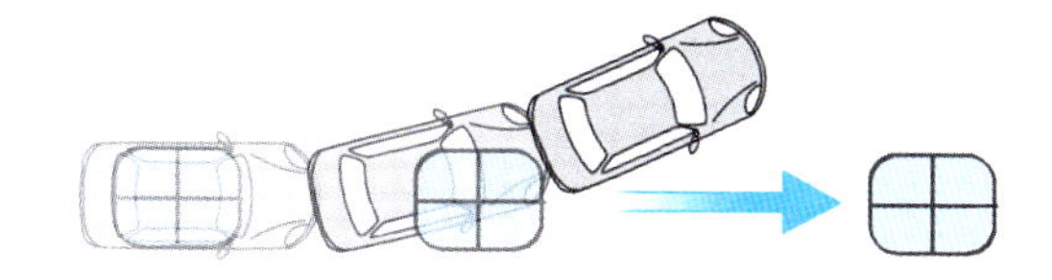

制動とはブレーキをかけるという意味である。制動X線の発生は，車が急ブレーキをかけたとき，あるいは急カーブを周ったとき，積んでいた荷物が飛び出すのに似ている。電子は光子という荷物を身に纏っていると考えられる。

制動X線の発生

制動X線は電子にブレーキがかかったときに発生すると述べたが，

Q　電子にブレーキがかかる原因は何だろうか？

A　答えは電子に働くクーロン力である。

電子は電荷をもつから，近くに電荷をもつ粒子があるとクーロン力を及ぼしあう。クーロン力の性質から，相手のもつ電荷が大きいほど，また相手との距離が近いほど電子に働く力は大きくなる。従って，電子が原子核の極近傍を通れば大きな力が働き電子は大きくエネルギーを失い，反対に遠く離れたところを通る場合にはほとんど力は働かず電子はほとんどエネルギーを失わない（図8）。

図8 制動X線の発生

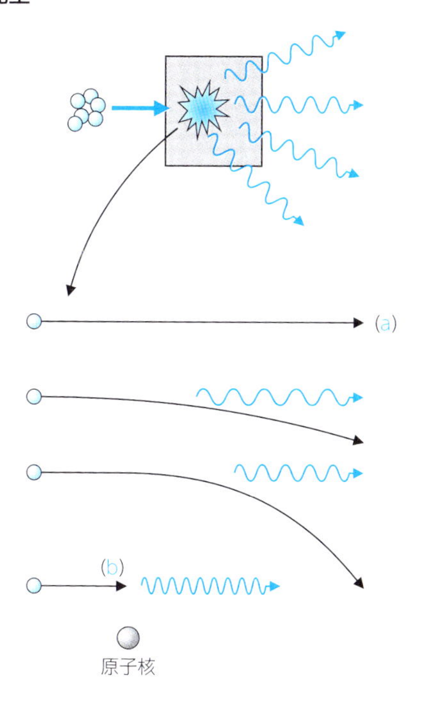

原子核から遠く離れたところを通る電子は原子核との相互作用は無視でき制動X線を放出することなく素通りする（a）。原子核の近くを通る電子には大きな制動力が働き，極端な場合電子が止まってしまう。すると電子はもっていた運動エネルギーを全部制動X線として放出する（b）。実際には（a）から（b）の間で制動X線のエネルギーは連続となる。

ただし物質に電子を照射したとき，照射された電子が原子核からどのくらい離れたところを通るかはまったく予測できないので，電子に働く力は連続的に変化しそれに伴い電子のエネルギーも連続的に変化することが容易に予想される。つまり電子によって放出される制動X線のエネルギーも連続的なものになる。これは制動X線のエネルギーが連続エネルギースペクトルを示すことを意味し特性X線との大きな違いである。

MEMO

クーロン力

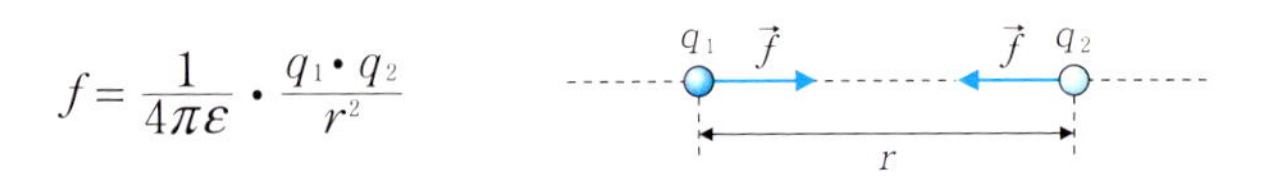

クーロン力fは,電荷間の距離rが短く電荷qが大きいほど大きくなる。力の方向は2電荷の符号による。図は2電荷の符号が異なる場合で引力が働く場合を示している。

制動X線の最大エネルギー

エネルギーの保存則を考えると制動X線の最大エネルギーは簡単に予想することができる。制動X線のエネルギーは原子核との相互作用の結果電子が失ったエネルギーであるから（**図9**），制動X線のエネルギーが最大となるのは電子がもっているエネルギーをすべて失った場合である。どんなに頑張っても電子はもっている運動エネルギー以上のエネルギーを放出することはできない。これは電子がどんな物質に入射した場合でも同様に成立つ。すなわち，制動X線の最大エネルギーは入射電子の運動エネルギーに等しく，入射する物質の種類には依存しないということである。具体的にいえば，「100 keVの電子を照射する場合，照射対象物質がタングステンでもモリブデンでも発生する制動X線の最大エネルギーは100 keV」で同じになる。

Slim・Check・Point 制動X線

図9 制動X線のエネルギー

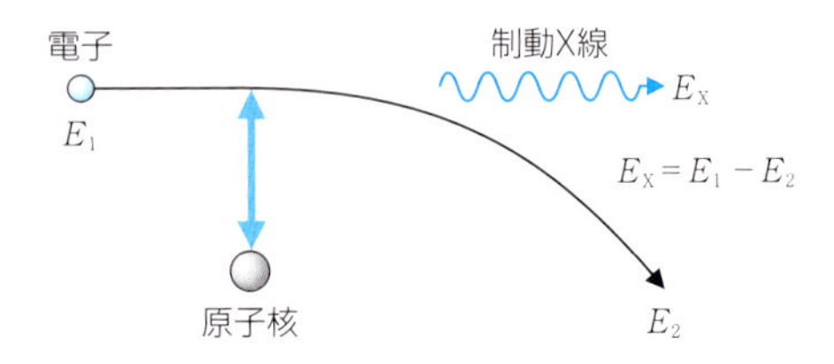

制動X線のエネルギー（E_X）が最大になるのは入射電子が止まった場合（$E_2 = 0$）で，そのときの最大エネルギーは入射電子のエネルギー（E_1）に等しい。

制動X線の強度

照射する電子のエネルギーが同じなら物質によらず制動X線の最大エネルギーは同じであると述べたが，発生量はどうなるだろうか。制動X線の発生量は物質に依存する。制動X線は電子と原子核との相互作用によって発生するが，電子と原子核との相互作用は原子核のもつ電荷（原子番号に比例する）が大きいほど大きいので，原子番号の大きな物質ほど発生量は多くなる。すなわち，同じエネルギーの電子を照射した場合，タングステン（$Z=74$）とモリブデン（$Z=42$）では最大エネルギーは同じでも，発生する制動X線の量は原子番号の大きなタングステンのほうが多いことになる。

X線は波の性質と同時に粒子としての性質ももつことが知られている。X線を粒子と考えたときX線を「光子」とよぶ。光子のエネルギーとそのエネルギーをもつ光子の個数の積を「強度」という。

強度 ＝ 光子数 × 光子エネルギー

例えば，100 keVの光子が1個発生した場合と50 keVの光子が2個発生した場合，強度は同じということになる。

制動X線の強度分布

制動X線がどの方向に発生しやすいかは入射電子のエネルギーに依存して変化する。ターゲットが薄い場合，入射電子のエネルギーが低いと制動X線は90°方向に出やすいが，入射電子のエネルギーが高くなるほど発生する制動X線は電子の進行方向に出やすくなる（図10）。

図10 制動X線の強度分布

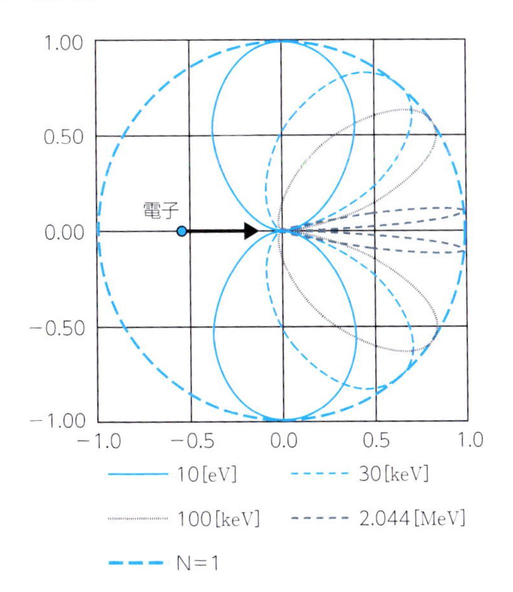

原点に存在する電子によって発生する制動X線の強度分布。電子のエネルギーが高くなるほど分布のピークは前方に移動する。図は強度分布の変化を見やすくするため最大強度を1に規格化している。実際には，電子のエネルギーが2.044 MeVのときに発生する制動X線の最大強度（5.8°方向）は10 eVのときに比べ10^6倍以上になっている。

医療に用いられる制動X線

診断用X線

X線診断ではX線管から発生するX線を利用してX線写真を撮影している。X線管ではフィラメントから発生させた電子を管電圧により加速してターゲット物質に照射しX線を発生させる(図11)。

図11 診断用X線管

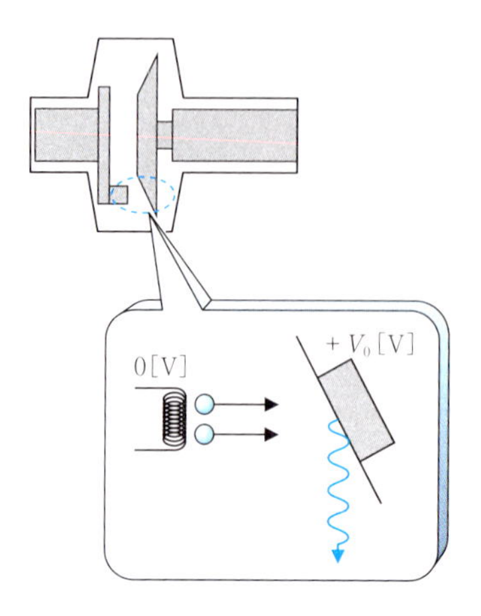

フィラメントから出た電子はフィラメントとターゲット間にかけられた電位差(管電圧)によって加速されターゲットに衝突する。衝突する電子のエネルギーは管電圧V_0のみで決まる。

X線管から発生するX線には特性X線と制動X線の両方が含まれるが，特性X線の寄与は通常20％程度(管電圧に依存する)であり，大部分は制動X線の寄与である。得られる写真の画質を考えれば線スペクトルをもつ特性X線の方が有利であるが，特性X線は撮影条件によりX線のエネルギーを変えたり，大きな線量を得ることが難しいなどの制約がある。制動X線は管電圧や管電流により撮影条件に合わせて線質や線量を制御しやすい。

診断用X線管からのX線強度

診断用X線管からのX線のエネルギースペクトルは図12のようになる。図12中の実線のスペクトルは発生したX線のすべてを表しているが，実際にはエネルギーの低いX線(「軟線部」とよばれる)はターゲット物質中で吸収されX線撮影に寄与するX線のスペクトルは図中の破線のようになる。

Slim・Check・Point エネルギースペクトル

図12 制動X線のエネルギースペクトル

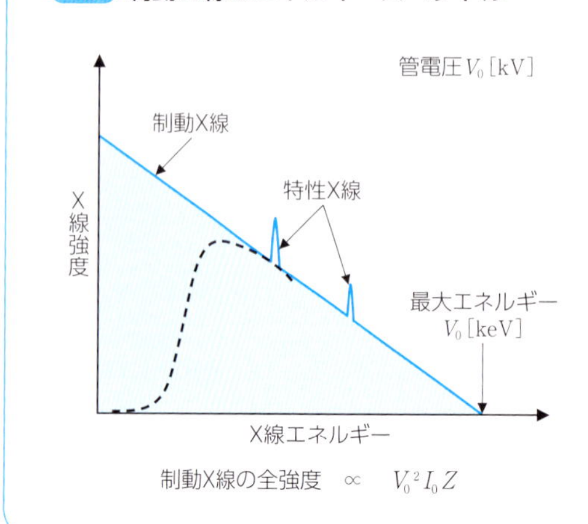

制動X線の全強度 $\propto V_0^2 I_0 Z$

図中の三角形の面積が発生する制動X線の全強度を表す。管電圧を1/2にすると三角形の面積は1/4になる。つまり，全強度は最大エネルギーの2乗に比例する。X線管からは制動X線だけでなく特性X線も発生する。最大エネルギーは管電圧と同じ値になることに注意！ 管電圧が100 kVなら最大エネルギーは100 keVとなる。

図12の三角形の面積は，それぞれのエネルギーにおけるX線強度を足し合わせたものを表すから，制動X線の**全強度**とよばれる。また，強度は単位的にはエネルギーと同じになるから，全強度のことを「**総エネルギー**」ということもある。X線管から放出される制動X線の単位時間当たりの全強度は，X線管のターゲットを薄いターゲットの集まりと考え，薄いターゲットからの制動X線の強度について考察された**クラマースの式**をもとに

$$\text{全強度} = aV_0^2I_0Z \quad (a\text{は定数})$$

となる。ただし，V_0は管電圧，I_0は管電流，Zはターゲット物質の原子番号を表す。

MEMO

全強度（総エネルギー）

X線管のターゲットのような厚いターゲットから発生する制動X線の全強度はクラマースの式を光子エネルギー（$E=h\nu$）について積分する（図12の三角形の面積を求める）ことにより得られる。

$$\text{クラマースの式：}\quad \frac{\mathrm{d}I}{\mathrm{d}E} = CZ(E_{\mathrm{max}} - E)$$

ただし，$E_{\mathrm{max}}=eV_0$，V_0は管電圧とする。

$$\int_0^{E_{\mathrm{max}}} \frac{\mathrm{d}I}{\mathrm{d}E}\mathrm{d}E = \int_0^{E_{\mathrm{max}}} CZ(E_{\mathrm{max}} - E)\mathrm{d}E$$
$$= \frac{1}{2}CZE_{\mathrm{max}}{}^2$$

管電流I_0のとき単位時間当たりにターゲットから放出される光子全強度は，単位時間にターゲットに入射する電子数は管電流に比例するので，

$$\text{全強度} \propto V_0^2 I_0 Z$$

となる。

エネルギースペクトルの形が三角形になるわけ

X線管から発生する制動X線のエネルギースペクトルが図12に示したような三角形の形になるのはどうしてだろうか？

クラマースはX線管のターゲットを薄いターゲットの集まりと考えた。薄いターゲット物質に電子が入射した場合に発生する光子数はその光子のエネルギーにほぼ反比例するので，強度はエネルギーによらずほぼ一定になる。奥のターゲットに進むほど電子のエネルギーは下がるから，厚いターゲットから発生する制動X線のスペクトルは各薄いターゲットから発生するスペクトル（図13）を足し合わせる結果図12のような三角形になる。

図13 診断用X線スペクトルの成り立ち

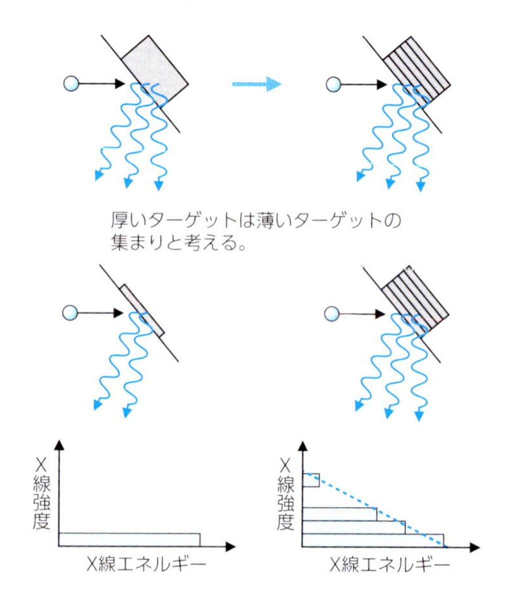

薄いターゲットからの制動X線強度はエネルギーによらず一定となる。厚いターゲットからの強度スペクトルは薄いターゲットからの強度を足し合わせたものとなる。

MEMO

全強度が管電流および原子番号に比例するわけ

全強度が管電圧の2乗，管電流，原子番号に比例するのはよく知られているが，注意する点がいくつかある。まず，簡単に全強度といっているが正確には単位時間当たりの全強度というのが正しい。だからこそ，管電流に比例するのである。X線管の管電流というのは，フィラメントから出てターゲットに向かう電子の流れがつくる電流のことである。単位時間に移動した電気量を電流というから，管電流は，

$$\text{管電流} = \frac{\text{ターゲットに移動した電気量}}{\text{時間}} \qquad \therefore I_0 = \frac{eN}{\Delta t}$$

と表せる。ただし，eは電気素量，すなわち電子1個のもつ電気量（正確にはその絶対値）である。すなわち，管電流は単位時間にターゲットに入射する電子数$(N/\Delta t)$に比例している。発生する制動X線の単位時間当たりの全強度は他の条件が一定なら，単位時間当たりに何個の電子がターゲットに入射するか，すなわち管電流に比例することになる。

もう1つの注意点は，なぜZに比例するかに関するものである。1原子当たりに発生する制動X線の全強度はその原子の原子番号の2乗に比例することが知られている。この全強度は1原子当たりではなくターゲット物質の単位質量当たりの全強度である。1原子当たりの全強度を単位質量当たりの全強度に直すには，単位質量当たりの原子数[atom/g]をかければよい。

$$(\text{単位質量当たりの全強度}) = (1\text{原子当たりの全強度}) \times (\text{単位質量当たりの原子数})$$

ここで，

$$\text{単位質量当たりの原子数} = \frac{N_A}{A_W} \propto \frac{1}{Z}$$

と表せる。ここで，N_Aはアボガドロ数，A_Wは原子量である。したがって，1原子当たりの全強度が原子番号の2乗に比例しても，単位質量当たりの原子数が原子番号にほぼ反比例するので，単位質量当たりの全強度は原子番号にほぼ比例することになる。

例題

Q 診断用X線管のX線出力（撮影時間を通しての総エネルギー）が管電流時間積に比例することを説明せよ。

A ここで言うX線出力とは撮影時間を通しての全強度（総エネルギー）の積分値のことなので，単位時間当たりの全強度に撮影時間 T をかければ得られる。

$$\text{X線出力} = \text{全強度} \times \text{撮影時間} \propto V_0^2 I_0 T Z$$

よってX線出力は管電流時間積（$I_0 T$）に比例する。管電流時間積は撮影時間を通してターゲットに入射する電子数に比例する。従ってこの関係式は線量が電子数に比例することを示している。ただし，これには，撮影時間を通して管電圧が変わらないという重要な前提条件があることを忘れてはならない。別ないい方をすれば，ターゲットに当たる電子のエネルギー（$= eV_0$）が一定ならX線出力は当てる電子の数に比例するということである。

☞現在使用されている装置はほぼこの条件を満足していると考えられるが，昔使用されていたコンデンサ式装置では管電圧が単調に減少してしまうのでX線出力は管電流時間積に比例しなかった。

制動X線の発生効率

X線管から発生する制動X線の発生効率は，X線管に投入したエネルギーのうちの何％がX線のエネルギーに変換されたかを表す。単位時間当たりに発生するX線の全強度（総エネルギー）は上述のように

$$\text{全強度} = aV_0^2 I_0 Z \quad (a\text{は定数})$$

と表せる。単位時間にX線管に投入されたエネルギーは，電気工学的にいえばX線管の消費電力のことであるから，管電圧と管電流を用いれば

$$\text{X線管の消費電力} = f\,V_0 I_0$$

と表せる。ただし，ここで f は管電圧，管電流から消費電力を計算するための定数である。したがって，X線管からの制動X線の発生効率（η）は

$$\eta = \frac{\text{放出X線の全強度}}{\text{X線管の消費電力}} = kV_0 Z \quad \text{ただし}k\text{は定数；}k \fallingdotseq 1.1 \times 10^{-9}$$

となる。これを実際の診断用X線管に当てはめると，管電圧が100 kVのとき，発生効率は約0.8％となり1％にも満たないことがわかる。残りの99％以上のエネルギーは熱になるためターゲットは2,000℃以上の高温になる場合がある。そのためターゲット物質には原子番号が大きいだけでなく融点が高い物質が必要となる。現在診断用X線管のターゲット物質として用いられているタングステンは最も融点の高い金属である。高温になるターゲットの冷却の問題は，現在でもX線管の抱える大きな課題の1つである。

デュエン-ハントの法則

X線のエネルギー(E)とその波長(λ)は反比例関係にある。

$$E = h\nu = \frac{hc}{\lambda}$$

ここで，hはプランク定数，cは光速を表す。

この式より，制動X線のエネルギーが最大となるときその波長は最短となる。すなわち，

$$\lambda_{\min} = \frac{hc}{E_{\max}}$$

となる。制動X線の最大エネルギー$E_{\max}$は電子のエネルギーE_0に等しく，X線管の場合これは管電圧で決まる。エネルギーの単位にeVを用いれば，電子のエネルギーと管電圧の値は同じになる。

$$E_{\max}[\mathrm{keV}] = E_0[\mathrm{keV}] = V_0[\mathrm{keV}]$$

例えば，管電圧が100 kVなら電子のエネルギーは100 keVである。プランク定数をeV単位に変換し，定数項hcを計算すると，管電圧のときX線管から放出される制動X線の最短波長は

$$\lambda_{\min} = \frac{hc}{V_0} = \frac{1.24}{V_0[\mathrm{keV}]} \times 10^{-9}[\mathrm{m}]$$

となる。これを「**デュエン-ハントの法則(式)**」という。

Slim·Check·Point デュエン-ハントの法則

制動X線の最短波長は管電圧のみで決まる。

$$\lambda_{\min} = \frac{1.24}{V_0[\mathrm{kV}]} \times 10^{-9}[\mathrm{m}]$$

デュエン-ハントの法則は制動X線の最短波長を与える式であるが，実はもっと有用である。この式は一般にエネルギーE[keV]のX線の波長λを求める式なのである。

$$\lambda = \frac{1.24}{E[\mathrm{keV}]} \times 10^{-9}[\mathrm{m}]$$

例えば，エネルギーが100 keVのX線の波長は

$$\lambda = \frac{1.24}{100} \times 10^{-9} = 1.24 \times 10^{-11}[\mathrm{m}]$$

となる。

例題

X線管から放出される制動X線の最短波長が2.48×10^{-2} nmのとき，ターゲットに入射する電子のエネルギーは何keVか。

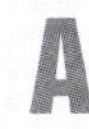

デュエン-ハントの式より

$$V_0 = \frac{1.24}{\lambda_{min}[\mathrm{nm}]} = \frac{1.24}{2.48 \times 10^{-2}} = 50[\mathrm{kV}]$$

管電圧が50 kVのとき電子の得るエネルギーは

$$W = eV_0 = 50[\mathrm{keV}]$$

治療用X線

放射線治療の分野でも制動X線が用いられている。放射線治療に用いられているX線のエネルギーは診断の場合に比べると一桁以上高いが，その発生原理は基本的に診断用制動X線と同じである。すなわち，加速された電子をターゲットにぶつけ発生する制動X線を利用する。ただし，放射線治療に必要な数MeV程度のX線をX線管で発生させようとすると管電圧が数MVとなってしまい現実的でないので，放射線治療ではX線管の代わりに「リニアック」とよばれる加速器を用いて電子を加速する。X線治療の際に用いるX線を，例えば「6 MVX線」などとよぶが，これは「そのX線をもしX線管を用いて発生させようとすれば管電圧6 MVの場合に相当する」ことを意味する。すなわち，6 MeVの電子をターゲットにぶつけたときに発生する制動X線であることを意味する。

シンクロトロン放射

最近注目を集めているX線源に「シンクロトロン放射」がある。シンクロトロン放射は「シンクロトロン軌道放射(SOR)」ともよばれ，放出される電磁波を「放射光」とよんでいる。

シンクロトロン放射は電子が磁石で偏向されたときに発生する(図14，図15)。制動X線の発生原理のところで述べたように，電子が物質中の原子核によって曲げられるとX線が発生するが，何もない真空中であっても

MEMO

シンクロトロン放射の起源

シンクロトロン放射の起源は，1947年に電子線加速器の一種である電子シンクロトロンにおいて，加速された電子が電磁石で偏向されたとき，軌道の接線方向に電磁波が放出されるのが確認されたことによる。

図14 シンクロトロン放射

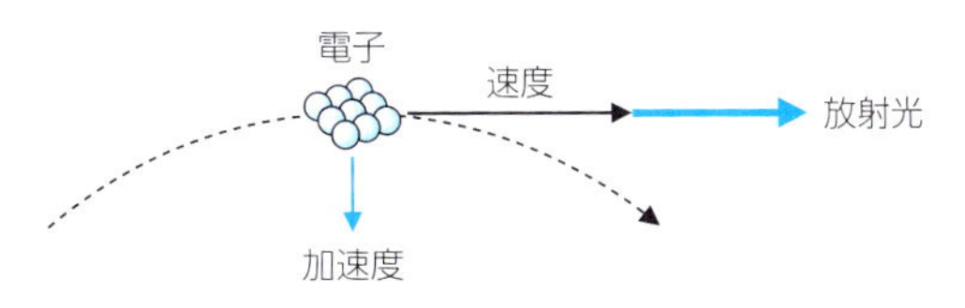

電子が磁場で曲げられるとき軌道の接線に電磁波が放出される。

図15 放射光施設SPring-8で放出される放射光の強度分布

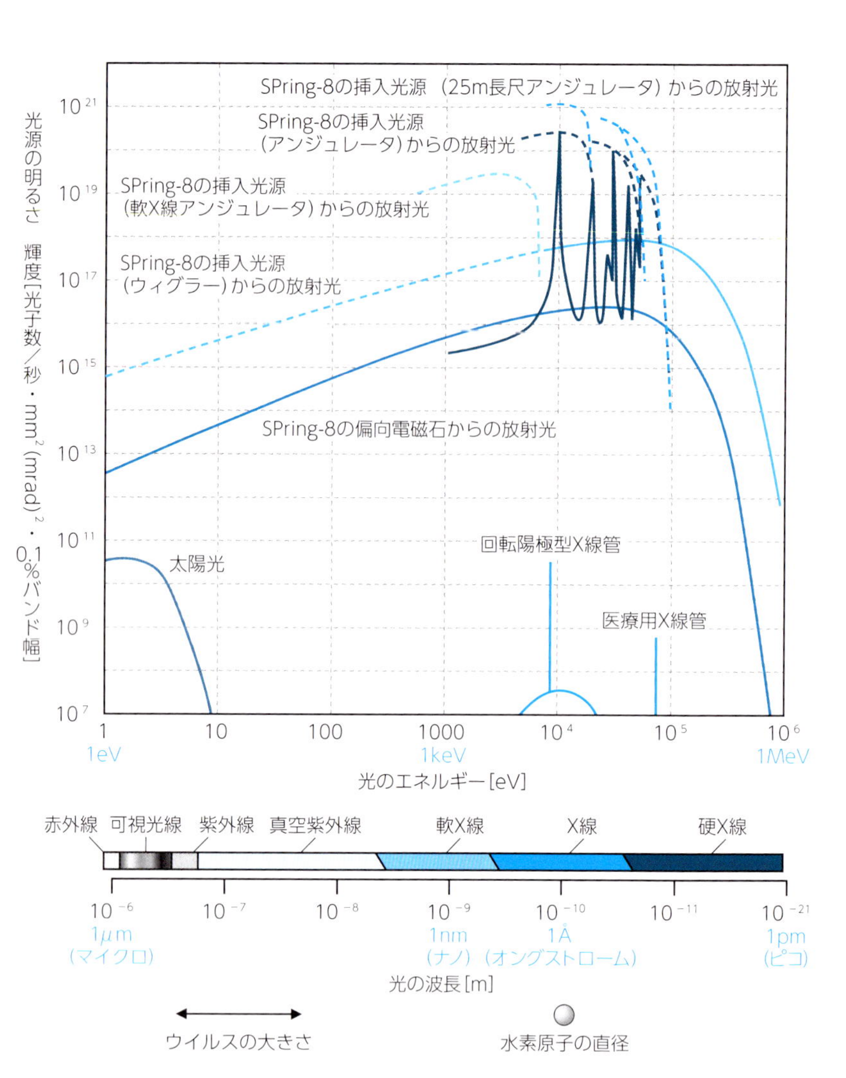

（提供：理化学研究所）

MEMO

放射光と毒入りカレー事件

放射光は1998年7月に和歌山で起こった毒入りカレー事件の捜査に一役買ったので一躍有名になった。紙コップに残った微量のヒ素が被疑者の家から発見されたものと同一であることを証明するために，放射光を用いた蛍光分析が行われた。実際にはヒ素に含まれる不純物が原産地に固有の比率を示すことを利用してヒ素に含まれる不純物（ヒ素と同族のアンチモン，ビスマスなど）の分析が行われた。通常の蛍光分析では重元素の分析や極微量の試料の分析は困難であるが，放射光のもつ高輝度とエネルギー範囲の広さで見事に紙コップに残されたヒ素が被疑者の家のものと同一であることを証明した。

電子が電磁石によって曲げられる場合にX線を放出する。要は電子が加速度運動を受けることで，その原因が原子核の電場であっても電磁石のつくる磁場であってもかまわないのである。

シンクロトロン放射の特徴はその発生強度が診断用のX線管から発生する制動X線等と比べると桁違い（100万倍以上）に強いことである。また，指向性がよいこと，偏光しているなどの特徴をもち，さまざまな分野で利用され始めている。医療の分野での試験的な試みが始まりつつある。

Slim・Check・Point　シンクロトロン放射

図16 シンクロトロン放射（SOR）

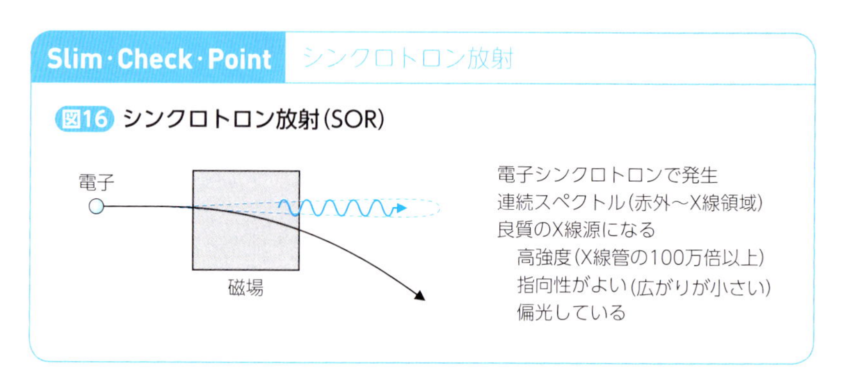

2 放射線と物質との相互作用
光子

1 光子と物質との相互作用

光子が物質に入射すると，吸収されたり散乱されたりさまざまな事象が起こるが，それらを総称して「相互作用」という。

相互作用の対象

物質を細分していくと原子に行き着くが，その原子は原子核とその周りをまわる軌道電子から構成されている。従って，光子と物質との相互作用というとき，光子が実際に相互作用をする対象物は物質中の原子核か電子のいずれかである。

図1 光子と物質との相互作用

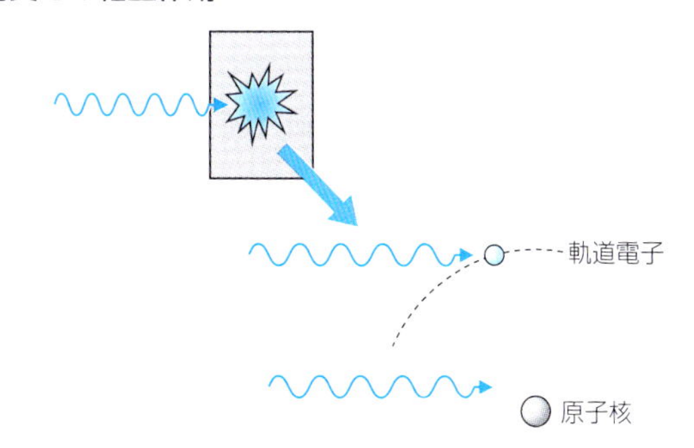

原子核はさらに陽子および中性子（総称して「核子」という）から成り，さらに核子は「クォーク」から構成されるが，ここで学ぶ放射線物理の範囲では，通常は光子とそれらの粒子との相互作用を考える必要はない。

相互作用の種類

光子と物質との相互作用には，三大相互作用とよばれる

①**光電効果**

②**コンプトン効果**

③**電子対生成**

および光子のエネルギーが低いときに重要になる「**干渉性散乱**」，光子のエネルギーが高いときに問題となる「**光核反応**」などがある。

相互作用の断面積

ここで今後のために相互作用の断面積（反応断面積）について触れておこう。断面積は一般に「σ（シグマ）」という記号で表す。断面積という用語は放射線物理では光子に限らずさまざまな粒子に対して用いられる用語である。一言でいうと，断面積とは相互作用の起こる確率を“的”の大きさ（面積）に例えて表したものである。断面積が大きいほどその相互作用が起こ

りやすいということを意味する。例えば飛んできた光子がその的に当たれば相互作用が起こると考える。この的の大きさは原子の大きさそのものではない。同じ原子でも，光電効果とコンプトン散乱とでは異なった的の大きさ(断面積)をもつし，同じ相互作用でも光子のエネルギーにより断面積は変化する。

図2 断面積

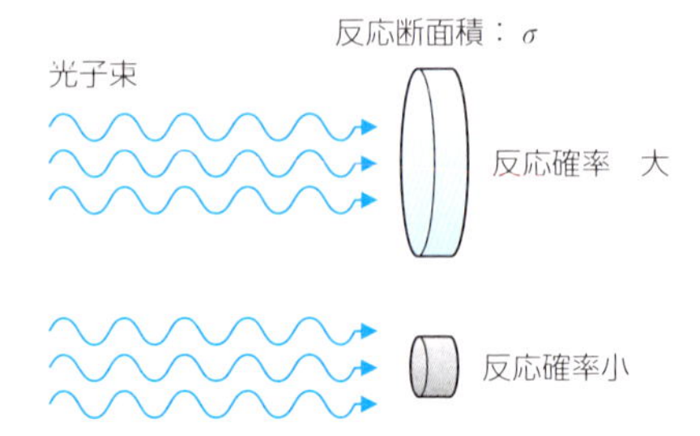

相互作用の起こりやすさを“的”の大きさで表す。同じ光子束に対しては“的”が大きいほど当たる確率は大きい。すなわち，相互作用する確率は大である。

2 光電効果

光電効果は光子が電子によって吸収される現象で，光電効果が起こると光子は完全に吸収され消滅し，代わって光子のエネルギーを吸収した電子が放出される(図3)。このとき放出される電子を「**光電子**」という。光子が完全に吸収され消滅するというところが肝心なところで，忘れないようにしてほしい。

図3 光電効果

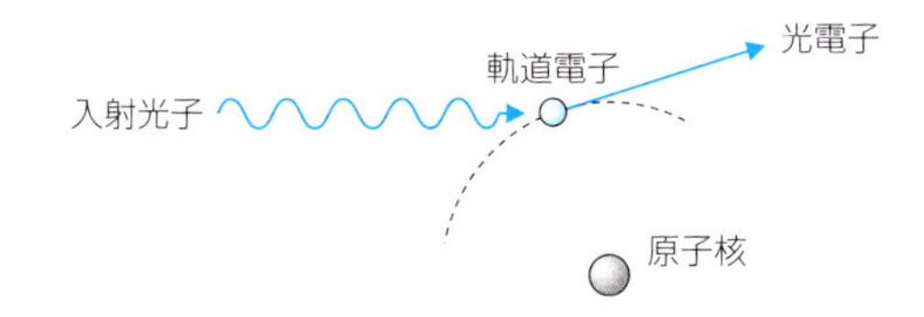

MEMO

医療分野における光電効果

診断用X線領域でX線が吸収されたという場合，それは光電効果が起こったことを意味する。その意味で光電効果のことを「光電吸収」とよぶこともある。X線写真撮影(図4)やX線CTは光電効果を利用して画像を得ており，光電効果は診療放射線技師にとって関係の深い重要な相互作用である。また，放射線管理の点からも光電効果は重要である。光電効果を起こすと光子は完全に消滅するから，X線・γ線の遮蔽を考えるときはできるだけ光電効果を起こしやすい物質を選ぶ。

図4 X線写真の原理

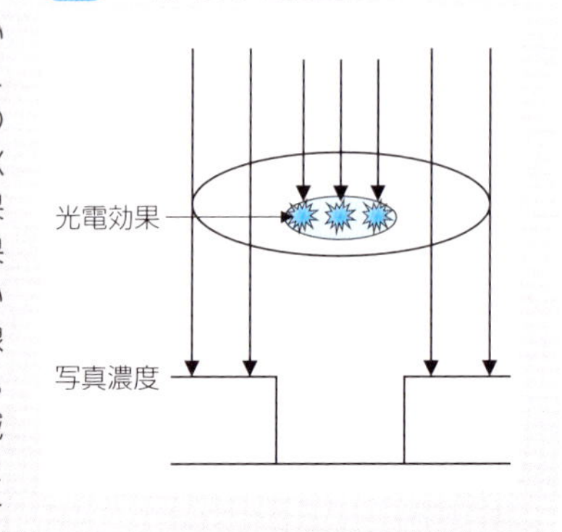

光電効果の特徴

「**光電効果は電子による光子の吸収**」といったが，どんな電子でも光電効果を起こすことができるわけではない。実は自由な電子は光電効果を起こすことはできない（エネルギー保存則と運動量保存則が両立しないため）。光電効果は原子核に強く結合された内殻電子ほど起こしやすく，光電効果の約80％はK軌道電子によるものである。

エネルギー$h\nu$の光子により光電効果で発生する光電子の運動エネルギーKは，光電効果を起こす軌道電子の結合エネルギーをIとすると，

$$K = h\nu - I$$

と表せる。軌道電子は入射光子のエネルギーを全部吸収して光電子として飛び出してくるのであるが，光電子の運動エネルギーは入射光子のエネルギーと同じにはならない点に注意しよう。軌道電子が原子から飛び出してくるには，原子核との結合を断ち切らなくてはならない。すなわち，吸収したエネルギーの一部は原子核との結合を切るのに必要となるのである。また，この式から光電効果は入射光子のエネルギーが軌道電子の結合エネルギーより大きくないと（$h\nu > I$）起こらないことがわかる。これは運動エネルギーという物理量が決して負にはならない（$K \geqq 0$）ことを考えれば当然のことである。この結果，光電効果に対する減弱係数には**吸収端**が現れることになる（「光電効果に対する質量減弱係数」p.214ページ参照）。

ハイトラーによるとK殻電子に対する1原子当たりの光電効果の断面積$\sigma_{\tau,\mathrm{K}}$は入射光子のエネルギーが電子の静止エネルギーm_0c^2に比べてあまり大きくないところでは，以下のように与えられている。

$$\sigma_{\tau,\mathrm{K}} = \alpha^4 \sigma_0 Z^n \sqrt{\frac{32}{\varepsilon^7}} \quad \propto \; Z^{4\sim5} \frac{1}{h\nu^{3.5}}$$

ただし，

$$\alpha = \frac{e^2}{4\pi\varepsilon_0} \frac{1}{\hbar c} \fallingdotseq \frac{1}{137} \quad \text{（微細構造定数）},$$

$$\sigma_0 = \frac{8}{3}\pi r_e^2$$

$$r_0 = 2.818\,[\mathrm{fm}] \quad \text{（古典電子半径）},$$

$$n = 4 \sim 5,$$

$$\varepsilon = \frac{h\nu}{m_0 c^2}$$

この式から，入射光子のエネルギーが低いほど，また物質の原子番号が大きいほど起こりやすいという，光電効果の重要なエネルギー依存性と原子番号依存性が導かれる。

この結果，X線管から放出される連続スペクトルのX線が物質を通過する際は，すべてのエネルギーで一様に吸収が起こるのではなく，エネルギーが低いいわゆる軟線部が主に吸収されるという現象がみられる（p.221「制動X線の線質硬化」参照）。

光電効果の原子番号依存性を考えれば，例えばアルミニウムの半価層を測定するとき，アルミニウムの純度が99％で不純物がたった1％であって

もその不純物の原子番号が大きければその影響は無視できない場合もあることが理解できよう。また，X線CTでは，ボクセル中に少しでも高原子番号物質があるとCT値がその物質の影響を受けて大きくなる部分体積効果が起こることもある。

図5 光電効果の断面積のエネルギー依存性

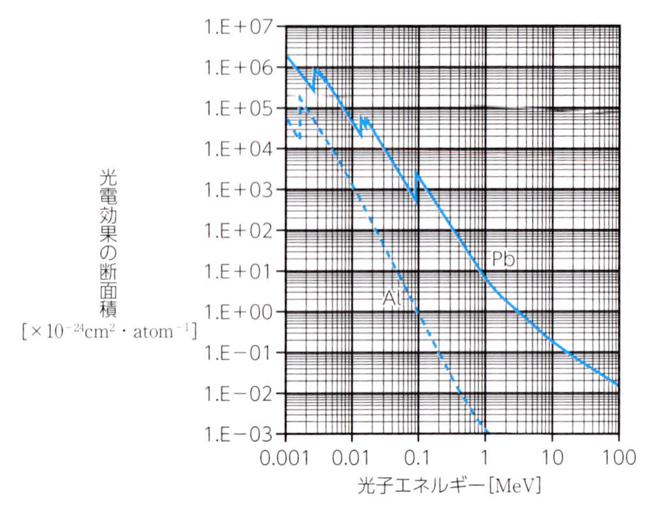

〔NIST (National Institute of Standards and Technology) データをもとに作成〕

例題

Q 図は乳房撮影用のX線管（モリブデン（Mo）・ターゲット/フィルタ）から放出されたX線スペクトルである。以下の問に答えよ。

1. 管電圧は何kVか。
2. MoのK吸収端のエネルギーは何keVか。
3. K_α線の波長は何か。

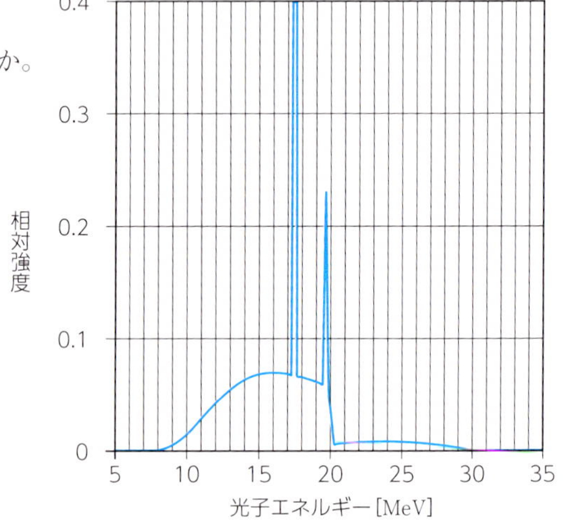

A

1. $E_{max} = eV_0 \quad \therefore \ V_0 = 30\,[\mathrm{kV}]$
2. 20 keV（吸収端：スペクトルが不連続になるところ）
3. スペクトルより

$$E_{K_\alpha} = 17.5\,\mathrm{keV}$$

$$\therefore \ \lambda_{K_\alpha} = \frac{1.24}{E_{K_\alpha}} = 0.071\,[\mathrm{nm}]$$

Term a la carte

＊1　結合エネルギー

- 「軌道電子を自由にするために必要な最低限のエネルギー」を表す。
- 内殻電子ほど結合エネルギーは大きい。
- 結合エネルギーは離散的（飛び飛び）な値をとる。
- 結合エネルギーの値は物質に固有である。
  →例えば同じK軌道でも結合エネルギーの値は物質によって異なる。

Slim・Check・Point　光電効果のメカニズム

図6 光電子発生のメカニズム

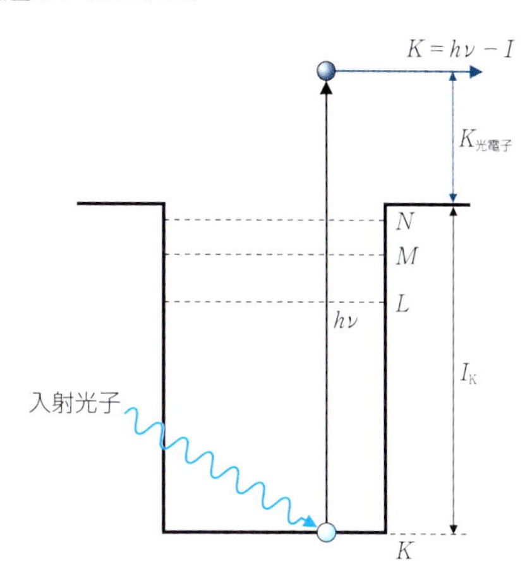

光電子のエネルギーは入射光子のエネルギーから軌道電子の結合エネルギー[＊1]を差し引いたものになる。

MEMO

井戸模型

電子は負の電荷をもっているから正の電荷をもつ原子核との間に電気的な引力が働く。この力で電子は勝手に飛び散らず原子核の周りの空間に閉じ込められている。いわば軌道電子は見えない“ひも”で原子核と結合しているとも考えられる。物理の世界では原子核に結合された軌道電子をエネルギーの井戸の中に閉じ込められた電子としてあつかう（図7）。この井戸模型によればK軌道が原子核に最も近い軌道なので，K軌道電子は井戸の一番深いところに存在しK軌道電子の結合エネルギーが一番大きい。

図7 井戸模型

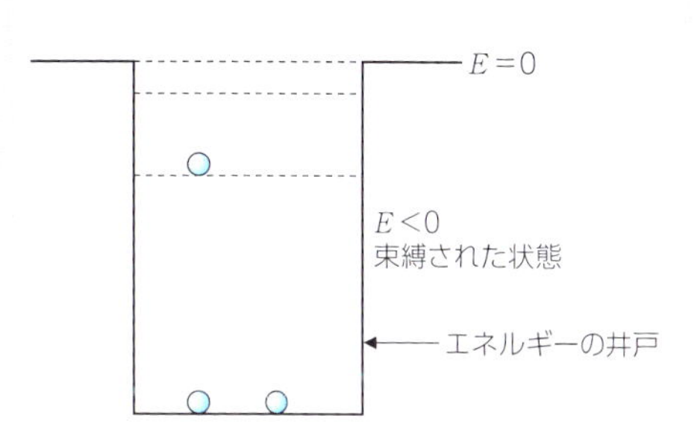

電子は井戸の中に束縛されている。自由になるためにはエネルギーを吸収し井戸の外（$E>0$）にでなければならない。

3 コンプトン効果

入射光子のエネルギーが大きくなるにつれ軌道電子はそのエネルギーを完全に吸収すること(光電吸収)が難しくなる。その結果，光電吸収の確率は減少し代わって電子による光子の散乱が起こるようになる。コンプトン効果は入射光子が電子にエネルギーの一部を与え自身は散乱される現象である(図8)。エネルギーを得て飛び出す電子を「**反跳電子**」という。光電効果と異なりコンプトン効果では光子は消滅することはない。

コンプトン効果の運動学

コンプトンは実験(1923年)により，電子により散乱された光子の波長(λ')が，入射光子の波長(λ)と散乱角(θ)を用いて次の式で与えられることを発見した。

$$\lambda' = \lambda + \lambda_c(1 - \cos\theta)$$

ただし，$\lambda_c = \dfrac{h}{m_0 c} = 2.42 \times 10^{-12}\,\mathrm{m}$ は電子(静止質量 m_0)のコンプトン波長とよばれる定数である。この式は散乱波長(λ')が散乱角とともに増大することを示しており，波長が散乱後も変化しないそれまで知られていた光の散乱(干渉性散乱)とは全く違う性質の散乱が起こっていることを示している。

コンプトンは入射光子を粒子と考え図8をもとに，エネルギーの保存則と運動量の保存則

$$h\nu = h\nu' + K$$

$$\frac{h\nu}{c} = \frac{h\nu'}{c}\cos\theta + k\cos\phi$$

$$0 = \frac{h\nu'}{c}\sin\theta - k\sin\phi$$

ただし，$h\nu'$は散乱光子のエネルギー，Kは反跳電子の運動エネルギー，kは反跳電子の運動量の大きさを表すとする。

を用いて散乱光子の波長(λ')を表す式が導かれることを示した。これはま

Slim・Check・Point コンプトン効果

図8 コンプトン効果

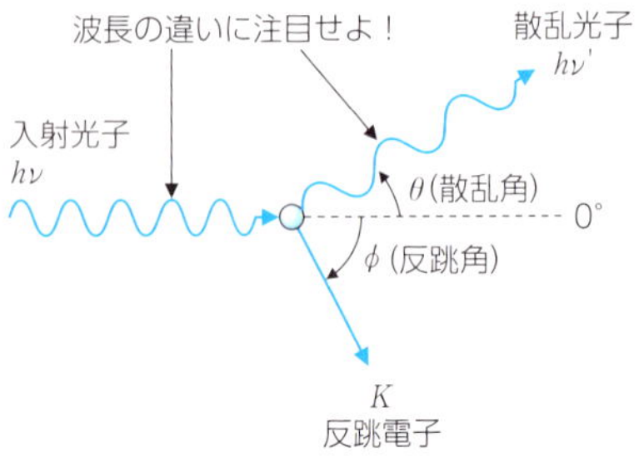

波長の違いに注目せよ！
散乱光子 $h\nu'$
入射光子 $h\nu$
θ(散乱角)
0°
ϕ(反跳角)
K
反跳電子

光子が電子に当たって散乱し，電子は反跳を受ける。
エネルギー保存則：$h\nu = h\nu' + K$

図9 コンプトン散乱波長の変化

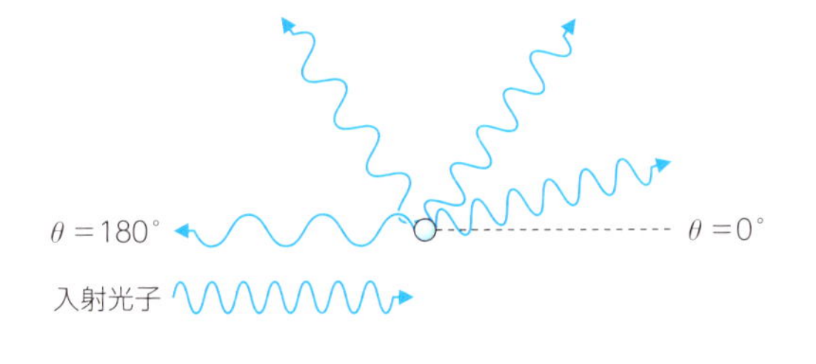

散乱角が大きくなるほど散乱光子の波長は長くなる。
波長が長くなる ⇔ エネルギーが小さくなる

さに，コンプトン散乱が光子の粒子性で説明できる現象であり，よくビリヤードに喩えられる所以である。

光子のエネルギーが波長に反比例することを思い出せば，図9の散乱波長の変化は散乱光子のエネルギーの変化に読み替えられる。散乱角θ方向に散乱された光子のエネルギーは散乱波長を用いて

$$h\nu' = \frac{hc}{\lambda'} = \frac{1}{1+\varepsilon(1-\cos\theta)}h\nu$$

と表せる。ここで，εは光子と物質との相互作用でしばしば用いられる，電子の静止エネルギーを基準にした入射光子のエネルギー

$$\varepsilon = \frac{h\nu}{m_0c^2} = \frac{h\nu[\mathrm{MeV}]}{0.511}$$

である。

また，エネルギーの保存則よりある決まったエネルギーの入射光子に対しては，散乱光子のエネルギーと反跳電子のエネルギーの和が一定になるので、散乱光子のエネルギーが最小になる（180°散乱）とき反跳電子のエネルギーは最大になる（図10）。散乱光子のエネルギーの最小値（$h\nu'_{\mathrm{min}}$）と反跳電子のエネルギーの最大値（K_{max}）は次の式で表わされる。

$$h\nu'_{\mathrm{min}} = \frac{1}{1+2\varepsilon}h\nu$$
$$K_{\mathrm{max}} = \frac{2\varepsilon}{1+2\varepsilon}h\nu$$

図10 180°散乱

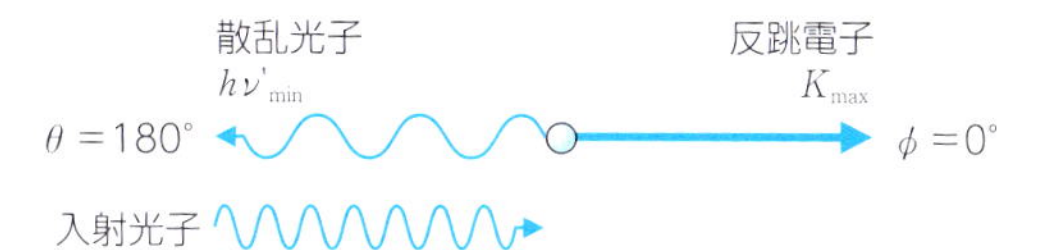

散乱光子が180°に散乱されるとき散乱光子のエネルギーは最小になり，反跳電子は0°に反跳され反跳電子のエネルギーは最大になる。

例題

入射光子のエネルギーが0.511 MeVのとき，コンプトン波長λ_cは入射光子の波長λの何倍か。

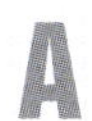

コンプトン波長λ_cは

$$\lambda_c = \frac{h}{m_0c} = \frac{hc}{m_0c^2} = \frac{h\nu}{m_0c^2}\lambda$$

とかけるので，

$$\frac{\lambda_c}{\lambda} = \frac{h\nu}{m_0c^2} = \varepsilon$$

となる。$h\nu = 0.511$ MeVのとき$\varepsilon = 1$だから，

$$\frac{\lambda_c}{\lambda} = 1$$

従って，答は1倍。

※コンプトン波長（2.42×10^{-12} m）は0.511 MeVの光子の波長に等しい。

コンプトン効果の特徴

散乱光子や反跳電子のエネルギーなどは，エネルギー保存則と運動量保存則を用いることにより求めることができるが，散乱光子がどの方向に散乱されやすいのかはそれでは得ることができない。ただ答はビリヤードを考えれば想像は難くない。ビリヤードでは手球の勢いが強くなると，手球も的球も前方に飛びやすくなる。コンプトン散乱もまさにその通りであり，入射光子のエネルギーが大きくなると散乱光子も反跳電子も前方に向かいやすくなる。これは，クラインと仁科により当時誕生したばかりの量子力学を用いた理論計算で確かめられ，クライン–仁科の式として有名である（MEMO参照）。

図11はクライン–仁科の式を入射光子のエネルギーごとに表したものである。入射光子のエネルギーが大きくなるに伴い，後方に散乱される光子が急激に少なくなる。例えば10 MeV程度の治療用のX線が人体に入射した場合には大部分の散乱光子は前方に散乱されることがわかる。

クライン–仁科の式は1個の自由電子に対する断面積（σ_{KN}）の形で与えられているので，1原子当たりのコンプトン散乱の断面積σ_Cは，対象とする原子の原子番号をZとすると

$$\sigma_C = Z\sigma_{\mathrm{KN}}$$

で与えられる。図12の破線は自由電子に対する全コンプトン断面積σ_{KN}である。実線は実際の各元素に対する断面積で，低エネルギー領域で断面積が低下するのは，光子のエネルギーが電子の結合エネルギーに近づき軌道電子全部を自由電子とみなしている仮定が成立しなくなるためである（結合エネルギー効果）。また，光子エネルギーが結合エネルギーより十分大きい領域ではコンプトン散乱断面積は，

図11 コンプトン散乱の角度分布

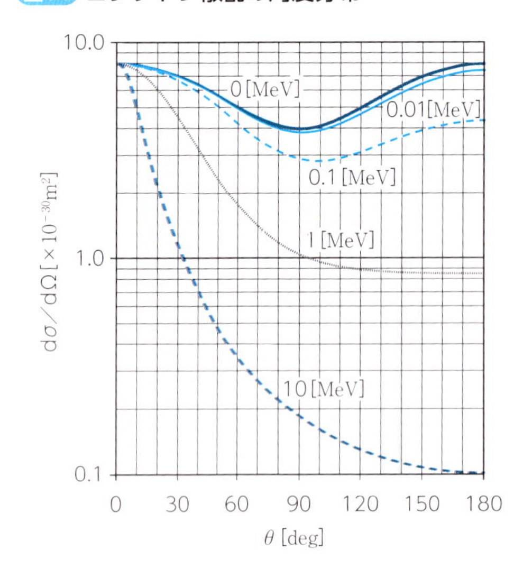

図12 コンプトン散乱の全断面積

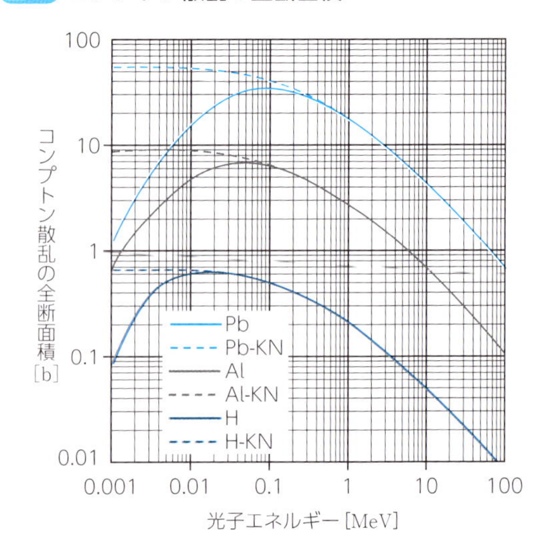

水素，アルミニウム，鉛に対するコンプトン散乱の全断面積。破線はすべての軌道電子を自由電子と仮定した場合を表す。

$$\sigma_C \propto \frac{Z}{h\nu}$$

に従って変化することがわかる。

MEMO

医療分野におけるコンプトン効果

X線が人体に入射したとき主となる相互作用はコンプトン効果であり，コンプトン効果の性質を理解することは診療放射線技師にとって欠かせないことである。例えば，X線写真撮影やX線CTにおいて画像に影響を与える散乱線の大部分はコンプトン効果によるものである（図13）。従って，コンプトン効果は画像のコントラストを低下させる元凶といえる。

図13 散乱線の影響

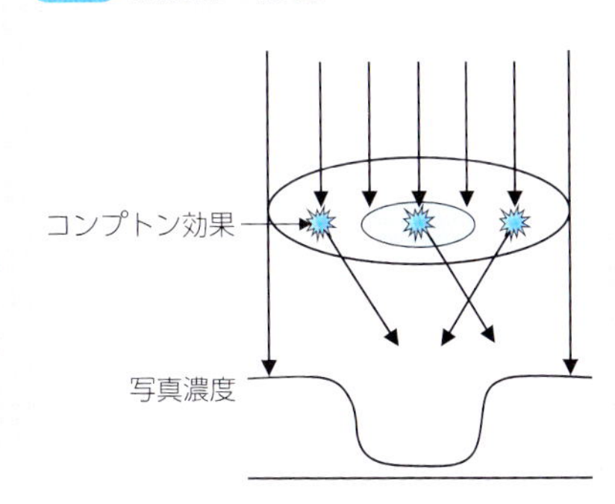

図14 コンプトン散乱実験

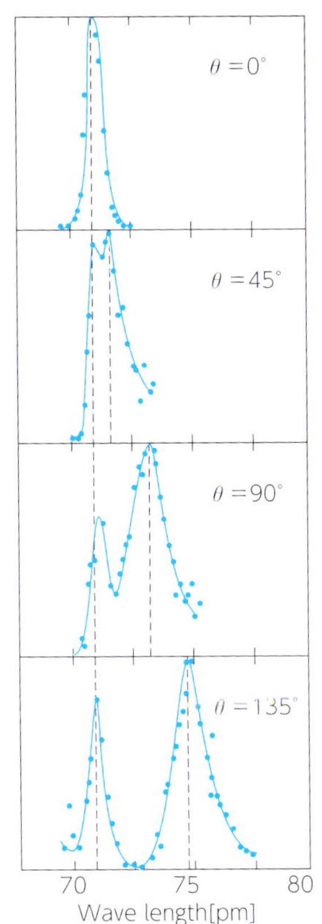

散乱角度とともにピークが長波長側に移動していくのがコンプトン散乱によるピークである。散乱角度によらず71pm付近に見えているピークは干渉性散乱によるピークである。この図は光子が粒子性と波動性をもつことを見事に示している。

(Halliday D, et al.:Physics, 4th Edition, Vol.2 Extended. John Wiley & Sons, 1992.より引用)

MEMO

クライン－仁科の式

コンプトンの実験が発表されてしばらくして，クラインと仁科芳雄は量子力学の手法を用いてコンプトン散乱の確率を計算した。彼らは1個の標的となる自由電子に1個の光子が入射し散乱角θの方向に散乱される確率（微分断面積）を計算した。彼らの結果は以下に示すクライン－仁科の式として有名である。

$$\frac{d\sigma_{KN}}{d\Omega} = r_0^2\left(\frac{1+\cos^2\theta}{2}\right)\left[\frac{1}{1+\varepsilon(1-\cos\theta)}\right]^2 \times\left[1+\frac{\varepsilon^2(1-\cos\theta)^2}{(1+\cos^2\theta)\{1+\varepsilon(1-\cos\theta)\}}\right]$$

MEMO

コンプトンの発見

鏡に映ったリンゴの色と直接見たときのリンゴの色が違ったら，われわれは混乱してしまう。われわれは暗黙のうちに青い色の光は反射しても青い色であると信じている。ところが，コンプトンが発見した散乱は「青い光が鏡に当たって赤くなる」と言っているに等しいのだ。もし本当にそうなったらわれわれの頭は混乱してしまうだろう!!　幸いにもコンプトン散乱は可視光領域では無視できるので事なきを得ている。これは逆に考えれば，「われわれの目は進化の中で反射しても色が変わらないような散乱（「干渉性散乱」）をする電磁波にしか感受性をもたなくなっている」といえるのかもしれない。いずれにせよコンプトンが発見した散乱は，それ以前のように電磁波を波と考えていたのでは説明できない散乱である。事実，「コンプトン散乱は光子という名の粒子の散乱」と考えると簡単に説明できる現象なのである。このように，電磁波が波の性質と粒子の性質の両方をもつことを示したのがコンプトン散乱だといえる。コンプトンの得た実験結果には散乱しても波長が変わらない古典的な散乱（→「干渉性散乱」）と散乱角により波長が変化する散乱の両方が見事に見えている（図14）。

4 電子対生成

電子対生成は入射光子が原子核近傍のクーロン場で消滅し電子・陽電子対を生成する現象である（図15）。光電効果の場合と同様に，電子対生成が起こると入射光子は完全に消滅する。

> **MEMO**
>
> **陽電子 vs 陽子**
>
> 初めて放射線物理を学ぶ諸君は「陽電子」と「陽子」の違いに注意しよう。陽電子（positron）と陽子（proton）はまったく違う粒子である。陽電子はその名前からもわかるように電子の双子の兄弟のような粒子で，電荷が「+」なこと以外はほとんど電子と同じである。一方，陽子の質量は電子・陽電子の約1,840倍も重い粒子で，中性子とともに原子核を構成する。

■電子対生成の特徴

電子対生成の最も大きな特徴は「**閾エネルギー**」が存在することである。閾エネルギーとは，「そのエネルギーを超えないと反応が起こらない最低限のエネルギー」のことである。入射光子が消滅しそのエネルギーが物質に転化するとき，必ず粒子と反粒子とが対で生成される。電子と陽電子は**粒子と反粒子**の関係で，ともに静止エネルギー

$$m_0 c^2 = 0.511\,[\mathrm{MeV}]$$

をもつ粒子である。したがって，これらを生成するには入射光子のエネルギーは最低でも1.022 MeV（電子と陽電子の静止エネルギーの和）以上でなければならない。このエネルギーが電子対生成の閾エネルギーである。

生成された電子および陽電子の運動エネルギーをK_-，K_+とすると，入射光子のエネルギーのうち1.022 MeVは電子陽電子を生成するのに用いられるから，電子・陽電子は残りのエネルギーを分配しあう。すなわち，

$$K_- + K_+ = h\nu - 1.022$$

が成り立つ。この式が満たされる範囲で電子・陽電子のエネルギーは連続分布となる。

医療で用いる光子エネルギー領域では，1原子当たりの電子対生成の断面積σ_κはほぼ

$$\sigma_\kappa = \alpha r_0^2 Z^2 \left[\frac{28}{9}\ln 2\varepsilon - \frac{218}{27}\right]$$

で与えられる。特に入射光子のエネルギーが閾エネルギーに近い領域では

$$\sigma_\kappa \propto Z^2 (h\nu - 1.022)$$

とみなすことができる。

> **MEMO**
>
> **原子核の役割**
>
> 最初に「電子対生成は原子核の近傍で起こる」と述べたが（図15），これまでの話に原子核はでてきていない。では，原子核はなくてもよいのだろうか？ 電子対生成に限らずどのような相互作用でも，エネルギーの保存則と運動量の保存則は満たされなくてはならない。実は原子核の存在を考えないと，電子対生成の場合にはこの2つの保存則を同時に満足させることはできないのである。これは「何もない真空中では電子対生成は起こらない」ことを意味する。

例題

Q 電子対生成で発生した電子と陽電子の全運動エネルギーが2 MeVのとき，入射光子のエネルギーはおよそ何MeVか。ただし，入射光子のエネルギーは単色とする。

エネルギー保存則より

$$K_- + K_+ = h\nu - 1.022$$
$$\therefore\ h\nu = K_- + K_+ + 1.022 = 3.022\,[\mathrm{MeV}]$$

Slim・Check・Point 電子対生成

図15 電子対生成

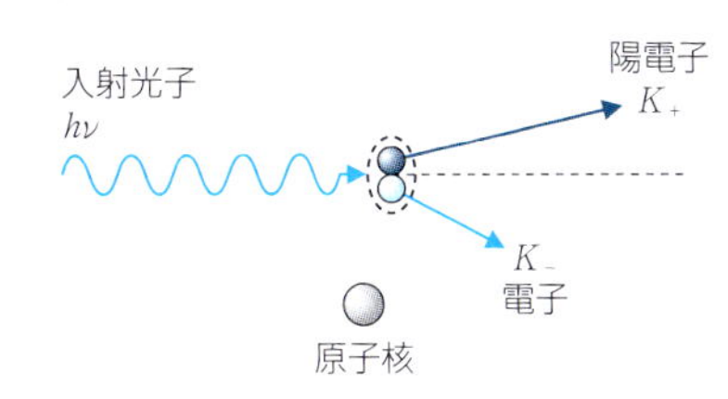

- 入射光子のエネルギーが1.022 MeV以上でないと起こらない（閾エネルギー）。
- 生成される電子・陽電子のエネルギーは連続スペクトル。

MEMO

粒子と反粒子

粒子には必ずその反粒子が存在する。電子の場合，反粒子は陽電子である（陽電子の反粒子が電子であるともいえる）。粒子と反粒子は，静止質量，スピンは同じで電荷や磁気モーメントは反対になる。自然界にはいろいろな保存則が存在するが，光子が消滅して物質化するとき生成される粒子は必ず粒子・反粒子の対でなければそれらの保存則が満たされない。最も簡単な例は電荷の保存則で，光子は電荷をもたないから，生成される粒子の電荷の和も「0」とならねばならない。

MEMO

医療分野における電子対生成

電子対生成は入射光子のエネルギーが1.022 MeVを超えないと起こらない（→電子対生成の特徴）から，一般撮影やX線CTなど診断領域のX線をあつかっているときには電子対生成はまったく関係ない。電子対生成が問題になるのは核医学検査で1 MeV以上の線源を使用する場合や放射線治療を行う場合である。また，高エネルギーの光子の遮蔽では電子対生成が重要な役割を果たす。電子対生成では光電効果と同様に入射光子は完全に消滅するから，この点では光子の遮蔽に適しているといえる。しかし，電子対生成で生成される陽電子はエネルギーを失い停止する際消滅γ線を放出するので注意する必要がある。

三対子生成

三対子生成（三電子生成とよばれることもある）のメカニズムは電子対生成と同じである。電子対生成との違いは，電子対生成は原子核の近傍で起こるが，三対子生成は軌道電子の近傍で起こる点である。電子対生成では原子核の質量が非常に重いので通常は原子核の反跳を無視できるが，軌道電子の質量は軽いため電子・陽電子対のみでなく反跳を受けた電子も放出されるので「三対子生成」という（図16）。

三対子生成の特徴

三対子生成にエネルギーの保存則と運動量の保存則を適用して計算すると，三対子生成は入射光子のエネルギーが電子の静止エネルギーの4倍以上で起こることがわかる。すなわち三対子生成の閾エネルギーは2.044 MeVである。

1原子当たりの三対子生成の断面積$\sigma_{\kappa,\mathrm{TP}}$はほぼ原子番号に比例する。光子のエネルギーが100 MeV近い領域では電子対生成の断面積σ_κと三対子生成の断面積の間には近似的に

$$\sigma_{\kappa,\mathrm{TP}} \fallingdotseq \frac{1}{Z} \cdot \sigma_\kappa$$

の関係が成り立つ。閾エネルギーに近い6 MeV付近では，原子番号の大

きな鉛では三対子生成の寄与は1％にも満たない。原子番号の小さな元素では寄与は10％程度と多少大きくなり，水素原子で30％程度の寄与を示す。

MEMO

対生成の閾エネルギー

質量Mの荷電粒子の近傍での電子対生成の閾エネルギーE_{th}を，ローレンツ不変質量を用いて計算すると

$$E_{th} = 2m_0 c^2 \left(1 + \frac{m_0}{M}\right)$$

となる。三対子生成の場合は，$M = m_0$であるので閾エネルギーは$E_{th} = 4m_0 c^2$となるが，原子核近傍で起こる電子対生成の場合には$M \gg m_0$（$\rightarrow m_0/M \fallingdotseq 0$）であるので，閾エネルギーは$E_{th} = 2m_0 c^2$となるのである。

図16 三対子生成

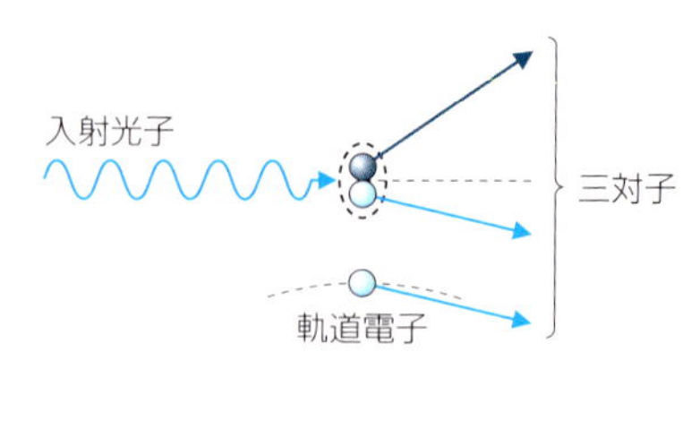

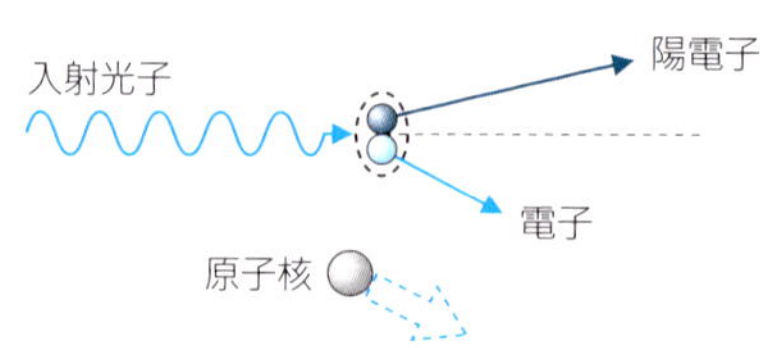

三対子生成と電子対生成のメカニズムは同じである。違いは原子核は質量が大きいので事実上動かないのに対して，軌道電子は質量が軽いので大きな反跳を受け電子・陽電子対とともに放出されることである。

MEMO

三大相互作用の断面積

相互作用のエネルギー依存性および原子番号依存性について理解することは，光子を扱ううえでの基本中の基本である。これらの依存性の情報はすべて1原子当たりの断面積σの中に隠されている。

光電効果の断面積

$$\sigma_{光電} \propto \frac{Z^{4\sim5}}{(h\nu)^{3.5}}$$

実は光電効果を理論的に説明するのは大変難しい。すべてのエネルギー範囲，すべての原子について成り立つ式は存在しない。ここに示したのは大体の目安である。

コンプトン効果の断面積

$$\sigma_{コンプトン} \propto \frac{Z}{h\nu}$$

すべての軌道電子がコンプトン効果に寄与すると仮定すると（低光子エネルギーでは成り立たない），1原子当たりの断面積は軌道電子の個数すなわち原子番号に比例する。

電子対生成の断面積

$$\sigma_{電子対} \propto Z^2 \cdot (h\nu - 1.022)$$

電子対生成には閾エネルギー（1.022 MeV）が存在する。エネルギー依存性は閾エネルギー付近ではほぼ$(h\nu - 1.022)$に比例する。

5 その他の相互作用

これまでは三大相互作用をみてきたが，ここではそれ以外の光子と物質との相互作用についてみていくことにしよう。

干渉性散乱

干渉性散乱[*2]とは，入射光子が物質中の電子ないし電子群によって散乱されるときに起こる。入射光子のエネルギーはいったん電子に吸収され電子がそのエネルギーを方向を変えて再放出する現象と考えることができる（図17）。

Term a la carte

＊2　干渉性散乱

干渉性という言葉は，波長の同じ波同士が干渉を起こすことに由来する。すなわち，干渉性散乱では，入射光子と散乱光子の波長が等しく干渉する可能性があることを意味している。この意味で先に述べたコンプトン散乱では，散乱波の波長は入射波より長くなるので干渉することはない。したがって，コンプトン散乱は非干渉性散乱である。

干渉性散乱の特徴

干渉性散乱では，散乱の前後で標的へのエネルギーの正味の授受はない。従って，標的は反跳を受けることがない。標的が自由電子の場合を「**トムソン散乱**」といい，原子全体あるいは分子や分子の固まり全体が干渉性散乱を示す場合を「**レーリー散乱**」という。

図17 干渉性散乱

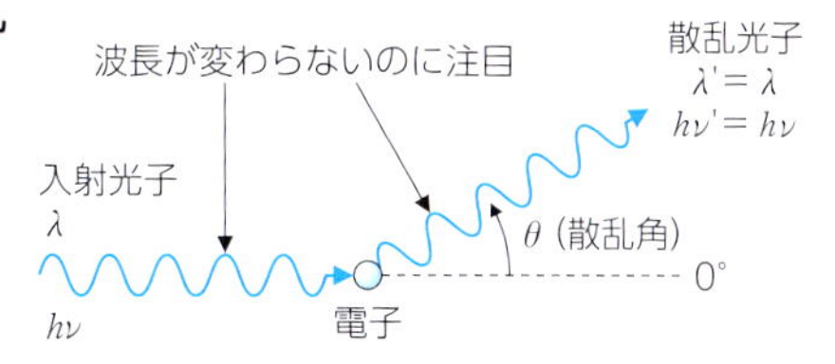

- 入射光子は散乱で方向を変えるだけで波長は変わらない。
- 正味のエネルギーの転移はない。

MEMO

医療分野における干渉性散乱

干渉性散乱は，医療分野で大きな役割を演じることはない。診断領域で問題になる散乱線はコンプトン効果が主因であるが，特に管電圧が低い場合には干渉性散乱による寄与もある。光子のエネルギーが数MeVを超える放射線治療の領域では干渉性散乱は無視できる。

MEMO

「空は何故青いのか？」

この問題は物理の世界ではよく知られたものである。残念ながら「海の色が映っている」は答えではない!? 実はこの答えを与えてくれるのがレーリー散乱なのである。レーリー（1842-1919）は可視光の散乱では波長が短い（青色）ほど起こりやすく，波長の長い（赤色）光ほど散乱されにくいことを見出し，それをもとに空が青く見える理由や夕焼けが赤く見える理由を説明した。レーリー散乱は古典力学を使ってこれを説明した（1871年）ので「古典散乱」ともよばれる。

図18 大気による光の散乱

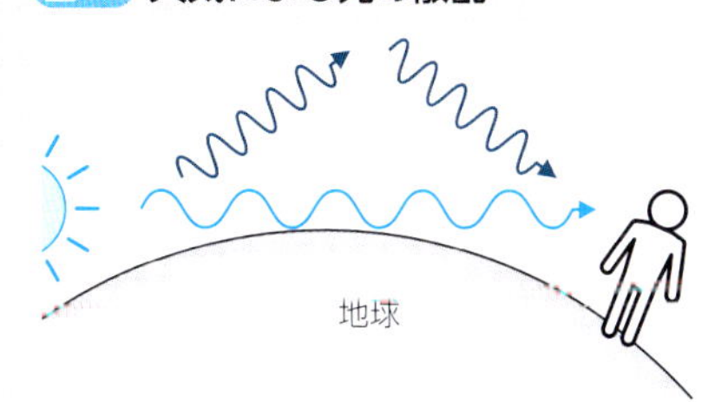

可視光が厚い大気層を通過する際，波長の短い青い光は散乱され散乱されにくい赤い光が直接目に入るので，夕日は赤く見える。青い光は上空で散乱されるので夕暮れ時でもまだ空は青い。

光核反応

光核反応[*3]は入射光子と原子核との相互作用である。入射光子のエネルギーが十分に大きくなると，入射光子のエネルギーを吸収して原子核から中性子が放出される（図19）。

光核反応の特徴

光核反応にも閾エネルギーが存在する。これは，光電効果で入射光子のエネルギーが軌道電子の結合エネルギーよりも大きくないと起こらないのと同様なメカニズムである。光中性子発生の閾エネルギーは原子核によって異なるが，大局的にいうと質量数の小さな原子核で大きく，質量数の大きな原子核で小さくなる傾向がある（p.166図4参照）。このため，高エネルギーのX線治療を行う場合，X線発生用のターゲット物質にはX線の発生効率を多少犠牲にしても中性子の発生を抑えるために，金や白金ターゲットの代わりに銅を用いる場合がある。

Term a la carte

＊3　光核反応
高エネルギーの光子を原子核に照射した場合に発生するのは実は中性子のみではない。陽子や重陽子やα粒子などさまざまな粒子が放出されうる。すなわち，(γ, n)だけでなく，(γ, p)，(γ, d)，(γ, α)などもみな光核反応である。ただし，医用放射線物理の分野では事実上問題になるのは(γ, n)反応だけなので，慣用的に光核反応といえば(γ, n)反応を意味することになっているようである。

図19 光核反応

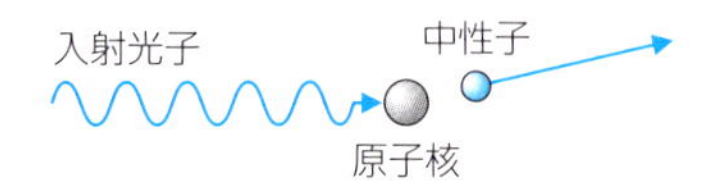

光核反応の閾エネルギーは原子核によって異なる。放射線治療において問題になることがある。

MEMO

医療分野における光核反応
医療分野で光核反応が問題になるのは放射線治療の領域のみである。また，放射線治療の領域でも問題になるのはリニアックの加速エネルギーが10 MeVを超える場合である。高エネルギー電子線ないしX線を用いる場合には，光核反応で発生する中性子の影響を考慮しなければならない。

6 単色X線（γ線）束の減弱

X線束を物質に照射したとき，その強度が物質中でどのように減弱するかは，遮蔽を考える場合でも線量分布を考える場合でも重要な問題である。実際に医療で用いられるX線はほとんどが連続X線であるが，ここではまず，あつかいやすい同じエネルギーをもったX線（単色X線）を取り上げ，その強度が物質中でどのように減衰するかを考えてみよう。

こういう問題を考えるときの物理の常套手段は，実際の物体を非常に薄い物体が多数集まったものと考えることである。つまり，まず非常に薄い物体に光子が入射した場合の答えを求め，それを足し合わせて最終的な問題の解を得るという方法である。これは数学的にいうと，問題を表す微分方程式を求めそれを積分して解を得ることに相当する。

薄い物質中での光子の減弱

薄い物質を考える理由は，薄い物質だと問題を簡単化して考えられることにある。一般に薄い物質では簡単な比例関係を仮定することができるからである。具体的にいうと，薄い物質ならその物質で減弱を受ける光子数ΔNはその厚さΔxに比例すると仮定できる（あるいは逆にいうとΔNが厚さΔxに比例するくらい薄い物質を考えるということである）。また，入射光子数が多ければ，減弱を受ける光子数も多いことは容易に想像がつくから，ΔNは入射光子数Nにも比例すると仮定することができる。比例定数をμとしてこれを式で表わせば，

$$\Delta N = -\mu N \Delta x$$

となる。ここで，－符号は厚さxと粒子数Nの変化の方向が逆であることを示す。この式から薄い物質中での光子の減弱を表す微分方程式

$$\frac{\mathrm{d}N}{\mathrm{d}x} = -\mu N$$

を得ることができる。

図20 単色X線の減弱

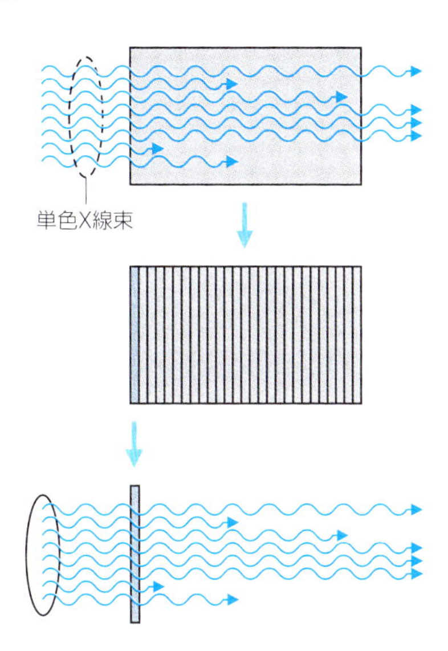

厚い物質も薄い物質の集まりと考える。薄い物質に単色X線が入射したときのX線の減弱が減弱の問題を考えるときの基本となる。

Slim·Check·Point 減弱とは？

図21 光子束の減弱

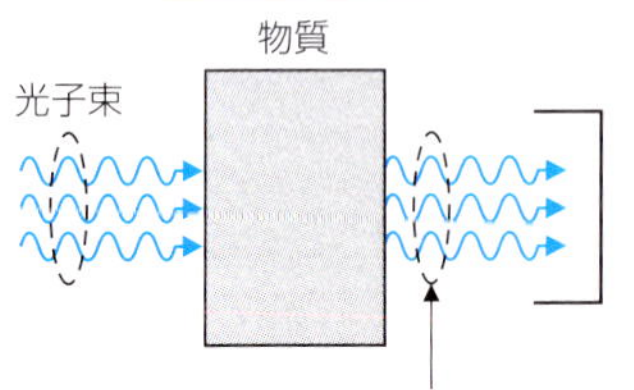

減弱ありの場合

物質

光子束

エネルギーフルエンス減少

減弱がない場合というのは物質に入射した光子がそのまま素通りしてきた場合である。

※エネルギーフルエンス→p.225参照

相互作用が起こると光子束は減弱する。

光子束の強度ないしエネルギーフルエンスが減少すれば，その理由が散乱であれ吸収であれ減弱が起こったということになる。

図22 薄い物質中での減弱

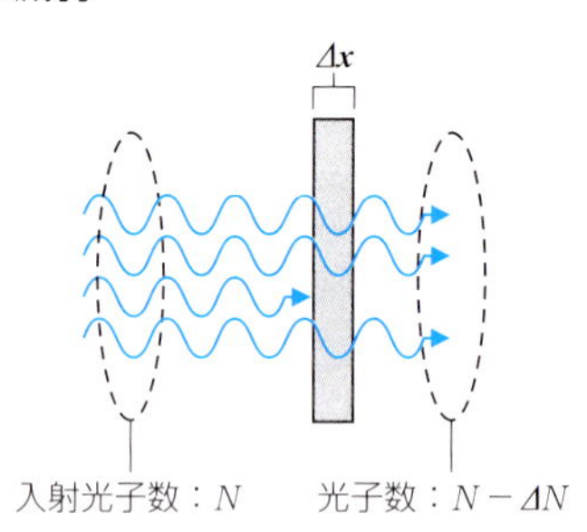

減弱を起こした光子数：$\varDelta N$

$$\varDelta N = -\ \mu N \varDelta x$$

薄い物質ならば減弱を起こす光子数は，入射光子数，物質の厚さに比例する。減弱を起こしやすい物質かどうかはμによって決まる。

→ μを線減弱係数という（次項参照）

減弱の微分方程式

$$\frac{\mathrm{d}N}{\mathrm{d}x} = -\ \mu N$$

線減弱係数

減弱の式に現れる比例定数μの意味を考えてみよう。例えば厚さ（$\varDelta x$）と入射光子数（N）が同じなら，物質がアルミニウムでも鉛でも減弱される光子数（$\varDelta N$）は同じになるだろうか？ 同じにならないのは明らかである。同じになるのであればわれわれはγ線を遮蔽するのにどちらを選ぶかで頭を悩ませる必要などないはずである。

比例定数μは，厚さ$\varDelta x$や入射光子数Nが同じでも減弱される光子数が物質により変化することを表す重要な定数である。減弱の微分方程式をμについて解くと，

$$\mu = \frac{-\frac{dN}{N}}{dx}$$

となる。この式からμのもつ意味を考えてみよう。ここで，分子は

$$-\frac{dN}{N} = \text{光子が減弱を起こす確率}$$

を表している。μはこれをさらに厚さ（長さ）で割って単位長さ当たりの確率を求めていると解釈できる。すなわち，μは

μ＝光子1個が単位長さ当たりに減弱を起こす確率

を意味している。μを「線減弱係数[*4]」といい，μの単位は「m^{-1}」である（ただし，実用上はcm^{-1}が用いられることが多い）。

減弱を起こしやすい物質なのかどうか，光電効果やコンプトン散乱などの相互作用をどの位起こしやすいのかなどの情報は，すべてこの線減弱係数の中に含まれている（後述）。

Term a la carte

＊4 線減弱係数：μ
- 「光子が物質中で単位長さを進むときに減弱を起こす確率」を表す。
- 単位はm^{-1}。ただし実用上はcm^{-1}。

表1 代表的物質の線減弱係数

光子エネルギー [MeV]	線減弱係数[1/cm] アルミニウム $Z=13$ 2.699[g/cm³]	銅 $Z=29$ 8.96[g/cm³]	鉛 $Z=82$ 11.35[g/cm³]	水 $Z≒7.5$ 1.00[g/cm³]
0.010	70.795	1934.464	1482.310	5.329
0.015	21.471	663.488	1266.660	1.673
0.020	9.287	302.758	980.300	0.810
0.030	3.044	97.843	344.132	0.376
0.040	1.534	43.564	162.986	0.268
0.050	0.994	23.412	91.277	0.227
0.060	0.750	14.273	56.977	0.206
0.080	0.545	6.836	27.456	0.184
0.100	0.460	4.107	62.981	0.171
0.150	0.372	1.986	22.870	0.151
0.200	0.330	1.397	11.334	0.137
0.300	0.281	1.003	4.576	0.119
0.400	0.250	0.843	2.637	0.106
0.500	0.228	0.749	1.831	0.097
0.600	0.211	0.683	1.416	0.090
0.800	0.185	0.592	1.007	0.079
1.000	0.166	0.529	0.806	0.071
1.250	0.148	0.471	0.667	0.063
1.500	0.135	0.430	0.593	0.058
2.000	0.117	0.377	0.523	0.049
3.000	0.096	0.322	0.481	0.040
4.000	0.084	0.297	0.476	0.034
5.000	0.077	0.285	0.485	0.030
6.000	0.072	0.278	0.498	0.028
8.000	0.066	0.275	0.531	0.024
10.000	0.063	0.278	0.564	0.022
15.000	0.059	0.291	0.642	0.019
20.000	0.059	0.305	0.704	0.018

（NISTデータをもとに作成）

指数関数的減弱

さて最初にも述べたように，薄いターゲットを考え微分方程式が得られたので，実際の物質での減弱を求めるために，微分方程式を解いてみよう。この形の微分方程式は自然現象を扱う際にしばしばみられる形である。式を変形し，

$$\frac{\mathrm{d}N}{N} = -\mu \mathrm{d}x$$

両辺を積分し，初期条件として$x=0$で$N=N_0$を与えると単色光子が厚さxの物質を透過する際の減弱を表す式は

$$N = N_0 e^{-\mu x}$$

となる。単色の光子は物質の厚さに対して指数関数的に減弱することがわかる。単色光子の場合，光子数にエネルギーを掛ければ強度になるから，単色光子の場合，強度もやはり指数関数的に減衰することがわかる。

単色光子の強度：$I=EN$

$$I = I_0 e^{-\mu x}$$

図23 単色X線の減弱の式と減弱曲線

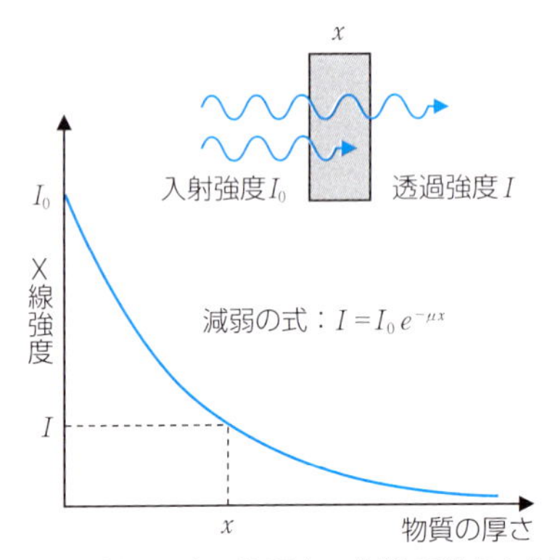

単色X線の強度（光子数）は物質中で指数関数的に減弱する。

半価層

指数関数の特徴の1つは，同じ厚さを進んだときの強度の変化の割合が一定であるということである（MEMO参照）。指数関数のこの性質を利用して，光子の減弱を表す場合に半価層（dとする）という概念がよく用いられる。半価層とは言葉のとおり，光子束の強度が50％に減弱するのに必要な厚さをいう。

半価層の定義より，物質中を半価層分の厚さ進むと光子の$x=d$における強度は入射強度の1/2になる。さらに半価層進むと，さらに強度は1/2となるから，$x=2d$における強度は入射強度I_0の1/4すなわち$(1/2)^2$なる。これを進めていけば，物質中の深さ$x=nd$（半価層のn倍の深さ）での強度は$(1/2)^n$になる。

従って，一般に厚さxの物質を透過したあとの強度は，その厚さが半価層の何倍かがわかればよいから，減弱の式を半価層を用いて表せば，

$$I = I_0\left(\frac{1}{2}\right)^{\frac{x}{d}}$$

と表現できる。

MEMO

指数関数の特徴

指数関数$y=e^{-x}$の特徴は，xの変化（dx）に対するyの変化の割合（dy/y）が常に一定なことである。こういわれてもわからなければ下の図を見てほしい。横軸が同じだけ変化したとき縦軸の変化の割合が同じなのである。この性質のおかげで，半価層の2倍進めば1/4，3倍進めば1/8となるわけである。

図24 指数関数的減衰

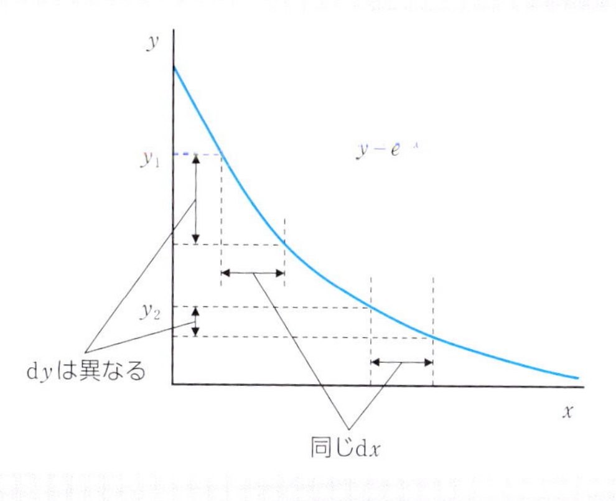

dxが同じなら**変化の割合**は同じ：

$$\frac{dy_1}{y_1} = \frac{dy_2}{y_2}$$

この割合が1/2（50％）のときのdxが半価層である。
この指数関数の特徴から，半価層だけでなく1/n価層も定義できる。半価層以外で役に立つものに1/10価層[*5]がある。

Term a la carte

＊5　1/10価層：$x_{1/10}$
- 「光子束の強度を1/10（10％）に減弱するのに必要な厚さ」を表す。
- $x_{1/10}=3.32d$，つまり半価層の約3.3倍である。

∵ 1/10価層の3倍の厚さ進めば強度は1/1000（0.1％）。これは半価層の約10倍の厚さに等しい。

Slim・Check・Point 単色光子の減弱

図25 半価層を用いた減弱の式

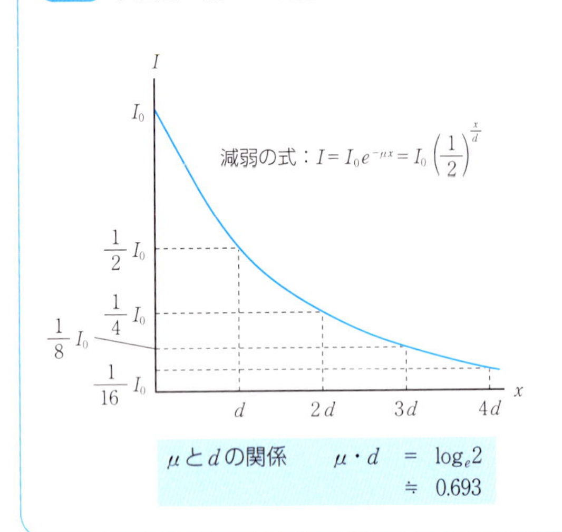

x	I/I_0	
d	$\frac{1}{2}$	50%
$2d$	$\left(\frac{1}{2}\right)^2$	25%
$3d$	$\left(\frac{1}{2}\right)^3$	12.5%
$4d$	$\left(\frac{1}{2}\right)^4$	6.25%
nd	$\left(\frac{1}{2}\right)^n$	$\frac{100}{2^n}$%
$6.64d$	$\left(\frac{1}{2}\right)^{6.64} \fallingdotseq \frac{1}{100}$	1%
$10d$	$\left(\frac{1}{2}\right)^{10} = \frac{1}{1024}$	約0.1%

平均自由行程

さて，線減弱係数μの物質に単色光子が入射したとき，この光子は一体どのくらい物質中を減弱を受けずに進むのだろうか？ もちろん減弱は確率的な現象であるから，直に相互作用を起こし減弱してしまう光子もいれば，逆になかなか相互作用せず物質の奥深くまで減弱せずに進む光子もいる。物質中で光子が相互作用せず平均どのくらい進むか（あるいは，一度相互作用してから次に相互作用するまでに平均としてどのくらい進むか）を表すのが「平均自由行程（mean free path：mfp）*6」である（「平均自由行路」ともよばれる）。

平均自由行程lは，物質中で光子が距離xと$x + \mathrm{d}x$の間の微小区間$\mathrm{d}x$で相互作用を起こす確率$p(x)\,\mathrm{d}x\ (= \mu e^{-\mu x}\mathrm{d}x)$を用いて光子の進む距離の期待値として求めることができる。

$$l = \int_0^\infty x p(x)\,\mathrm{d}x = \int_0^\infty x \mu e^{-\mu x}\,\mathrm{d}x$$

その結果，平均自由行程lは線減弱係数μを用いて

$$l = \frac{1}{\mu}$$

と与えられる（MEMO参照）。この関係を減弱の式に代入すると，

$$I = I_0 e^{-\mu x} = I_0 e^{-\frac{x}{l}} = I_0 \left(\frac{1}{e}\right)^{\frac{x}{l}}$$

と表せる。ここで$x = l$を代入すると，

Term a la carte

*6　平均自由行程：l

- 「粒子が物質中で1度相互作用してから次に相互作用するまでに進む平均の長さ」を表す。
- 線減弱係数の逆数：$l = \mu^{-1}$
- 平均自由行程は半価層の1.44倍：$l = 1.44d$
- 単位はm。ただし実用上はcm。

$$I = I_0 e^{-1} \fallingdotseq 0.37 I_0$$

となり，単色X線束の強度は物質中を平均自由行程だけ進むと$1/e$（約37％）に減弱することがわかる。また，半価層と平均自由行程の間には，

$$e^{-1} = \left(\frac{1}{2}\right)^{\frac{l}{d}}$$

$$l = \frac{d}{\log_e 2} = 1.44d$$

$$d = (\log_e 2)\, l = 0.693\, l$$

の関係があることがわかる。

MEMO

平均自由行程の導出

平均自由行程が線減弱係数の逆数になるのは線減弱係数の定義を考えれば自明なことなのであるが，ここではせっかく導いた減弱曲線をもとに導いてみよう。減弱曲線の縦横を逆にしてみると（図26）わかりやすくなるのだが，xの平均値は図の長方形の面積（$l \cdot N_0$）と曲線で囲まれた領域の面積（S）が等しくなるという条件から求めることができる。面積Sは，

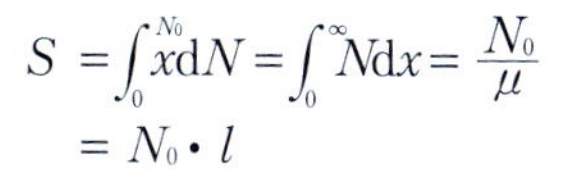

$$S = \int_0^{N_0} x \mathrm{d}N = \int_0^{\infty} N \mathrm{d}x = \frac{N_0}{\mu} = N_0 \cdot l$$

となる。

図26 平均自由行程

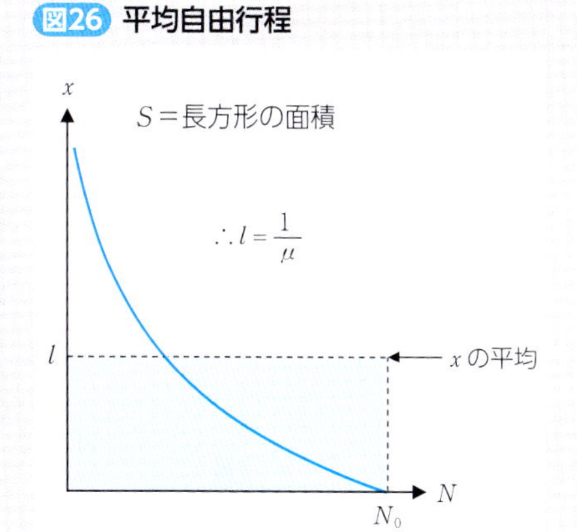

断面積と減弱係数

相互作用の起こりやすさを表す断面積と線減弱係数の関係を考えてみよう。単位は異なるがどちらも相互作用の起こる確率に関係するので，それぞれを用いて減弱の確率を計算し結果を比較してみる。

単色光子束（X線束）が薄い物質に入射したとする。その際光子束は図27のディスク状の体積を一様に照射するとし，光子束の断面積をSとする。このディスク中の原子の数は，この物質の粒子密度（単位体積中の原子数）nにこのディスクの体積V（$= S\mathrm{d}x$）を掛ければ求められるので，

$$\text{照射ディスク内の原子数} = n \cdot S\mathrm{d}x$$

となる。この光子に対する1原子当たりの反応断面積をσとすると，入射光子が各原子のもつ的（断面積）に当たれば相互作用が起こり光子は減弱される。したがって，相互作用の起こる確率は光子束の断面積に対するこの

図27 断面積と減弱係数

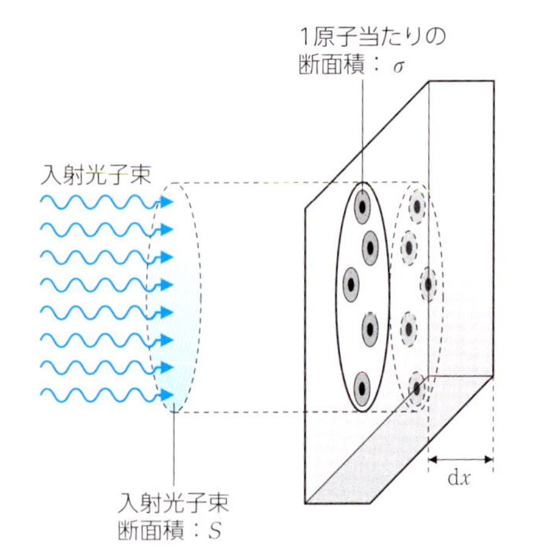

光子束の中の光子のうち，断面積σの的に当たった光子が減弱を受ける。減弱の確率は光子束の断面積Sと光子束の作るディスク内の各原子のもつ断面積の総和との比で与えられる。

ディスク内の原子の断面積の総和（σ×原子数）との比で与えられる。

$$減弱の確率 = \frac{ディスク内の断面積\sigma の総和}{光子束の断面積(S)} = \frac{\sigma \cdot n \cdot S\mathrm{d}x}{S} = \sigma n \mathrm{d}x$$

一方，先に見たようにこのディスクを通過する際に相互作用が起こる確率は，線減弱係数を用いると

$$減弱の確率 = -\frac{\mathrm{d}N}{N} = \mu \mathrm{d}x$$

と表せる。両者を比較すると，線減弱係数は

$$\mu = \sigma \cdot n$$

となる。ここで，物質の密度をρとするとこの原子の粒子密度は

$$n = \rho \cdot \frac{N_A}{A_W}$$

N_Aはアボガドロ数，A_Wは原子量と表せるから，線減弱係数と反応断面積の間には

$$\mu = \rho \cdot \frac{N_A}{A_W} \cdot \sigma$$

の関係がある。相互作用の起こりやすさのエネルギー依存性や原子番号依存性はすべて反応断面積の中に含まれる。またこの式から，線減弱係数は密度に比例することがわかる。

MEMO

X線CTの密度分解能

X線CTでは人体を透過してきたX線による投影データを再構成して断層画像を得ている。X線CTの特徴は密度分解能(コントラスト分解能)が優れている点である。画像表示に用いられるCT値は

$$\text{CT値} = K\frac{\mu_t - \mu_W}{\mu_W}$$

μ_w，μ_tは水および組織の線減弱係数，Kはハンスフィールド数

と定義されている。つまり，CTでは体内組織の線減弱係数を画像化しているといえる。線減弱係数は

$$\mu = \rho \cdot \frac{N_A}{A_W} \cdot \sigma$$

と表せる。CTが密度分解能をもつ起源はまさにこの式が示すように線減弱係数が密度に比例していることによるのである。また，この式からわかることは断面積が大きいほどCT値は大きくなる。X線CTで使用しているX線エネルギーでは，断面積に光電効果が大きく寄与する。その結果，原子番号の大きな物質があるとCT値は大きな値を示すことになる。

Term a la carte

＊7 質量減弱係数
- 質量減弱係数は「単位厚さ($kg \cdot m^{-2}$)当たりに減弱を起こす確率」を表す。
- 単位は$m^2 \cdot kg^{-1}$。ただし，実用上は$cm^2 \cdot g^{-1}$。

※質量減弱係数をμ/ρと書き表す場合があるが，この形を見て質量減弱係数は密度に依存する(反比例)と勘違いする人がいるが，これは大間違いである！質量減弱係数は密度に比例する線減弱係数を密度で割って密度に依存しない量にしていることを忘れないでほしい。

質量減弱係数[＊7]

放射線物理の世界では物質の厚さを測るとき，cm単位で測る通常の厚さxではなく，xにその物質の密度ρを掛けたρxを使う場合も多い。ρxが等しいと物質が異なってもそこに含まれる電子数がほぼ等しくなるという性質があるので，コンプトン散乱に関する計算や荷電粒子のエネルギー損失を考える場合に便利になるからである(p.238参照)。ρxのことを面積質量とか面密度とかよぶこともあるが，通常は単に厚さとよんでしまうことが多い。

ρxを用いると減弱の式は

$$I = I_0 e^{-\mu x} = I_0 e^{-\frac{\mu}{\rho}\rho x}$$

と変形される。この式に現れる線減弱係数を密度で割った物理量を質量減弱係数(μ_m)という。

$$\text{質量減弱係数：}\ \mu_m = \frac{\mu}{\rho}$$

質量減弱係数の単位は$m^2 \cdot kg^{-1}$である。ただし，実用上は$cm^2 \cdot g^{-1}$が用いられることが多い。質量減弱係数を断面積を用いて表せば，

$$\mu_m = \frac{\mu}{\rho} = \frac{N_A}{A_W} \cdot \sigma$$

となり，質量減弱係数は密度には依存しないことがわかる。

①光電効果に対する質量減弱係数

光電効果に対する質量減弱係数は

$$\left(\frac{\mu}{\rho}\right)_{光電} = \frac{N_A}{A_W}\sigma_\tau \propto \cdot \frac{Z^{3\sim4}}{(h\nu)^{3.5}}$$

となり物質の原子番号に大きく依存し，入射光子のエネルギーが大きくなると減少する（図28）。質量減弱係数は原子番号の3～4乗に比例するから，鉛（$Z=82$）の質量減弱係数は水（$Z \fallingdotseq 7.5$）と比較すると1,000倍以上大きい。光電効果が主相互作用となる領域では原子番号の大きな物質が光子の吸収に有効である。

光電効果に対する質量減弱係数には**吸収端**とよばれる不連続点が現れることも大きな特徴である。吸収端は，光電効果が入射光子のエネルギーが軌道電子の結合エネルギーより大きくないと起こらないことに起因する。よって吸収端のエネルギーは軌道電子の結合エネルギーに等しい。入射光子のエネルギーがK軌道の結合エネルギーより大きくなると，K軌道の電子が光電効果に寄与し始め質量減弱係数にはK吸収端が出現する。吸収端の前後にほんの少しエネルギーが変化しただけで光電吸収の確率は10倍近く異なることがある。

診断領域においてはこの吸収端の特徴を利用して撮影が行われることがある。

図28 光電効果に対する質量減弱係数

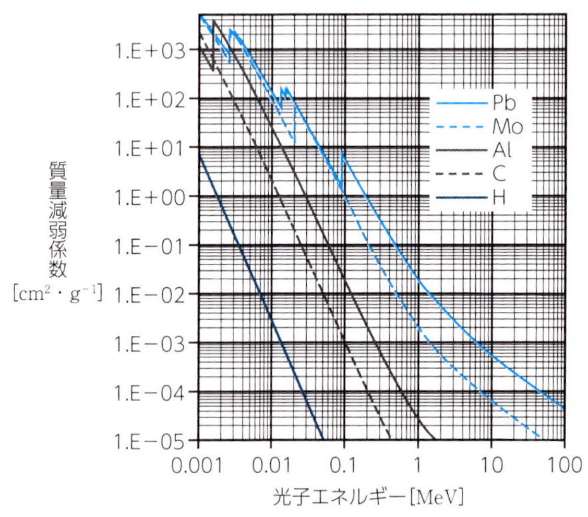

（NISTデータをもとに作成）

MEMO

吸収端の利用〜マンモグラフィ〜

乳房撮影ではコントラストをつけるために低圧で撮影を行うが，さらに発生する制動X線のスペクトルの先端部を選択的に吸収させ，一層のコントラストの向上を図っている。この選択吸収に吸収端が大きな役割を果たしている。マンモグラフィ用のX線管ではモリブデン・ターゲットを用いることが多い。ここで付加フィルタとしてターゲット物質と同じモリブデンを使うと高エネルギー部の選択吸収ができるうえに特性X線を効果的に利用することもできる。図29上がモリブデンの減弱係数で，図29下の破線がフィルタに入射する前のX線スペクトル，実線がモリブデンフィルタ透過後のスペクトルである。K吸収端の位置は必ずK殻特性X線のエネルギーよりも高エネルギー側にあるから，モリブデンフィルタを用いれば高エネルギー部分は吸収されやすいが特性X線は吸収されずにフィルタを透過してくる。このようにして得られたX線スペクトルを用いることで，コントラストが大きく改善される。

図29 吸収端を利用した選択吸収

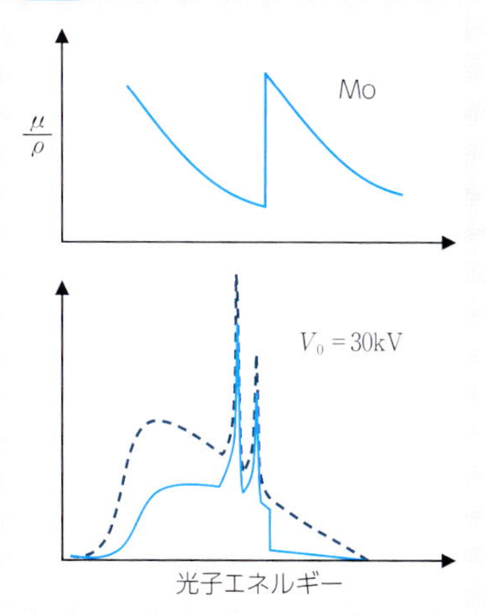

②コンプトン効果に対する質量減弱係数

コンプトン効果に対する質量減弱係数は次式で与えられる。

$$\left(\frac{\mu}{\rho}\right)_{\text{コンプトン}} = \frac{N_A}{A_W}\sigma_C = \frac{N_A}{A_W}\cdot Z\sigma_{KN}^{tot}$$

$$\therefore \left(\frac{\mu}{\rho}\right)_{\text{コンプトン}} \propto \frac{ZN_A}{A_W}\cdot\frac{1}{h\nu}$$

図30 コンプトン散乱に対する質量減弱係数

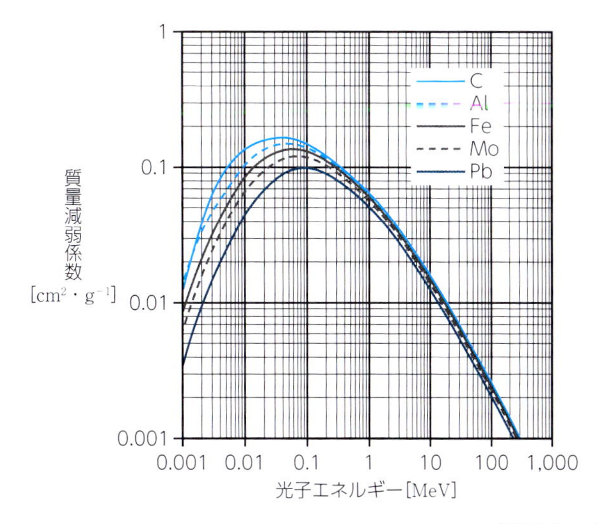

(NISTデータをもとに作成)

Term a la carte

＊8　電子密度：$\frac{ZN_A}{A_W}$

- 「物質1g中に含まれる電子数」を表す。
- 通常は単位はg^{-1}。
- 近似的には $\frac{ZN_A}{A}$。（∵$A_W \fallingdotseq A$（質量数））

☆物質1g中に含まれる電子の数は物質の種類によらずほぼ一定で，ほぼ3×10^{23}電子/gである。
★式を見ると電子密度は原子番号に比例しているように見えるが，実際には，原子番号が大きくなるとむしろ電子密度は低下する。

（p.236も参照）

ZN_A/A_Wは1g当たりの電子数を表しており，「**電子密度**[*8]」とよばれることもある。すなわち，コンプトン効果に対する質量減弱係数は電子密度に比例する。ここで原子量A_Wを質量数Aで近似すると，

$$\frac{ZN_A}{A_W} \fallingdotseq \frac{ZN_A}{A} \fallingdotseq \frac{1}{2}N_A = 3\times10^{23}\left[\frac{電子}{g}\right]$$

となり，1g当たりの電子数は物質によらずほぼ3×10^{23}「電子/g」である。従って，**コンプトン散乱に対する質量減弱係数は物質によらずほぼ一定の値をとる**ことになる。これは，光電効果や電子対生成と異なるコンプトン散乱の大きな特徴である。

質量減弱係数が1g当たりの電子数（電子密度）に比例するということは，物質の密度と厚さを掛けたものが同じであれば，物質によらずコンプトン散乱の寄与はほぼ同じであることを意味する（MEMO参照）。

MEMO

コンプトン散乱に対する遮蔽効果

p.219図35からわかるように1MeV付近の光子に対しては，物質の種類にかかわらずコンプトン散乱が主相互作用となる。従って，1MeV付近のγ線を遮蔽するときにはコンプトン散乱をまず考慮しなければならない。コンプトン散乱に対する質量減弱係数は物質によらずほぼ一定になるので，少し注意を要する。コンプトン散乱に対しては，密度（ρ）に厚さ（x）を掛けた値（ρx）が同じならば，遮蔽効果は物質によらずほぼ同じになるのである。これは，ρxが同じなら図31のように光子束が通過する部分に含まれる電子数が同じになり，コンプトン散乱の寄与は同じになるからである。鉛と水を比べると密度は鉛のほうが11倍程大きい。従って，コンプトン散乱に対しては1cmの鉛と11cmの水はほぼ同じ遮蔽効果を示す。

$$光子束の作るディスク内の電子数 = \frac{ZN_A}{A_W}Sx\rho \propto \rho x$$

図31　光子束内の電子数

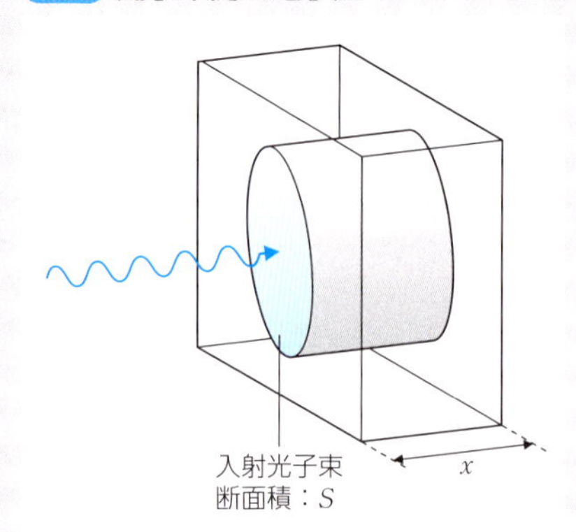

MEMO

σと$\dfrac{\mu}{\rho}$とで原子番号依存性が異なるわけ

1原子当たりの断面積σと質量減弱係数μ/ρの原子番号依存性が異なることに注意しよう。例えば，断面積がZの2乗に比例するとき質量減弱係数はZに比例する。これは，断面積から質量減弱係数に変換するための係数N_A/A_Wに起因する。A_Wは原子量であるが，原子量は質量数にほぼ等しい。質量数は多くの原子でほぼ原子番号の2倍程度の値であるから，この変換因子は

$$A_W \fallingdotseq A \fallingdotseq 2Z$$
$$\therefore \frac{N_A}{A_W} \fallingdotseq \frac{N_A}{2Z}$$

となる。従って，

$$\frac{\mu}{\rho} = \frac{N_A}{A_W} \cdot \sigma \fallingdotseq \frac{N_A}{2} \cdot \frac{1}{Z}\sigma$$

となるため質量減弱係数は断面積に比べZの次数が1つ減ることになる。

③電子対生成に対する質量減弱係数

電子対生成に対する質量減弱係数は次式で与えられる。

$$\left(\frac{\mu}{\rho}\right)_{電子対} = \frac{N_A}{A_W} \cdot \sigma_\kappa$$
$$\therefore \left(\frac{\mu}{\rho}\right)_{電子対} \propto (h\nu - 2m_0c^2)Z$$

電子対生成に対する質量減弱係数はほぼ原子番号に比例する。光子のエネルギーがあまり大きくない範囲では質量減弱係数は$(h\nu - 2m_0c^2)$に比例する。

図32 電子対生成に対する質量減弱係数

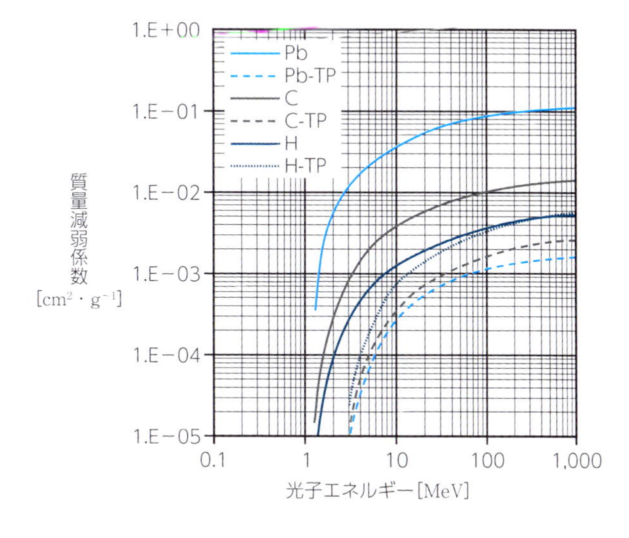

参考までに三対子生成(TP)に対する質量減弱係数も示してある。

(NISTデータをもとに作成)

Slim·Check·Point 質量減弱係数の原子番号・エネルギー依存性(1)

光電効果

$$\left(\frac{\mu}{\rho}\right)_{光電効果} \propto \frac{Z^{3\sim4}}{(h\nu)^{3.5}}$$

コンプトン効果

$$\left(\frac{\mu}{\rho}\right)_{コンプトン} \propto \frac{1}{h\nu}$$

電子対生成

$$\left(\frac{\mu}{\rho}\right)_{電子対} \propto Z \cdot (h\nu - 1.022)$$

図33 質量減弱係数のエネルギー依存性

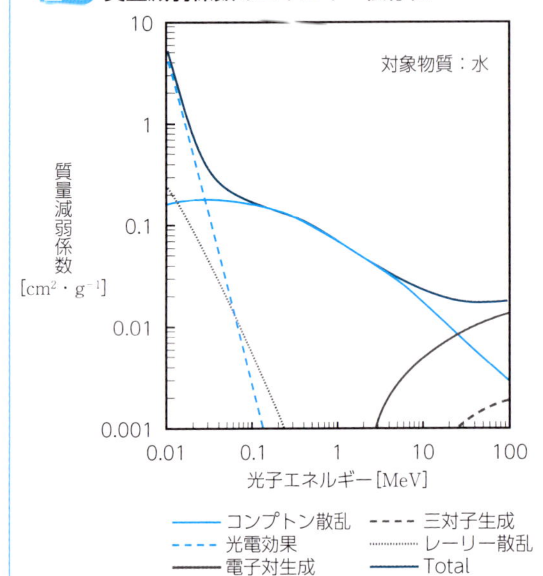

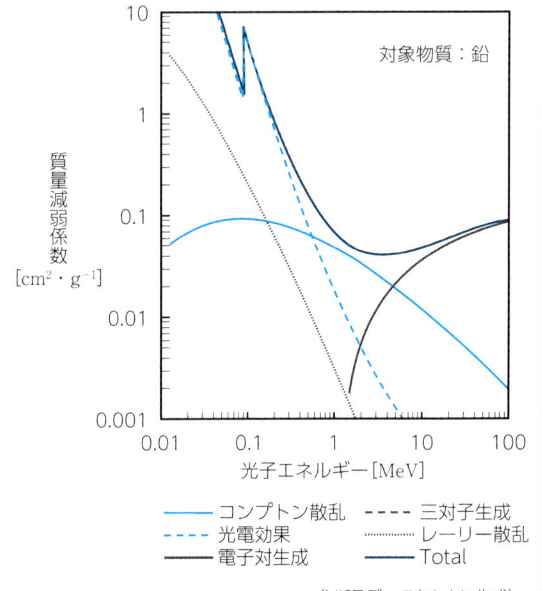

(NISTデータをもとに作成)

- 光子エネルギーの増加とともに主相互作用は,「光電効果→コンプトン効果→電子対生成」と変化する。
- 光子エネルギーが1 MeV付近では物質によらずコンプトン効果が主相互作用である。
- 光電効果には吸収端が出現する。
- 光電効果に対する質量減弱係数は物質の原子番号Zにより大きく変化する(Zのほぼ3～4乗に比例)。
- コンプトン効果に対する質量減弱係数は物質によらずほぼ同じである。
- 電子対生成に対する質量減弱係数は原子番号が大きいほど大きい(ほぼZに比例)。

人体と光子の相互作用

人体に光子が入射したとき何が起こるのかを知ることは，診療放射線技師としては欠かせぬ基礎知識である。図34に水，脂肪，筋肉，骨の質量減弱係数を示す。診断領域の光子エネルギーでは骨と軟部組織の間に差が見られるが，光子のエネルギーが高くなると骨も含めてほぼ人体は水等価であることがわかる。放射線治療において治療計画を立てる際に人体を水として扱うのはこのためである。

水は化合物であり原子番号は有効原子番号7.5として扱う。図36より水と光子との相互作用では約30 keVから30 MeV付近まではコンプトン効果が主相互作用となるのが分かる。つまりほとんどの医療用X線が人体に照射されたとき一番起こる相互作用はコンプトン効果ということになる。それだけでなく，骨および人体軟部組織の電子密度はほぼ等しいので，コンプトン散乱に対する質量減弱係数はほぼ等しくなる。これが図34において光子エネルギーが100 keVを超える領域で，質量減弱係数がほぼ等しくなる理由である。

また，図35からは診断領域では光子のエネルギーが高くなるほど光電効果の寄与が減少し，コンプトン散乱の寄与が大きくなることがわかる。これが管電圧を上げると散乱線が増える理由である。

図34 人体組織の質量減弱係数

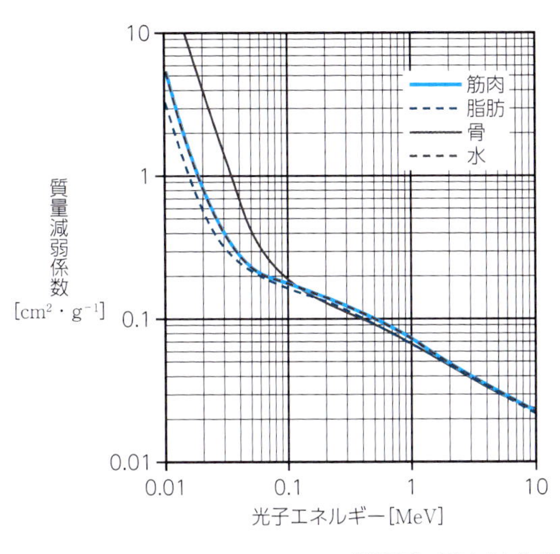

(NISTデータをもとに作成)

図35 各相互作用の寄与（対象物質：水）

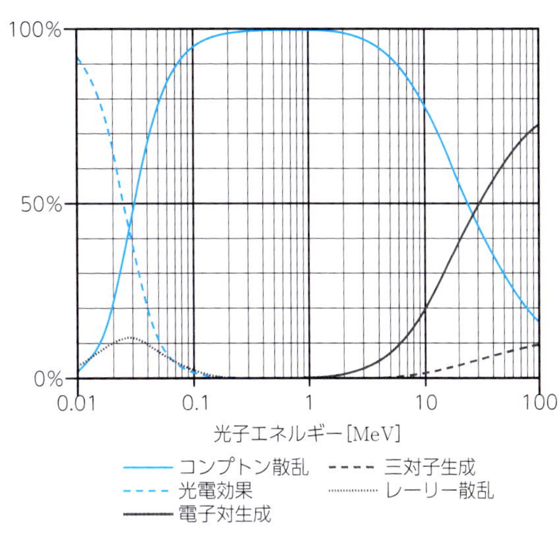

(NISTデータをもとに作成)

例題

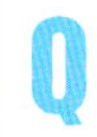

0.45 MeVの細い光子ビームが厚さ10 cmの水を通過したときの一次X線透過率はおよそいくらか。

図34より，この光子の水に対する質量減弱係数は0.1 cm²/gである。水の密度はρ=1 g/cm³であるので，透過後の透過率は

$$\frac{I}{I_0} = e^{-\mu x} = e^{-\frac{\mu}{\rho}\rho x} = e^{-0.1 \cdot 10} = \frac{1}{e} \fallingdotseq 0.37$$

となる。

※0.45 MeVの光子の水中での平均自由行程が10 cmということもわかる。

Slim・Check・Point 相互作用の原子番号・エネルギー依存性(2)

図36 人体と光子の相互作用

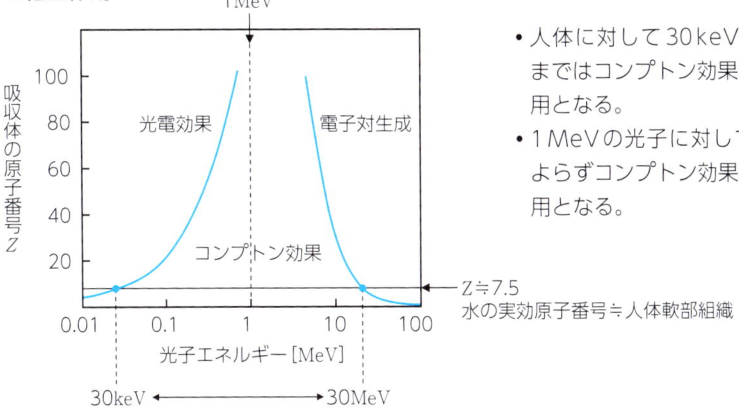

1MeV
吸収体の原子番号Z
100
80
60
40
20
光電効果
電子対生成
コンプトン効果
Z≒7.5
水の実効原子番号≒人体軟部組織
0.01 0.1 1 10 100
光子エネルギー[MeV]
30keV ←→ 30MeV

- 人体に対して30 keV～30 MeVまではコンプトン効果が主相互作用となる。
- 1 MeVの光子に対しては物質によらずコンプトン効果が主相互作用となる。

7 連続X線の減弱と性質

これまでは単色X線の減弱の性質をみてきたが，ここからは連続X線の減弱について調べてみよう。ここでは診断用X線管から発生する制動X線の減弱を考える。

診断用X線管から発生する制動X線は連続スペクトルを示す。最大エネルギーは管電圧で決まり，大体100 keV程度である。ここで，重要なことは相互作用にはエネルギー依存性があるので，制動X線の減弱はそのエネルギーによって異なり，エネルギースペクトルの全体にわたって一様に減弱されるわけではないことである（図37）。診断用X線の領域では，エネルギーが大きくなるに従って，減弱に寄与する相互作用は光電効果からコンプトン効果へと移っていくが，X線スペクトルのピーク付近の低エネルギーX線に対しては光電効果が重要な寄与をする。

制動X線の実効エネルギー

制動X線のような連続X線に対しても単色X線と同様に半価層を定義することができる。

連続スペクトルのX線（X線管から放出されるX線）と線スペクトルのX線（例えば放射線同位元素から放出されるγ線）の半価層を測定して，同じ半価層が得られた場合を考えてみよう。これは半価層測定に関しては両者を区別することができないことを意味する。このときこの2つのX線は半価層測定に関しては実効的に同じエネルギーをもっていると考える。そこで，この連続スペクトルのX線の**実効エネルギー**は同じ半価層をもつ線スペクトルのX線のエネルギーであると定義する（図38）。

Slim·Check·Point 連続X線の減弱

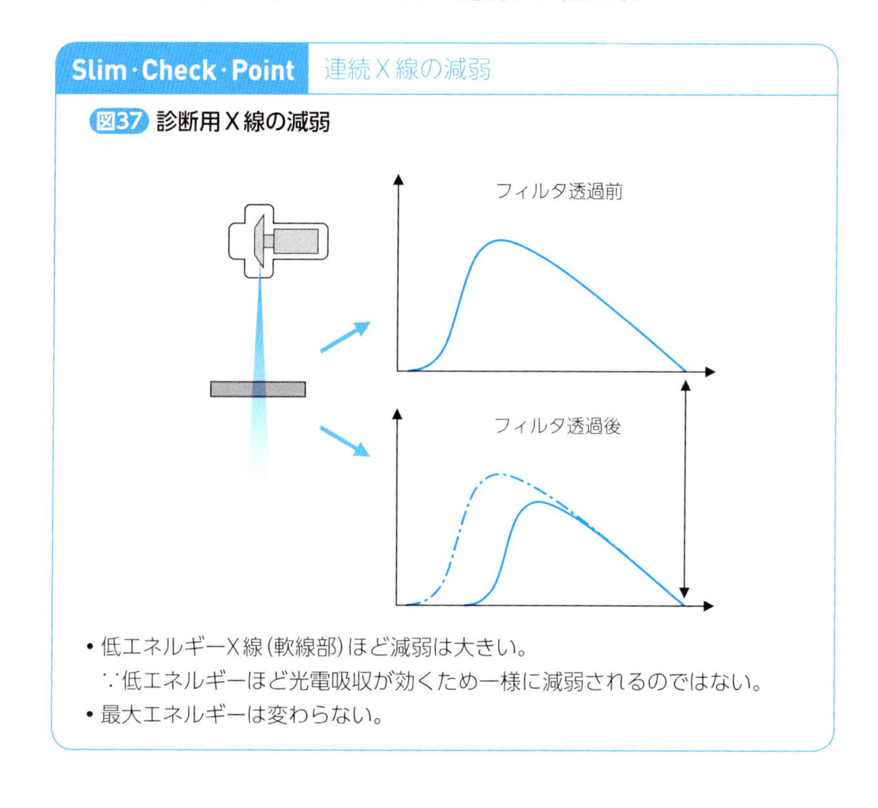

図37 診断用X線の減弱

- 低エネルギーX線（軟線部）ほど減弱は大きい。
  ∵低エネルギーほど光電吸収が効くため一様に減弱されるのではない。
- 最大エネルギーは変わらない。

実効エネルギー(E_{eff})を管電圧に直したものを「実効電圧(V_{eff})」，さらに波長に変換したものを「実効波長(λ_{eff})」という。

$$\lambda_{eff} = \frac{1.24}{E_{eff}\,[\mathrm{keV}]}\,[\mathrm{nm}]$$

図38 連続X線の実効エネルギー

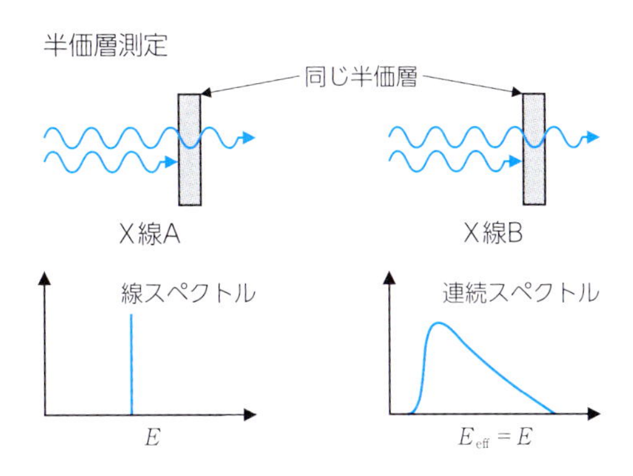

半価層測定の結果2つのX線は同じ半価層を示した。このとき2つのX線の実効エネルギー(E_{eff})は等しいという。X線AがエネルギーEの単色X線だとすると，X線Bの実効エネルギーは$E_{eff} = E$となる。

制動X線の線質硬化

単色X線と制動X線の大きな違いは，単色X線の場合は物質中のどこでも半価層の厚さは同じであるのに対し，連続X線の場合，入射X線強度を半分にするのに必要な厚さ(第1半価層：d_1)とそれをさらに半分にするのに必要な厚さ(第2半価層：d_2)は同じではない。

図39 物質中での半価層

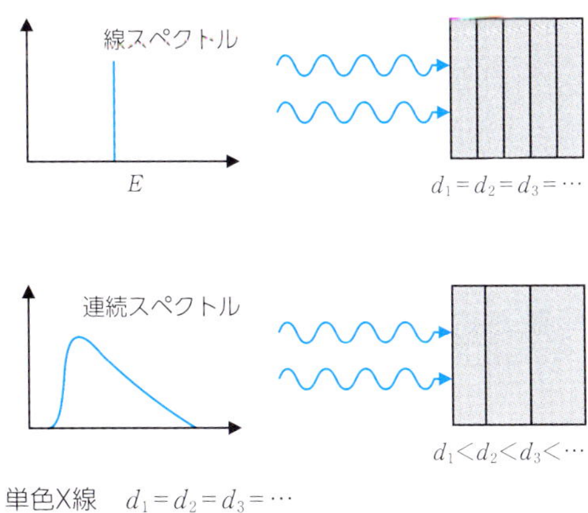

単色X線　$d_1 = d_2 = d_3 = \cdots$
物質中どこでも半価層は同じ厚さ
→物質中でエネルギーは変わらない

連続X線　$d_1 < d_2 < d_3 < \cdots$
物質中を進むほど半価層は厚くなる
→物質中を進むほど実効エネルギー上昇

連続X線の場合にはエネルギーの低い軟線部が最初に減弱されるから，第1半価層を通過後のスペクトルをさらに半分にするには同じ厚さでは無理なのである。連続X線に対しては，第2半価層は第1半価層より厚くなる。

$d_1 < d_2$

連続X線の場合，物質中を進むにつれて軟線部が除去され，半価層は厚くなっていく。これに従って制動X線の実効エネルギーも上昇していくことになる。このように，物質中でのろ過[*9]により連続X線の実効エネルギーが上昇することを「**線質硬化（ビームハードニング）**」という。X線CTにおいてみられる「**カッピングアーチファクト**」はビームハードニングによるものであることはよく知られている。また，CTに限らず被写体厚が厚い場合の撮影においても起こる現象である。

Term a la carte

＊9　ろ過（filtration）

連続X線が物質中でそのエネルギーによって減弱の篩（ふるい）にかけられることを「ろ過」という。連続X線に対する減弱がスペクトル全体にわたって一様に起こるのではないことを忘れないこと。

連続X線をろ過する物質　⇒　フィルタ

MEMO

線質硬化の影響～カッピングアーチファクト～

CT値は水を基準（0）に定義されているから，水のファントムをスキャンすればCT値は「0」になるはずであり，これはCT値のキャリブレーションに用いられている。しかし，単純に水ファントムをスキャンするとCT値は「0」にならずCT値の分布をとれば中心部が凹んだ形になる。これが「カッピングアーチファクト」とよばれる現象である。これが起こる原因はまさに連続X線の線質硬化なのである。中心部を通過するX線は周辺部を通過するX線に比べ大きくろ過[*9]され実効エネルギーが高くなる。その結果，減弱が弱まるためCT値は小さくなる。

図40　水ファントムの中心を通るスライスのCT値

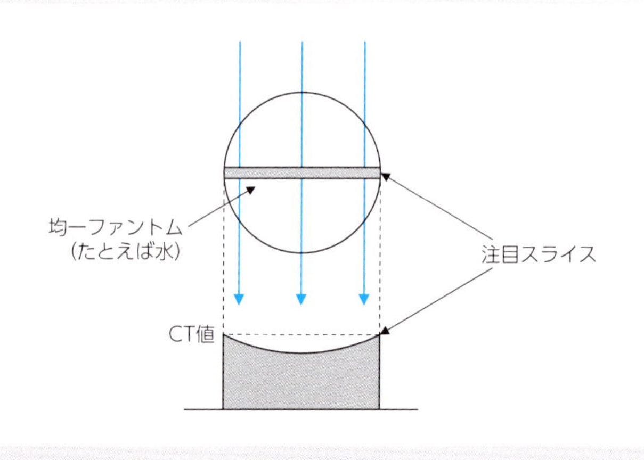

Term a la carte

＊10 均質係数(均等度)
- 第2半価層に対する第1半価層の比：$\frac{d_1}{d_2}$ を「均質係数」という。
- 単色X線に対して：$\frac{d_1}{d_2}=1$
- 連続X線に対して：$\frac{d_1}{d_2}<1$
  → 1に近いほど線スペクトルに近い線質

線質の表現

制動X線のような連続スペクトルをもったX線の線質を知る最もよい方法は，そのエネルギースペクトルを知ることである。ところが，連続X線の厄介なところは，エネルギースペクトルが簡単には得られないところである。そこで連続X線の線質表現には，エネルギースペクトル以外にも，

①管電圧
②半価層
③均質係数＊10**(均等度)**
④実効エネルギー

などが用いられる。これらの項目はそれだけではエネルギースペクトルを特定できないことに注意する必要がある。

簡単には管電圧を用いて大まかな線質は予想できるが，管電圧が同じでもフィルタが異なればX線スペクトルが変わり実効エネルギーも同じとは限らない。

半価層およびそれをもとにした実効エネルギーや，第1半価層と第2半価層の関係から導かれる均質係数も線質表現に用いられる。

8 物質へのエネルギー付与

エネルギー付与に寄与する相互作用

ここでは入射光子のエネルギーがどのように物質に付与されるのかについて考えていこう。物質中で入射光子が相互作用を起こすと光子束の減弱が起こる。ただし，減弱が起こったからといってそれがすべて物質へのエネルギー付与に結びつくわけではない。干渉性散乱は入射光子が波長を変えずに方向だけ変える散乱であるから，エネルギーの転移は伴わない。従って，**干渉性散乱は光子の減弱には寄与するが，エネルギー付与には寄与しない**相互作用である。一方，干渉性散乱以外の相互作用はエネルギー付与に寄与する。ただし，三対子生成および光核反応の寄与は通常は無視できるので，以下では三大相互作用のみを取り上げることとする。

図41 干渉性散乱(トムソン散乱・レーリー散乱)

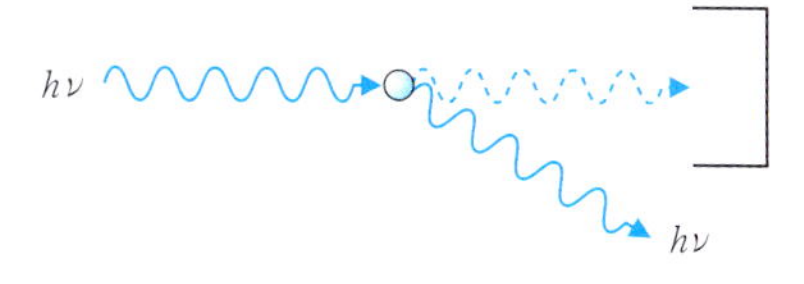

干渉性散乱は減弱には寄与するが，エネルギー転移には寄与しない。

エネルギー付与のメカニズム

物質によって光子のエネルギーが吸収される過程をもう少し詳しく考えてみよう。光子は間接電離性粒子である。これは光子が物質を直接電離や励起するのではないことを意味する。つまり，光子による物質へのエネルギー付与には次の2つの過程が関与することになる。

第1段階：エネルギー転移過程
光子エネルギーの**二次電子**※への転移。

第2段階：エネルギー吸収過程
二次電子エネルギーの物質への吸収。

※　二次電子
厳密には，「荷電粒子に転移する」というべきである。例えば，電子対生成では電子だけでなく陽電子にも転移する。光核反応では原子核や中性子を介して他の重荷電粒子に転移することもある。しかし，ここでは敢えて話を簡単にするために電子に転移するとした。

Slim・Check・Point　エネルギー転移

図42 物質へのエネルギー付与

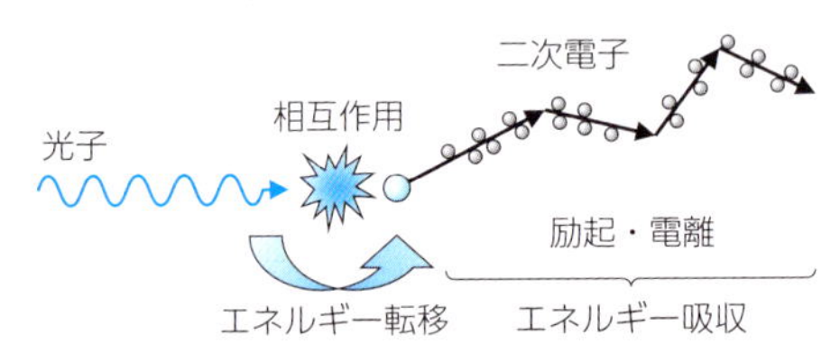

光子のエネルギーは二次電子に転移してから物質に吸収される。
二次電子による原子の励起・電離が吸収過程の実態（吸収そのもの）である。

エネルギー転移

光子が物質中で三大相互作用を行うと，光子のエネルギーの一部は電子に転移する。エネルギー転移を受けた電子が動き始めたときにもっている運動エネルギー（これを「初期運動エネルギー」とよぶ）が転移エネルギーE_{tr}である。

エネルギー転移の割合は，入射光子のエネルギーに対する平均転移エネルギー$\overline{E}_{tr}$の比で与えられる。

$$\text{エネルギー転移の割合} = \frac{\overline{E}_{tr}}{h\nu}$$

線減弱係数にエネルギー転移の割合を掛けたものを「**線エネルギー転移係数μ_{tr}[m^{-1}]**」という。

$$\mu_{tr} = \frac{\overline{E}_{tr}}{h\nu} \cdot \mu$$

これは単位長さ当たりのエネルギー転移の割合を表している。さらに，質量減弱係数にエネルギー転移の割合を掛けたものを「**質量エネルギー転**

移係数 $\mu_{tr}/\rho\,[\mathrm{m^2\cdot kg^{-1}}]$」という。

$$\frac{\mu_{\mathrm{tr}}}{\rho}=\frac{\mu}{\rho}\cdot\frac{\overline{E}_{\mathrm{tr}}}{h\nu}=\frac{\mu}{\rho}\cdot\overline{\eta}$$

ここで，各相互作用に対する平均エネルギー転移率$\overline{\eta}$は

$$\eta_{光電}=1-\frac{\overline{X}_{光電}}{h\nu}$$

$$\eta_{コンプトン}=\frac{\overline{E}_e}{h\nu}=1-\frac{h\overline{\nu}'}{h\nu}$$

$$\eta_{電子対}=1-\frac{2m_0c^2}{h\nu}$$

と与えられる。ただし，$\overline{X}_{光電}$は光電効果に伴い発生する特性X線の平均エネルギー，$\overline{E}_e$は反跳電子の平均エネルギー，$h\overline{\nu}'$は散乱光子の平均エネルギー，m_0c^2は電子の静止エネルギーを表す。これから質量エネルギー転移係数は以下のように表すことができる。

$$\frac{\mu_{\mathrm{tr}}}{\rho}=\frac{\mu_{光電}}{\rho}\left(1-\frac{\overline{X}_{光電}}{h\nu}\right)+\frac{\mu_{コンプトン}}{\rho}\left(1-\frac{h\overline{\nu}'}{h\nu}\right)+\frac{\mu_{電子対}}{\rho}\left(1-\frac{2m_0c^2}{h\nu}\right)$$

ここでどんな相互作用でも入射光子のエネルギーがすべて二次電子に単位することはないから，エネルギー転移の割合は1より小さい値となる。従って，質量エネルギー転移係数は質量減弱係数より小さな値となる。

$$\frac{\mu_{\mathrm{tr}}}{\rho}\leqq\frac{\mu}{\rho}$$

質量エネルギー転移係数は「**カーマ**[*11] **$K\,[\mathrm{J\cdot kg^{-1}}]$**」を求めるときに用いられる。すなわち，質量エネルギー転移係数に光子の「エネルギーフルエンス[*12] $\Psi\,[\mathrm{J\cdot m^{-2}}]$」を掛けるとカーマが得られる。

$$K=\frac{\mu_{\mathrm{tr}}}{\rho}\cdot\Psi$$

エネルギー吸収

入射光子から二次電子に転移したエネルギーのすべてが物質に吸収されるとは限らない。エネルギー転移を受けた二次電子が物質中を運動する間に制動X線を放出する（制動放射p.229 参照）と放出されたX線はそのまま物質外に逃げる確率が高いからである。そこで転移したエネルギーの中から制動X線となって物質外に逃げる分の寄与を差し引いたものが最終的に物質に吸収されるエネルギーである。

Term a la carte

＊11　カーマ：K
- 「物質中で非荷電粒子との相互作用で発生した荷電粒子の，初期運動エネルギーの単位質量当たりの総和」
  具体例でいえば：
  入射光子により物質中の単位質量当たりに二次電子に転移したエネルギー
- カーマは非荷電粒子に対して定義されている。
- 単位は$\mathrm{J\cdot kg^{-1}}$。

＊12　エネルギーフルエンス：Ψ
- 「断面積daの球に入射する放射エネルギーdRを球断面積で割ったもの」
  具体例：
  平行ビーム状の入射光子束に当てはめれば，単位面積当たりの入射光子強度。

$$\Psi=\frac{N\cdot h\nu}{S}$$

- 単位は$\mathrm{J\cdot m^{-2}}$。

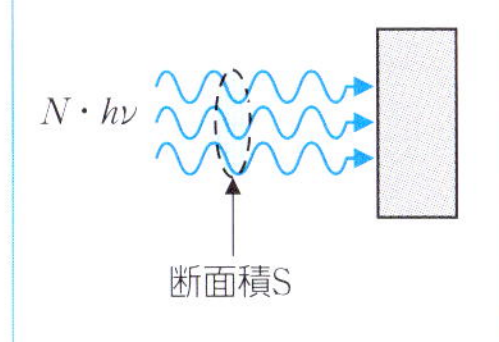

MEMO

物質によるエネルギー吸収とは？

そもそも物質が放射線のエネルギーを吸収するというのはどういうことをいうのだろうか？ これを考えるには物質(原子)がエネルギーを吸収したら何が起こるかを考えるとわかりやすい。原子がエネルギーを吸収すると内側の軌道の電子がより外側の軌道に遷移する，すなわち原子は励起される。また，場合によってはエネルギーを得た軌道電子は原子から飛び出し電離（イオン化）が起こることもある。すなわち，物質中の原子が励起されたり電離を起こすことが物質がエネルギーを吸収したということの実態なのである。

もう1つ注目すべきことは，実際に多数の原子を励起・電離して物質にエネルギーを与えている粒子は主に電子であるという点である。光子のような非荷電粒子は，直接的に多数の原子を励起したり電離したりすることはない（→光子は間接電離性粒子)。光子のエネルギーはまず二次電子に転移され，その二次電子を介して物質に吸収されることを忘れてはならない。

物質に転移した平均エネルギーを$\overline{E}_{tr}$，吸収される平均エネルギーを$\overline{E}_{ab}$とすると

$$\overline{E}_{ab} = \overline{E}_{tr} - \overline{E}_{rad} = \overline{E}_{tr}\left(1 - \frac{\overline{E}_{rad}}{\overline{E}_{tr}}\right)$$
$$= \overline{E}_{tr}(1 - \overline{g})$$

と表わせる。ここで，$\overline{E}_{rad}$は二次電子の制動放射によるエネルギー損失の平均値，gは二次電子が制動X線を放出する確率とする。従って，入射光子のエネルギーが物質に吸収される割合は，

$$\text{エネルギー吸収の割合} = \frac{\overline{E}_{ab}}{h\nu}$$

となる。そこで線減弱係数にエネルギー吸収の割合を掛けたものを**線エネルギー吸収係数μ_{en}[m^{-1}]**という。

$$\mu_{en} = \frac{\overline{E}_{ab}}{h\nu} \cdot \mu$$
$$= (1 - g) \cdot \mu_{tr}$$

また，質量減弱係数にエネルギー吸収の割合を掛けたものを**質量エネルギー吸収係数μ_{en}/ρ[$m^2 \cdot kg^{-1}$]**という。

$$\frac{\mu_{en}}{\rho} = \frac{\overline{E}_{ab}}{h\nu} \cdot \frac{\mu}{\rho}$$
$$= (1 - g) \cdot \frac{\mu_{tr}}{\rho}$$

制動X線の放出が無視できる場合を除いて，質量エネルギー吸収係数は質量エネルギー転移係数より小さな値となる。

$$\frac{\mu_{en}}{\rho} \leqq \frac{\mu_{tr}}{\rho} \leqq \frac{\mu}{\rho}$$

質量エネルギー吸収係数は光子のエネルギーフルエンスから物質中での「**吸収線量D[$J \cdot kg^{-1}$]**」を求めるときに用いられる。

$$D = \frac{\mu_{en}}{\rho} \cdot \Psi$$

Slim・Check・Point エネルギー転移と吸収

図43 転移エネルギーと吸収エネルギー

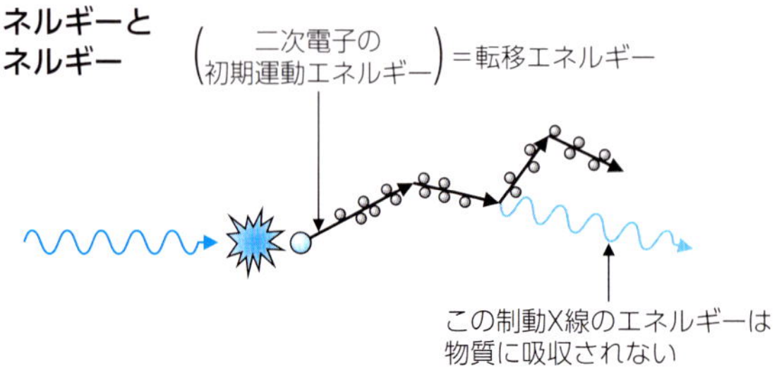

二次電子に転移したエネルギーがすべて吸収されるとは限らないことを理解しよう。

3 放射線と物質との相互作用 電子線

1 相互作用の種類

電子が物質中に入射した場合，何が起こるのかを見てみよう。まず物質に入射した電子が何と相互作用するのかを考えよう。医療の分野で用いる電子線のエネルギー範囲では，電子が物質中に入ったとき相互作用の対象として重要になるのは原子核と軌道電子（あるいはまとめて原子）である。以下では，電子が原子核と相互作用した場合，軌道電子と相互作用した場合に何が起こるのかをみてみよう。

図1 電子と物質との相互作用

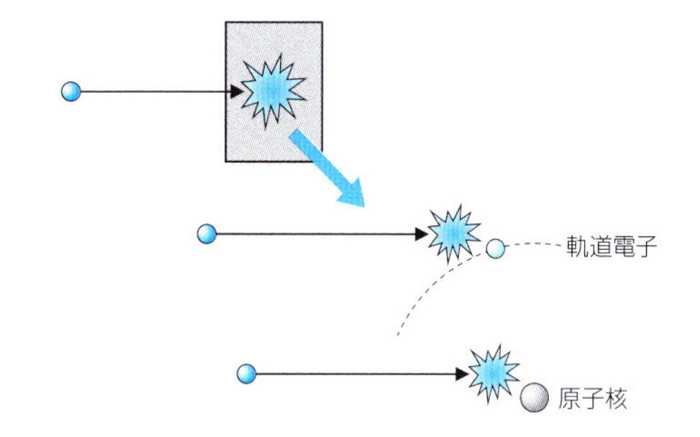

弾性散乱

物質に入った電子線が原子核の近づいた場合，電子は弾性散乱を起こすことがある。散乱現象では一般に入射粒子が標的によって散乱されるとき，標的も反跳を受け飛ばされる。しかし，電子の原子核による散乱の場合，原子核の質量Mは電子の質量mに比べて1,800倍以上重いので，医療で用いられる電子線のように，電子のエネルギーがあまり大きくないときには，原子核の反跳は無視できる。すなわち標的となった原子核は重すぎて動かないとみなしてよい。そのため原子核による弾性散乱では，電子はエネルギーを失わずその方向のみを変える散乱を起こす。

このような散乱の起こりやすさは，光子と物質との相互作用のところ（p.191）でも述べたように，断面積という物理量で表される。散乱断面積は最初ラザフォードによって，ガイガーとマースデンによるα線（5.5 MeV）の原子核による弾性散乱実験（1909年）を説明するために導出された。ラザフォードによれば，質量m，速度v，電荷$q(=ze)$の荷電粒子が質量$M(\gg m)$，電荷$q\ (=Ze)$の原子核により散乱角θ方向の立体角dΩ内に散乱されるときの断面積は以下のように与えられる。

$$\frac{d\sigma_{Ruth}}{d\Omega}=\frac{1}{16}\left(\frac{e^2}{4\pi\varepsilon_0}\right)^2\frac{z^2Z^2}{\left(\frac{1}{2}mv^2\right)^2}\cdot\frac{1}{\sin^4\left(\frac{\theta}{2}\right)}$$

図2 ラザフォード散乱

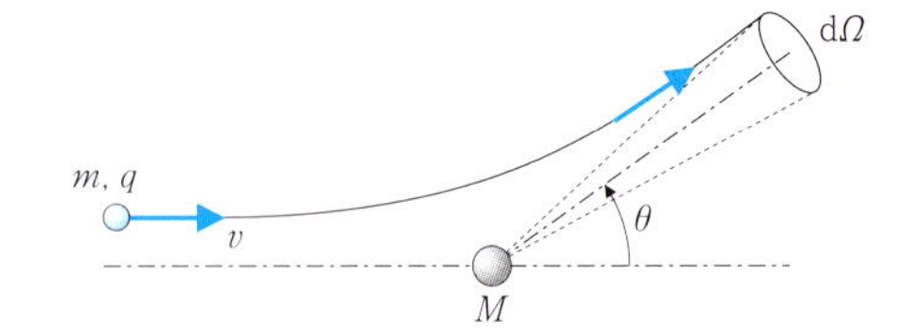

導出の基礎となっているのは，荷電粒子間に働くクーロン力であるので，α線などの重荷電粒子だけでなく電子にも適用できる。ただし，もともとは低エネルギーのα線を想定しているため電子に適用する場合（$z=1$とする）には注意を要するが，電子と原子核との弾性散乱の基本的性質；

- **小角度の散乱ほど起こりやすい**
- **電子のエネルギーが低いほど起こりやすい**
- **原子番号の大きな物質ほど起こりやすい**

を理解するには十分である。ラザフォード散乱のこれらの特徴により，物質に入射した電子の飛跡は直線的にならないばかりか，小角度の散乱を多数回繰り返す結果その進行方向が大きく変わることすら頻繁に起こりうることになる。特にエネルギーの低いβ線を測定するような場合にはその影響に注意しなければならない。

図3 原子核との弾性散乱

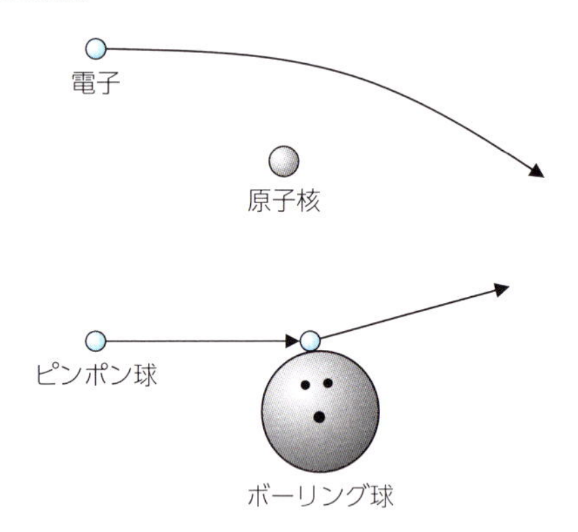

原子核による電子線の弾性散乱は，ボーリング球によるピンポン球の散乱のようなものである。原子核は電子に比べて非常に重い（$M \gg m$）ので散乱を通して静止したまま動かないと見なせる。その結果，電子はエネルギーを変えず方向だけを変える散乱を行う。

制動放射

物質中に入射した電子線が原子核に近づいた場合，弾性散乱しか起こらないかというとそうではない。特に電子線のエネルギーが高くなると，すでに制動X線の発生のところ(p.181)でみたように，電子と原子核とのクーロン相互作用により原子核近傍を通過する電子は制動X線を放出する。この現象を「制動放射」という。制動放射は主に入射電子が原子核の近傍を通るときに起こるが，実は軌道電子のそばを通る際にも起こる。電荷をもったものであればその電荷が＋であれ－であれ電子は加速度運動(減速)をするから，軌道電子の近傍を通過する電子も制動X線を放出するのである。同じエネルギーの電子が原子番号Zの物質に入射した場合の原子核と軌道電子の制動放射に対する寄与の割合は，

$$原子核：軌道電子 = Z^2 : Z$$

となる。原子番号の大きな物質ほど原子核からの制動放射の寄与が大きくなる。高エネルギー電子の物質中でのエネルギー損失では制動放射の寄与が大きい。

図4 制動放射

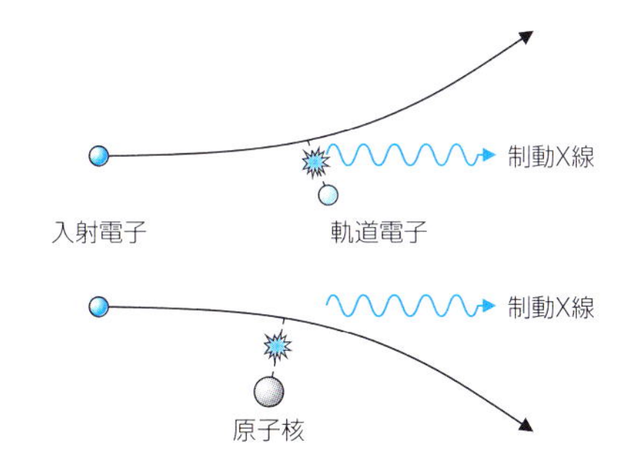

制動放射には原子核だけでなく軌道電子も寄与する。寄与の割合は$Z^2 : Z$なので，原子番号の大きな物質との相互作用では原子核からの制動放射が主となる。

非弾性散乱(衝突)

物質中に入った電子が軌道電子の方に向かったとき，電子は「非弾性散乱(衝突)」を起こす。原子核との散乱では原子核の質量が電子に比べ非常に重いため原子核の反跳は多くの場合無視できたが，軌道電子との場合は事情がまったく異なる。軌道電子の静止質量は入射電子と同じであるから軌道電子の反跳を無視することはできない。例えていえば，「ピンポン玉がピンポン玉に当たる」ようなものである。すなわち，入射電子は軌道電子との散乱でエネルギーを失う。入射電子の失ったエネルギーは軌道電子の反跳に使われるだけでなく，軌道電子を外側の軌道に飛ばしたり，原子外に放出するのに使われる。すなわち，電子線は非弾性散乱(衝突)により原子を励起したり電離したりする(→これを「電子の衝突損失」という)。エネルギーの低い電子線の物質中でのエネルギー損失の大部分は軌道電子(原子)との非弾性散乱(衝突)による。

図5 非弾性散乱

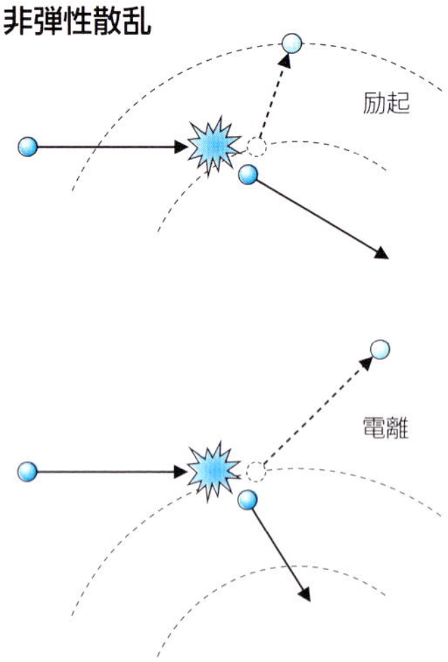

励起

電離

電子が軌道電子と非弾性散乱を起こすと，電子の失ったエネルギーの一部は標的電子の運動エネルギー以外にも消費される。軌道電子が外側の軌道に遷移する場合が「励起」であり，軌道電子が原子を離れてしまう場合が「電離（イオン化）」である。

電子・陽電子対消滅

電子対生成のときに見たように電子と陽電子は粒子と反粒子の関係にある。粒子と反粒子は結合すると消滅してγ線を出すので，電子と陽電子は対消滅しγ線を発生することがある。電子および陽電子がほぼ静止した状態で対消滅を起こす場合にはエネルギーと運動量の保存則から2本のγ線が180°方向に放出される。

図6 電子・陽電子対消滅

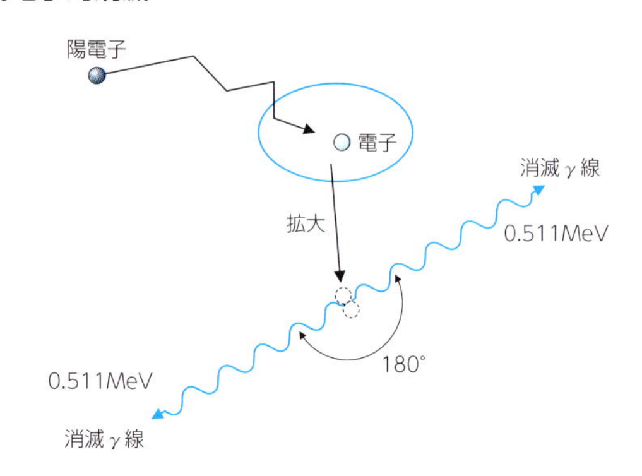

陽電子は物質中でエネルギーを失い静止するとき電子と結合し対消滅を起こす。陽電子がほとんど静止した状態で対消滅を起こすと，発生する消滅γ線は互いに180°方向に0.511MeVの線スペクトルを示す。

物質中には原子を構成する粒子として電子は多数存在するが，陽電子はまったく存在しない。従って，電子・陽電子対消滅が起こるのはなんらかの相互作用で陽電子が物質中に発生した場合に限られることを覚えておこう。具体的にいえば，電子対生成が起こり陽電子が発生した場合か，原子核がβ^+壊変をした場合である。

医療の場で陽電子が出現するのは核医学で陽電子放出核種を使う場合や高エネルギーX線を使用する際に電子対生成で発生するくらいである。例えば核医学で用いられる測定器の波高分布にシングルエスケープピークやダブルエスケープピークが出現することがあるが，これらのピークはまさに対消滅が起こったことの結果に他ならない。さらに，最近の核医学検査ではPETが盛んに行われるようになってきている。PETはまさに電子・陽電子対消滅を利用した診断装置である。

図7 エスケープ・ピーク

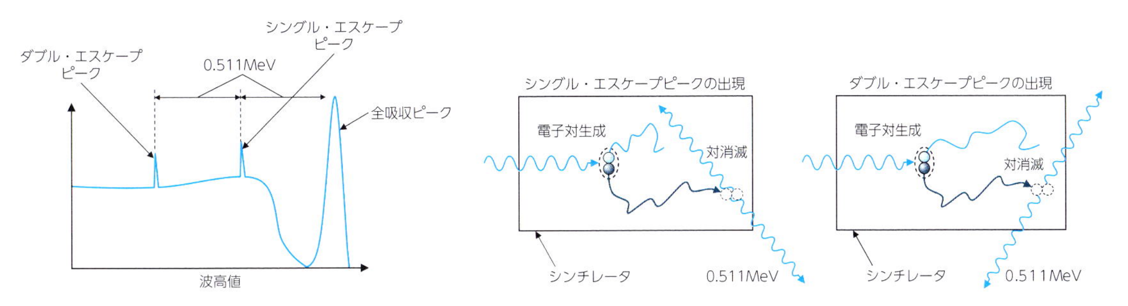

対消滅で発生した2本の消滅γ線の片方がシンチレータ外に逃げた（エスケープ）場合にシングルエスケープピークが，2本とも逃げた場合にダブルエスケープピークが出現する。

MEMO

PET (Positron Emission CT)

PETでは，例えば^{18}Fのような陽電子放出核種から放出される陽電子を利用する。放出される陽電子（β^+）はエネルギーが低いので物質中で直に静止し電子と対消滅を起こす。そしてこのとき発生する2本の消滅γ線を同時計数する。陽電子の飛程が短いので同時計数した2本のγ線を逆に辿って発生地点がわかれば標識核種の集積点を示すことができる。このことは同時にPETの空間分解能の限界を示唆している。PETの空間分解能に大きな影響を与える因子の1つは「陽電子の飛程」である。また，陽電子は必ずしも完全に静止してから対消滅を起こすとは限らないので，発生する消滅γ線のなす角度は180°になるとは限らない。これらの影響でPETの空間分解能は数ミリ程度に制限される。ただし，PETでは用いられる陽電子放核種がブドウ糖などの代謝物質に標識することができるので（例えばFDG），代謝情報という他では得られない情報が得られる特徴がある。

図8 PET装置

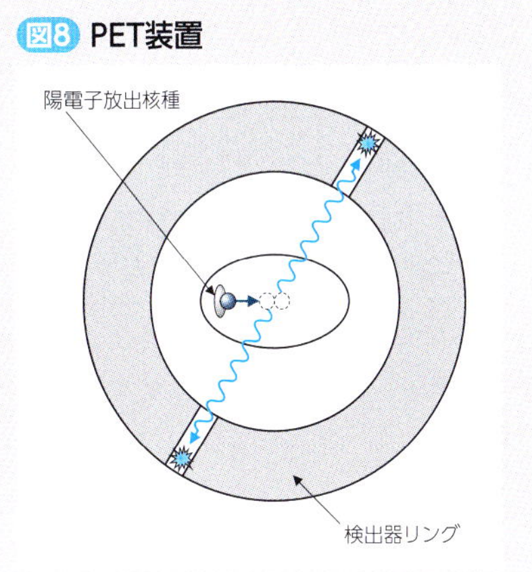

対消滅vs対生成

初めて放射線物理を学ぶ諸君は電子・陽電子対消滅と電子対生成の違いに注意しよう。言葉の意味を考えれば間違えようがないと思うのだが，どうも両者を混同する学生が多いようである。図を書いて両者の違いをしっかりと理解しよう。

図9 対消滅と対生成

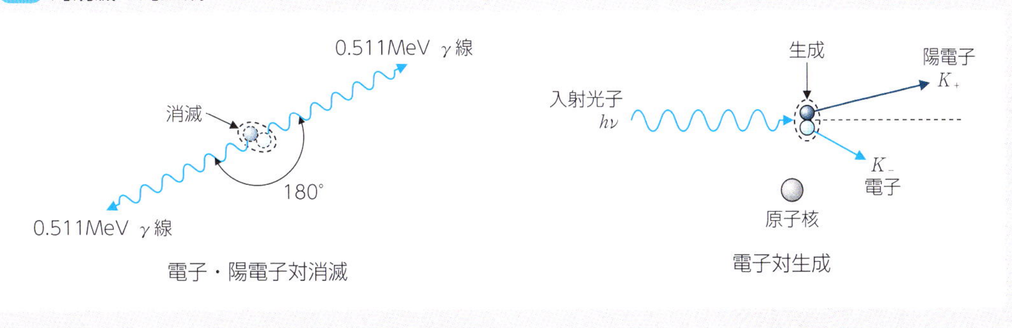

■チェレンコフ放射

物質中を電子が通過するとその軌跡の周りの分子(原子)が電子のつくる電界により分極する。分極とは，簡単にいえば「入射電子の負電荷によって軌道電子の分布が歪み，原子全体の負電荷と正電荷の重心がずれる現象」である。

電子が通過すればこの分極は元に戻る。その際に電荷の振動に伴って電磁波が発生するが，通常は位相が揃う(波の山と山がピッタリ一致すること)ことはなく電磁波が観測されることはない。

図10 分極

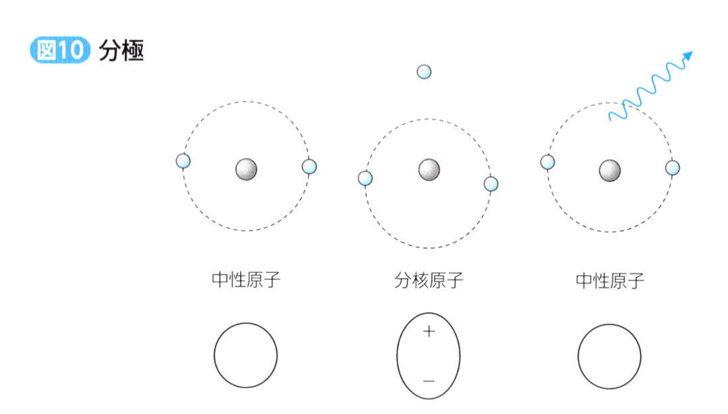

中性原子では原子全体として＋電荷(原子核)と−電荷(軌道電子)の重心が一致しているが，原子の近傍に荷電粒子が近づくと(図は−電荷が近づいた例)＋電荷と−電荷の重心がズレ分極した状態となる。分極状態から中性原子の状態に戻る際には電荷の移動が起こるので電磁波が発生する。

ところが，分極原子が発する電磁波の速度(すなわち媒質中の光速)よりも電子の速度のほうが速いと，発生する電磁波の位相が特定の方向に関して揃うことが可能となる。そして，その方向から見ると電磁波が観測されることになる。この現象は1927年にチェレンコフによって発見されたので「**チェレンコフ効果**」とよばれ，発生する電磁波を「チェレンコフ光」という。チェレンコフ効果の原理は音波でみられる衝撃波(音源の速度が音速をこえたときに発生する)と類似しているので，チェレンコフ光を「電磁衝撃波」とよぶこともある。

屈折率nの物質中の光速cは，真空中の光速をc_0とすると，

$$c = \frac{c_0}{n}$$

となる。屈折率が大きい物質中ほどその物質中での光速は真空中の光速に比べて遅くなる。物質中を運動する電子の速度vが物質中の光速cより速くなるとチェレンコフ効果が起こる。すなわち，チェレンコフ効果が起こるための条件は，

$$v > \frac{c_0}{n}$$

となる。またチェレンコフ光の放出角度θは

$$\cos\theta = \frac{c}{v} = \frac{c_0}{nv} = \frac{1}{n\beta}$$

$$\therefore \theta = \cos^{-1}\frac{1}{n\beta}$$

となる。ただし，$\beta = \frac{v}{c_0}$ である。

この条件を水（屈折率 $n = 1.33$）に当てはめてみると，電子の水に対するチェレンコフ効果の閾（しきい）エネルギーは約250 keVとなる。これ以上のエネルギーになると電子線は水中でチェレンコフ光を発する。この閾エネルギーは放射線治療で用いられる電子線のエネルギーに比べるとかなり低い。従って，放射線治療では，水ファントムを使って線量分布の測定などを行う場合はチェレンコフ効果の影響を考慮しなければならないことがある。

図11 チェレンコフ効果

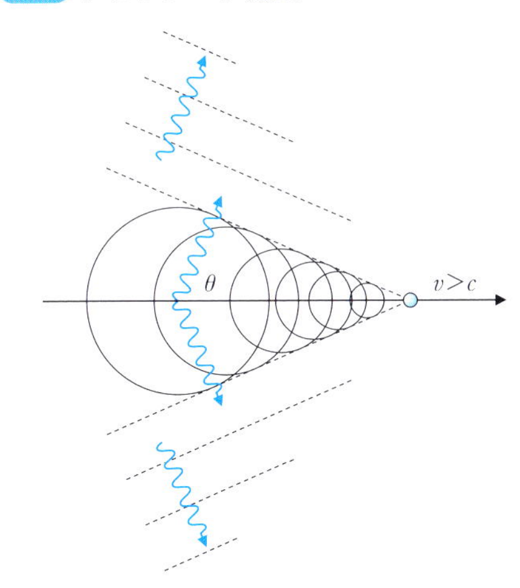

図中の円はその中心を荷電粒子がきたときに発生した電磁波の広がりを表す。このとき，荷電粒子の速度が媒質中の光速より速いと〔荷電粒子（青丸）が円の外に出ることを意味する〕，分極原子が元に戻るときに発生した電磁波がある特定の角度θ方向（図では破線の方向）で位相が揃い，電磁波が観測される。

MEMO

チェレンコフ効果とニュートリノ検出

「小柴昌俊博士」がニュートリノ天文学の確立によりノーベル物理学賞を受賞（2002年）されたのは有名だが，その際チェレンコフ効果が大きな役割を果たしたのをご存じだろうか？ 小柴博士のグループは，岐阜県の神岡鉱山に作られた「カミオカンデ」とよばれる実験装置で超新星爆発によって発生したニュートリノの検出に世界で初めて成功した。この装置は大きな水槽を多数の光電子増倍管で取り囲み，飛来したニュートリノとの衝突により発生した高速電子の発するチェレンコフ光を利用してニュートリノの検出を行う。このニュートリノ検出器の大きな特徴は，チェレンコフ光を検出した光電子増倍管のパターンからニュートリノの飛来方向を同定できる点にある。

図12 ニュートリノ検出器

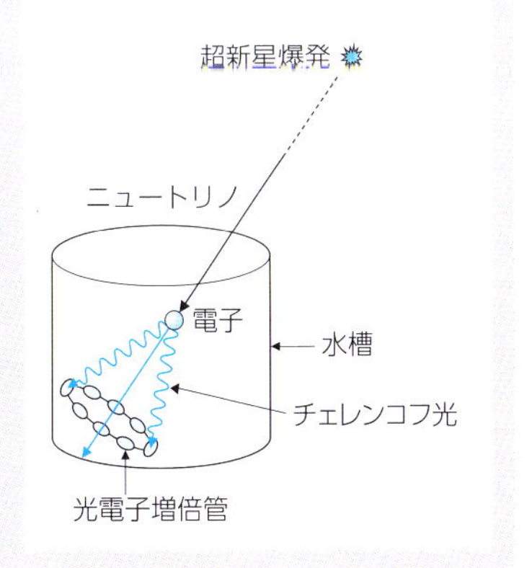

例題

チェレンコフ効果を直接起こす可能性があるのはどれか。

1. γ線
2. 電子線
3. 陽子線
4. 速中性子
5. ニュートリノ

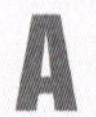

チェレンコフ効果は分極現象に基づいているので**直接**起こすことが可能なのは荷電粒子のみである。陽子線も水中で速度が水中の光速を超えれば起こすことは可能である（エネルギーにすると約480 MeV以上）。カミオカンデでニュートリノ検出にチェレンコフ光が利用されたが，これはニュートリノにより間接的に発生したチェレンコフ光である（→p.233 MEMO参照）。

答：2，3

2 エネルギー損失

電子線が物質中で行う相互作用を振り返ってみると，電子線がエネルギーを失う過程は大きく2つに分けることができる。1つは「電子が物質中の軌道電子との非弾性散乱によりエネルギーを失う過程」であり，「**衝突損失**」とよばれる。もう一方は「主に原子核との相互作用により制動X線を放出（制動放射）してエネルギー失う過程」であり，「**放射損失**」とよばれる。ここではこの2つの過程の特徴をみていこう。

Slim・Check・Point 電子のエネルギー損失

衝突損失・・・軌道電子との相互作用
損失エネルギー
→原子の励起・電離に消費される

図13 衝突損失

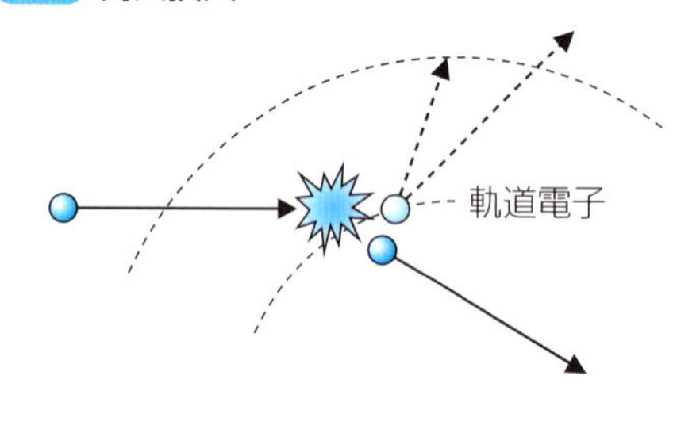

放射損失・・・主に原子核との相互作用
損失エネルギー
→制動X線のエネルギーとして消費される

図14 放射損失

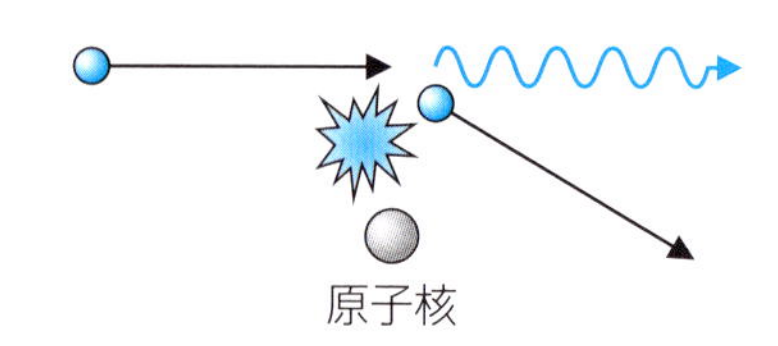

衝突損失と衝突阻止能

同じエネルギーの電子線を同じ厚さの物質に入射させても，物質の種類が違えば衝突損失の大きさは同じにはならない。衝突損失が大きい物質の場合，より薄い厚さで電子を止めることができる。電子の衝突損失が大きな物質は，物質からみると入射電子を止める能力が大きいことを意味し，これを「衝突阻止能が大きい」という。

物質の単位長さ当たりの衝突損失エネルギーを「**線衝突阻止能**S_{col}」という。

$$S_{col} = -\frac{dE_{col}}{dx}$$

単位はSI単位系で正式には$J \cdot m^{-1}$であるが，実用上は$MeV \cdot cm^{-1}$が用いられることが多い。また，線衝突阻止能を物質の密度で割ったものを「**質量衝突阻止能**S_{col}/ρ」といい，単位はSI単位系では$J \cdot m^2 \cdot kg^{-1}$である。ただし，これも実用上は$MeV \cdot cm^2 \cdot g^{-1}$が用いられることが多い。

原子番号Z，原子量A_W，密度ρの物質の電子線に対する衝突阻止能は入射電子と軌道電子とのクーロン力による相互作用を考えることで求めることができる。ただし，電子は静止質量m_0が小さいので，運動エネルギーEが1 MeV程度でもその速度vは光速の90％（$\beta = v/c = 0.9$）近くになるので相対論的効果を考慮しなくてはならない。相対論を考慮した衝突阻止能の式は**ベーテ-ブロッホ**によって導出された。この式は複雑なので（MEMO参照）重要な部分だけを抜き出すと，以下のように表すことができる。

$$\frac{S_{col}}{\rho} = 2\pi r_e^2 m_0 c^2 \frac{ZN_A}{A_W} \frac{1}{\beta^2} \cdot \left[\ln\frac{E^2}{I^2} + \cdots - \delta\right]$$

ただし，

$r_e = 2.828\ \mathrm{fm}\left(= \frac{e^2}{4\pi\varepsilon_0 m_0 c^2}\ ：古典電子半径\right)$，

m_0c^2は電子の静止エネルギー，N_Aはアボガドロ数，

Iは物質の平均励起エネルギー，δは密度効果（後述）を表す。

この式をもとにさまざまな物質に対する質量衝突阻止能を求めたのが図15である。以下ではこの図をもとに質量衝突阻止能の性質についてみていこう。

MEMO

ベーテ-ブロッホの式

荷電粒子に対する衝突阻止能は，最初ボーアにより古典論的に計算され，その後ベーテやブロッホらにより相対論的効果や量子力学的な補正が加えられ現在に至っている。元々のベーテ-ブロッホの式は重荷電粒子を仮定していたため電子に対する式を求めるに当たっては，同種粒子の衝突であることに対する補正などを加えて以下の式が知られている。

$$\frac{S_{col}}{\rho} = 2\pi r_e^2 m_0 c^2 \frac{ZN_A}{A_W} \frac{1}{\beta^2} \cdot \left[\ln\frac{E^2}{I^2} + \ln\left(1 + \frac{\tau}{2}\right) + F(\tau) - \delta\right]$$

ここで，$\tau = E/m_0c^2$（電子の静止エネルギーで測った電子の運動エネルギー），また，$F(\tau)$は以下の式で与えられる。

$$F(\tau) = (1 - \beta^2)\{1 + \tau^2/8 - (1 + 2\tau)\ln 2\}$$

Slim・Check・Point　電子の質量衝突阻止能

図15 電子の質量衝突阻止能

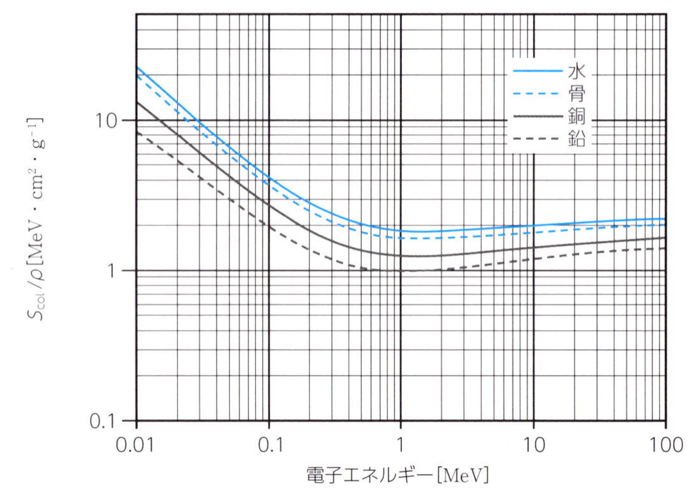

(NISTデータをもとに作成)

人体に多く含まれる水，脂肪（水とほぼ重なっている），骨は電子密度がほぼ同じなので質量衝突阻止能もほぼ等しくなることがわかる。特に質量衝突阻止能は原子番号が大きな物質ほど大きくなるわけではないことに注意しよう。銅より原子番号の大きな鉛のほうが質量衝突阻止能が小さくなるのも，鉛のほうが銅より電子密度が小さいからである。

Term a la carte

＊1　電子密度：n_e
放射線の線量測定の分野では，1g当たりの電子数を電子密度，1cm³当たりの電子数を電子濃度とよんで区別している。ただし，この用語の使い方は一般的ではなく，他の分野では1cm³当たりの電子数を電子密度とよんでいる。特に放射線医学以外の分野の人の書いた解説書などを読むときは気を付けること。
(p.216も参照)

■原子番号依存性

ベーテ-ブロッホの式の原子番号に関するところを取り出すと以下のようになる。

$$\frac{S_{col}}{\rho} \propto \left(\frac{Z \cdot N_A}{A_W}\right)$$

MEMO

電子密度：n_e[*1]

電子密度に関してぜひ覚えてほしい特徴は，『**電子密度が物質によらずほぼ一定の値をとる**』ことである。これは放射線物理を理解するうえで重要な基本事項である。原子量A_Wの物質の1gが$1/A_W$モルであることを思い出すと，1g中に含まれる原子数はN_A/A_W個，結局1g中に含まれる電子数，すなわち電子密度は

$$n_e = \frac{Z \cdot N_A}{A_W}\left[\frac{1}{g}\right]$$

と表わせることがわかる。ここで原子量はほぼその原子の質量数Aに等しいから（$A_W \fallingdotseq A$），電子密度は近似的に

$$n_e \fallingdotseq \frac{Z \cdot N_A}{A}$$

と表せる。多くの元素では$A \fallingdotseq 2Z$であるので，電子密度は近似的に

$$n_e \fallingdotseq \frac{1}{2} N_A$$

となることがわかる。原子番号が大きな原子核では陽子数より中性子数のほうが多くなる（中性子余剰核）傾向（$N>Z$）があるので，原子番号が大きくなるほど電子密度は低下（$n_e < \frac{1}{2}N_A$）することに注意しよう。

図16 物質1g中の電子数（電子密度）

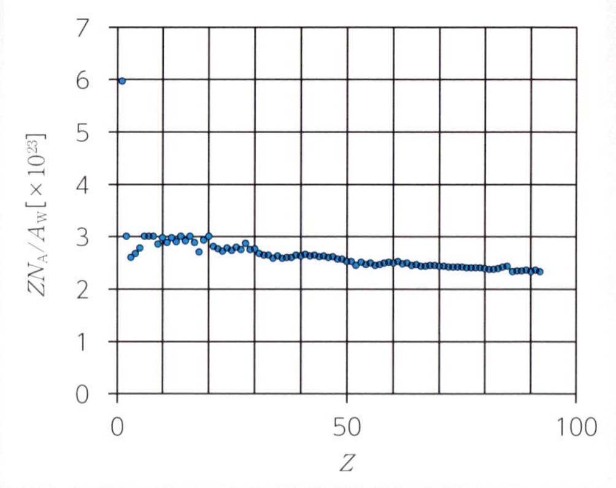

この式を見ると質量衝突阻止能は原子番号に比例するようにみえるが，実はそうでないことに注意しよう。$Z \cdot N_A/A_W$は「**電子密度**」とよばれ，物質1g当たりの電子数を表す。電子密度は物質によらずほぼ一定である。図15で物質によらず質量衝突阻止能がほぼ同程度の値を示すのはこのことによる。ただし，まったく同じにならないのは電子密度の若干の違いに加え同じエネルギーを与えても原子により励起や電離に使われるエネルギーが異なるからである。これは式の中では平均励起エネルギーIとして取り込まれている。

エネルギー依存性

質量衝突阻止能の入射電子のエネルギーに関するところを取り出すと以下のようになる。

$$\frac{S_{\mathrm{col}}}{\rho} \propto \frac{1}{v^2} \ln E$$

電子の質量衝突阻止能のエネルギー依存性の最も大きな特徴は1MeV付近（$2.5\,m_0c^2$）に最小値が存在するということである。衝突損失で失われたエネルギーは主に電離や励起に用いられるので，この最小値を最小電離とよぶことがある。質量衝突阻止能は入射電子のエネルギーの増大とともに最初は減少し1MeV付近で最小値をとりそれより入射電子のエネルギーが増加すると緩やかに増加する傾向を示す。

入射電子の運動エネルギーが低い間は対数項（$\ln E$）の変化は小さく，質量衝突阻止能はほぼ電子の速度の2乗に反比例して減少（図の右下がりの部分）する。しかし電子のエネルギーが増加し電子の速度が光速に近づくにつれ**相対論的効果**によって質量衝突阻止能はゆっくりと増加し始める。この上昇は対数的な緩やかな上昇で，治療用の電子線を考える場合には，

MEMO

相対論的効果

静止した電子の作る電界はほぼ等方的（破線）であるが，電子の速度が光速に近づくと電子の作る電界は，進行方向には収縮し垂直方向には増大する。従って，高速の電子の作る電界は飛跡から離れた原子にまで及ぶようになる。

図17 電場の相対論的効果

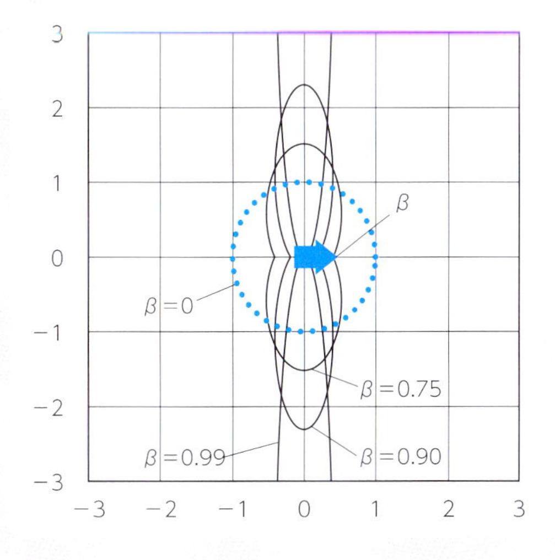

原点にある速度β（$=v/c$）の電子の作る電界強度。静止した（$\beta=0$）電子の作る電界の強さ（点線）を1としてある。

大まかにいって人体(水)中での電子線の質量衝突阻止能はほぼ2 MeV・$cm^2 \cdot g^{-1}$とみなせる。

密度効果

密度効果は電子のエネルギーが増大し，相対論的効果を考慮しなくてはならない領域でみられる効果である。治療用の電子線でエネルギーが数MeV以上になると現れる。密度効果は電子線による**分極効果**により電子のつくる電界が弱められたことに起因する。分極効果は物質の密度が大きいほど影響が大きいので，密度が大きい物質の方が小さい物質より質量衝突阻止能が小さくなる。電子のエネルギーが10 MeV付近になると，水より水蒸気の質量衝突阻止能の方が大きくなったり，水と空気の質量衝突阻止能の大小関係が逆転するのはこの密度効果の影響である(図19)。

図18 密度効果

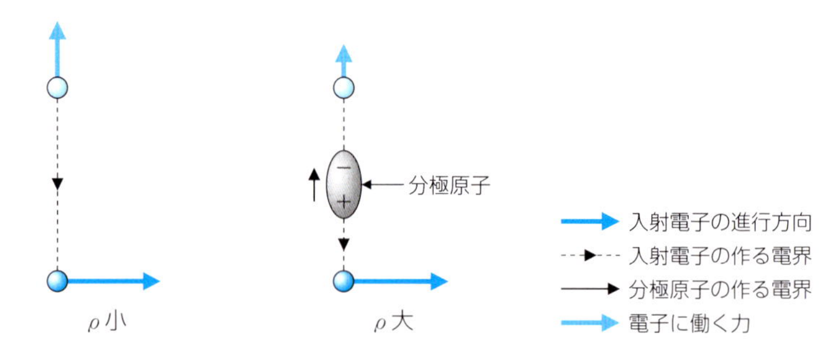

密度の高い物質中では入射電子の作る電界が分極原子の作る電界の影響で弱められ，密度の小さい物質に比べ衝突阻止能は小さくなる。

図19 密度効果

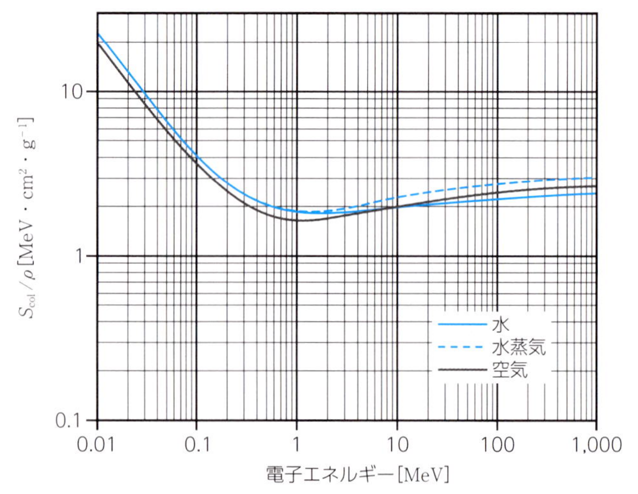

(NISTデータをもとに作成)

ρxと質量衝突阻止能の関係

衝突損失は入射電子と物質中の軌道電子との相互作用によるエネルギー損失であるから，どれだけの損失が生じるかは入射電子が何個の軌道電子と相互作用するかで決まる。別ないい方をすれば，物質が違っても相互作用する軌道電子の数が同じなら入射電子の衝突損失はほぼ同じになる。

図20のように電子束が断面積S[cm^2]，長さx[cm]の円柱状の領域に照射されたと仮定しよう。通常，入射電子数は単位面積当たりの電子数すなわちフルエンスで与えられるので，それに合わせて軌道電子の数も単位面積当たりの数を求めてみよう。

この円柱内の軌道電子数をN_eとすると，N_eは円柱内の物質の質量にこの物質の電子密度(1g当たりの電子数)を掛ければ得られるから，

$$N_e = \rho x S \times \frac{ZN_{\mathrm{A}}}{A_{\mathrm{W}}}$$

$$\therefore \frac{N_e}{S} = \rho x \times \frac{ZN_{\mathrm{A}}}{A_{\mathrm{W}}} \fallingdotseq \frac{1}{2} N_{\mathrm{A}}\, \rho x$$

となり，単位面積当たりの軌道電子数はρxに比例することがわかる。衝突損失$-\mathrm{d}E_{\mathrm{col}}$は，

$$-\mathrm{d}E_{\mathrm{col}} \propto \left(\frac{Z \cdot N_{\mathrm{A}}}{A_{\mathrm{W}}}\right)\rho \mathrm{d}x = \frac{1}{2} N_{\mathrm{A}}\, \mathrm{d}(\rho x)$$

と表わされるので，見かけの厚さxが異なっても厚さに密度を掛けたρxが等しければ，入射電子はほぼ同数の軌道電子と相互作用し，衝突損失は同じになることを意味する。

ρxはg・cm^{-2}の単位をもつので面積質量とよばれる。また，放射線物理ではρxを単に厚さとよぶこともある。上の例からもわかるように，面積質量ρxは物質中の電子数を計るのに適した物理量であるので放射線物理では，荷電粒子の物質中での衝突損失や飛程の計算，光子のコンプトン散乱による減弱など多くの場面でなくてはならない物理量となっている。

図20 ρx(面積質量)

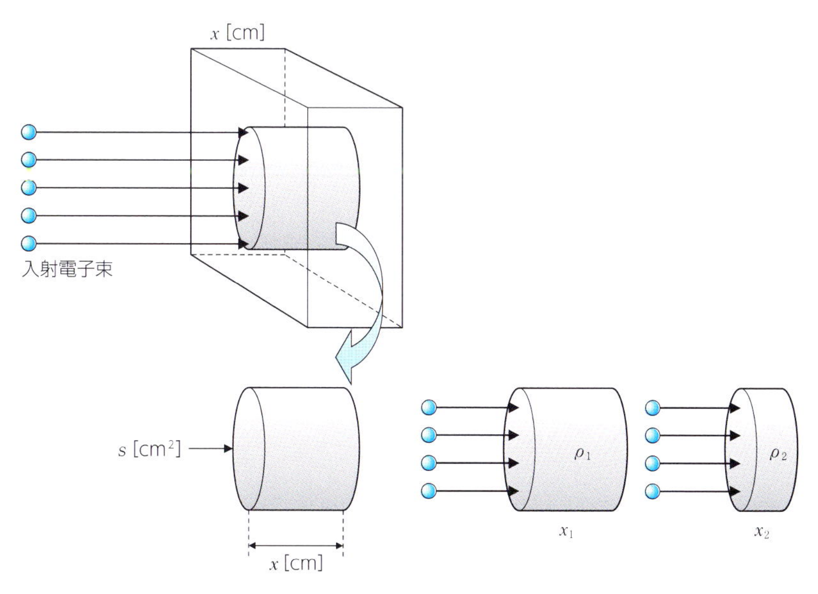

入射電子束が失うエネルギーは見かけの厚さxではなく，円柱内の軌道電子数で決まる。円柱内の軌道電子数はρxに比例するので，上図の例では$\rho_1 x_1 = \rho_2 x_2$なら電子線の物質中での衝突損失はほぼ等しくなる。

放射損失と放射阻止能

放射損失とは入射電子が原子核ないし軌道電子とのクーロン相互作用により加速度運動を受け制動X線を放出することでエネルギーを失うことをいう。

衝突損失と同様に，物質の単位長さ当たりの放射損失エネルギーを**線放射阻止能 S_{rad}** という。

$$S_{rad} = -\frac{dE_{rad}}{dx}$$

単位はSI単位系で正式には $J \cdot m^{-1}$ であるが，実用上は $MeV \cdot cm^{-1}$ が用いられることが多い。また，線放射阻止能を物質の密度で割ったものを**質量放射阻止能 S_{rad}/ρ** といい，単位はSI単位系では $J \cdot m^2 \cdot kg^{-1}$ である。ただしこれも実用上は $MeV \cdot cm^2 \cdot g^{-1}$ が用いられることが多い。

放射阻止能を表す式は最初ベーテおよびハイトラーにより与えられ，その後さまざまな修正が加えられ医療で用いられる電子線のエネルギー領域では，質量放射阻止能を以下のように表すことができる。

$$\frac{S_{rad}}{\rho} = 4\alpha r_e^2 \frac{Z(Z+1)N_A}{A_W} E_t \left[\ln\frac{2E_t}{m_0 c^2} - \frac{1}{3}\right]$$

ただし，$\alpha \fallingdotseq 1/137$（微細構造定数），$E_t$ は入射電子の全エネルギーとする。

原子番号依存性

この式の $Z(Z+1)$ は，放射損失が原子核からだけでなく軌道電子からの寄与もあることを表している。また $Z/A_W \fallingdotseq 1/2$ であるので（p.236 MEMO「電子密度」参照），質量放射阻止能は原子番号 Z の2乗ではなく実際にはほぼ原子番号 Z に比例する。いずれにしても放射阻止能は原子番号の大きな原子核ほど大きい。これは衝突阻止能と異なる放射阻止能の特徴である。

エネルギー依存性

上式より質量放射阻止能のエネルギー依存性はほぼ

$$\frac{S_{rad}}{\rho} \propto E_t \ln\frac{E_t}{m_0 c^2}$$
$$\propto (m_0 c^2 + K)\ln\left(1 + \frac{K}{m_0 c^2}\right)$$

となることがわかる。ここで K は電子の運動エネルギーを表す。従って衝突阻止能と異なり電子のエネルギーに関しては電子のエネルギーが大きくなると単調に大きくなる。また図のように運動エネルギーの小さい領域（$K \ll m_0 c^2$）では放射阻止能の値はほぼ一定となる。

Slim·Check·Point 電子の質量放射阻止能

図21 電子の質量放射阻止能

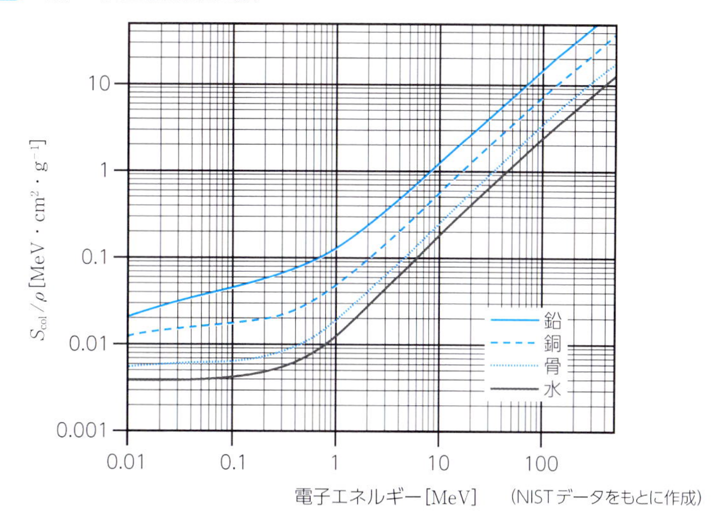

(NISTデータをもとに作成)

質量放射阻止能は衝突阻止能と大きく異なり，物質の原子番号が大きいほど大きくなることに注意しよう。質量放射阻止能は物質の原子番号が大きいほど，電子のエネルギーが大きいほど大きくなる。

全質量阻止能

物質の全質量阻止能は質量衝突阻止能と質量放射阻止能の和で与えられる。

$$\frac{S_{tot}}{\rho} = \frac{S_{col}}{\rho} + \frac{S_{rad}}{\rho}$$

図22にこれらの阻止能の関係を示す。診断用のX線管のターゲットに入射する電子のように，エネルギーの低い領域では質量放射阻止能は無視することができて全阻止能は質量衝突阻止能による。電子のエネルギーが非常に高くなると全質量阻止能は大部分が質量放射阻止能による。

図22 全質量阻止能

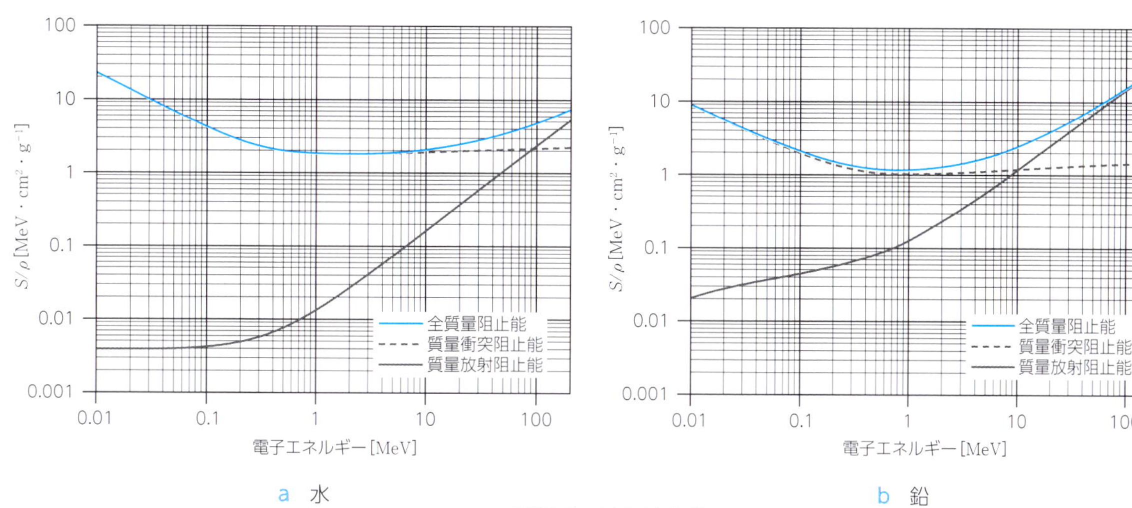

(NISTデータをもとに作成)

質量衝突阻止能と質量放射阻止能が同じになる電子のエネルギーを**臨界エネルギー**E_cという。図22より臨界エネルギーE_cは，$E_c \gg m_0 c^2$を満たす相対論的な領域にあることがわかる。その領域では

$$\frac{\frac{S_{\mathrm{rad}}}{\rho}}{\frac{S_{\mathrm{col}}}{\rho}} \fallingdotseq \frac{ZE}{1600 m_0 c^2} \fallingdotseq \frac{EZ}{820}$$

となることが知られているので，$S_{\mathrm{rad}} = S_{\mathrm{col}}$のときの電子のエネルギーすなわち臨界エネルギーは，

$$E_c \fallingdotseq \frac{820}{Z}\ [\mathrm{MeV}]$$

と求めることができる。これを水および鉛に当てはめると，臨界エネルギーはそれぞれ水では約100 MeV，鉛では約10 MeVとなる。

例題

Q 人体で発生した1 MeVの二次電子が放射損失でエネルギーを失う割合はどの程度か。

1. 10 %　2. 2 %　3. 0.4 %

A 二次電子の人体（水）中で放射損失の寄与は小さく，1 MeVでは0.4 %に満たない（図23）。

図23 電子の制動放射によるエネルギー損失割合

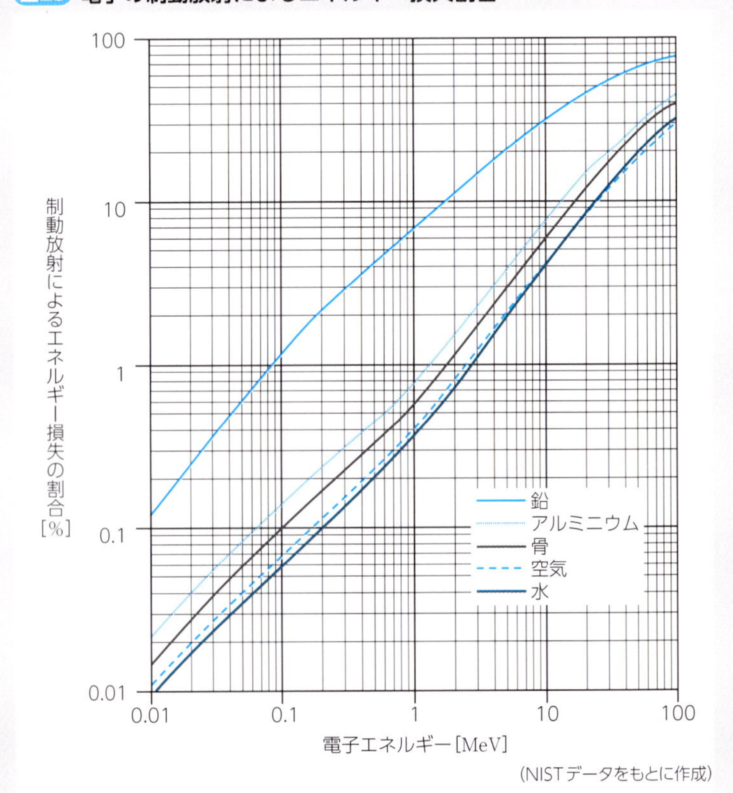

（NISTデータをもとに作成）

水に対する臨界エネルギーが約100 MeVであることから，治療用X線により人体中で発生した二次電子は主に衝突損失によりエネルギーを失うことがわかる。

3 電子の減弱と飛程

電子の物質中での減弱は光子の減弱とは様相がだいぶ異なる。光子は物質中に入っても相互作用が起こるまで直進しエネルギーも入射エネルギーのままであるが，荷電粒子である電子の場合には物質に入ると直にクーロン力を受け非弾性散乱や弾性散乱をくり返し徐々にエネルギーを失っていく。特に電子の場合には重荷電粒子と異なり質量が小さいため散乱の影響を受けやすく，電子の飛跡は直線にはならずジグザク運動をする。

電子線のストラグリング（揺動：ゆらぎ）

前節で線阻止能は，電子が単位長さ進んだときに失うエネルギーを与える物理量であることを学んだが，線阻止能の値はあくまで失うエネルギーの平均値である。電子と軌道電子や原子核との相互作用は確率論に支配されるため，実際に電子が失うエネルギーはこの平均値の周りに分布することになる。従って電子加速器から取り出されるような単一エネルギースペクトルをもった電子線を物質に照射した場合でも，物質通過後のエネルギーは均一にはならず図のような分布を示すことになる。この現象をエネルギー（損失）のストラグリングという。

また電子が物質中でそのエネルギーをすべて失って静止する場合でも，物質の表面から電子が止まった点までの深さ（実際の飛跡に沿って測った距離ではない），すなわち飛程も分布をもつことになり均一にはならない。この現象を飛程のストラグリングという。電子のもつ大きな特徴は，これらのストラグリングの大きさ（平均値の周りの分布の幅）が次項で学ぶ重荷電粒子に比べて大きいということである。

図24 電子線のエネルギーストラグリング

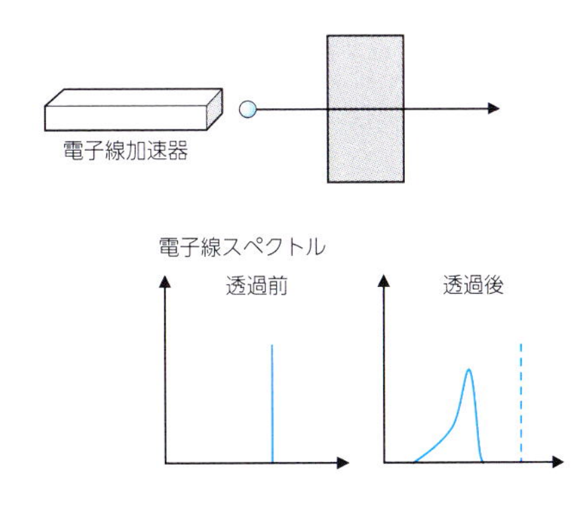

飛程（Range）

荷電粒子が物質中で連続的に徐々にエネルギーを失っていくと仮定すると〔連続減速近似：CSDA（continuous slowing down approximation）〕，その粒子が物質中をどのくらい進むかは線衝突阻止能（$S = -\mathrm{d}E_{\mathrm{col}}/\mathrm{d}x$）を以下のように積分することで計算できる。

$$R = \int_0^R \mathrm{d}x = \int_E^0 \frac{1}{\left(-\dfrac{\mathrm{d}E_{\mathrm{col}}}{\mathrm{d}x}\right)} \mathrm{d}E$$

ただしここでは，放射損失の寄与は無視できると仮定した。

もし荷電粒子が物質中をほぼ直進することが仮定できれば，この計算値はその荷電粒子の平均飛程を与えることになる。ところが，電子は物質中をジグザク運動することが知られているのでこの仮定は成り立たず，電子の場合この式から求めることができるのは最大飛程である。はっきりとした飛程を定義するのが難しいのが電子の特徴である。しかし，電子の場合でも水やプラスチックのような低原子番号の物質であれば，上式の値は10〜15％程度の誤差で平均飛程を与えることが知られている。一方，高原子番号物質では散乱の影響が大きくなるため，最大で2倍近くの誤差が生じる。そのため，電子に対して上式を用いる際には特に注意が必要である。

例題

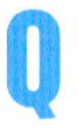

上式を用いて治療用電子線のエネルギーEと水中での飛程Rの関係をもとめ，10 MeVの電子線の水中での飛程（cm）を推定せよ。

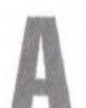

p.236 図15（電子の衝突阻止能の図）からわかるように水中での治療用電子線の質量衝突阻止能はほぼ2MeV・cm^2・g^{-1}とみなせる。水の密度ρ=1 g・cm^{-3}を掛けると線衝突阻止能は2 MeV・cm^{-1}である。これを上式に代入すると

$$R \fallingdotseq \int_E^0 \frac{1}{-2} \mathrm{d}E = 0.5E\,[\mathrm{cm}] \quad \therefore\ R \fallingdotseq 0.5E\,[\mathrm{cm}]$$

となる。ただし，電子線のエネルギーEはMeV単位とする。この結果より10 MeVの電子線の水中での飛程は約5 cmとなる。より正確な飛程の計算式は次で述べるが，この値はそれと比較してもそう悪くない近似値である。

電子線の飛程

物質に均一エネルギーの電子を照射した場合，入射電子のエネルギーが物質中でどのように吸収されていくかを調べると図25のようになる。この図を**深部(吸収線)量曲線**という。物質中で電子のエネルギーの吸収が最大になる深さを**最大深**という。深部吸収線量曲線の特徴は，最大深が物質の表面でなく，少し物質中に入ったところに出現することである。これは物質に入射した電子が多数回の散乱を起こし進行方向が側方にそれることに起因し，**ビルドアップ効果**という。また，曲線の終端部は発生した制動放射線による電離の影響で深部方向にだらだらとした尾を引く。深部吸収線量曲線の直線部を延長した線と制動X線の影響による尾の部分を延長した線との交点を電子線の実用飛程(外挿飛程) R_p という。治療用電子線の水に対する実用飛程はだいたい

$$R_p = 0.52\,E\,[\mathrm{MeV}] - 0.3\,[\mathrm{cm}]$$

となることが知られている。

図25 電子の深部吸収線量曲線

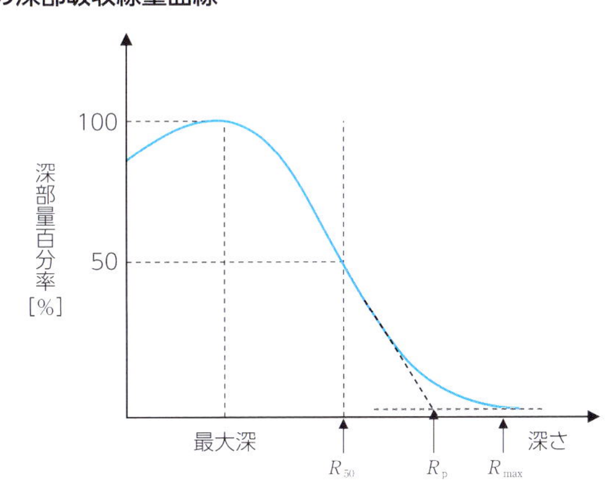

深部線量百分率曲線の直線部を外挿した直線(-----)と深部での制動放射線によるバックグラウンド(-----)の交点を実用飛程R_pという。深部量百分率曲線の尾がバックグラウンドと交わる点が最大飛程R_{max}である。また吸収線量が最大値の50%となる点をR_{50}という。このR_{50}を用いると電子線の平均入射エネルギー$\overline{E}$は$\overline{E} = 2.33R_{50}$と表わせる。

ここで，電子線の飛程に関するもう1つの重要な特徴に触れておこう(実はこれは電子線に限らず荷電粒子一般に成り立つ)。さまざまな物質中での電子の飛程を調べた結果，その物質中での飛程 R_p にその物質の密度 ρ を掛けた値 $R_p\rho$ は，物質によらずほぼ同じになることが確かめられている。上の式は水中で得られた式であるが，水の密度は $\rho = 1\,\mathrm{g \cdot cm^{-3}}$ なので，一般には

$$R_p\,\rho = 0.52E - 0.3 \quad [\mathrm{g \cdot cm^{-1}}]$$

と表せる。例えばアルミニウム中での飛程を知りたければ，この式をアルミニウムの密度で割ればよいのである。ただし，原子番号が大きく異なる物質間の場合には注意が必要である。

β線の飛程

同じ電子でもβ線の物質中での減弱の様子は電子線とは多少異なったものとなる。β壊変で放出されるβ線のエネルギースペクトルは加速器から放出される電子線とは異なり，最大エネルギーE_{max}の連続スペクトルである。また，最大エネルギーはせいぜい数MeV程度で，電子線のように10MeVを超えることはない。さまざまなエネルギーの電子が物質中で多数回の弾性散乱，非弾性散乱を繰り返すので，β線の物質中での減弱は確率的になり結果としてほぼ指数関数的に減弱する。β線の吸収曲線でβ線の粒子数が0になる深さを最大飛程R_{max}という。β線の最大飛程を表す実験式にはいくつかあるが，グレンデニンの式

$$0.15 < E_{max} < 0.8\,\mathrm{MeV}$$

$$R_{max}\rho = 0.407\,E_{max}^{1.38} \quad [\mathrm{g \cdot cm^{-1}}]$$

$$0.8 < E_{max} < 3\,\mathrm{MeV}$$

$$R_{max}\rho = 0.542\,E_{max} - 0.133 \quad [\mathrm{g \cdot cm^{-1}}]$$

がよく知られている。グレンデニンの式は$R\rho$の形で与えられているので，この式は多くの物質に対して適応できる便利な式である。

図26 β線の最大飛程

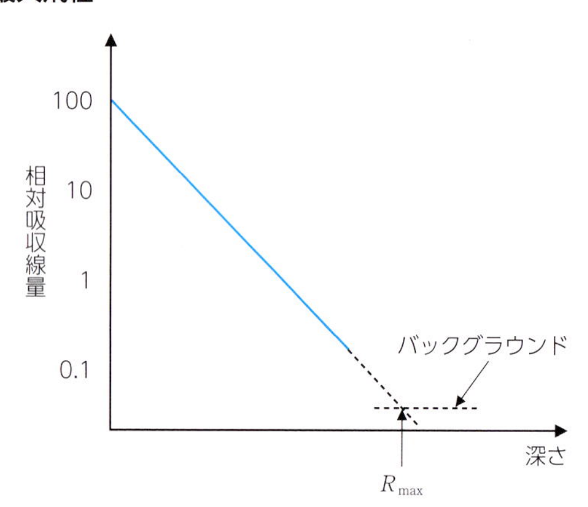

β線の物質中での減弱は指数関数的になる。図は片対数で表したので指数関数は直線になる。

β線の後方散乱

先に述べたように，電子の散乱はエネルギーが低いほど起こりやすい。従って，エネルギーの低いβ線は散乱を起こしやすいことになる。β線は小角度の散乱を多数繰り返すことで最終的にその方向を大きく変えることがある。特に電子の最初の進行方向に対して90°以上の方向に電子が進行方向を変える場合を「**後方散乱**」とよぶ。

後方散乱が問題になる代表的な例は，β線源の放射能測定である。このとき注意しないと計数のなかに線源から後方散乱を起こして測定器に入射するβ線が含まれることがある（図27）。β線源を置く支持台が厚く原子番号の大きな物質が含まれていると後方散乱の影響が無視できない。β線源の放射能測定では後方散乱係数による係数の補正が必要となる。

$$後方散乱係数 = \frac{支持台があるときの計数率}{支持台がないときの計数率}$$

後方散乱の確率は，支持台物質の原子番号の2乗に比例する。また，β線のエネルギーが0.5 MeVから1 MeV付近まではエネルギーとともに大きく変化するが，1 MeVを超えると次第に飽和していく。さらに，支持台の厚さに関しては厚さの増加とともに増加するが，β線の飛程の約1/3の厚さで飽和することが知られている。

図27 β線の後方散乱

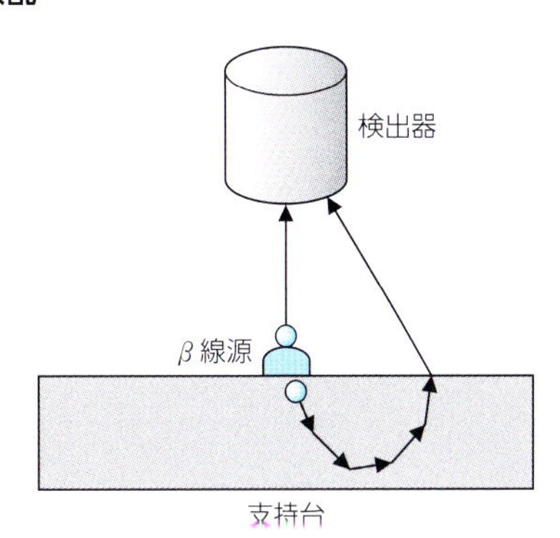

支持台が厚く原子番号の大きな物質を含むと後方散乱により係数が増えることがある。β線源の放射能測定では後方散乱係数による係数の補正が必要となる。

重荷電粒子

電子より質量の重い荷電粒子を「重荷電粒子」という。医療に関係する重荷電粒子には，陽子(p)，重陽子(d)，α粒子，炭素線などがある。特に最近では陽子線や炭素線を用いる粒子線治療が始められつつある。重荷電粒子の特徴は，静止質量が電子に比べて非常に重い点にある。最も軽い重荷電粒子である陽子でさえその静止質量は電子の1,800倍以上である。

1 重荷電粒子と物質との相互作用

重荷電粒子が物質に入射したときの相互作用も相互作用の対象物質，すなわち原子核か軌道電子かによって2つに分けることができる。

重荷電粒子が原子核と行う相互作用は主に弾性散乱である。重荷電粒子が制動放射を起こす可能性も原理的には存在するが，制動放射が問題になるのは，重荷電粒子のエネルギーがその静止エネルギーと同等以上になった場合であり，これは医療用の重荷電粒子には当てはまらない。従って，**医療で扱う重荷電粒子が物質中で制動放射を行う可能性はまったく無視してよい**。一方，重荷電粒子が物質中の軌道電子と相互作用する場合には，電子と同様に重荷電粒子も非弾性散乱によりエネルギーを失う。

弾性散乱

重荷電粒子による制動放射は無視できるから，重荷電粒子と原子核の相互作用は主に弾性散乱となる。重荷電粒子が原子核との弾性散乱によって大きな角度の散乱を受けることがあるのは歴史的にも有名である(→「p.227 ラザフォード散乱」)。

重荷電粒子のエネルギーは原子核の静止エネルギーに比べて十分に低いので，重荷電粒子は原子核とのクーロン相互作用によって散乱を受けるが，この際，重荷電粒子はエネルギーを変えず方向だけを変える。ただし，これは重荷電粒子が原子番号の大きな原子核と散乱を起こす場合にはよい近似であるが，原子番号の小さな軽い原子核と弾性散乱を起こす場合には散乱による原子核の反跳が無視できなくなり，弾性散乱によっても入射重荷電粒子がエネルギーを失う場合が起こりうる。

核反応

電子線の場合と異なり，重荷電粒子と原子核との相互作用には核反応も寄与する。核反応は複雑多岐にわたるので詳細には立ち入らないことにするが，破砕反応についてだけ少し触れておくことにする。入射重荷電粒子が核反応を起こし破砕(分裂)すると，その破砕片(フラグメント)が本来の入射重荷電粒子の飛程よりも物質のより深部まで到達する場合がある。もちろん破砕片は入射粒子のものだけでなく標的核の破砕片が飛び散ることもある。

非弾性散乱

重荷電粒子も電子線と同様に「軌道電子」と「非弾性散乱」を起こす。電子線の場合との大きな違いは，重荷電粒子の場合はその質量が軌道電子に比べて圧倒的に大きいので，**入射重荷電粒子はほぼ直進する**。非弾性散乱により重荷電粒子の失ったエネルギーは物質中の原子の励起や電離に消費される。

ここで取り上げる非弾性散乱は重荷電粒子の衝突損失に関係する軌道電子との相互作用を意味し，正確にいえば原子との非弾性散乱であり，原子核との非弾性散乱ではないことに注意しなければならない。重荷電粒子は原子核と非弾性散乱を起こすこともあるが，弾性散乱に比べると通常はその寄与はかなり小さいと考えられる。

Slim・Check・Point 重荷電粒子と物質との相互作用

図1 重荷電粒子と物質との相互作用

軌道電子

原子核

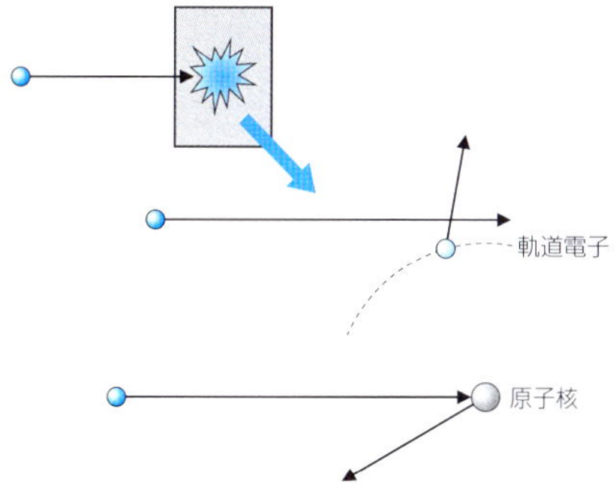

- 物質中をほぼ直進する
- 制動放射（放射損失）は無視できる
- 物質中でのエネルギー損失は主に軌道電子との非弾性散乱による（衝突損失）

MEMO

弾性散乱と非弾性散乱

弾性散乱，非弾性散乱の区別は，標的を励起するかどうかでなされる。別な表現をすれば，反応の前後で運動エネルギーが保存するかどうかで決まるということができる。弾性散乱では，反応の前後で運動エネルギーが保存され標的を励起することはない。一方，非弾性散乱では入射粒子の運動エネルギーの一部は標的の励起などに使われるため，散乱の前後で各粒子の運動エネルギーの和は保存されない（等しくならない）ことになる。従って，エネルギーを変えず方向を変えるだけの散乱を弾性散乱だと思うのは間違いである。それは，反跳エネルギーが無視できるという特別な場合である。むしろ一般には，弾性散乱においても標的が反跳エネルギーを得る分，入射粒子はエネルギーを失い減速することを知っておこう。これは次に学ぶ速中性子の減速の基本である。

図2 弾性散乱

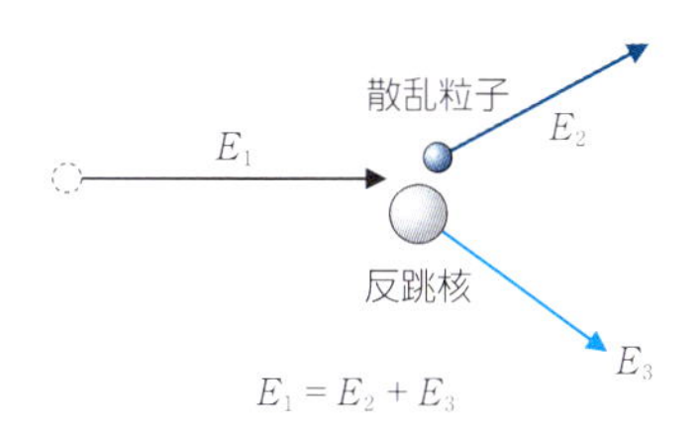

反跳核がエネルギーE_3をもつ分だけ弾性散乱でも散乱粒子のエネルギーは入射粒子のエネルギーより小さくなる。$E_2=E_1$となるのは$E_3=0$と見なせるような特別な場合のみである。

図3 非弾性散乱

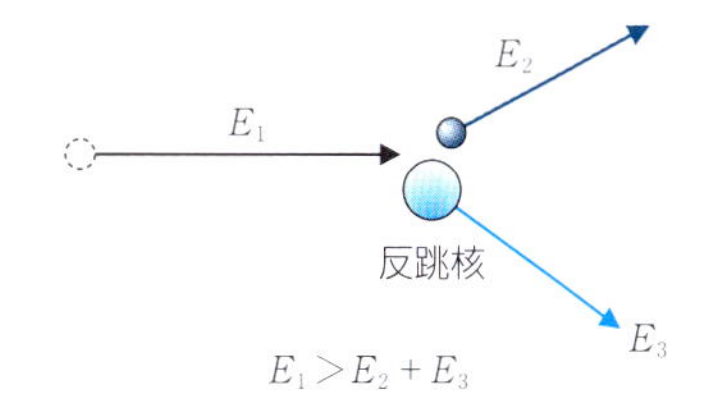

入射粒子の運動エネルギーの一部は反跳核が励起に消費されるので，E_2とE_3を足してもE_1にはならない。

2 重荷電粒子と衝突阻止能

医療で用いられる重荷電粒子に関しては放射損失は無視できるので，重荷電粒子の阻止能は衝突阻止能を意味することになる。

重荷電粒子に対する衝突阻止能の式は電子線と同様に，**ベーテ**によって与えられている。線衝突阻止能は，

$$S_{\mathrm{col}} = -\frac{\mathrm{d}E_{\mathrm{col}}}{\mathrm{d}x} = 4\pi r_e^2 m_0 c^2 \frac{ZN_A}{A_W} \rho \frac{z^2}{\beta^2} \cdot \left[\ln\frac{2m_0 c^2}{I} + \ln\frac{\beta^2}{1-\beta^2} - \beta^2\right]$$

ただし，

$\beta = v/c$，cは光速，vは重荷電粒子の速度，zは重荷電粒子の原子番号，
m_0は電子の静止質量，ρは標的物質の密度，Zは標的物質の原子番号，
A_Wは標的物質の原子量，Iは標的物質の平均励起エネルギーを表す。

となる。ここで，この式を暗記する必要はないが，式の特徴は必ず覚えておこう。医療に用いられる重荷電粒子の運動エネルギーはその静止エネルギーに比べるとはるかに小さく，いわゆる非相対論的なエネルギー領域にある。従って，式中の対数の部分はあまり変化はなく式中の[…]の部分のエネルギー依存性は無視することができる。そこで上式の重要な部分のみを取り出すと，

$$S_{\mathrm{col}} \propto \left(\frac{Z \cdot N_A}{A_W}\right)\rho \cdot \frac{z^2}{v^2}$$

となる。この式をもとに重荷電粒子の衝突阻止能の性質について見ていこう。

対象物質に関しては，電子の衝突阻止能と同様に，線衝突阻止能は単位体積当たりの電子数に比例し，質量衝突阻止能は単位質量当たりの電子数に比例することがわかる。

$$S_{\mathrm{col}} \propto \left(\frac{Z \cdot N_A}{A_W}\right)\rho \left[\frac{\text{電子}}{\mathrm{cm}^3}\right]$$

$$\frac{S_{\mathrm{col}}}{\rho} \propto \left(\frac{Z \cdot N_A}{A_W}\right) \left[\frac{\text{電子}}{\mathrm{g}}\right]$$

重荷電粒子に関しては，その粒子の原子番号(z)の2乗に比例し速度の2乗に反比例する。ここで考えているのは非相対論的なエネルギー領域の重荷電粒子であるから，その運動エネルギーEは重荷電粒子の静止質量をmとすると，$E = mv^2/2$と表すことができる。重荷電粒子の質量を原子質量単位で表せば，$m \fallingdotseq A[\mathrm{u}]$であるので，

$$v^2 = \frac{2E}{A}$$

$$\frac{S_{\mathrm{col}}}{\rho} \propto \frac{z^2}{v^2} \propto \frac{A}{E} z^2$$

となる。従って，同一の重荷電粒子については衝突阻止能は運動エネルギーに反比例する。また異なる重荷電粒子間の衝突阻止能の比は，もし両者の1核子当たりの運動エネルギーが等しければ，原子番号の2乗の比で決まることがわかる。

Slim･Check･Point 重荷電粒子の質量衝突阻止能

図4 物質中での陽子線の質量衝突阻止能

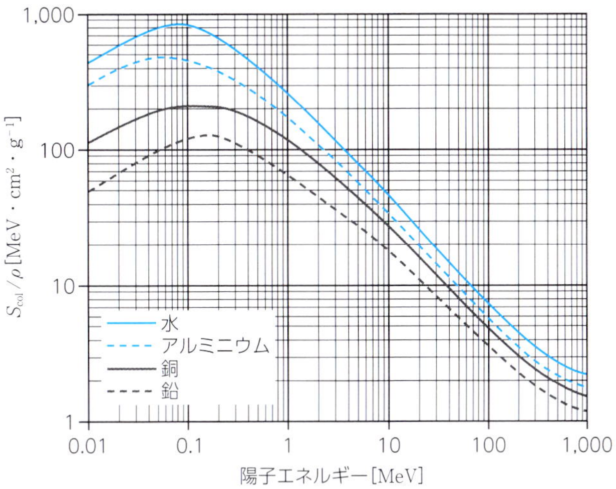

図5 水中での陽子線とα粒子の質量衝突阻止能

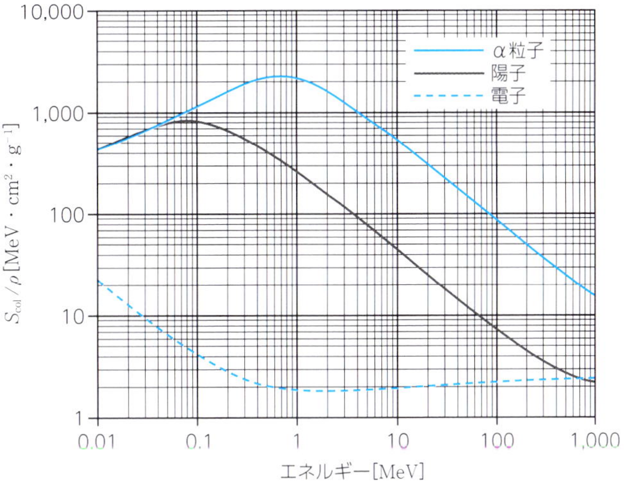

破線は比較のために載せた電子の水中での質量衝突阻止能である。

（図4，5：NISTデータをもとに作成）

例題

同じ運動エネルギーをもつ陽子線とα線の質量衝突阻止能の比はいくらか。

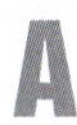

$$\frac{(S_{\text{col}}/\rho)_{\alpha}}{(S_{\text{col}}/\rho)_{\text{p}}} = \frac{(Az^2/E)_{\alpha}}{(Az^2/E)_{\text{p}}} = \frac{A_{\alpha}}{A_{\text{p}}}\left(\frac{z_{\alpha}}{z_{\text{p}}}\right)^2 \quad \because E_{\alpha} = E_{\text{p}}$$

$$= \frac{4}{1} \cdot \left(\frac{2}{1}\right)^2 = 16$$

注：厳密にはこの比はエネルギーに依存する。また，図5の1 MeV～100 MeVのところを見ても実際は16倍よりは少し小さい。

3 重荷電粒子の減弱と飛程

重荷電粒子の質量は最も軽い陽子でも電子の静止質量の約1,840倍であるから，物質中での飛跡はほとんど直線的である。重荷電粒子は物質中の電子を蹴散らしながらまっすぐ進んで止まる。従って，重荷電粒子の減弱は電子や光子とはまったく違ったものとなることが予想される。前項で示した衝突阻止能をもとに重荷電粒子が物質中をどのように進んでいくのかについて考えてみよう。

比電離曲線

図5は重荷電粒子の水中での質量衝突阻止能を表しているが，対象物質が水（$\rho = 1\,\mathrm{g/cm^3}$）であるので縦軸はそのまま線衝突阻止能（単位：MeV/cm）に読み替えることができる。そこで図の横軸を物質の表面から取った距離に変換すれば，重荷電粒子が物質に入ってからどのようにエネルギーを失っていくかを調べることができる。図6は例として5 MeVのα粒子が水中に入ってから止まるまでの線衝突阻止能を示したものである。

図6 α線の水中での線衝突阻止能の変化

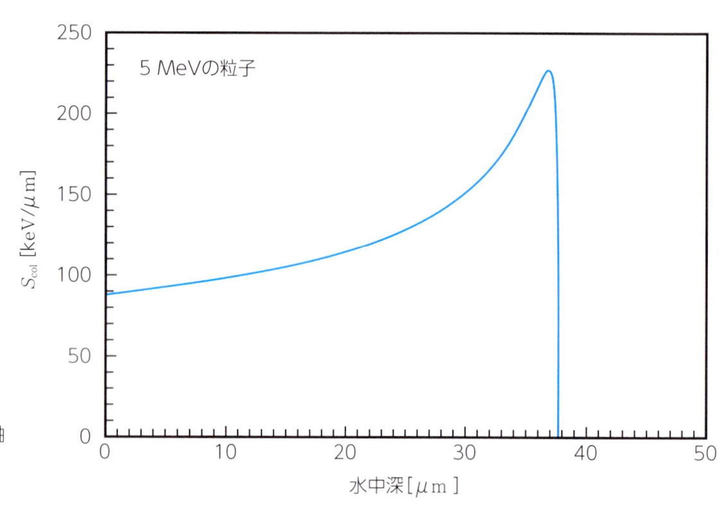

図5の縦軸の単位をkeV/μm，横軸をμmに変換している。

ここで，物質中で1イオン対を作るのに必要なエネルギーWがわかれば，図の曲線は次式

$$S_{col} = -\frac{dE_{col}}{dx} = W \cdot S_{ion}$$

により比電離曲線S_{ion}（$= dN_{ion}/dx$）に変換できる。ただし，**比電離**とは物質中で荷電粒子により単位長さ当たりに1次電離と2次電離により発生するイオン対数をいう。

物質中で1イオン対を作るのに必要なエネルギーは重荷電粒子のエネルギーにはほとんど依存しないと考えられるので，比電離曲線の形は図中の曲線の形と変わらない。重荷電粒子は飛跡の終端でこのように多数のイオン対を生成し急激にエネルギーを失う。比電離曲線に現れるこのピークを**ブラッグ・ピーク**といい，このピークの出現が重荷電粒子の示す代表的な

特徴の一つである。

重荷電粒子の比電離は，特に終端付近では電子の物質中での比電離に比べて桁違いに大きくなる（図5）。重荷電粒子は電子に比べ多数のイオン対を生成するので，物質中でのエネルギー損失や飛程のストラグリング（統計的なゆらぎ）が電子に比べ小さくなる。さらに，電離密度が電子に比べ桁違いに大きいことは，生物学的効果にも影響を与えることが予想される。これらの重荷電粒子の特徴は，すでに陽子線治療や炭素線を用いた重粒子線治療の分野で利用されてきている。それらの放射線治療では治療対象である腫瘍の大きさに合わせてピークを広げた**拡大ブラッグ・ピーク**（SOBP：spread-out Bragg peak）を用いて治療がなされる。

飛程

重荷電粒子の場合には物質中の飛跡がほぼ直線となるため，先に述べた連続減速近似で求めた飛程R；

$$R = \int_0^R \mathrm{d}x = \int_E^0 \frac{1}{\left(-\frac{\mathrm{d}E_{\mathrm{col}}}{\mathrm{d}x}\right)} \mathrm{d}E$$

が平均飛程の良い近似となる。図7に陽子に対する平均飛程を示す。

図7 陽子線の物質中での平均飛程

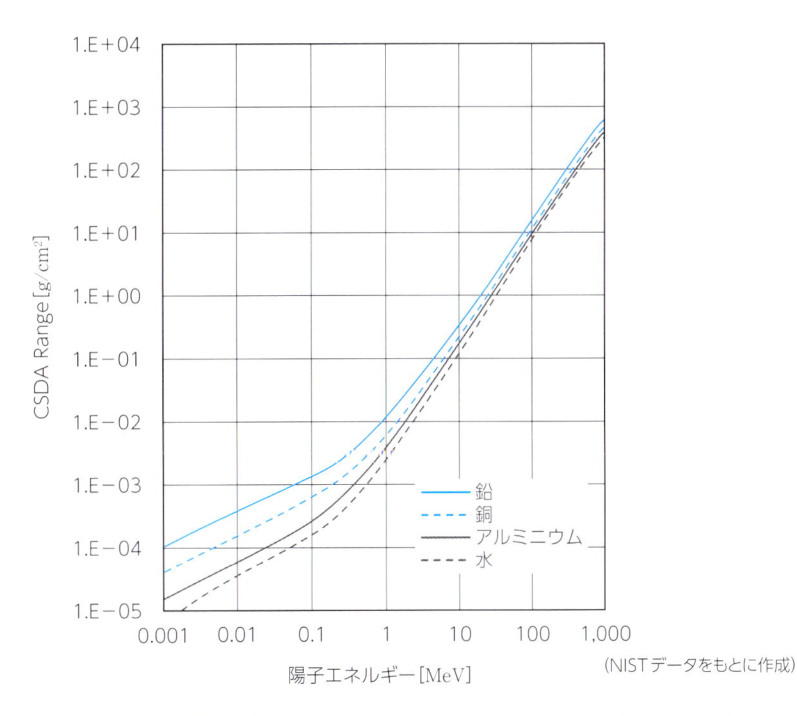

（NISTデータをもとに作成）

表1 5MeVのα線の種々の物質中での飛程

物質	R_{CSDA} [mg・cm^{-2}]	R_{CSDA} [μm]
空気	4.37	3.63×10^4 (3.63 cm)
水	3.76	37.6
アルミニウム	5.83	21.6
銅	9.35	10.4
金	17.5	9.08

※低エネルギーα粒子の空気中での飛程に関しては
R[cm] = $0.318 E_\alpha^{3/2}$　　$3 \leq E_\alpha$ [MeV] ≤ 8
がよい近似を与えることが実験的に知られている。

（NISTデータをもとに作成）

ここで少し荒い近似ではあるが，平均衝突阻止能$\langle S_{\mathrm{col}} \rangle$を用いて，物質間の飛程の関係などを定性的に調べてみよう。再び，連続減速近似の力を借りると，物質に入射した重荷電粒子のエネルギーは次の式で計算できる。

$$
\begin{aligned}
E &= \int_E^0 -\mathrm{d}E \\
&= \int_0^R \left(-\frac{\mathrm{d}E_{\mathrm{col}}}{\mathrm{d}x}\right)\mathrm{d}x = \left\langle -\frac{\mathrm{d}E_{\mathrm{col}}}{\mathrm{d}x} \right\rangle \int_0^R \mathrm{d}x \\
&= \langle S_{\mathrm{col}} \rangle \cdot R
\end{aligned}
$$

従って，重荷電粒子のエネルギーEと平均飛程R，平均の線衝突阻止能$\langle S_{\mathrm{col}} \rangle$の間に

$$E = \langle S_{\mathrm{col}} \rangle \cdot R$$

という関係が成り立つことがわかる。

この関係から，平均飛程の定性的な特徴として

$$R = \frac{E}{S_{\mathrm{col}}} \propto \frac{Ev^2}{z^2} \propto \frac{Av^4}{z^2}$$

が得られる。

エネルギーEの重荷電粒子が異なる物質に照射された場合の飛程の関係も簡単に推定できる。質量衝突阻止能S_{col}/ρを用いて変形すると，

$$E = \langle S_{\mathrm{col}} \rangle \cdot R = \left\langle \frac{S_{\mathrm{col}}}{\rho} \right\rangle \cdot \rho R$$

となる。ここで質量衝突阻止能が電子密度に比例すること，および電子密度は物質によらずほぼ一定であることを思い出そう。従って，エネルギーEの重荷電粒子が物質1と物質2に照射されたときには，それぞれの物質の密度とその中での飛程の間に

$$
\begin{aligned}
E &= \left\langle \frac{S_{\mathrm{col}}}{\rho} \right\rangle_1 \rho_1 R_1 = \left\langle \frac{S_{\mathrm{col}}}{\rho} \right\rangle_2 \rho_2 R_2 \\
\therefore\ & \rho_1 R_1 \fallingdotseq \rho_2 R_2
\end{aligned}
$$

の関係が成り立ち，飛程が密度に反比例することがわかる。ただし、電子密度(質量衝突阻止能)は完全に物質に依存しないというわけではないので，この関係は近似的なものである。特に質量数(原子番号)が大きく違う物質の比較をするときには注意を要する(MEMO参照)。

MEMO

ブラッグ-クレーマン則

物質間の飛程の関係のもう少し精度の良い近似式として，以下に示すブラッグ-クレーマン則(半経験則)が知られている。

$$\frac{\rho_1 R_1}{\sqrt{A_1}} = \frac{\rho_2 R_2}{\sqrt{A_2}}$$

ただし，A_1，A_2は物質1，物質2の質量数を表す。

図8 重荷電粒子の飛程

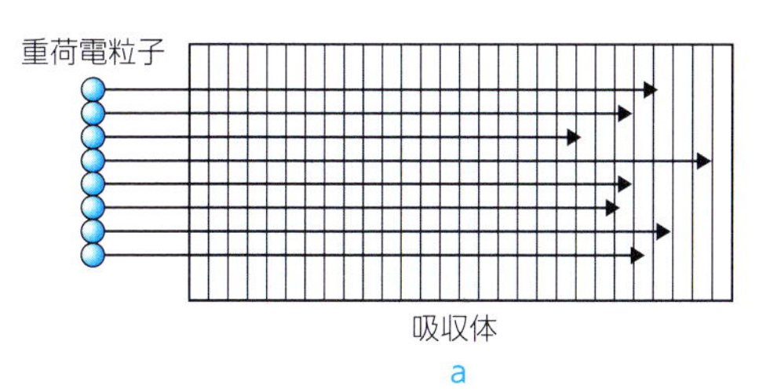

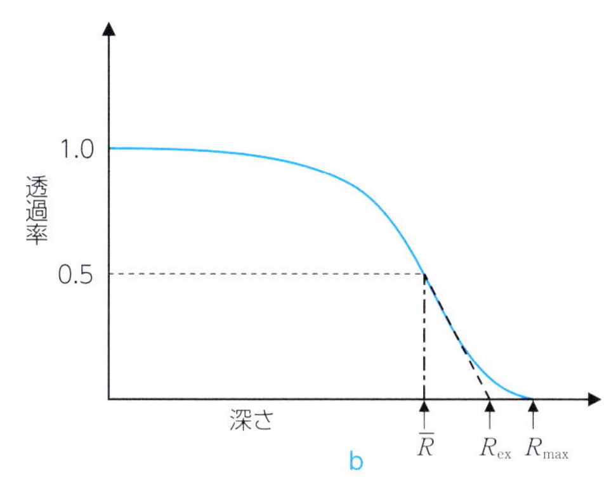

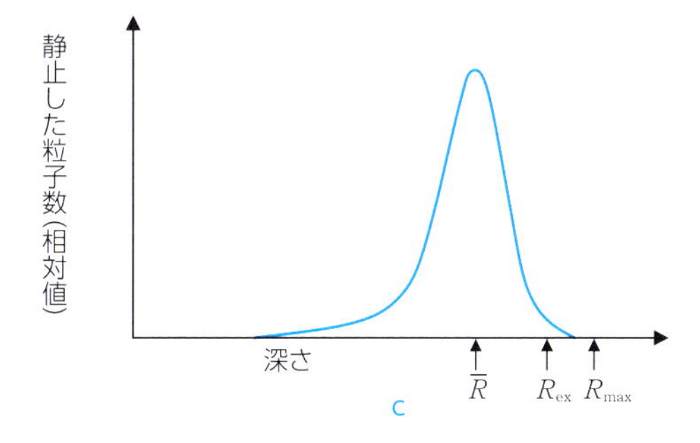

透過する粒子の数が半分になった深さを平均飛程$\bar{R}$という。また透過率の曲線の直線部を透過率0まで外挿した深さを外挿飛程R_{ex}ないし実用飛程という。さらに透過率が0になる深さを最大飛程R_{max}という。

飛程のスケーリング

図9に示されるα粒子の飛程と陽子の飛程とを比べると，エネルギーが数MeVから数百MeVの範囲で両粒子の飛程は互いに平行に動かせば重なるような関係にあることがわかる。このことは両者の飛程に何らかの関連があり，変換式を見つければ，例えばα粒子の飛程を陽子の飛程から求められる可能性があることを示唆している。このような関係にあるとき，陽子の飛程とα粒子の飛程はスケーリングしているという。

質量衝突阻止能としてベーテの非相対論的近似の式を用いて連続減速近似で飛程を計算すると，エネルギーE_pの重荷電粒子（質量m_p，原子番号z_p）の飛程$R_p(E_p)$とエネルギーE_Aの重荷電粒子（質量m_A，原子番号z_A）の飛程$R_A(E_A)$の間には以下の関係が成り立つ。

$$R_A(E_A) = \frac{z_p^2}{z_A^2}\frac{m_A}{m_p}R_p(E_p)$$

ただし，E_pとE_Aは，

図9 陽子とα粒子のアルミニウム中の飛程

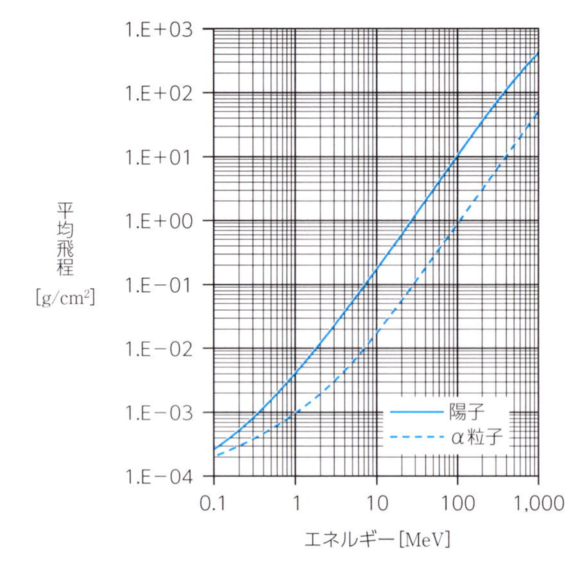

数MeV以上の領域では，陽子線の飛程（実線）を横にずらす（エネルギーを約4倍）とα粒子の飛程（破線）にほぼ重なることがわかる。

（NISTデータをもとに作成）

$$E_{\mathrm{p}} = \frac{m_{\mathrm{p}}}{m_{\mathrm{A}}} E_{\mathrm{A}}$$

を満たさなければならない。最後の条件は，$E/A \propto v^2$であるから，1核子当たりのエネルギーが同じ，すなわち両者の速度が等しい（$v_{\mathrm{p}} = v_{\mathrm{A}} = v$）という条件と同じである。従って速度が等しい重荷電粒子の飛程の間には

$$R_{\mathrm{A}}(v) = \frac{z_{\mathrm{p}}^2}{z_{\mathrm{A}}^2} \frac{m_{\mathrm{A}}}{m_{\mathrm{p}}} R_{\mathrm{p}}(v)$$

の関係があることがわかる。

例題

10 MeVのα線と同じ飛程をもつ陽子線のエネルギーは何MeVか。

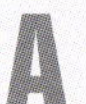

上式の関係を陽子線とα線に当てはめると，

$$R_{\alpha}(E_{\alpha}) = \frac{z_{\mathrm{p}}^2}{z_{\alpha}^2} \frac{m_{\alpha}}{m_{\mathrm{p}}} R_{\mathrm{p}}\left(E_{\mathrm{p}} = \frac{m_{\mathrm{p}}}{m_{\alpha}} E_{\alpha}\right)$$

$$R_{\alpha}(10) = \frac{1^2}{2^2} \cdot \frac{4}{1} \cdot R_{\mathrm{p}}\left(E_{\mathrm{p}} = \frac{1}{4} \cdot 10\right) = R_{\mathrm{p}}(2.5)$$

すなわち10 MeVのα線と2.5 MeVの陽子線は同じ飛程をもつことがわかる。別のいい方をすれば，

$$v^2 \propto \frac{E_{\mathrm{p}}}{m_{\mathrm{p}}} = \frac{E_{\mathrm{A}}}{m_{\mathrm{A}}}$$

より，10 MeVのα線と2.5 MeVの陽子は速度が等しいので，速度が等しいとき陽子とα線は飛程が等しいということがわかる。

$$R_{\alpha}(v) = R_{\mathrm{p}}(v)$$

※図9で実際に確かめよ。

破砕現象

陽子以外の重荷電粒子では止まる寸前に破砕反応が起こることがある。これが起こると破砕片(フラグメント)は元の重荷電粒子の飛程よりも物質の深部に到達することがある。その結果，比電離曲線は裾を引く現象がみられる(図10)。これは原子核の破砕(フラグメンテーション)の影響である。

Slim・Check・Point PHITS※を用いたモンテカルロ・シミュレーションの結果

図10 重荷電粒子のブラッグ・ピーク

※PHITS：Particle and Heavy Ion Transport code System

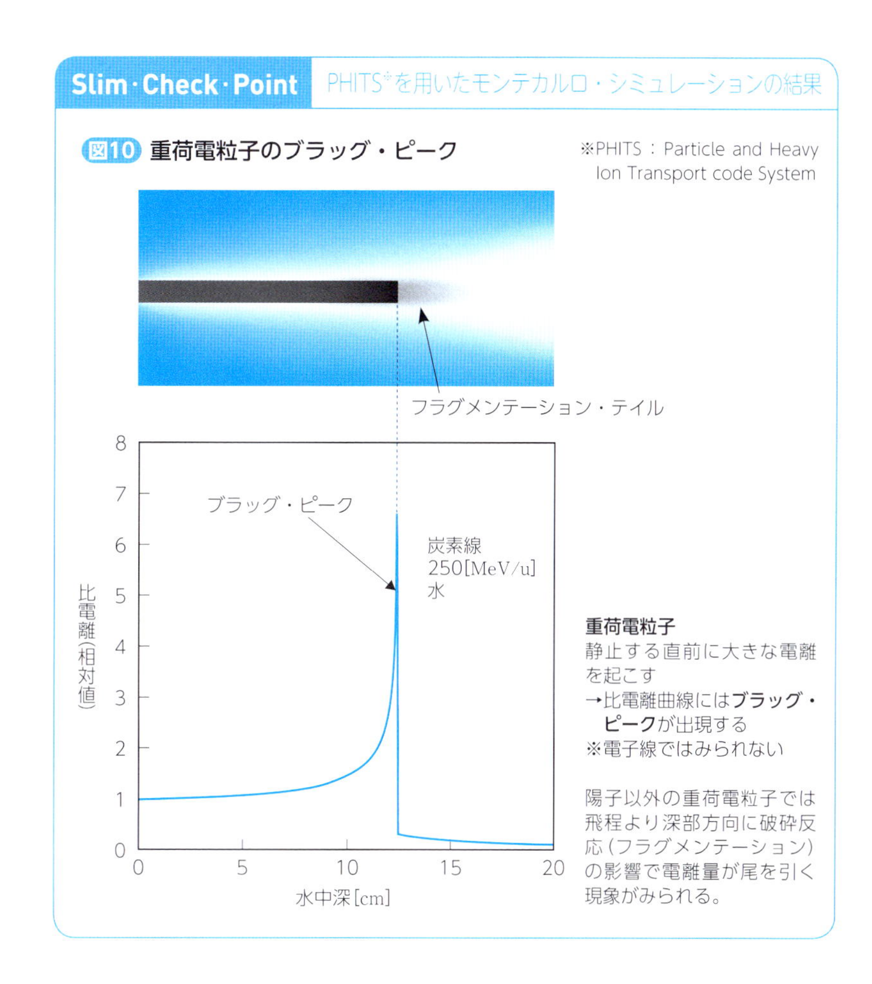

重荷電粒子
静止する直前に大きな電離を起こす
→比電離曲線には**ブラッグ・ピーク**が出現する
※電子線ではみられない

陽子以外の重荷電粒子では飛程より深部方向に破砕反応(フラグメンテーション)の影響で電離量が尾を引く現象がみられる。

中性子

1 中性子の分類と呼称

中性子の基本的性質

中性子は陽子とともに原子核を構成する粒子である。陽子と中性子を併せて「核子」という。中性子と陽子は実は同じ粒子の2つの異なった状態と考えられている。したがって，中性子と陽子は基本的に同じ性質をもつ。中性子と陽子は電荷を除くと質量はほぼ等しく，同じスピンをもつ。

中性子はその名前からも想像できるように電荷をもたない中性の粒子である。したがって，クーロン力は働かないから中性子が物質を直接電離することはなく，中性子は「間接電離性粒子」である。

中性子は核子であるので「核力」が働く。核力とは，核子間に働く力で核子を結合させ原子核をつくるもとになる力である。核力には荷電独立性という特徴があり，中性子 - 中性子間には中性子 - 陽子間および陽子 - 陽子間に働く核力と同等の力が働く。

中性子はまた，β^-壊変をすることが知られている。ただし，ここで注意しなければならないことは，原子核内の中性子が必ずβ^-壊変を起こすとは限らないことである。β^-壊変を起こさない安定核も多数存在する。原子核内の中性子にはパウリの排他律が働くため，β^-壊変を起こすかどうかは核種によるのである。それに対して，核分裂などにより核外に放出されたいわゆる「**自由中性子**」は平均寿命約890 sでβ^-壊変を起こす。

$$n \rightarrow p + \beta^- + \bar{\nu}$$

中性子がβ^-壊変することから，中性子の質量は陽子の質量と電子の質量の和よりも大きいことがわかる。

MEMO

中性子の発見

中性子は電荷をもたない非荷電粒子で，電子や陽子に比べるとその発見は遅れ，1932年にチャドウィックにより発見された。チャドウィックは^{9}Beにα線を照射したときに発生する未知の中性粒子（「ベリリウム線」とよばれた）の研究から中性子を発見した。中性子の発見のきっかけは，この“ベリリウム線”を他の原子核に照射したときの原子核の反跳の様子からであった。チャドウィックはいろいろな原子核にベリリウム線を当て反跳核のエネルギーを調べた。実験結果はベリリウム線が陽子とほぼ同じ質量をもつ中性の粒子と考えればすべてうまく説明できることを示した。中性子（neutron）というのはチャドウィックによる命名である。チャドウィックはこの功績により1935年にノーベル賞を受賞している。また，彼が実験に用いた反応は今では，

$$\alpha + {}^9\mathrm{Be} \rightarrow {}^{12}\mathrm{C} + n$$

であったことがわかっている。

表1 中性子および陽子の基本性質

性質	中性子	陽子
質量	1.008665 [u] 1.6749×10^{-27} [kg]	1.007276 [u] 1.6726×10^{-27} [kg]
静止エネルギー	939.565 [MeV]	938.272 [MeV]
スピン	1/2	1/2
平均寿命	885.7 [s] 半減期約10.2 [min]	∞

〔C. Amsler et al. (Particle Data Group), PL B667, 1 (2008)and 2009 partial update for the 2010 edition（URL: http://pdg.lbl.gov）より一部数値を引用〕

中性子の分類

中性子に関して1つ厄介なことは，中性子の分類とその呼称に明確な定義がない点である。以下の分類と呼称は1つの目安である。

表2 中性子の分類

分類	エネルギー範囲
超冷中性子	～μeV
冷中性子	～meV
熱中性子	～0.025 eV
熱外中性子	0.1 eV～100 keV
速中性子	数百keV～数十MeV

また，熱中性子までを「遅い中性子(slow neutron)」，熱外中性子からを「速中性子(fast neutron)」と分類する場合もある。

熱中性子

熱平衡状態[*1]にある中性子を「熱中性子」という。熱中性子の速度分布は「**マックスウェル−ボルツマン分布**」に従い，その分布は温度のみで決まる。熱中性子の速度というときは，その平均値でなく最頻値v_0をその温度における中性子の速度という。速度分布の最頻値は，

$$v_0 = \left(\frac{2kT}{m}\right)^{\frac{1}{2}}$$

ただし，mは中性子の質量，kはボルツマン定数，Tは温度を表す。

で与えられる。室温(約300 K)における中性子の速度分布は2,200 m/sにピークをもつので，室温における熱中性子の速度は2,200 m/sである。また，上式から熱中性子の運動エネルギーEを計算すると，

$$E = \frac{1}{2}mv_0^2 = kT$$
$$= 0.025\ [\mathrm{eV}] \quad \because T \approx 300\ \mathrm{K}$$

となる。

Term a la carte

＊1 熱平衡状態
「熱平衡状態」とは，系と外部との熱の正味のやり取りがない状態をいう。例えば，部屋と部屋の外とで部屋に流入する熱と部屋から流出する熱が同じになっている状態が「熱平衡状態」である。このとき，部屋の中の粒子の速度の分布は「マックスウェル分布」に従う。また，ある粒子の速度分布がマックスウェル分布に従っているとき，その粒子は熱平衡状態にあるといえる。

Slim･Check･Point 熱中性子の速度分布

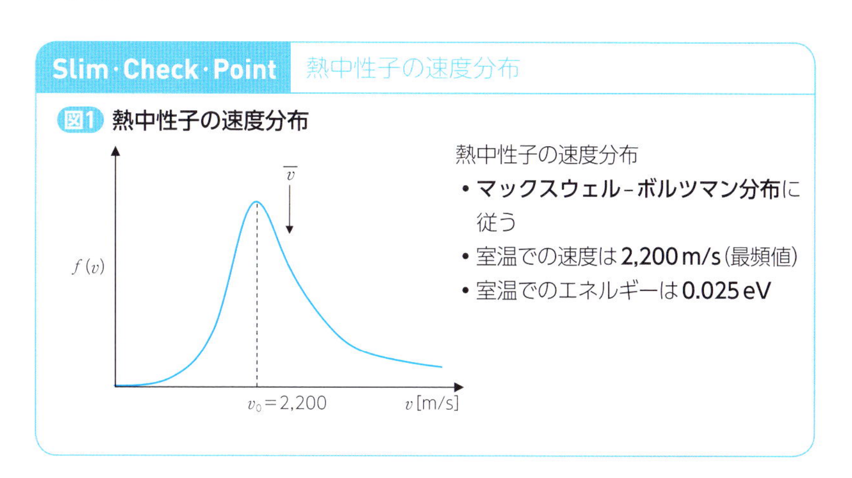

MEMO

マックスウェル分布

マックスウェルは，気体分子運動論の研究から理想気体の速度分布を導いた。マックスウェル分布は統計力学におけるボルツマン分布からも求められるので，「マックスウェル-ボルツマン分布」とよばれることもある。

マックスウェル分布を式で表すと，

$$f(v) = 4\pi\left(\frac{m}{2\pi kT}\right)^{\frac{3}{2}} v^2 \exp\left(-\frac{mv^2}{2kT}\right)$$

となる(図1)。分布のピークを与える速度(最頻値)v_0は，

$$v_0 = \left(\frac{2kT}{m}\right)^{\frac{1}{2}}$$

で与えられる。ただし，この分布から求まる速度の平均値$\bar{v}$は

$$\bar{v} = \left(\frac{8kT}{\pi m}\right)^{\frac{1}{2}} > v_0$$

となり，最頻値よりも少し大きな値をとる。最頻値，平均値いずれにしても温度のみでその値が決まることに注意しよう。この式を例えば酸素に当てはめると，速度の最頻値は室温では約500 m/sとなる。

ちなみに，ここででてきた「マックスウェル」は電磁波に関するマックスウェル方程式を導いたマックスウェルと同一人物である。マックスウェル(J. C. Maxwell；1831～1879)は19世紀の大物理学者である。マックスウェル分布とマックスウェル方程式を混同しないように注意しよう。

2 中性子と物質との相互作用

中性子は電荷をもたない非荷電粒子であるから電子や陽子のようにクーロン力は働かない。その代わりに中性子には「核力(核子間に働く力)」が働く。その結果，中性子は光子と同様に物質を透過する能力が高い(図2)。例えば，速中性子は鉛の壁を簡単に透過する。中性子と物質との相互作用を考える上での基本は、物質中で中性子が相互作用する対象が軌道電子ではなく原子核であることを理解することである。光子と物質との相互作用では，原子番号が同じであれば相互作用の大きさはほぼ同じとみなせたのに対して，中性子と物質との相互作用では原子番号が同じでも質量数が異なると(すなわちどのアイソトープかによって)相互作用の大きさが極端に変化する。たとえば，熱中性子の検出器にホウ素(ボロン)の(n,α)反応が用いられることはよく知られているが，ここで用いられるホウ素は^{10}Bであり，^{11}Bではない。このように，中性子を扱う際にはどの原子核(アイソトープ)を対象としているのかに注意しなければならない。

図2 中性子と物質との相互作用

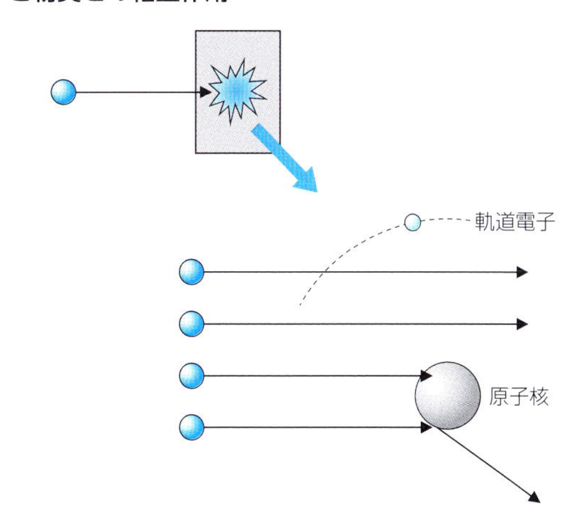

中性子は光子と同様に電荷をもたないので物質の透過力が強い。中性子が物質中で相互作用する相手は原子核である。

中性子は電荷をもたないから陽子のようにクーロン斥力に邪魔されずに原子核に近づくことができる。中性子と原子核との相互作用には，弾性散乱，非弾性散乱，共鳴散乱のほかさまざまなチャンネルの核反応が関与する。また，エネルギーの低い中性子は原子核に捕獲されやすい。中性子が原子核に捕獲されると原子核は新たな核の励起状態に遷移するので，通常はγ線を引き続き放出する。また，ウランのような大きな原子核が中性子を捕獲すると核分裂を起こすことも知られている。

弾性散乱

ここで取り上げる弾性散乱は，中性子と原子核がビリヤードの球同士のような散乱を起こす場合である。中性子の場合，このような弾性散乱のほかに，後述するように原子核がいったん中性子を取り込んで複合核の状態になり，再び入射中性子と同じエネルギーの中性子を放出する，いわゆる「共鳴散乱」とよばれるものもある。

図3のように，運動エネルギーE_0，運動量$\vec{p}_0$の中性子が，質量m_Aの原子核と弾性散乱を起こし，散乱角度ϕに散乱され，原子核が反跳角θ方向

図3 中性子の弾性散乱

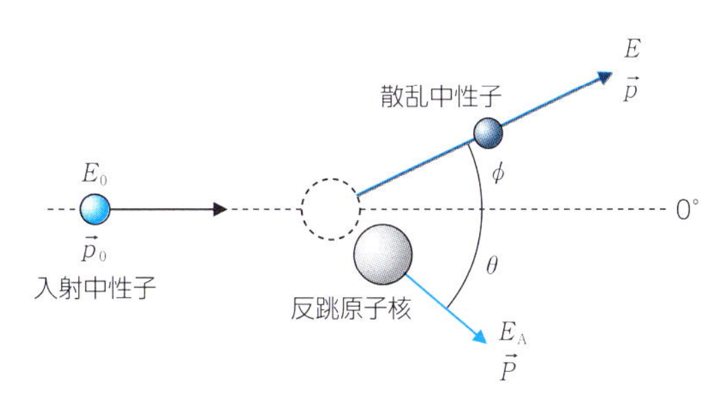

に反跳を受けるとき，反跳核の運動エネルギーE_Aがどう表せるかを調べてみよう。エネルギーの保存則および運動量の保存則を適用すると，

エネルギー保存則：　$E_0 = E + E_A$
運動量保存則：　$p_0 = p\cos\phi + P\cos\theta$
$0 = p\sin\phi - P\sin\theta$

となる。ここで運動量と運動エネルギーの関係

$$E_0 = \frac{p_0^2}{2m},\ E = \frac{p^2}{2m},\ E_A = \frac{P^2}{2M_A}$$

を用いて式を整理すると，反跳核のエネルギーE_Aを計算することができる。その結果は，

$$E_A = E_0 \frac{4mM_A}{(M_A + m)^2} \cos^2\theta$$

となる。このとき散乱中性子のエネルギーは$E = E_0 - E_A$となるが，$E_A \gtrsim 0$であるから

$$E = E_0 - E_A \leq E_0$$

となる。中性子の場合，弾性散乱により散乱中性子はエネルギーを失い減速されることがわかる。

この式から導かれる中性子の弾性散乱の特徴について少し調べてみよう。この式から反跳核のエネルギーの最大値はどのような原子核が相手でも反跳角度$\theta = 0°$のときで

$$E_{A_{max}} = E_0 \frac{4mM_A}{(M_A + m)^2}$$

となる。質量を原子質量単位で測れば($m \fallingdotseq 1$[u]，$M_A \fallingdotseq A$[u])

$$E_{A_{max}} = E_0 \frac{4A}{(A + 1)^2}$$

と表せる。この結果から記憶すべき重要な特徴が得られる。$E_{A_{max}}$は$A = 1$のとき最大値E_0になるから，陽子($A = 1$)との弾性散乱では反跳角が$\theta = 0°$(中性子と陽子が正面衝突した場合に相当)のとき，入射中性子は完全に減速され止まってしまい代わりに止まっていた標的陽子が中性子と同じエネルギー（速度）で$\theta = 0°$方向に放出される（図4）。すなわち中性子と陽子が入れ替わるのである。

図4 中性子と陽子との正面衝突

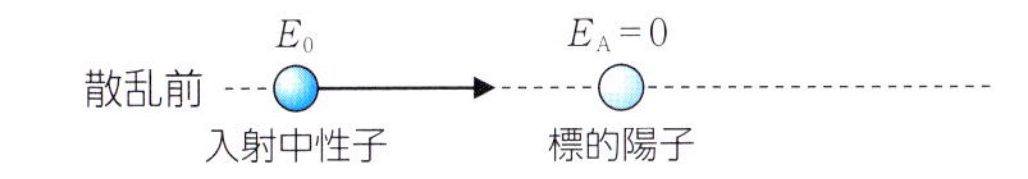

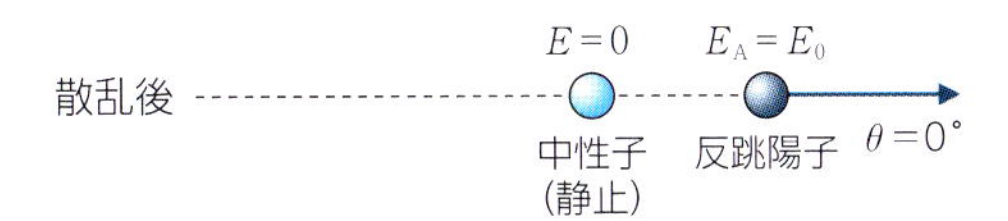

同じ質量の粒子が正面衝突 ($\theta=0°$) をすると粒子の入れ替わりが起こる (ビリヤードやおはじきで確かめられる)。この場合が最も効率のよい減速となる。

陽子は中性子を減速させるには最適の減速材と考えられる。$A=1$の場合ほどではないにしろ，Aが小さい場合には、$4A/(A+1)^2$は1に近い値をとるので，中性子を効率よく減速させるための標的には質量数Aの小さな軽い原子核がよいことがわかる。

散乱中性子のエネルギーの最小値は，

$$E_{\mathrm{min}} = E_0 - E_{\mathrm{A_{max}}} = E_0\left(\frac{A-1}{A+1}\right)^2$$

と与えられるので，散乱中性子のエネルギーEは

$$E_{\mathrm{min}} = \alpha E_0 \leq E \leq E_0$$
ただし，$\alpha = \left(\frac{A-1}{A+1}\right)^2$

の範囲に分布する。散乱中性子の平均エネルギー$\overline{E}$は

$$\overline{E} = \frac{1+\alpha}{2}E_0$$

と与えられるので，弾性散乱をn回繰り返した後の平均エネルギーは

$$\overline{E^n} = \left(\frac{1+\alpha}{2}\right)^n E_0$$

となる。この式から，水素の原子核との弾性散乱では弾性散乱を10回繰り返すと平均エネルギーは約1/1,000に減少し大きな減速効果が得られるが，鉛 ($A=208$) との弾性散乱では10回の弾性散乱後でもエネルギーは約10％程度しか減少しないため大きな減速効果は期待できないことがわかる。

図5 中性子と重い原子核との弾性散乱

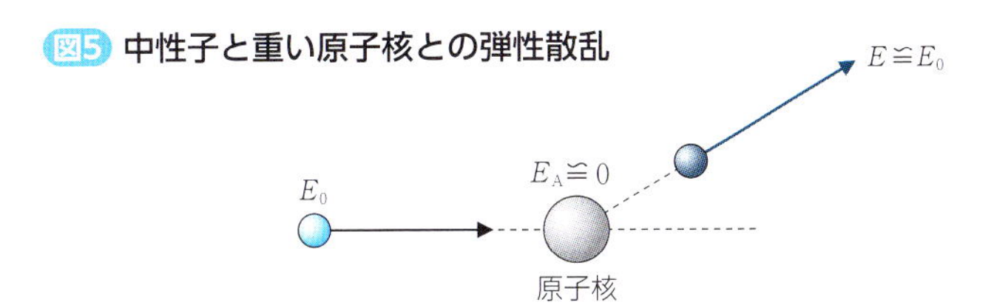

鉛 ($A=208$) のように標的核が中性子に比べて非常に重い場合，原子核の反跳エネルギーはほぼ0に近い。鉛の場合，1回の弾性散乱で中性子の失うエネルギーの平均は入射エネルギーの約1％にすぎない。

例題

1 MeV の速中性子が水中（約 300 K）で熱中性子まで減速するには約何回弾性散乱をすればよいか。

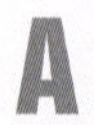

最も効率のよい水素原子核（$A=1$）との弾性散乱を考えると，$\alpha=0$ であるので弾性散乱 1 回ごとに平均エネルギーは 1/2 になる。熱中性子（0.025 eV）になるまでに必要な回数を n とすると，

$$\left(\frac{1}{2}\right)^n=\frac{0.025}{10^6}$$

これを解くと，約 $n=25$ 回となる。

Slim･Check･Point 中性子の弾性散乱

図6 中性子の弾性散乱

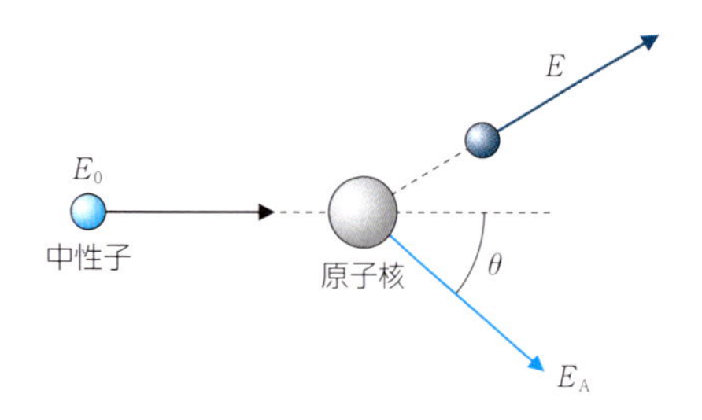

- 弾性散乱では運動エネルギーが保存される
  → $E_0=E+E_A$
- 中性子は原子核との弾性散乱で減速する
- 質量数が小さな原子核が減速材に適する
  ※特に陽子との正面衝突では完全に減速する
  $A=1$，$\theta=0°$ のとき，
  反跳核のエネルギーは $E_A=E_0$ となる
- 質量数が大きな原子核は減速材には適さない
  → 減速せずに方向のみを変える（$A\gg1$）

MEMO

弾性散乱・非弾性散乱の反応式

中性子が標的核 X と弾性散乱ないし非弾性散乱をする場合を反応式では以下のように区別する。

弾性散乱　$X(n, n)X$
非弾性散乱　$X(n, n')X^*$

非弾性散乱の場合には散乱中性子にダッシュを付ける。これは他の粒子の非弾性散乱でも同じである。例えば (p, p') とあれば陽子の非弾性散乱を表す。また X^* と書くことで核が励起されたことを表す（p.163参照）。

■ 非弾性散乱

弾性散乱と非弾性散乱との違いは標的核を励起するかどうかである。非弾性散乱では入射中性子の運動エネルギーの一部が標的核の励起に使われるので，**非弾性散乱では運動エネルギーは保存されない**。ここで注意すべきことは運動エネルギーと全エネルギーの区別である。非弾性散乱では運動エネルギーは保存されないが励起エネルギーまで含めた全エネルギーは保存される（全エネルギーはどのような場合でも必ず保存される）。さらにもう 1 つ注意すべき点は，入射中性子の運動エネルギーは最低でも標的核の第一励起状態（最もエネルギーの低い励起状態）のエネルギーよりも大きくなくてはならないことである。原子核の第一励起状態のエネルギーは原子核によって異なるが，1 MeV 程度あるいはそれ以上となるので，非弾性散乱を起こすことができるのは大体 0.5 MeV 以上の比較的エネルギーの高い中性子のみである。

図7 中性子の非弾性散乱

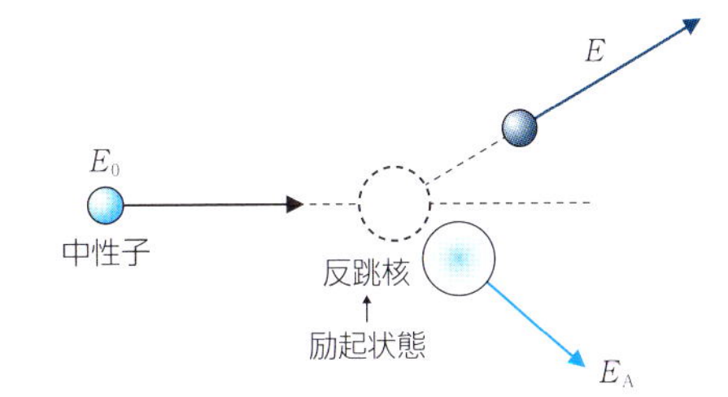

非弾性散乱は，入射中性子の運動エネルギーE_0の一部が標的核の励起に用いられるため，運動エネルギーの保存（$E_0=E+E_A$）はもはや成り立たない。入射中性子のエネルギーは最低でも標的核の第一励起状態の励起エネルギーより大きくなくてはならないので，それよりエネルギーの低い中性子は非弾性散乱を起こすことはできない。

中性子捕獲

中性子のエネルギーが熱中性子の領域になると中性子と物質との相互作用では原子核による中性子の捕獲反応が大きな寄与を与えるようになる。中性子が原子核に捕獲されると，標的核は質量数が1つ増えた新しい核（複合核）の励起状態になる。この状態は安定ではないから，励起核はγ線ないし粒子を放出してより安定な状態へと遷移する。

$$
\begin{aligned}
n+{}^{A}_{Z}X \rightarrow {}^{A+1}_{Z}X^{*} &\rightarrow {}^{A+1}_{Z}X+\gamma \\
&\rightarrow {}^{A}_{Z-1}Y+p \\
&\rightarrow {}^{A-3}_{Z-2}W+\alpha \\
&\rightarrow \cdots
\end{aligned}
$$

広い意味ではこれらはすべて中性子捕獲反応であるが，特にγ線を放出する(n, γ)反応（radiative neutron capture）を「中性子捕獲反応」という場合が多い。

中性子捕獲反応の特徴の1つは，反応に**閾エネルギー**[*2]がないことである。別ないい方をすれば，(n, γ)反応は発熱反応である。中性子は電荷をもたないから，エネルギーがほぼ0と見なせる熱中性子でも原子核に近づき捕獲される。

中性子捕獲反応のもう1つの特徴は，捕獲断面積が中性子の速度vに反比例することである。これは中性子捕獲の**1/v法則**として知られている。これはゆっくり動く獲物ほど捕まえやすいというごく当たり前のことを意味している。

Term a la carte

＊2 閾（しきい）エネルギー（閾値（しきいち））
それ以上でないと反応が起こらないというエネルギーの最小値を反応の閾エネルギーないし反応の閾値という。

Slim・Check・Point 中性子捕獲反応－(n, γ)反応

図8 中性子捕獲反応－(n, γ)反応

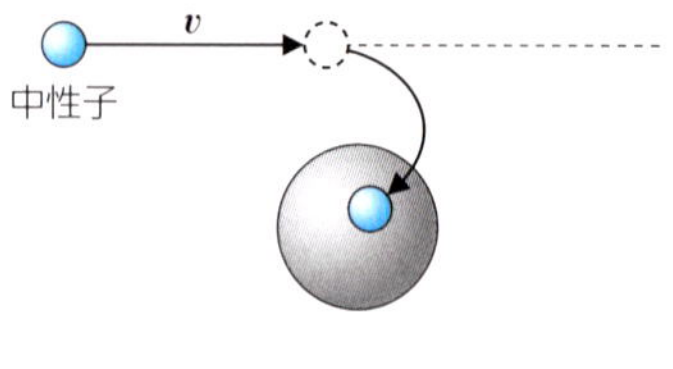

- (n,γ)反応には閾エネルギーはない
- 捕獲断面積は$1/v$法則に従う

図9 中性子捕獲反応断面積の例

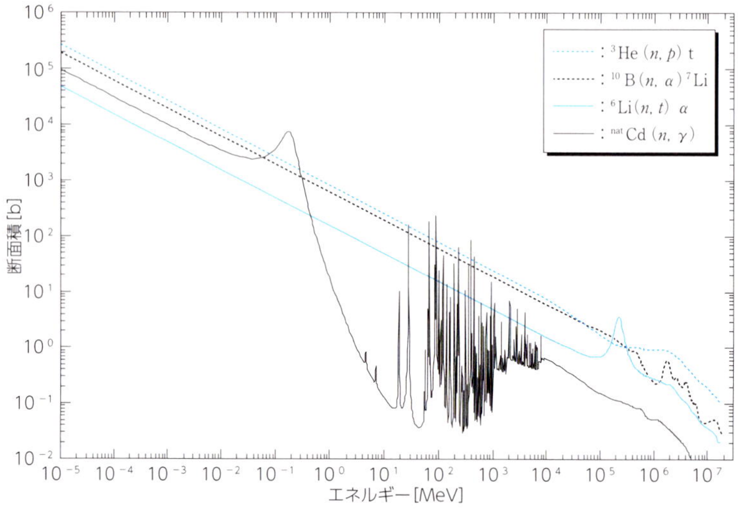

(図9は，波戸芳仁ほか：第1種放射線取扱主任者マスター・ノート，福士政広編，メジカルビュー社，2008. より引用)

表3 代表的な熱中性子捕獲断面積

反応	熱中性子に対する断面積と主な捕獲γ線エネルギー
$^1H(n,\gamma)^2H$	0.333 b，E_γ=2.22 MeV
$Fe(n,\gamma)$	2.56 b，E_γ=7.63 MeV
$Cd(n,\gamma)$	2,522 b，E_γ=0.56 MeV
$Gd(n,\gamma)$	48,770 b，E_γ=1.19 MeV

1 b(バーン)＝$10^{-28}m^2$

〔IAEAのデータベース(http://www-nds.iaea.org/ pgaa/pgaa7/index.html)より一部数値を引用〕

表4 代表的な熱中性子による核変換反応断面積

反応	熱中性子に対する断面積
$^3He(n,p)^3H$	5,328 b
$^6Li(n,\alpha)^3H$	940.3 b
$^{10}B(n,\alpha)^7Li$	3,837 b

これらの反応は熱中性子の検出器に利用されている

〔核データ評価研究グループHP(http://wwwndc. tokai-sc.jaea.go.jp/index_J.html)より一部数値を引用〕

中性子捕獲反応の応用

BNCT(Boron Neutron Capture Therapy)

BNCT〔ホウ素(ボロン)中性子捕捉治療〕はホウ素(^{10}B)が熱中性子に対して非常に大きな捕獲断面積(表4)をもつことを利用し癌治療を行うものである。BNCTでは^{10}Bで標識した薬剤を腫瘍細胞に取り込ませたうえで，熱中性子を照射し，(n, α)反応を起こさせる。使用する熱中性子は以前は原子炉から発生したものを利用していたが，近年では加速器で加速した陽子をターゲットに当て発生したものを利用することで病院への導入も可能となった。

図10 $^{10}B(n, \alpha)^7Li$反応

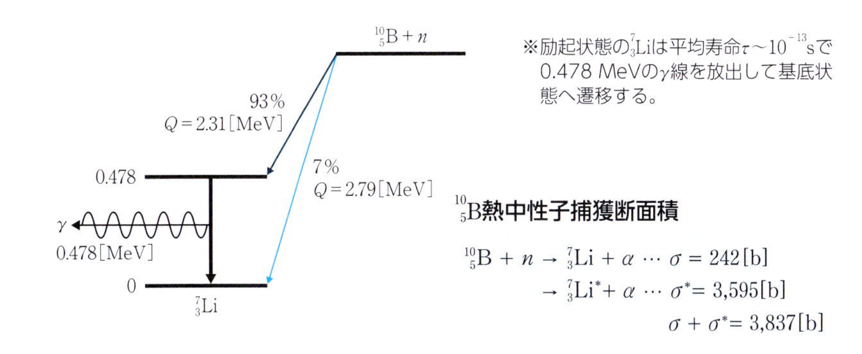

$^{10}B(n, \alpha)^7Li$反応には，^7Liの基底状態に遷移する反応（Q値＝2.31 MeV）との第1励起状態に遷移する反応（Q値＝2.79 MeV）の2つがある。エネルギー保存則

$$E_{Li} + E_{\alpha} = Q$$

$$E_{Li} = \frac{p_{Li}^2}{2m_{Li}}, \quad E_{\alpha} = \frac{p_{\alpha}^2}{2m_{\alpha}}$$

と運動量保存則

$$\vec{p}_{Li} + \vec{p}_{\alpha} = 0 \qquad \therefore p_{Li} = p_{\alpha}$$

を用いて放出されるα粒子と^7Liのエネルギーを計算すると，

- 励起状態への遷移（分岐比約93%）
  $E_{Li} = 0.84$ MeV，$E_{\alpha} = 1.47$ MeV
- 基底状態への遷移（分岐比約7%）
  $E_{Li} = 1.01$ MeV，$E_{\alpha} = 1.78$ MeV

となる。

放出されるα粒子と^7Liの飛程はそれぞれ，約9 μm，4 μm程度であり，いずれも典型的な細胞サイズ（10〜30 μm）よりも小さい。さらに，これらの粒子のLETは100〜200 keV/μm程度になると予想されるので大きな生物学的効果も期待できる（p.275 MEMO参照）。このようにBNCTは正常組織を損傷せず腫瘍細胞のみを効果的に治療できることが可能であるため大きな注目を集めている。

図11 BNCT－ホウ素（ボロン）中性子捕捉治療

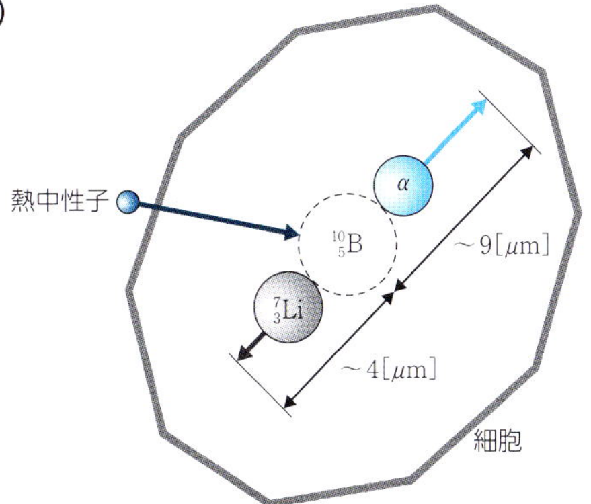

共鳴吸収

中性子捕獲の断面積は中性子の速度上昇とともに減少するが，その速度が熱外中性子ないし速中性子の速度に近づくと，断面積にいくつかの鋭いピークが現れてくる（図9）。これは入射中性子のエネルギーがちょうど複合核の励起エネルギーに等しくなったところで中性子の吸収が大きくなる現象と考えられ，原子核による中性子の**共鳴吸収**という。共鳴吸収によって生成された複合核は核変換などのいろいろなチャンネルで崩壊するが，忘れてはいけないのは入射エネルギーと同じエネルギーの中性子を放出することもあるということである。これを式で表わせば，

$$n + {}^{A}_{Z}X \rightarrow {}^{A+1}_{Z}X^{*} \rightarrow {}^{A}_{Z}X + n$$

となる。この反応を中性子の共鳴散乱という。これは弾性散乱の特別な形式とも考えられる。

核分裂

ウランやプルトニウムといった質量数が非常に大きな原子核が熱中性子を捕獲すると原子核が大きく2つに分裂する場合があることが知られている。有名なウラン235の核分裂を例にとり核分裂が起こったときどのような原子核に分裂するか，いわゆる**核分裂収率**を見てみると，^{235}Uは真二つに分裂するのではなく質量数が95付近の原子核と質量数が140付近の原子核に分裂することがわかる（図12）。^{235}Uは熱中性子を捕獲して不安定な^{236}Uとなり，^{236}Uは$A \fallingdotseq 95$と$A \fallingdotseq 140$の原子核に分裂しその際平均2〜3個の速中性子を放出する（図13）。

$$n + {}^{235}\mathrm{U} \rightarrow {}^{236}\mathrm{U}^{*} \rightarrow {}^{A \fallingdotseq 95}\mathrm{X} + {}^{A \fallingdotseq 140}\mathrm{Y} + (2\sim3)n$$

^{235}Uの核分裂1回で放出されるエネルギーは約200 MeVになる。これは^{235}Uと分裂によって発生した娘核種の結合エネルギーとの差に起因する。原子核の1核子当たりの結合エネルギーの図（p.126）を見ると，質量数100付近と^{235}Uとではほぼ1核子当たり1 MeV程度の結合エネルギーの差があ

図12 核分裂収率

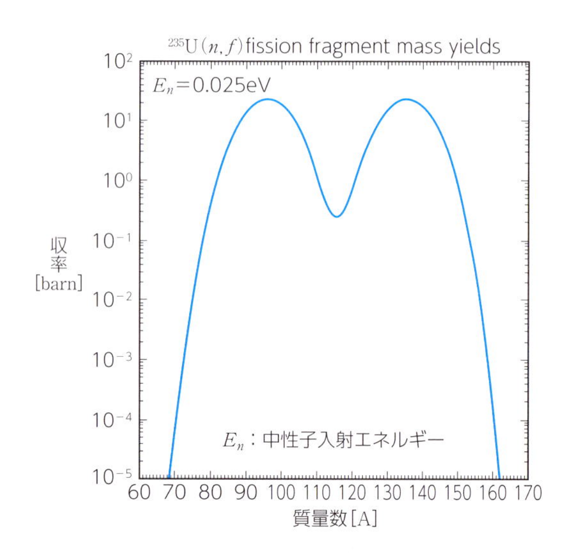

^{235}Uの核分裂収率は質量数95付近と140付近にピークをもつ分布を示す。

る。従って質量数235のウランでは200 MeV以上のエネルギーが放出されるのである。このエネルギーは核分裂生成物と発生する中性子の運動エネルギーおよび生成物が励起状態から遷移する際に発生するγ線などのエネルギーの形で放出される。1核分裂当たり200 MeVのエネルギー放出といわれても実感がないかもしれないが，もし1 gの^{235}Uが完全に核分裂を起こし消失したとするとこれは約23 MW・hrの電力量に相当する（自分の家の使用電力量と比較してみよう！）。

Slim・Check・Point 核分裂

図13 ^{235}Uの核分裂

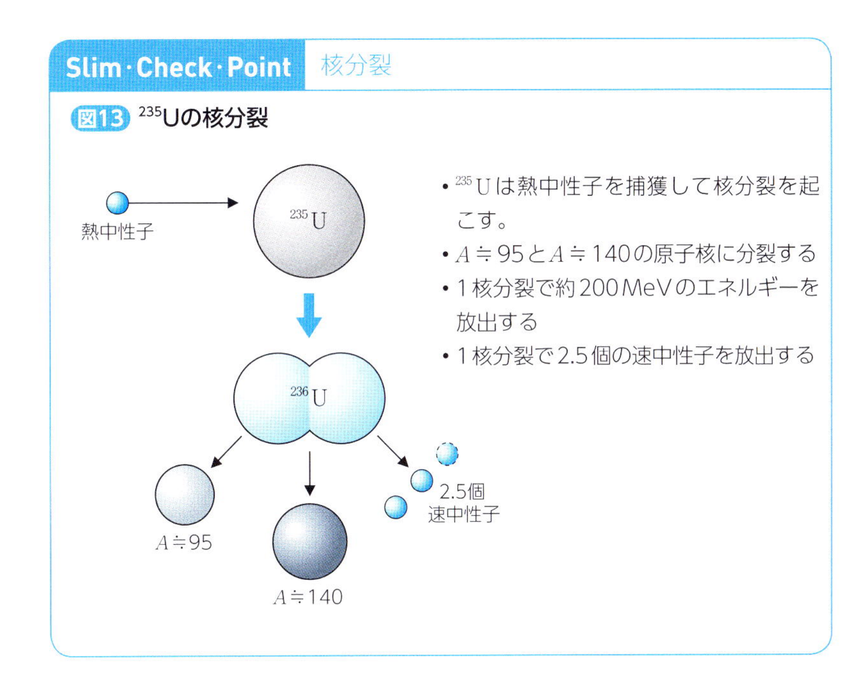

- ^{235}Uは熱中性子を捕獲して核分裂を起こす。
- A≒95とA≒140の原子核に分裂する
- 1核分裂で約200 MeVのエネルギーを放出する
- 1核分裂で2.5個の速中性子を放出する

MEMO

核分裂の連鎖反応

^{235}Uが核分裂を起こすと1核分裂当たり約2.5個の中性子が発生する。この中性子がまた別な^{235}Uに捕獲され核分裂の連鎖反応が始まると，^{235}Uの核分裂がネズミ算式に増えることが予想される。もしこれが実際に起これば莫大なエネルギーが放出されることになる。しかし，実は連鎖反応は簡単には起こらない。連鎖反応が起こる条件は熱中性子が新たな^{235}Uに捕獲されることであるが，核分裂で生成される中性子は速中性子である点が問題になる。したがって，連鎖反応を起こさせるためには，発生した速中性子を熱中性子の速度まで減速させる必要がある。原子炉では水や炭素を使って（軽い核との弾性散乱が速中性子の減速に有効なことを思い出そう）速中性子を減速させる。さらに核燃料になるのは^{235}Uであるが天然に存在するウランの大部分は^{238}Uであることも問題になる。実は^{238}Uは速中性子を捕獲しやすい性質をもっているので，多く存在する^{238}Uが速中性子を減速される前に捕獲してしまい連鎖反応を止めてしまうのである。

核分裂の発見とその後

ウランのような質量数が非常に大きな原子核が熱中性子を捕獲するとどうなるだろうか？ 当初は中性子を捕獲してできる複合核がβ^-壊変をして未知の超ウラン元素（ウランは当時知られていた元素で最も原子番号が大きい元素）ができるのではないかと期待され研究された。1938年ドイツのハーンとシュトラスマンは実験結果を調べ反応生成物の中にバリウムが含まれていることを発見した。これはウランがほぼ半分に分裂したことを意味する。この分裂では1回当たり200 MeV以上のエネルギーが放出されることも分かった。このエネルギーは一般的な化学反応で放出されるエネルギーに比べると100万倍以上の大きさである。1938年というのは第二次世界大戦直前であったので，多くのユダヤ系の物理学者はナチスによって核分裂の連鎖反応が兵器に利用されることを恐れた。その1人であるアインシュタインはアメリカのルーズベルト大統領に手紙を書き，ナチスよりも先に原子爆弾を作ることを進言した。

3 中性子の生成と減弱

中性子源

中性子は電荷を持っていないから加速器により直接加速することはできない。中性子は原子核を構成する粒子であるから，基本的には原子核反応によって原子核から放出される。例えばサイクロトロンによって加速した重荷電粒子線を標的核に照射し，$^{2}\mathrm{D}(d,n)^{3}\mathrm{He}$，$^{7}\mathrm{Li}(p,n)^{7}\mathrm{Be}$などの核反応を起こさせることで発生させる。また核分裂の項で見たように，核分裂が起こると中性子が放出されるので，原子炉は強力な中性子源となる。

もう1つ医療分野で忘れてならないのは光核反応〔(γ, n)反応〕による中性子の発生である。放射線治療において加速器から取り出された電子線のエネルギーが光核反応の閾エネルギーより大きいと中性子が発生する。高エネルギーX線治療を行うときは中性子の発生とそれに対する防護に注意しなくてはならない。光核反応のところで述べたように，中性子の発生を抑えるためには多少X線の発生効率は犠牲にしてもより閾エネルギーの高い原子番号の小さな物質をX線発生用のターゲットとする場合がある。

また，質量数の大きな元素の中には**自発核分裂**を起こすものが存在する(これに対して前項で紹介した核分裂を**誘導核分裂**ということがある)。そのような元素は自発核分裂に伴い中性子を放出する。自発核分裂はα壊変と競合し，ほとんどの核種ではα壊変のほうが起こりやすく自発核分裂の確率は非常に小さい。しかし，原子番号が大きくなると自発核分裂の確率が急激に増加する(半減期が急激に短くなる)。$^{252}_{98}\mathrm{Cf}$は自発核分裂(分岐比約3%)を起こす核種として知られている。$^{252}_{98}\mathrm{Cf}$は1自発核分裂当たり約3.78個の中性子(平均エネルギー2～3 MeV)を放出する。

α線源とベリリウムを組み合わせて中性子線源として利用されているものもある。中性子の発見の経緯を思い出してみよう。中性子はベリリウムにα線を照射したとき発生する謎の粒子線(ベリリウム線)として発見された。反応式で書けば，

$$\alpha + {}^{9}\mathrm{Be} \rightarrow {}^{12}\mathrm{C} + n$$

である。したがってα線源とベリリウムを混ぜて線源を作ればそこから中性子が発生するので中性子線源として利用できる。具体的には$^{226}_{88}\mathrm{Ra}$(ラジウム)とベリリウムを混ぜて作ったRa-Be中性子線源や$^{241}_{95}\mathrm{Am}$(アメリシウ

図14 Am-Be中性子線源

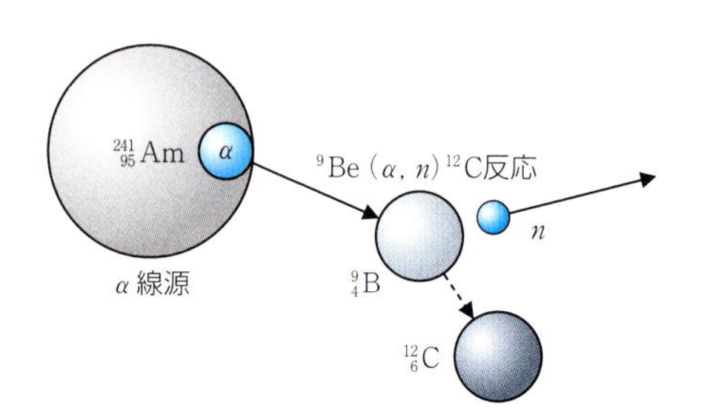

ム）とベリリウムを混ぜて作るAm-Be中性子線源が有名である。ただしこれらの線源を使用する際は生成される^{12}Cが一般には励起状態になるので，そこから発生するγ線に配慮する必要がある。

中性子の減弱

中性子は物質中に入ると原子核とのさまざまな相互作用により減弱する。光子の場合と同様に非常に薄い物質を通過する際の中性子の減弱を考えると，減弱される中性子の数ΔNは物質の厚さΔxと入射中性子数Nの積にその物質が単位長さ当たりに中性子と相互作用する確率を表す線減弱係数μを用いて

$$\Delta N = -\mu N \Delta x$$

と表せる。従って中性子束の物質中での減弱は，光子と同様に指数関数的な減弱を示すことになる。

$$N = N_0 e^{-\mu x}$$

中性子線の遮蔽

物質中の中性子線は基本的には指数関数的な減弱を示すが，減弱に寄与する相互作用は核反応であるので中性子の遮蔽を考える際には中性子のエネルギーに合わせて適切な物質を選ばないと効率的な遮蔽はできない。

中性子遮蔽の基本は，中性子を熱中性子の領域まで減速させ熱中性子に対する吸収断面積の特に大きな物質を利用して中性子を吸収することである。

速中性子を効果的に減速させるには中性子に質量が近い質量数の小さな原子核との弾性散乱を利用する。したがって，水素を含む物質，例えば水やパラフィンが用いられる。中性子は陽子と弾性散乱をすると平均としてエネルギーが半分に低下するので，例えば1 MeVの速中性子は約25回陽子と弾性散乱すると熱中性子のエネルギーまで減速される。

速中性子のエネルギーが10 MeV以上となると弾性散乱のみで中性子を減速させるのは効率が悪いので，非弾性散乱を利用する。例えば10 MeVの中性子を遮蔽するにはまず，鉄などの中程度の質量数をもつ原子核と非弾性散乱をさせある程度エネルギーが低下したところで軽い核との弾性散乱で熱中性子まで減速させる。熱中性子のエネルギーまで減速した後は，熱中性子に対して特に大きな断面積をもつ反応（表3，表4）を利用して中性子を吸収する。なおこれらの反応では生成核が励起状態となりγ線を放出することがあるので，発生するγ線を遮蔽するために最後に鉛の遮蔽体が必要になる。

例題

中性子の性質で正しいのはどれか。

1．原子核のクーロン場で散乱する。
2．熱中性子の最頻エネルギーは約0.025 eVである。
3．陽子に比べて静止質量は軽い。
4．速中性子の減速材には鉛が有効である。
5．速度が大きいほど中性子捕獲反応が生じやすい。
6．光核反応に閾エネルギーはない。
7．^{238}Uは熱中性子を捕獲して核分裂を起こす。
8．^{252}Cfの自発核分裂で放出される。

A

1．× 中性子は電荷をもたない（→中性子は間接電離放射線）からクーロン場との相互作用はない。
2．○
3．× 自由中性子はβ^-壊変（$n \rightarrow p + e^- + \bar{\nu}$）するので，$Q_{\beta^-} > 0$より$m_n > m_p + m_{e^-}$
4．× 減速に適するのは質量数（原子番号）が小さな原子核。
5．× 中性子捕獲反応の断面積は$1/v$法則に従う。
6．× 閾エネルギーがないのは中性子捕獲反応（(n, γ)）で，光核反応（(γ, n)）には閾エネルギーがある。
7．× 熱中性子捕獲により核分裂を起こすのは^{235}U。
8．○

答：2，8

図15 中性子線の遮蔽

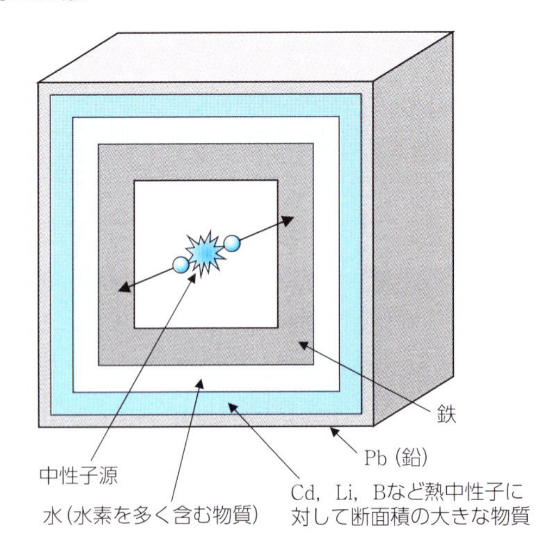

中性子の遮蔽の基本は，質量数の小さな物質（特に水素を多く含む物質）との弾性散乱を利用して熱中性子の領域まで減速させてから断面積の大きな核変換反応を利用して吸収する。中性子のエネルギーが高いときには鉄などとの非弾性散乱も利用する。最後に励起状態から発生するγ線を遮蔽するための鉛で囲む。

6 放射線と物質との相互作用 その他

1 LET（線エネルギー付与）

LET（Linear Energy Transfer）は放射線の線質を表わす指標として用いられる量である。LETとは，荷電粒子による付与エネルギー$\varDelta$以下の衝突損失によって生じる単位長さ当りのエネルギー損失である。

$$L_{\varDelta} = -\frac{\mathrm{d}E_{\varDelta}}{\mathrm{d}x}$$

単位は$\mathrm{J \cdot m^{-1}}$であるが実用的には$\mathrm{keV \cdot \mu m^{-1}}$がよく用いられる。LETの定義は線衝突阻止能と似ているが，衝突損失によるエネルギー付与が$\varDelta$以下と限定している点が異なる。そういう訳でLETは別名，制限線衝突阻止能ないし限定線衝突阻止能ともよばれる。付与エネルギーの制限（上限）を無限大とすればLETは線衝突阻止能と等しくなる。

$$L_{\infty} = -\frac{\mathrm{d}E}{\mathrm{d}x} = S_{\mathrm{col}}$$

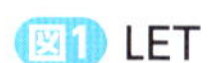

Slim・Check・Point LET（線エネルギー付与）

図1 LET

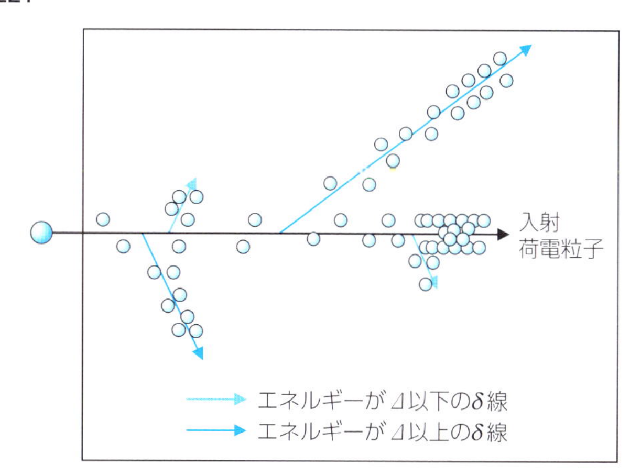

LETの値にはエネルギーが$\varDelta$以上のδ線の寄与は含まれない。従ってLETには入射荷電粒子線の近傍で生じた衝突損失のみが寄与する。$\varDelta$を無限大に設定すればLETと線衝突阻止能は一致する。

ここでLETと線衝突阻止能の違いについて考えてみよう。付与エネルギーを限定することによって，LETにはエネルギーがΔ以上の**δ(デルタ)線**の寄与は含まれないことになる。δ線は2次電子のうちでさらにほかの原子を電離する能力のあるものをいう。δ線は通常の2次電子よりエネルギーが高いので，δ線が発生すると本来の入射荷電粒子の飛跡から離れた点でも電離が起こることになる。線衝突阻止能はこのようなδ線の寄与まで含めた衝突損失を表すから，実際のエネルギー損失の場所を問わずに入射荷電粒子のエネルギーが単位長さ当たりどのくらい失われるかを表す。それに対してLETはエネルギー付与の上限を設定することで入射荷電粒子の飛跡付近に場所を限定してのエネルギー損失を表す。放射線治療では放射線がどのくらい局所的にエネルギーを付与するかが重要になる。細胞の大きさは数μm程度であるから，そのごく限られた領域に放射線がどのくらいエネルギーを付与するかが生物学的効果を見るうえで重要である。従って生物学的効果を考えるうえでは，放射線の線質を表す指標としては，線衝突阻止能ではなく局所的なエネルギー付与を反映するLETが適しているといえる。

図2 LETと生物学的効果

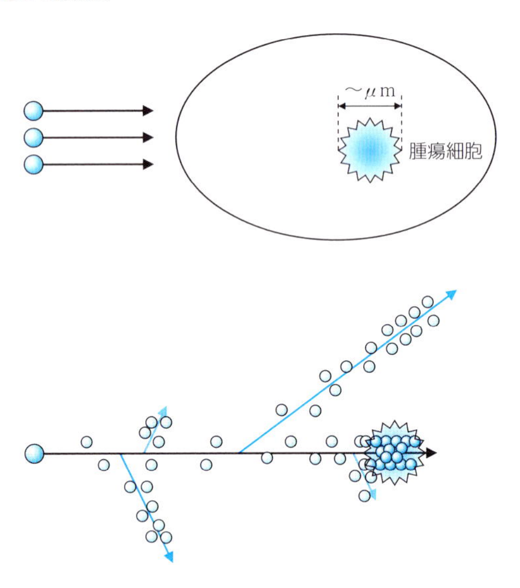

放射線の生物学的効果を考えるときには，どのくらい局所的にエネルギーを付与するか（吸収するか）が重要になる。Δを制限すればLETにより細胞サイズ程度の範囲の衝突損失を見積もることができる。

MEMO

LETと生物学的効果比(RBE)

ここで述べたように放射線の生物学的効果を見る指標としてLETは重要である。生物学的効果比(RBE)は同じ生物学的効果を得るのに必要な基準放射線と注目している放射線との線量の比をいう。

$$\mathrm{RBE} = \frac{\text{ある生物学的効果を起こすのに必要な基準放射線の吸収線量}}{\text{同じ生物学的効果を起こすのに必要な放射線の吸収線量}}$$

ここで基準放射線には通常250 kVのX線を用いるが，簡易的に^{60}Coγ線を用いることもある。RBEはLETの増加とともに増加し150 keV・μm^{-1}付近でピークを示す。このLETの値はだいたい5 MeVのα線や重粒子線治療で用いられる炭素線のLETに相当する。これらの放射線は電離密度が高くいわゆる高LET放射線とよばれる。またその高い電離密度によってDNAの二重らせんを2本とも切断することが可能となるために生物学的効果が大きくなると考えられる。

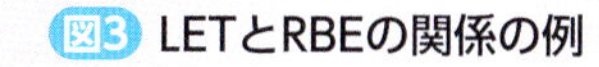
図3 LETとRBEの関係の例

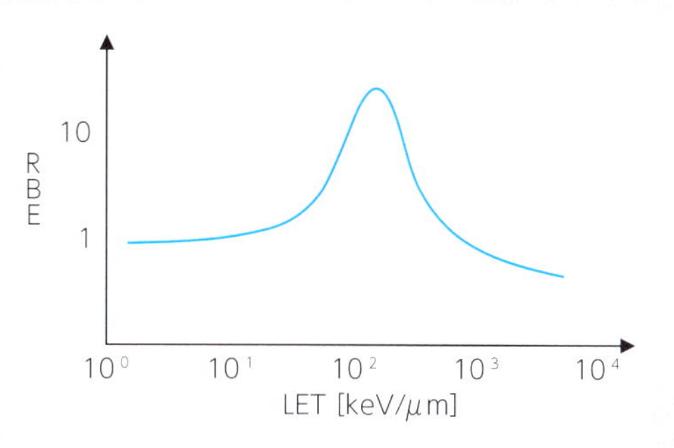

LETは本来荷電粒子に対して定義された物理量であるが，実際には光子(X線，γ線)や中性子に対しても用いられる。その際はそれらの放射線により物質中で発生した2次荷電粒子(電子，陽子など)のLETのことをいう。エネルギー付与の上限Δ(カットオフエネルギーともよばれる)は一般に100 eVが用いられL_{100}のように表される。

2 W値

W値とは気体中で1イオン対を作るのに必要な平均エネルギーをいう。エネルギーEの荷電粒子によって気体中で完全に止められたときN個のイオン対が発生したとすると，W値は

$$W = \frac{E}{N}$$

で与えられる。荷電粒子から発生する制動放射線が吸収される際に発生するイオン対数はNの中に数えられる。W値は気体の種類のみでなく荷電粒子の種類やエネルギーに依存するが，それほど大きな依存性はない。

表1 種々の気体のW値

気体	W値[eV]	
	電子	α粒子
空気	33.97※	35.1
Ar	26.4	26.4
N_2	34.8	36.4
CO_2	33.0	34.2

出典：ICRU Report31 (1979).
※ICRU Report31 (1979) では33.85eVであるが，標準測定法01（日本医学物理学会）では1985年のCCEMRIの勧告に基づいた33.97eVを採用しているので，その値を掲載しておく。

W値の単位は本来SI単位系ではJ（ジュール）となるが，慣用的にはeVが用いられることが多い。また1イオン対を作るのに必要なエネルギー[eV]をW/eの形で表示することも多い。

空気中で電子が1イオン対を作るのに要する平均エネルギーは

$$W_{air}/e = 33.97\ [\text{eV/イオン}]$$

となる。1 eV = 1.6×10^{-19} Jであるから，1 Cのイオン対を生成するのに必要なエネルギー[J]と1イオン対を作るのに必要なエネルギー[eV]は同じ値となる。すなわち，

$$W_{air}/e = 33.97\ \ [\text{J/C}]$$
$$W_{air}/e = 33.97\ \ [\text{eV/イオン}]$$

となる。

3 比電離

荷電粒子によって物質中で単位長さ当たりに発生したイオン対の数を**比電離 S_{ion} (specific ionization)** という。このイオン対数には入射荷電粒子によって直接電離（1次電離）されて発生したものと，入射荷電粒子によって発生したδ線による2次電離によって発生したイオン対の両方を含む。

重荷電粒子やエネルギーの低い電子線が原子番号の低い物質に入射した場合など，物質中での制動X線の発生が無視できる（無視する）場合には，荷電粒子による比電離S_{ion}とW値および線衝突阻止能の間には次の関係が成立する。

$$-\frac{dE}{dx} = S_{col} = W \cdot S_{ion}$$

【参考文献】
1)八木浩輔：原子核物理学，朝倉書店，1971.
2)影山清三郎：原子核物理，朝倉書店，1973.
3)菊池　健：原子物理学，共立出版，1996.
4)岡嶋成晃，久語輝彦，森　貴正：原子炉物理学，オーム社，2012.
5)H.E.Johns and J.R.Cunningham:The Physics of Radiology, Charles C Thomas, 1983.
6)W.R.Leo:Techniques for Nuclear and Particle Physics Experiments,Springer-Verlag, 1987.
7)E.B.Podgorsak : Radiation Physics for Medical Physicists, Springer, 2016.

おさらい

1 X線の発生

特性X線	⇒	励起された原子から発生
・スペクトル	⇒	線スペクトル(単色X線)
・振動数	⇒	モーズリーの法則
・エネルギー	⇒	エネルギーは物質に固有
	⇒	結合エネルギーの差
・オージェ効果	⇒	特性X線放出と競合
	⇒	線スペクトル
制動X線	⇒	電子と主に原子核との相互作用
・スペクトル	⇒	連続スペクトル
・最短波長	⇒	デュエン-ハントの式 $\lambda_{min} = \frac{1.24}{V_0[kV]}$ [nm]
	⇒	管電圧のみで決まる
・全強度	⇒	$\propto V_0^2 I_0 Z$
	⇒	クラマースの式
・発生効率	⇒	$\eta = kV_0Z$
	⇒	診断領域では1％未満
シンクロトロン放射	⇒	良質のX線源 高強度・高指向性

以上は最低限の基本事項である。しっかりと理解しておいてほしい。

2 光子

光電効果	⇒	光電子の発生，光子は消滅
	⇒	原子番号に大きく依存
コンプトン効果	⇒	散乱光子，反跳電子
	⇒	散乱角とともに散乱波長は伸びる
電子対生成	⇒	閾(しきい)エネルギーあり
	⇒	連続スペクトル
干渉性散乱	⇒	トムソン散乱・レーリー散乱
	⇒	入射波と散乱波の波長は同じ
光核反応	⇒	(γ, n)反応
線減弱係数	⇒	単位長さ当たりに減弱を起こす確率
	⇒	密度に比例
単色X線の減弱	⇒	指数関数的に減少
減弱曲線	⇒	$I = I_0 e^{-\mu x} = I_0 \left(\frac{1}{2}\right)^{\frac{x}{d}}$
平均自由行程	⇒	1度相互作用してから次に相互作用するまでに進む距離の平均
	⇒	線減弱係数の逆数

質量減弱係数		
・光電効果	⇒	$\left(\frac{\mu}{\rho}\right)_{光電効果} \propto \frac{Z^{3\sim4}}{(h\nu)^{3.5}}$
	⇒	吸収端の出現、選択吸収
・コンプトン効果	⇒	$\left(\frac{\mu}{\rho}\right)_{コンプトン} \propto \frac{1}{h\nu}$
	⇒	電子密度
・電子対生成	⇒	$\left(\frac{\mu}{\rho}\right)_{電子対} \propto Z\cdot(h\nu-1.022)$
連続X線の減弱	⇒	第1半価層<第2半価層
線質硬化	⇒	ビーム・ハードニング
	⇒	実効エネルギー上昇
光子エネルギー付与	⇒	間接電離性，二次電子
	⇒	転移と吸収
・転移係数	⇒	線エネルギー転移係数
	⇒	質量エネルギー転移係数→カーマ
・吸収係数	⇒	線エネルギー吸収係数
	⇒	質量エネルギー吸収係数→吸収線量

光子と物質との相互作用に関する基礎知識は，放射線を扱う者にとって必須である。何度も繰り返して読んだり図を描いたりして基礎を身につけよう。

3 電子線

弾性散乱	⇒	原子番号が大きいほど散乱されやすい
	⇒	小さな角度に散乱されやすい
	⇒	低エネルギーほど散乱されやすい
エネルギー損失	⇒	衝突損失，放射損失
衝突損失	⇒	軌道電子との相互作用
	⇒	原子の励起・電離に消費される
衝突阻止能	⇒	ベーテ-ブロッホの式
	⇒	質量衝突阻止能は電子密度に比例
	⇒	最小電離あり
	⇒	密度効果
放射損失	⇒	主に原子核との相互作用
	⇒	制動X線のエネルギーになる
放射阻止能	⇒	原子番号が大きいほど大きい
	⇒	電子エネルギーが大きいほど大きい
臨界エネルギー	⇒	衝突損失と放射損失が等しくなる電子のエネルギー 水：約100 MeV，鉛：約10 MeV　$E_c \fallingdotseq \frac{820}{Z}$

チェレンコフ効果	⇒	電子のエネルギーが媒質中の光速を超えたとき起こる
	⇒	分極効果
	⇒	水中では約250 keV以上で起こる
電子・陽電子対消滅	⇒	0.511 MeVの2本の消滅γ線が180°方向に発生する
	⇒	PETで利用
	⇒	エスケープピーク
電子の飛程	⇒	ストラグリングがみられる
水中での実効飛程	⇒	$R_p\rho = 0.52E - 0.3 \ [g \cdot cm^{-1}]$
β線の後方散乱	⇒	低エネルギーほど散乱を起こしやすい
	⇒	支持台物質の原子番号が大きいほど起こりやすい
	⇒	β線の飛程の約1/3の厚さで飽和する

電子と物質との相互作用に関する基礎知識は，放射線を扱う者にとって必須である。何度も繰り返して読んだり図を描いたりして基礎を身につけよう。

4 重荷電粒子

弾性散乱	⇒	ラザフォード散乱
	⇒	大角度散乱は原子核との弾性散乱による
エネルギー損失	⇒	衝突損失
	⇒	放射損失は無視できる
衝突損失	⇒	軌道電子との非弾性散乱
	⇒	原子の励起・電離に消費される
衝突阻止能	⇒	ベーテ-ブロッホの式
	⇒	$\left(\frac{S}{\rho}\right)_{col} \propto \frac{z^2}{v^2} \propto \frac{mz^2}{E}$　z：重荷電粒子の原子番号　m：重荷電粒子の質量
重荷電粒子の飛程	⇒	飛跡は直線的
	⇒	電子に比べ飛程が明確
ブラッグ・ピーク	⇒	比電離曲線
	⇒	止まる寸前に大きな電離を起こす

5 中性子

中性子	⇒	核子（陽子とともに原子核を構成）
	⇒	スピン1/2
	⇒	自由中性子は半減期約10.2分でβ^-壊変を起こす
熱中性子	⇒	速度分布はマックスウェル分布に従う
	⇒	室温で2,200 m/s，0.025 eV
弾性散乱	⇒	速中性子は弾性散乱で減速する
	⇒	陽子との正面衝突（θ＝0°）→ 速度の入替え（中性子は静止）
速中性子の減速	⇒	軽い核との弾性散乱が有効
	⇒	水素を多く含む物質

中性子捕獲	⇒	(n, γ)反応
	⇒	閾エネルギーなし
	⇒	$1/v$法則
核分裂	⇒	^{235}Uは熱中性子を捕獲して核分裂を起こす(誘導核分裂)
	⇒	A=95, 140付近の核に分裂する
	⇒	核分裂当たり約200 MeVを放出
	⇒	約2.5個の速中性子を放出する
核変換反応	⇒	特に大きな断面積をもつ反応
	⇒	$^{10}B(n, \alpha)^{7}Li$ → BNCT
	⇒	$^{6}Li(n, \alpha)^{3}H$
	⇒	$^{3}He(n, p)^{3}H$
6 その他		
LET	⇒	線エネルギー付与
・制限線衝突阻止能	⇒	線衝突阻止能にδ線のエネルギーの制限(上限)を付けたもの
・放射線の線質の指標	⇒	生物学的効果に寄与する入射荷電粒子の飛跡の近傍での衝突損失の寄与を評価する
W値	⇒	気体中で1イオン対を作るのに必要な平均エネルギー
	⇒	空気の電子に対するW値 W_{air}/e=33.97[J/C] W_{air}/e=33.97[eV/イオン]
比電離	⇒	荷電粒子によって物質中で単位長さ当たりに一次電離と二次電離で発生したイオン対の数

5章
医用物理

超音波

音波とは，「音を出すものが振動することにより，その周囲に伝わる波動」のことを指す。個人差やその日の体調により異なるが，人間の耳に聞こえる周波数は約20 Hz～20 kHzといわれ，これを「可聴周波（audio-frequency）」あるいは「音声周波」という。この範囲以上の高い周波数の音波，つまり，「人間の聴覚器官でとらえられない周波数の高い音波」が狭義の超音波（ultrasound）といわれ，可聴範囲以下の音波を「低周波」という。しかし，近年，超音波は「聞くことを目的としない音波」と広義されるようになってきたことから，20 Hz以下および20 kHz以上の音波でも超音波ということになる。

コウモリやイルカが超音波を巧みに使っていることは知られているが，人類が超音波を活発に利用するきっかけは，1912年のタイタニック号の氷山との衝突，沈没にあるといわれている。1919年，フランス人のランジュバン（P. Langevin）は水晶を金属板でサンドイッチにして強力な超音波を発生させるランジュバン振動子を発明し，水中探査に応用された。この探査機は第一次世界大戦時のドイツの潜水艦を大いに悩ませたという。日本での研究は1930年代に始まり，第二次世界大戦後の食糧不足を契機とした魚群探知機の開発から，1952年の日本無線による超音波診断装置の開発へとつながる。

図1 超音波を利用した魚群探知や動物

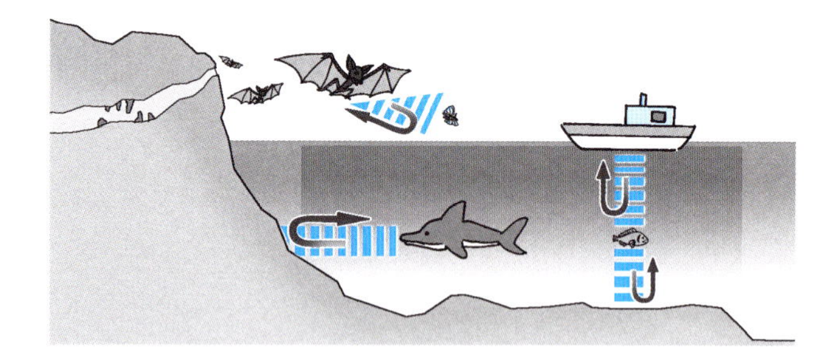

1 超音波の性質

■ 超音波の伝搬

超音波は音波の一種であることから，当然音波の性質をそのままもっている。音波を発生する源を「**音源**（sound source）」といい，波長に比べて小さな音源から発生した音波は，同心球状の波面をもつ**球面波**（spherical wave）として媒質中を広がって伝わる。波長に比べて十分に広い平面から，あるいは小さな音源でも平面上に多数個ある場合は平面的に進行する**平面波**(plane wave)となる。ただし，球面波でも，音源から十分離れると局所的には平面波と見なせ，逆に平面波は音源から十分離れると球面波となる(図2)。

図2 球面波と平面波

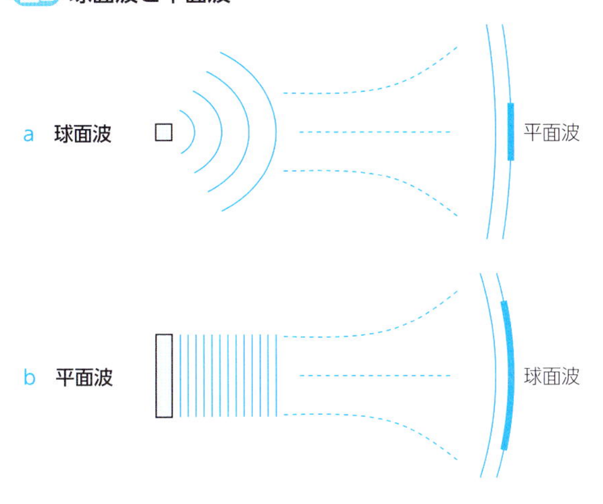

音波は媒質粒子の振動の伝搬で，その伝搬方向に振動しながら伝わる**縦波**(longitudinal wave)である。伝搬媒質は気体，液体，固体が対象となるが，固体では**横波**(shear wave)(伝搬方向と振動方向が直角)，**ねじり波**(torsional wave)，**表面波**(surface wave)も存在する。また，その**伝搬速度**(propagation velocity)(**音速**：sound velocity)は電波や光に比べて著しく遅いため，伝搬時間を容易に計測でき，各部位までの距離を算出することが容易となる。さらに，気体では減衰しやすく，液体・固体では効率よく伝搬する性質がある。

伝搬速度(音速)

音波は疎密波として媒質中を伝搬する。すなわち，媒質中の粒子が音波の進行方向に振動し，圧力の低い疎な部分と，圧力の高い密な部分を形成しながら波動として伝搬していく。この圧力の変動分を「**音圧**(sound pressure)」といい，疎密波の間隔(音圧の山から山，あるいは谷から谷)が波長である(図3)。ここで，媒質粒子自身が振動する**振動速度**(vibration

図3 音波の伝搬および音圧

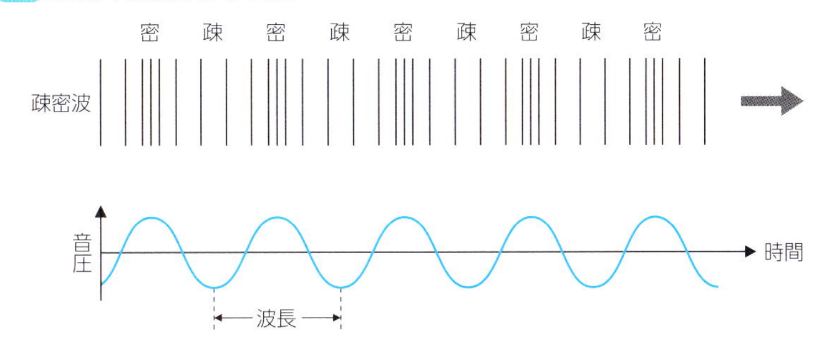

velocity)と伝搬速度とは異なることに注意しなければならない。音波の音速c[m/s]，周波数f [s^{-1}]，波長λ[m]には，

$$c = f \cdot \lambda \quad \cdots\cdots ❶$$

の関係がある。診断用超音波は1～10 MHzの周波数であるため，周波数が10 MHz，音速が1,500 m/sとすると，波長は0.15 mmとなる。周波数が10 MHzの電磁波（ラジオ波に相当）の波長は30 mであることから，超音波の波長ははるかに短いことがわかる。後述するが，波長程度の空間分解能を得ることができるため画像診断が可能となり，さらに，直進性がよいため深部まで超音波を伝搬させることができる。超音波と同程度の波長をもつ電磁波はミリ波から遠赤外線であることから，体内深部に到達させることは困難である。

媒質中を伝わる縦波の音速cは，

$$c = \sqrt{\frac{\kappa}{\rho}} \quad \cdots\cdots ❷$$

で表される。ここで，κは「**体積弾性率**（bulk modulus）」とよばれる媒質の弾性を表す定数，ρは媒質の密度である。体積弾性率，つまり硬さが大きく，密度が小さい媒質ほど伝わる音速は速くなる。おおよそ，気体，液体，固体の順に速くなり，空気中で約340 m/s，水中で約1,520 m/s，金属中で数千m/sとなる。また，脂肪，脳，肝臓，筋肉などの軟部組織の音速に，それほどの差異はなく，水のそれと大きな違いはない（図4）。

図4 水および軟部組織の音速

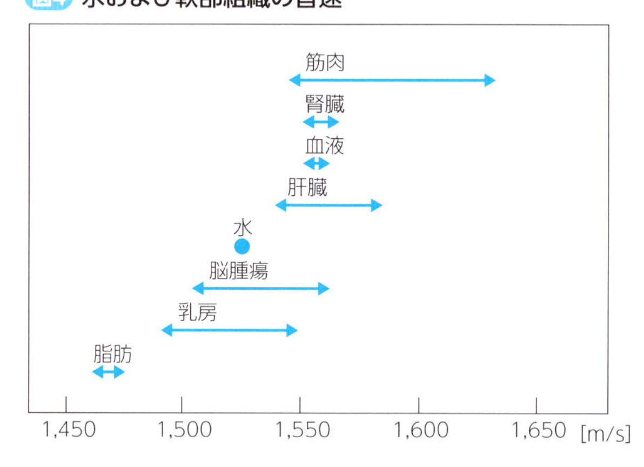

一方，音波の伝搬方向と媒質粒子の振動方向が直交した横波の音速c_sは，

$$c_s = \sqrt{\frac{n}{\rho}} \quad \cdots\cdots ❸$$

で表される。ここで，nは「**剛性率**（shear modulus）」（**ずれ剛性率**あるいは剪断弾性率：modulus of shearing elasticity）とよばれる。

音響インピーダンス

（固有）**音響インピーダンス**（acoustic characteristic impedance），z[kg/m^2/s]は，媒質の密度ρ[kg/m^3]と音速c[m/s]の積，つまり，

$$z = \rho c \quad \cdots\cdots ❹$$

で表され，媒質によって固有な値をもつ（表1）。平面進行波の音響インピーダンスは，音圧／振動速度に等しく，媒質の振動のしにくさ，あるいは音響的な硬さと解釈できる。電気のインピーダンスが電流の流れにくさを表すのに対応しており，音圧は電圧，振動速度は電流に対応している。

また，音の進行方向と直角な単位面積を単位時間に通過するエネルギーは，「**音の強さ**（sound intensity）」という。音の強さI[W/m^2]，音圧P[Pa＝N/m^2＝kg/m/s^2]，音響インピーダンスz[kg/m^2/s]との間には，次式の関係が成り立つ。

$$I = \frac{P^2}{z} \quad \cdots\cdots ❺$$

表1 生体組織と物質の超音波特性

組織・物質	音速 [m/s]	密度 [kg/m^3]	音響インピーダンス [kg/m^2/s]	反射率 [%]	減衰係数 [dB/MHz/cm]
空気（20℃）	344	0.0012×10^3	4.1×10^2	−99.5	—
肺	700	0.4×10^3	2.8×10^5	−69.0	4.8
脂肪	1460	0.97×10^3	1.4×10^6	−3.7	0.7
水（37℃）	1524	1.00×10^3	1.51×10^6	0	0.0014*
脳	1530	1.05×10^3	1.6×10^6	2.6	1.1
肝臓	1570	1.02×10^3	1.6×10^6	2.5	1.0
血液	1580	1.03×10^3	1.6×10^6	3.3	0.2
筋肉	1585	1.06×10^3	1.7×10^6	4.9	1.5
水晶体	1640	1.10×10^3	1.8×10^6	8.4	3.4
胆石	2000	0.97×10^3	1.9×10^6	12.0	—
骨	3000	1.77×10^3	5.3×10^6	55.4	20
アルミニウム	6400	2.69×10^3	1.7×10^7	83.7	0.02*

1〜10 MHzのデータを平均したもので，個々の報告値は異なるため表の値はおおよその目安である。＊印は1 MHzでの値。

反射，屈折

一様な媒質中を伝搬する音波は直進する。しかし，直進方向に音響インピーダンスの異なる媒質が接していると，その境界面で一部は反射し，残りは透過する。また，境界面と入射される音波が垂直でないと，反射はもちろん境界面で透過波の屈折あるいは全反射が起こる。

最初に，平面で接する2つの媒質の境界面に，垂直に音波が入射するときを考える（図5a）。**入射波**（incident wave）の一部は境界面で反射（reflection）し，**反射波**（reflected wave）（**エコー**：echo）として入射波と逆方向に伝搬していく。残りは境界面を透過する**透過波**（transmitted wave）

図5 超音波の反射と屈折

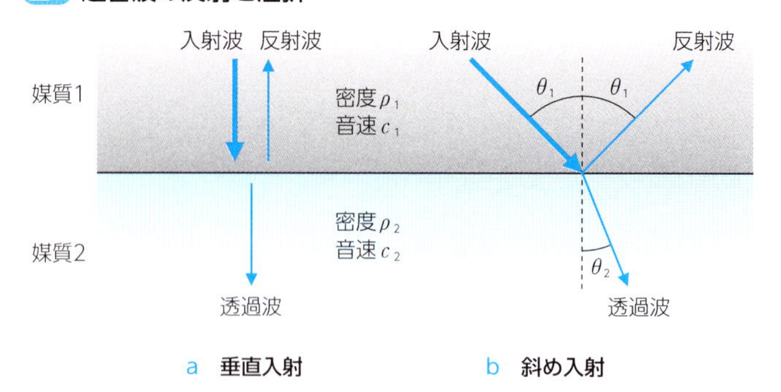

a 垂直入射　　b 斜め入射

として入射波と同方向に伝搬していく。ここで，媒質1から媒質2へ向かって音波が伝搬するときの入射波，反射波，透過波の各音圧をP_I，P_R，P_Tとする。また媒質1の密度および音速をρ_1，c_1，媒質2のそれをρ_2，c_2とする。入射波に対する反射波の割合を「**反射率**（reflectance）」（**反射係数**：reflection coefficientともいう）といい，音圧の反射率Rは次式となる。

$$R=\frac{P_R}{P_I}=\frac{z_2-z_1}{z_2+z_1}=\frac{\rho_2 c_2-\rho_1 c_1}{\rho_2 c_2+\rho_1 c_1} \quad \cdots\cdots ⑥$$

ここで，z_1，z_2は媒質1および媒質2の音響インピーダンスである。上式から，2つの媒質の音響インピーダンスの差が大きいほど反射の割合が多くなることがわかる。さらに，$z_1>z_2$となると$R<0$となる。これは反射により波形の極性（正負）が反転することを意味している。同様に，入射に対する透過波の割合を「**透過率**（transmittance）」（**透過係数**：transmission coefficientともいう）といい，音圧の透過率Tは次式となる。

$$T=\frac{P_T}{P_I}=\frac{2z_2}{z_2+z_1}=\frac{2\rho_2 c_2}{\rho_2 c_2+\rho_1 c_1} \quad \cdots\cdots ⑦$$

次に，音の強さについての反射率および透過率を考える。入射波，反射波，透過波の音の強さをI_I，I_R，I_Tとすると，音の強さの反射率$\mathfrak{R}$は，

$$\mathfrak{R}=\frac{I_R}{I_I}=\left(\frac{z_2-z_1}{z_2+z_1}\right)^2=R^2 \quad \cdots\cdots ⑧$$

となる。音の強さの透過率 $\mathfrak{I}$は，エネルギー保存則から次式で表される。

$$\mathfrak{I}=1-\mathfrak{R}=1-\left(\frac{z_2-z_1}{z_2+z_1}\right)^2=\frac{4z_1z_2}{(z_2+z_1)^2} \quad \cdots\cdots ⑨$$

表1から，生体組織の音響インピーダンスは，音速と同様に肺と骨を除くと水の値に近く，各軟部組織間での音の強さの反射率Rは数％である。しかし，パルスエコー法を用いる超音波診断装置は，そのわずかな反射波を検知して断層像を構成している。一方，肺や骨は軟部組織と大きく音響インピーダンスが異なるため，境界面で音波の大部分は反射されることになる。従って，その境界面より深部では音波が到達できず，いわゆる**音響**

陰影（シャドウ）（acoustic shadow）となる。また，体表からの超音波診断では，必ずゼリーを使用し，探触子と皮膚面に空気が存在しないようにする必要がある。わずかでも空気があると超音波が反射してしまい，体内に入らないからである。

次に，音波が媒質境界面に対して斜めに入射する場合を考える（図5b）。音波も光と同様に波動であるため，境界面で**屈折**（refraction）する。この屈折角は**スネルの法則**（Snell's law）に従い，

$$\frac{\sin\theta_1}{\sin\theta_2} = \frac{c_1}{c_2} \quad \cdots\cdots ⑩$$

で表される。ここで，θ_1は境界面垂線からの入射波の角度，θ_2は境界面垂線からの透過波の傾き，c_1，c_2は媒質1，媒質2の音速である。また，$c_1 < c_2$では$\theta_1 < \theta_2$である。よって，θ_2はθ_1が$\pi/2$に達する前に$\pi/2$となり，媒質2へ透過できないことになり全反射が起きる。$\theta_2 = \pi/2$とおくと，$\sin\theta_1 = c_1/c_2$となり，このθ_1を「**臨界角**（critical angle）」という。

式⑥および式⑦は境界面に垂直に入射したときの音圧の反射率および透過率であるが，斜め入射した場合の音圧の反射率Rおよび透過率Tは次式となる。

$$R = \frac{P_R}{P_I} = \frac{z_2\cos\theta_1 - z_1\cos\theta_2}{z_2\cos\theta_1 + z_1\cos\theta_2} \quad \cdots\cdots ⑪$$

$$T = \frac{P_T}{P_I} = \frac{2z_2\cos\theta_1}{z_2\cos\theta_1 + z_1\cos\theta_2} \quad \cdots\cdots ⑫$$

減衰

媒質内を伝搬する音波は，拡散，吸収，散乱などにより減衰していく。拡散減衰は，音波の広がりに由来し，球面波の音圧は距離に反比例して減衰する。吸収減衰は，波動を伝えるために媒質粒子が振動するが，媒質粒子の粘性により音のエネルギーが熱エネルギーに変換されることに由来する。散乱減衰は，音響インピーダンスの変化が波長に比べて細かい場合，入射波はさまざまな方向に散乱されることに由来する。超音波診断で用いられるパルスエコー法は，超音波をビーム状に入射させるため拡散減衰の影響は無視でき，大部分は吸収減衰と考えてもよい。

図6 超音波の減衰

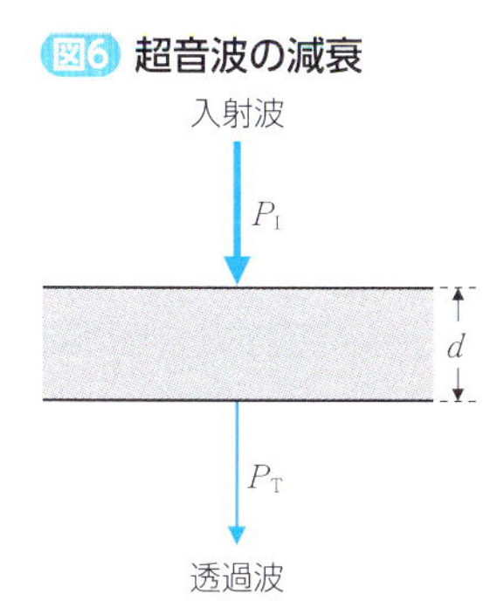

図6のように，平面波が厚さdの媒質に入射し，透過する場合を考える。入射波の音圧P_Iと透過波の音圧P_Tの関係は次式で表される。

$$P_T = P_I e^{-\alpha d} = P_I \exp(-\alpha d) \quad \cdots\cdots ⑬$$

ここで，αは「**減衰係数**（attenuation coefficient）」とよばれ，単位伝搬距離当たりに減衰する割合を示す。式⑬をαで解くと，

$$\alpha = \frac{1}{d}\ln\frac{P_I}{P_T} \quad \cdots\cdots ⑭$$

となり，単位は[dB]で通常表記される。また，減衰係数αは周波数fに対して，

$$\alpha = \beta \cdot f^{n} \quad \cdots\cdots ⑮$$

の関係があり，係数βは「**周波数依存性減衰**(frequency-dependent attenuation)」とよばれる。さらに，軟部組織では$n \approx 1$であるため，減衰は周波数に比例することになる。単位を[dB・MHz^{-1}・cm^{-1}]で表すと，生体組織中ではほぼ1dB・MHz^{-1}・cm^{-1}の割合で減衰する。軟部組織の音速や密度は，水とほぼ同様の特性をもっているが，減衰に関しては水と比較して極めて大きいことがわかる。例として，周波数f=5MHz，β=1dB・MHz^{-1}・cm^{-1}の組織を厚さd=8cm伝搬すると−40dB，すなわち，音圧は1/100に減少することになる。さらに，この深さからの反射波は，往復16cmであるため，減衰は−80dB，すなわち，1/10,000となる。このように，生体組織は減衰が大きく，周波数に比例する性質があるため，使用可能な周波数に制限がかかることになる。また，深部からのエコーほど周波数が低くシフトするため，パルス幅が大きくなり，距離分解能が劣化することになる。

ドップラー効果

救急車の音でよく経験するように，動いている物体から発せられた音波は，静止している観測点で**ドップラー効果**(Doppler effect)により周波数が変化する。超音波計測の領域では，血流や組織の動きの計測に用いられている。図7のように，音源の周波数および移動速度をf_s，v_s，観測点の周波数および移動速度をf_o，v_oとすると，

$$f_o = f_s \frac{c + v_o \cos\theta_o}{c + v_s \cos\theta_s} \quad \cdots\cdots ⑯$$

となる。ここで，θ_s，θ_oは観測点から音源の方向(視線方向)を基準として測ったv_sおよびv_oの方向である。また，周波数の変化分$f_d = |f_s - f_o|$は，

図7 音源および観測点の移動によるドップラー効果

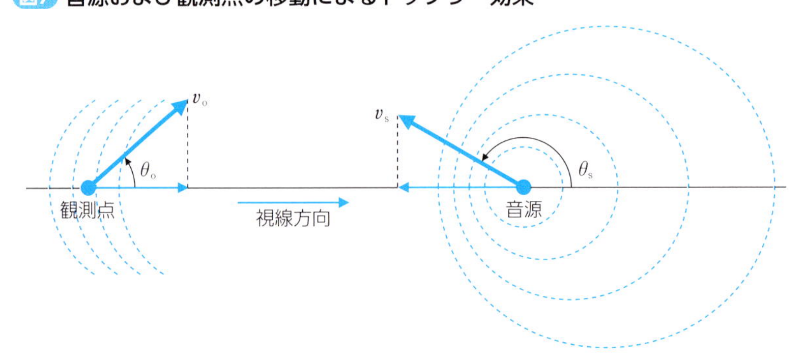

図8 血球観測によるドップラー効果

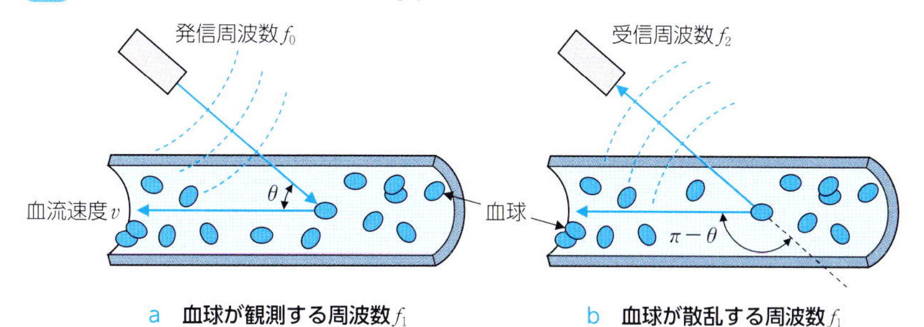

a 血球が観測する周波数f_1　b 血球が散乱する周波数f_1

「**ドップラー偏移周波数**（Doppler shift frequency）」とよばれる。例えば，図8のように，血管に超音波を入射し，血球からの反射波を観測する。入射波の周波数および音速をf_0およびc，血流速度をv，血流方向と入射波との角度をθ，音源である探触子は動かないとする。血球が観測する周波数f_1は式⑯から，

$$f_1 = f_0\frac{c + v\cos\theta}{c} \quad \cdots\cdots ⑰$$

となる。次に，血球は周波数f_1の超音波を散乱する音源となり，速度vで移動している。固定された探触子が受信する周波数f_2は次式で表される。

$$f_2 = f_1\frac{c}{c + v\cos(\pi - \theta)} = f_1\frac{c}{c - v\cos\theta} \quad \cdots\cdots ⑱$$

ここで，血流速度vと音速cは一般的に$v \ll c$であるため，式⑰，⑱を用いて，

$$f_2 = f_0\frac{c + v\cos\theta}{c - v\cos\theta} \approx f_0\left(1 + \frac{v\cos\theta}{c}\right)^2 \approx f_0\left(1 + \frac{2v\cos\theta}{c}\right) \quad \cdots\cdots ⑲$$

と導かれる。よってドップラー偏移周波数f_dは，

$$f_d = f_2 - f_0 = f_0\frac{2v\cos\theta}{c} \quad \cdots\cdots ⑳$$

となり，θおよびドップラー偏移周波数f_dがわかれば，血流速度vは次式で得られる。

$$v = \frac{f_d}{f_0}\frac{c}{2\cos\theta} \quad \cdots\cdots ㉑$$

2 超音波の送受信

圧電素子

超音波を体内に送信するとともに，体内からの反射波を受信するのが**探触子**(probe)(または**プローブ**)で，このなかに電気音響変換素子の一種である**振動子**(transducer)が埋め込まれている。この素子は圧電性材料で作られ，電気パルスや電気的高周波振動を加えると機械的に伸縮し，超音波を発生する。水晶，ロッシェル塩，トルマリンなどの結晶は分子分極しており，外部から力を加えて変形させると，分子間距離が変わり起電力が生じる(図9b)。これを「**圧電効果**(piezoelectric effect)」という。この現象は，1880年にキュリー兄弟(Jack and Pierre Curie)が発見した。逆に，結晶の両端に交流電圧を加えると，極性により伸縮して振動する(図9a)。これを，「**逆圧電効果**(inverse piezoelectric effect)」といい，1881年にリップマン(G. Lippmann)により熱力学の法則から数学的に導かれ，すぐにキュリー兄弟により実験的にも確認された。

図9 圧電素子による超音波の発生と受信

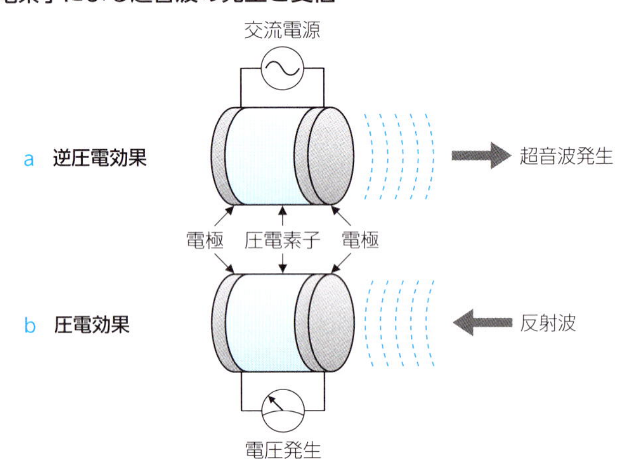

圧電性材料は，ジルコン酸鉛$PbZrO_3$とチタン酸鉛$PbTiO_3$の固溶体(略称：PZT)などの電気音響変換効率の高い(比誘電率は数百以上)圧電性セラミック(piezoelectric ceramics)が最も多く使用されている。また，音響インピーダンスが生体組織に近く，柔らかい材料であるポリフッ化ビニリデン〔PVDF：polyvinylidene fluoride，$(CH_2CF_2)_n$〕などの高分子圧電材料が使われ，圧電性セラミックスとの複合材料も一部使用されている。PVDFはPZTに比べると電気音響変換効率は低い(比誘電率は6程度)が，薄膜にすることで高周波化を容易にし，また柔らかい特性から形状は任意にできるため，曲面などに適用できる。

探触子(プローブ)の構造

探触子内の振動子が1枚だけ埋め込まれた**単一振動子形**(mono-transducer type)と，多数個埋め込まれた**配列形**(array type)に分類される。配列形の基本構造(図10b)は単一振動子形と同様であることから，単一振動子

図10 単一振動子形および配列形探触子

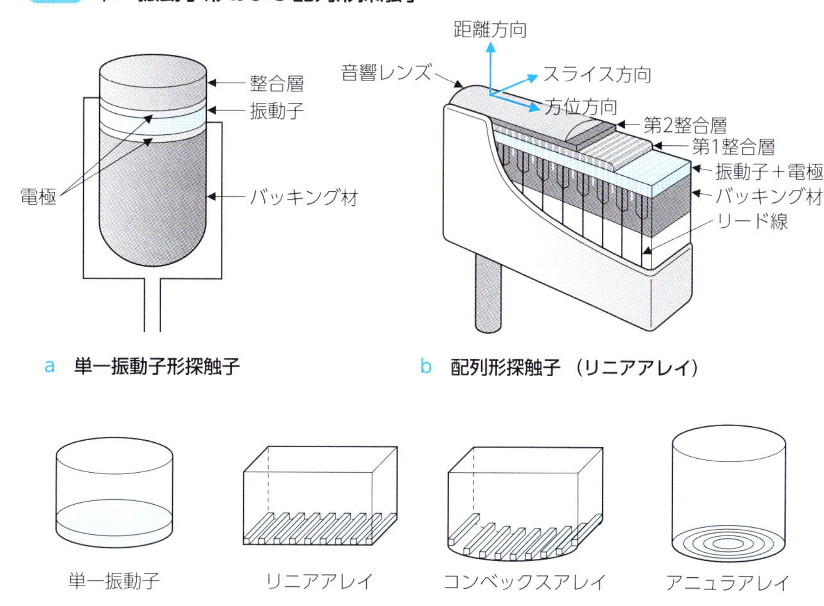

c 振動子の配列

形で説明する。単一振動子形の基本構造を図10aに示す。振動子は生体組織と音響インピーダンスが大きく異なり，大部分が反射するため体内に超音波を効率よく入射できない。そこで，生体組織とのインピーダンス整合をとるための**音響整合層**（acoustic matching layer）が貼り付けられている。また，電気パルス印加後も振動子は固有周波数で減衰振動するため，持続時間の短いパルス波を送信することが困難となる。そこで，音響インピーダンスが振動子に近く，かつ超音波吸収の大きい**バッキング材**（backing materials：ダンパ材）を振動子の背面に貼り付けることで，超音波振動の残響を抑えるようにしている。なお，振動子から発生する周波数は振動子の厚みで決定されるため，1つの振動子でいろいろな周波数を発生したり受信したりすることはできない。

配列形探触子（array probe）は図10cに示すように，振動子の配列方法により分類される。振動子を直線上に並べた**リニアアレイ**（linear array），視野を広めるために彎曲上に並べた**コンベックスアレイ**（convex array），同心円状に並べた**アニュラアレイ**（annular array）がある。アニュラアレイ探触子は，単一振動子形が固定焦点という欠点を補うもので，軸対称なダイナミックフォーカシングができる点に特徴がある。

図11 音響レンズ

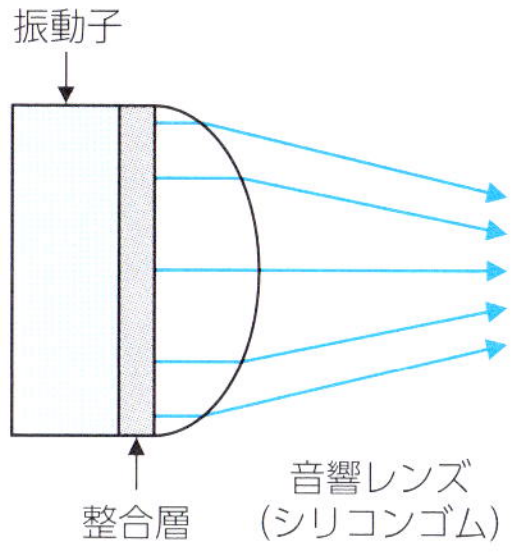

振動子
整合層
音響レンズ（シリコンゴム）

音響レンズ

p.285〜287で述べたように，異なった媒質の境界面で屈折が生じる。この特性を生かして，光のレンズと同様に，超音波を集束あるいは拡散させることができる。これを，「**音響レンズ**（acoustic lens）」という。図11のように，探触子の表面に貼られている。音響レンズの材質は，音速が1,000 m/sと生体組織より遅いシリコンゴムを用いて，凸レンズ様で超音波ビームを集束している。生体組織より速いプラスチックは凹レンズ様で音波を集束させるが，体表面を走査するには不適であるため使用されることはない。方位分解能については後に述べるが，音響レンズを装着すれば焦点付近の方位分解能は著しく改善される。しかし，焦点から離れるに従い超音波ビームは拡散するため，方位分解能は低下する。焦点距離を自由に変える電子集束法があるが，これも後に述べる。

超音波ビーム

①単一振動子形探触子

円板状の振動子から放射される超音波は，レーザ光と同様に**指向性**(directivity)をもって体内を伝搬していく。しかし，振動子面と直交する方向のみに音圧の高い分布が存在するのではなく，図12に示すような分布となる。振動子から放射される超音波の音圧は，振動子の前方(0°近傍)が大部分で，これを「**メインローブ**(main lobe：主極)」という。しかし，メインローブ以外にも斜め方向に放射され，これらを「**サイドローブ**(side lobe：副極)」という。サイドローブは多数生じ，その大きさと方向は探触子の周波数やタイプによって異なる。メインローブのみで，サイドローブがないのが理想であるが，消し去ることは困難である。サイドローブの方向に強い反射体があると，そのエコーが混入し，あたかもメインローブの方向にあるかのように観測してしまう。

図12 単一振動子によるビーム形成およびビームフォーカシング

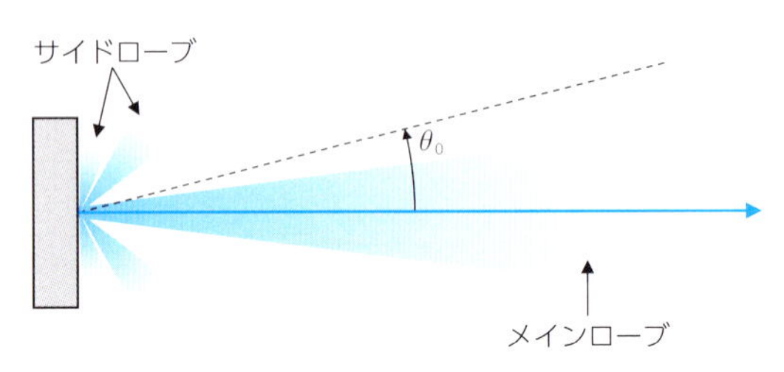

a 円板振動子のビーム

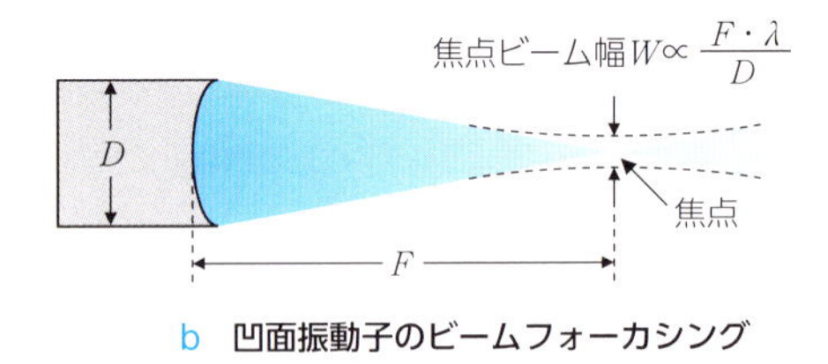

b 凹面振動子のビームフォーカシング

このように，円板状振動子からのビームは距離が遠ざかると広がってしまう。そこで，振動子を凹面形にしたり音響レンズを貼り付けビームを集束させている。しかし，回折により**焦点**(focus)はビーム軸で完全に集束せず，有限な**ビーム幅**(beam width)をもつことになる。凹面形振動子のビーム幅 W は，

$$W \approx \frac{F \cdot \lambda}{D} = \frac{F \cdot c}{D \cdot f} \quad \cdots\cdots ㉒$$

の関係となる。ここで，Fは焦点距離，Dは振動子の直径，λは超音波の波長，cは音速，fは周波数である。上式より，焦点距離を固定とすると，振動子の直径を大きくすればビーム幅は小さくできる。しかし，焦点から離れると急激にビーム幅は大きくなる。単一振動子形の焦点距離および振動子直径は固定であることから，焦点ビーム幅およびビーム軸方向の広い範囲でビーム幅を細くするという2つの条件を同時に満たすことは困難となる。

②配列形探触子

振動子を多数個配列することで，個々の振動子から放射された超音波は**ホイヘンスの原理**（Huygens' principle）から回折し合い合成される。この合成波は図13aのように，遅延線を介して遅延時間を与え，各振動子の駆動タイミングを変えることで焦点の位置を任意に移動させることができる。また，駆動させる振動子の数を変えることで，開口幅（aperture width）すなわち超音波を送受信する振動子面の幅も変えることができる。反射波の受信に際しては，図13bに示すように，焦点からの反射波は各振動子が受信するタイミングが異なる。そこで，先の遅延線を介して遅延時間を与え，位相を揃えて加算する。よって，焦点位置で最も高感度となる。

図13 配列形探触子によるビーム形成，ビームフォーカシング，電子走査

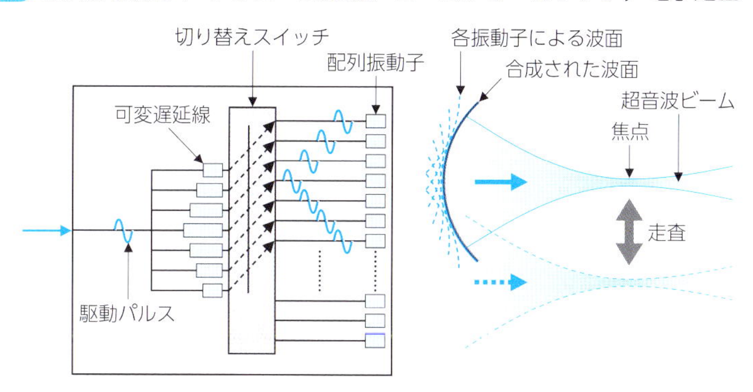

a　送信時のビーム形成

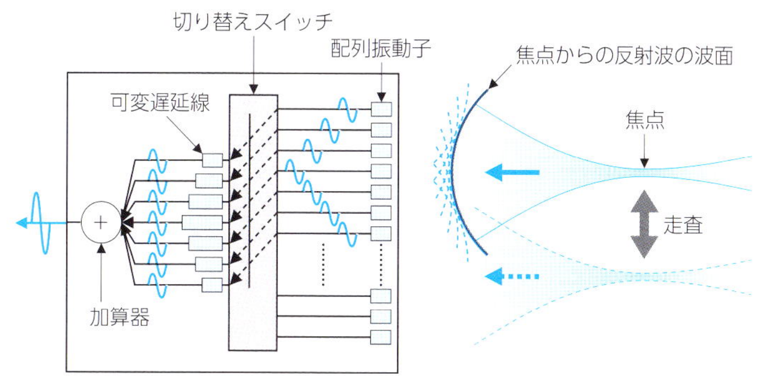

b　受信時のビーム合成

これらの操作は「**電子フォーカス**（electronic focusing）」とよばれる。ここで，送信時のビーム形状は音圧分布であるが，受信時のビーム形状は感度分布に相当する。配列方探触子は送信および受信時のビーム形状は独立に決められるので，パルスエコー法では，両者の積が全体のビーム形状となる。電子フォーカスは単一振動子と異なり，焦点距離Fや直径Dを任意に変えることができ，図14のように，広範囲での細いビーム幅を形成（ダイナミックフォーカス）することが可能である。

図14 多段フォーカスとダイナミックフォーカス

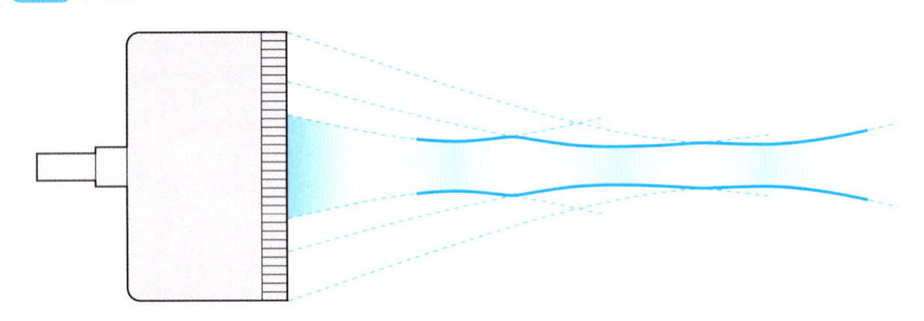

単一振動子の指向性として，メインローブとサイドローブが存在するのと同様に，配列形でも特有の指向性が存在する。図15に示すように，振動子間隔をd，メインローブの軸方向からの角度をθとすると，次式の条件を満たすθの方向では各振動子で放射された波の位相が揃い，音圧強度が増大することになる。

図15 配列形振動子によるグレーティングローブ

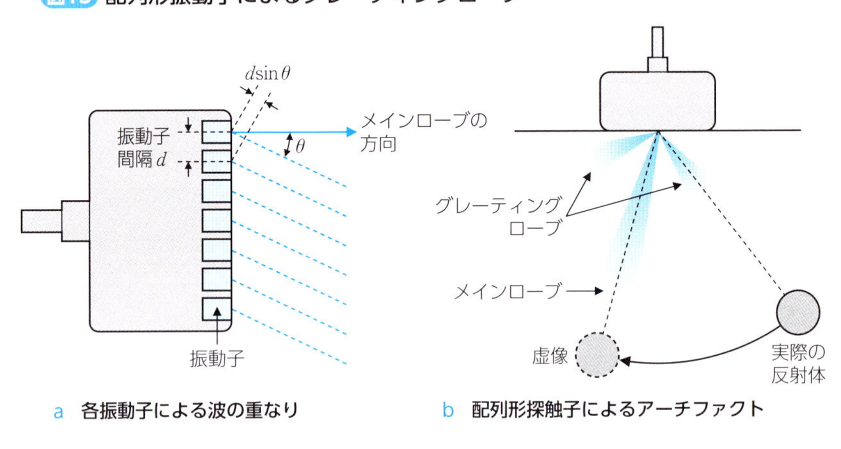

a　各振動子による波の重なり　　b　配列形探触子によるアーチファクト

$$n\lambda = d\sin\theta \quad \cdots\cdots ㉓$$

ここで，nは整数，λは生体中の波長である。合成指向性関数$D_T(\theta)$は，個々の振動子の指向性関数$D_w(\theta)$と配列指向性関数$D_p(\theta)$の積で与えられる。

$$D_T(\theta) = D_w(\theta) \cdot D_p(\theta) = D_w(\theta)\left|\frac{\sin Nx}{\sin x}\right|, \quad x = \frac{\pi d\sin\theta}{\lambda} \quad \cdots\cdots ㉔$$

ここで，Nは配列振動子の数である。結果的に，図15bのようにメインローブ以外の極大値が現れる。これは配列形探触子特有の現象で，「**グレーティングローブ**(grating lobe)」あるいは「**回折ローブ**」という。配列形探触子は，このグレーティングローブによる**虚像**(**アーチファクト**：artifact)に注意しなければならない。

超音波パルス

パルス波はビーム幅と**パルス幅**(pulse width)に相当する媒質空間内における疎密波の集団が音速で伝搬している状態である。時間軸上では音圧波形として表示でき，パルスエコー法ではインピーダンスの不連続境界における反射波を探触子で受信し電圧波形としたものを用いている。図16にパルス幅が異なる2種類の音圧波形とパワースペクトルを示す。音圧波形の振幅の概形は「**包絡線**(envelope)」という。本来のパルス幅はパルスの持続時間であるが，包絡線の最大値の$1/\sqrt{2}$の(約70％＝−3dB)高さの幅Lが用いられる。また，パワースペクトルの**中心周波数**(center frequency)，f_0は正弦波様の周期Tの逆数にほぼ等しい。パワースペクトルの形状は包絡線で決まり，その**帯域幅**(bandwidth)(パルス幅と同様に最大値の$1/\sqrt{2}$の高さの幅)Wはパルス幅Lが小さいほど大きくなる。特に，包絡線がガウス形の場合，帯域幅Wとパルス幅Lは反比例の関係となる。よって，パワースペクトルの形状は，図16aのように，持続時間の長いパルスは狭帯域となり，図16bの短いパルスは広帯域となる。また，帯域幅Wと中心周波数f_0との比を「**比帯域**(fractional bandwidth)」といい，その逆数を「**Qファクタ**(Q-factor)」あるいは単にQという。

$$比帯域 = \frac{W}{f_0},\quad Q = \frac{f_0}{W} \qquad ㉕$$

パルスエコー法では，パルス幅が短い，つまり広帯域なパルス波ほど距離分解能が向上する。p.291で述べたように，振動子の残響はパルス幅を広げる，つまり帯域幅を狭めることになりQが大きくなる。振動子の後方にバッキング材を配置し，残響を吸収することでQを下げることができる。

図16 音圧波形とパワースペクトル

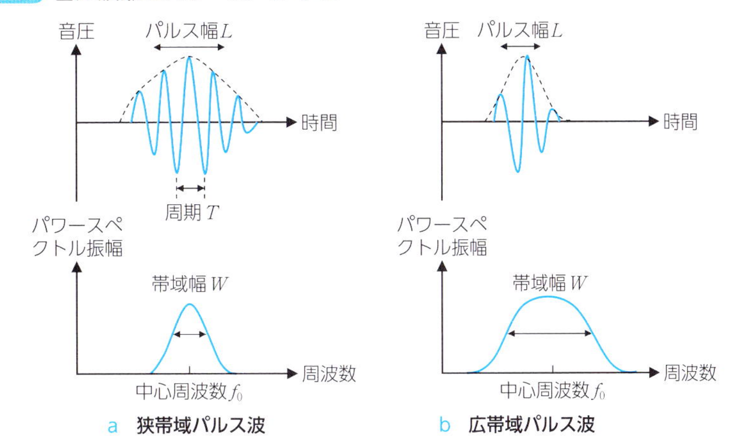

a 狭帯域パルス波　b 広帯域パルス波

超音波ビーム走査

単一振動子形は固定焦点で手動走査または**機械走査**(mechanical scan)であるが，配列形では焦点およびビーム走査を電子的に切り替えることができる**電子走査**(electronic scan)が行える。走査には図17に示すように，**リニア走査**(linear scan)，**セクタ走査**(sector scan)，**ラジアル走査**(radial scan)，**コンベックス走査**(convex scan)などがある。その他，主に機械走査として，**コンパウンド走査**(compound scan)，**アーク走査**(arc scan)，**サーキュラ走査**(circular scan)などがある。

図17 各種走査方法，探触子(プローブ)写真・胆嚢の超音波画像

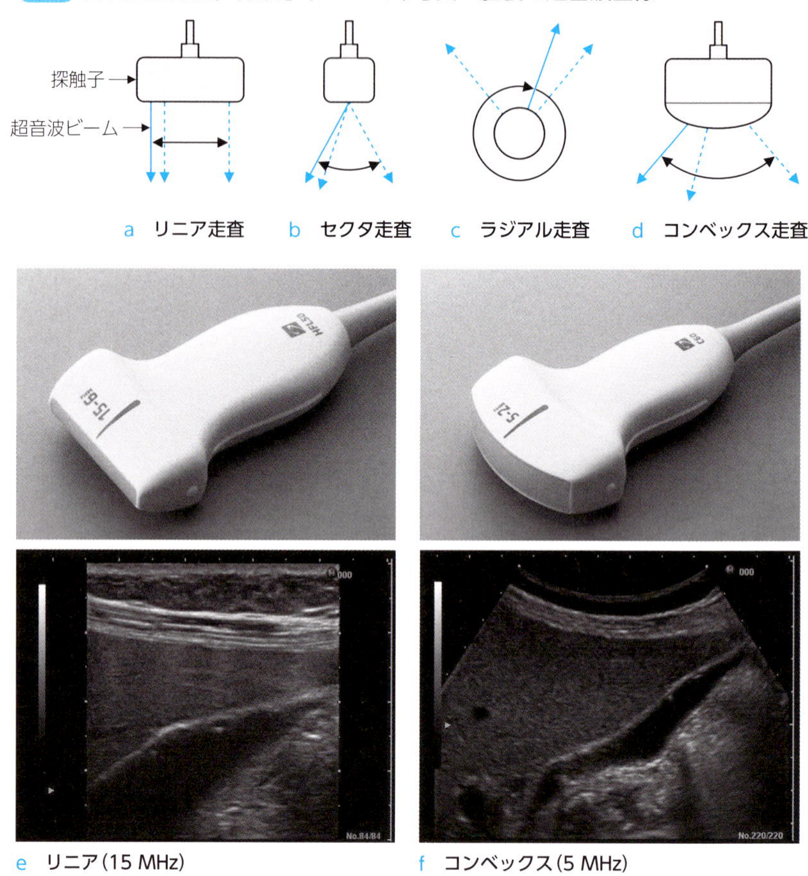

e リニア(15 MHz)　f コンベックス(5 MHz)

①リニア走査は，超音波の進行方向に垂直に走査する方法で，探触子を小型にすることができないが，走査線密度が一様な画像が得られる。主に腹部，胎児に使用される。

②セクタ走査は，開口面を小さく絞り，扇状にビームを振る方法である。走査方向に長いリニア走査では，心臓部位の診断で，音響インピーダンスの大きな肋骨に遮られて内部へ超音波が到達できず影ができてしまう。走査線密度は一様ではないが，広い視野を得ることができる。

③ラジアル走査は，振動子を回転させビームを放射状に送波し，360°の視野を得る方法である。主に体腔内で使用され，膣，直腸，食道，泌尿器などの検査で用いられる。

④コンベックス走査は，基本的にはリニア走査であるが，探触子の振動子面を凸状に曲率をもたせ，放射状に超音波を送波する方法である。腹部診断に適しているとされたリニア走査方法も深い部分では視野が限定されるため死角が生じる。臨床の立場から，より広い視野を求めた結果である。

また，電子走査には2つの方法がある。1つは**スイッチドアレイ方式**(switched array method)で，図13のように，ビーム形成する振動子群を電子的に切り替え走査するものである。リニア走査，ラジアル走査など多くの電子走査に用いられている。2つめは，**フェーズドアレイ方式**(phased array method)で，各振動子に加える駆動パルスに遅延時間を与え，ビームに傾きを作り出す方法である(図18)。スイッチドアレイ方式と異なり，すべての振動子を駆動させている。

図18 フェーズドアレイ方式による電子セクタ走査

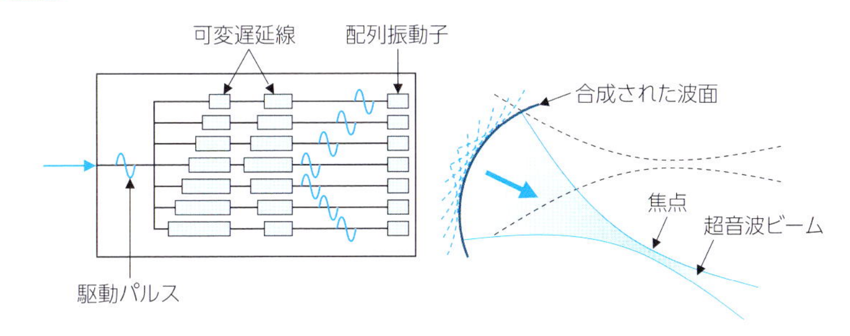

空間分解能

ここでいう空間分解能とは，一般に2点間のエコーが識別できる最小の距離を指し，**距離分解能**(axial resolution)，**方位分解能**(lateral resolution)，**スライス分解能**(slice resolution)に大別される。図19に各分解能の方向を示す。

図19 電子走査探触子の空間分解能

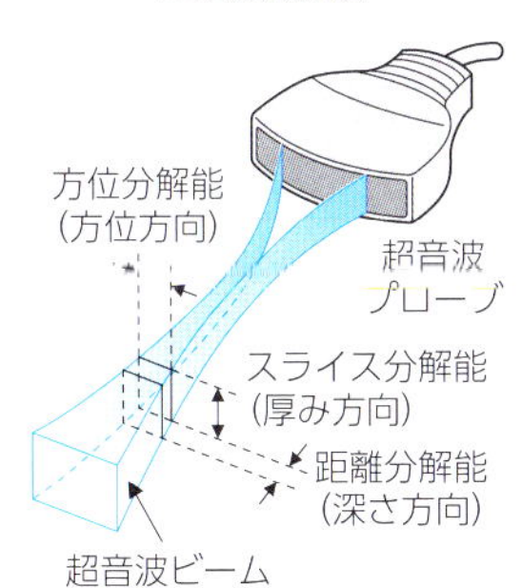

①距離分解能

距離分解能とは，超音波ビーム方向(深さ方向)のエコー源間の識別限界距離である。これは，一般に中心周波数とエコー包絡線成分の2つの要因が関連する。2つのエコー源が近づき，ある一定以上近づくと2つのエコーは分離できなくなる。この限界の距離が距離分解となり，包絡線成分の半値幅，つまりパルス幅に依存することになる。また，周波数を高くして波長を短くすれば分解能をよくすることができるが，p.287～288で述べたように，減衰が大きくなり深部まで到達できなくなる。従って，分解能と減衰という要素の兼ね合いから，使用できる周波数が決定される。

②方位分解能

走査方向(方位方向)に並ぶ2点のエコー源がビーム幅よりも短いと2点は分離できない。焦点付近の方位分解能は，式㉒からも周波数を高く，開口が大きければ方位分解能は向上することになる。しかし，周波数を高くすると上記で述べたように減衰との兼ね合いが生じる。そこで，音響レンズや電子集束法でビーム幅を絞り，方位分解能を向上させている。

③スライス分解能

走査によって得られる断層面に直交する方向（厚み方向）の2点間のエコー源がビーム幅よりも短いと2点は分離できない。ビーム幅に依存するため，方位分解能と基本的には同じである。一般的な配列形探触子は一次元的に振動子が配列されているため，スライス方向のビーム集束はp.293 図13 bに示したように，音響レンズを用いた固定焦点である。方位方向のように電子的にビーム幅を細くすることができないが，2次元配列することで解決することができる。

2次元配列は除くが，一般的に，方位方向のビーム幅は波長より1桁程度大きく，スライス方向ではさらに大きい。よって，各分解能の高低は以下のようになる。

距離分解能＞方位分解能＞スライス分解能

3 超音波画像法

■パルスエコー法

超音波診断画像の基本原理である**パルスエコー法**（**パルス反射法**）（pulse-echo method）は，当初，金属探傷器や魚群探知器に用いられていた。1942年，オーストリアのダッシク（K. T. Dussik）が超音波の医療方面への可能性を発表し，1950年，ワイルド（J. J. Wild）が脳腫瘍（脳標本）の検出に試み，これが生体計測に最初に用いたものである。1953年，順天堂大学の和賀位敏夫らがチタン酸バリウム振動子を用いて頭蓋骨を透かした，脳内疾患エコーを世界に先駆けて検出に成功した。このように超音波診断の歴史は浅いが，1970年代でその基本原理はほとんど完成された。

配列形探触子の超音波診断装置の基本構成を，図20に示す。パルサー回路で発生させた電気パルスを，送信ビームフォーマ回路に送る。このと

図20 電子走査探触子の基本構造

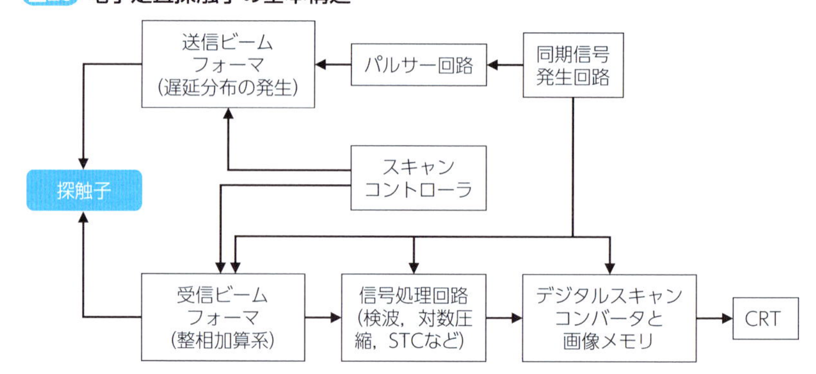

き，スキャンコントローラで各振動子に加えられる駆動パルスのタイミングをとり，超音波パルスを送信する。超音波パルスはビーム状に集束され体内を伝搬する。伝搬軸上で組織や臓器の音響インピーダンスの違いから，その境界で反射が生じ，同じ探触子で反射波を受信する。反射波は電気信号に変換され，受信ビームフォーマ回路で増幅と時間遅延を与えられた後に加算され，信号処理回路に送られる。この受信信号を「**エコー信号**(echo signal)」あるいは「**RF信号**(radio-frequency signal)」とよぶ。

エコー信号は時間関数であり，音響インピーダンスの不連続点までの距離をL，送信から受信までの時間をtとすると，

$$t = 2\int_0^L \frac{1}{c(x)}\,\mathrm{d}x \qquad (26)$$

の関係がある。ここで，$c(x)$は伝搬軸上の深さxでの音速，係数の2は距離Lまでの往復に由来する。組織および臓器による音速は，p.285表1からもそれぞれ異なっている。よって，伝搬軸上の音速分布を事前に正確に知ることは困難であることから，超音波診断装置はJIS規格で定められた37℃で1,530 m/s(=c)の音速を基準にしている。このことから，式26は，

$$t = 2\frac{L}{c} \qquad (27)$$

で表される。従って，この音速よりも遅い脂肪層では本来の厚みより厚く表示される。画像距離の計測では歪みや誤差が生じることに注意する必要がある。

送信パルスは，p.287～288で述べたように，伝搬するに従い，またほぼ周波数に比例して減衰する。このため，深部になるに従いエコー信号の振幅は小さく，かつ，高周波成分が欠落したなだらかな包絡線をもつことになる。高周波成分の補正は雑音の影響を受けやすいため，一般的には困難である。そこで，減衰した振幅の補正は，送信後の時間とともに増幅率が増大する「STC (sensitivity time control)」あるいは「TGC (time gain control)」とよばれる増幅回路で行う(図21)。このSTCにより深さにかかわらないエコー信号強度が得られる。増幅されたエコー信号の包絡線を得る「検波(detection)」という処理を行い，そのピーク位置から組織境界の深さを，その強度から組織境界の不連続の程度が判別される。

図21 STCによる減衰補正

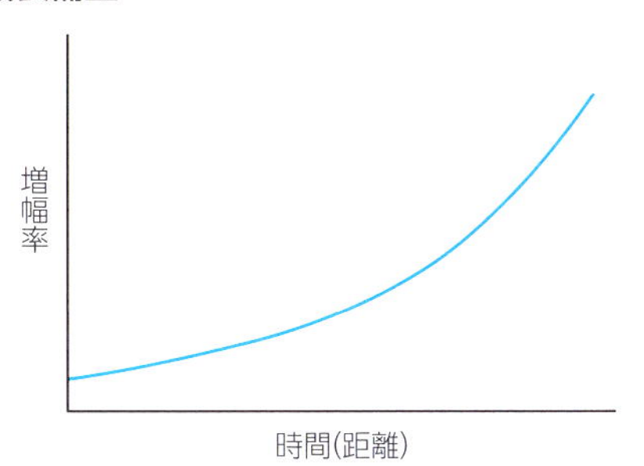

エコー信号の表示法

図22に示す体内分布に，超音波ビームを送信し，反射してきたエコー信号の表示方法により各種モードに分類され，目的によって使い分けられる。

図22 超音波診断装置の表示法

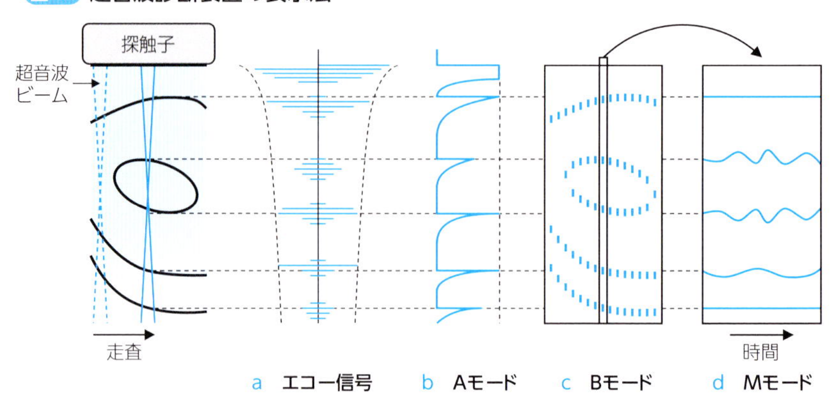

①Aモード法

Aモード法は，検波回路からのエコー信号波形をそのまま表示する方法である（図22b）。波形の時間軸を距離軸として置き換え，エコー強度（振幅：amplitude）を表示したものである。頭文字をとって，「**Aモード**（A-mode）」とよばれる。このモードは1次元であるため，測定部位の把握が難しい。しかし，振幅や波形の違いを識別しやすいため，減衰率の測定など特殊な用途以外ではほとんど用いられていない。臨床では眼球など構造の簡単な対象の計測に用いられている。

②Bモード法

Aモード上の振幅に相応した輝度変調（brightness modulation）を行い，その明るさを表示装置で表示させる。さらに，探触子の位置や角度を順次移動させ，超音波ビームの位置情報を表示装置の横軸に加えて走査を行うと，表示装置上に生体内部の断層像を得ることができる。この手法を，輝度（brightness）の意味で，「**Bモード**（B-mode）」と呼ばれる。

エコー信号は広範囲な振幅をもっているため，輝度を飽和させず，かつ明るさの差（コントラスト：contrast）を保つ必要がある。そのため，検波信号を対数圧縮した後に輝度変調を行っている。縦軸は深さ（伝搬時間），横軸は走査方向で，エコー信号強度が輝度として表示されるため2次元の断層像となる。断層像はほぼリアルタイムで表示されるので，生体の形態や動きが把握できることより，最も多く用いられている。

③Mモード

Bモード表示を行っている際に，注目した超音波ビーム軸上のエコー信号のみを時間軸上に表示させる。すると，臓器の動きに伴って輝点の位置（深さ）が変動することになる。このように表示させる手法を動き（movement）の意味で「**Mモード**（M-mode）」という。Bモード表示を行いながら注目軸を設定できるため認識性が高く，臨床では心臓の弁の動きを診断するのに応用されている。

ドップラー法

ドップラー法の医学的応用は，1956年，大阪大学の里村茂夫らによって開発された連続波ドップラーによって開始された。連続波超音波を胸郭上から心臓方向に送波し，エコーから心臓弁の運動状態観察に成功した。さらに研究を続け，1958年に血流速度の検査法を確立した。今日広く使用されているパルス超音波を用いたパルスドップラー法は，1970年，ベーカー（D. Baker）らによって発表された。この方法は距離分解能を有することで，非侵襲的に血流情報が得られることである。1982年に滑川，河西らによって血流を2次元表示し，血流方向をカラー表示したカラードップラー装置が開発され，リアルタイムに血流が表示できるようになった。

超音波ドップラー装置としては，上記に述べたように，**連続波ドップラー法**（continuous wave Doppler method），**パルスドップラー法**（pulse Doppler method），**カラードップラー法**（color flow mapping）の3種類がある。

①連続波ドップラー法

連続波を用いるため，「CWドップラー（continuous wave Doppler）」ともよばれる。連続波ドップラー装置では同一の振動子で送受信を行わず，別々の振動子で送信および受信を行っている。同一の振動子で受信を行うと，送信信号で受信回路が飽和し，正常に動作できないためである。

ある物体からのエコーは物体の動きに伴い時間軸上を移動する（図23）。このエコーの動きを知るために，参照波（送信信号）とエコー信号（検波前）の積をとる。参照波とエコー信号が同位相であるときは正に，逆位相の時は負となる。1波長分エコーが移動すると元の値になることから，ドップラー信号の1周期が得られることになる。このように，送信波が単一の周波数であるため，ドップラーの原理そのままであることから，測定可能な速度の上限はない。しかし，距離方向に対する分解能がないため，ビーム内の最高流速を計測していることになる。

図23 ドップラー信号の検出原理

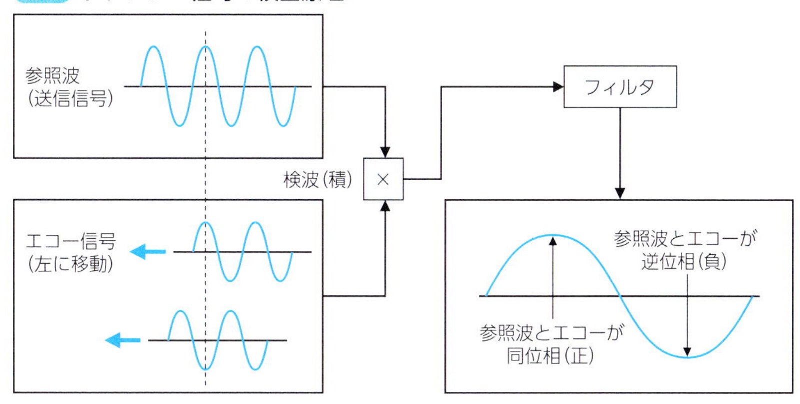

②パルスドップラー法

連続波ドップラー法では距離情報が得られず，ビーム上に複数の流れがあっても，それぞれの速度を分離することができない。パルスドップラー法はパルスエコー法に基づいて，特定部位のエコー信号だけを処理し，その部位の速度を計測する手法である。パルス波を送信するので，「PWドップラー（pulsed wave Doppler）」ともよばれる。

送信信号のパワースペクトルは図24に示すように，**パルス繰り返し周期** T〔または**パルス繰り返し周波数**（pulse repetition frequency：PRF）〕によりスペクトルの間隔が，パルスの持続時間τによりスペクトルの広がりが決定される。連続波ドップラーの場合は送信信号の周波数スペクトルがf_0の1本のみなので，参照波信号の周波数f_Rは，$f_R = f_0$である。パルスドップ

図24 送信信号波形とパワースペクトル

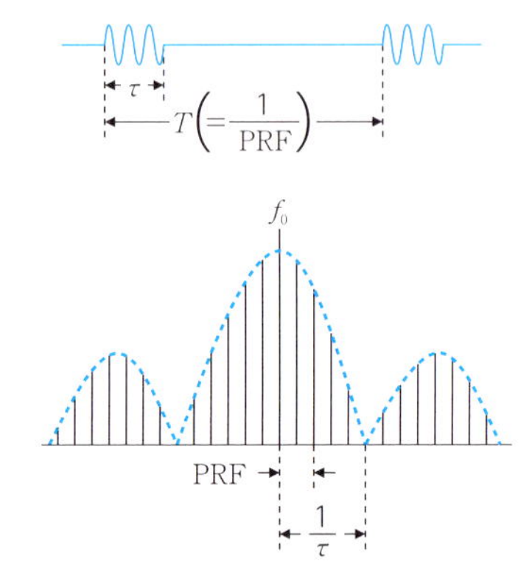

図25 パルスドップラー信号のパワースペクトル分布

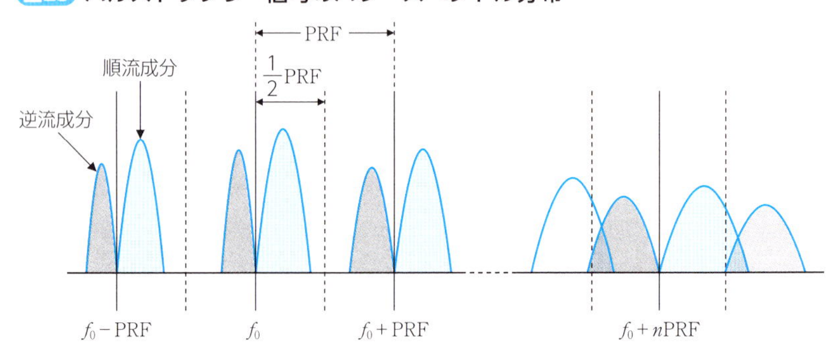

プラーの場合はf_0を中心にしてPRFの間隔で送信信号の周波数が存在し（図25），その各々のスペクトルの周りに受信信号が存在する。よって，参照波信号の周波数f_Rは

$$f_R = f_0 + n\mathrm{PRF} \qquad (n：整数) \quad \cdots\cdots ㉘$$

の条件下で自由に選択できる。また，移動物体の速度（例えば血流速度）vとドップラー偏移周波数f_dの関係は，式⑳からも次式で表される。

$$f_d = \frac{2v\cos\theta}{c}(f_0 + n\mathrm{PRF}) \quad \cdots\cdots ㉙$$

パルスドップラー法では，PRFごとにドップラービート成分を検出するため，最高検出周波数f_{max}はPRFに依存し，以下の関係がある。

$$f_{max} = \frac{1}{2}\mathrm{PRF} \quad \cdots\cdots (30)$$

このf_{max}を超える周波数成分は**エリアシング（折り返し現象**：aliasing）として，図26に示すように逆方向から出現する。最高検出周波数がPRFの制限を受けるため，最大検出速度v_{max}も反映されることになり，次式となる。

$$v_{max} = \frac{c}{2f_R \cos\theta} \cdot \frac{\mathrm{PRF}}{2} \quad \cdots\cdots (31)$$

図26 流速のスペクトル表示

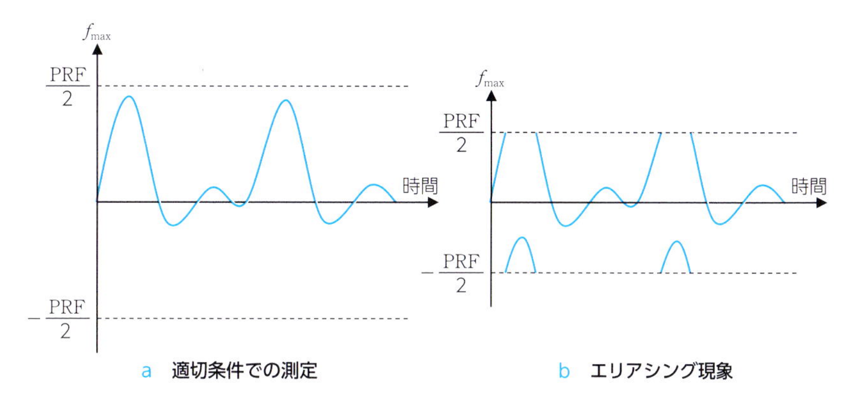

a 適切条件での測定　b エリアシング現象

式(31)から，PRFが大きく，f_Rが小さいほどv_{max}が大きくなる。従って，PRFと最大検出深度D_{max}は次式の関係となる。

$$D_{max} = \frac{c}{2}\mathrm{PRF} \quad \cdots\cdots (32)$$

ここで，式(31)および式(32)を組み合わせると次式となる。

$$v_{max} D_{max} = \frac{c^2}{8f_R \cos\theta} \quad \cdots\cdots (33)$$

すなわち，v_{max}とD_{max}は互いに反比例の関係であり，v_{max}を大きくするとD_{max}が小さくなる。両者の積を大きくするには，参照周波数f_Rを低くするか，血流方向とビームのなす角度θを大きくする必要がある。

③カラードップラー法

パルスドップラー法で特定部位の選択は可能であるが，すべての部位を一度に観測することはできない。1982年，滑川孝六らは気象レーダ分野にある複素自己相関法を血流検出に応用し，カラードップラー法を構築した。生体中の運動反射体による超音波のドップラー効果を利用し，心臓や血管内の血流速度などの2次元分布を，組織断層画像と重ねてリアルタイムでカラー表示するものである。

カラードップラー法では，一般に流れの平均速度・分散・強度（図27），またはこれらの組み合わせた色を断層画像に重畳して表示する。平均速度は，ドップラー信号の平均周波数から検出する。このとき，ドップラー偏移周波数f_dの信号強度による重み付け平均に相当する次式で求める。

$$\bar{f}_{\mathrm{d}} = \frac{\int A f_{\mathrm{d}} \mathrm{d} f_{\mathrm{d}}}{\int A \mathrm{d} f_{\mathrm{d}}} \quad \cdots\cdots (34)$$

図27 クラッタフィルタの調整

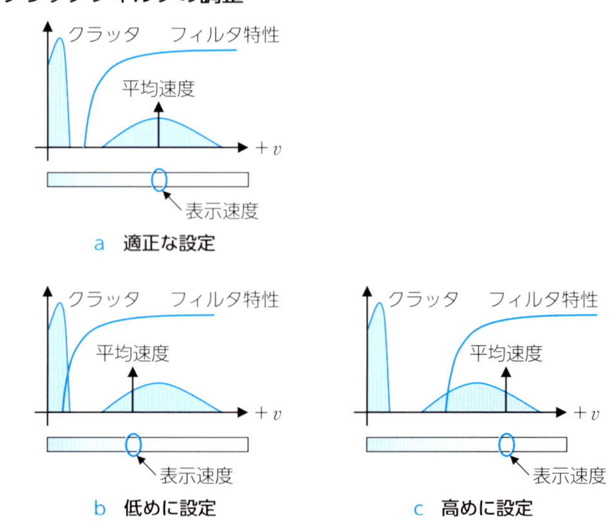

一般的に，検出信号は血流からの信号のほか，周りの組織からの反射信号も含まれている。周囲組織からの信号は，低いドップラー偏移周波数で，かつ強度が強い（これらを「クラッタ成分」という）。よって，得られる平均周波数は，実際の血流平均速度より遅く検出されることになる。これを防ぐため，低いドップラー周波数成分を除去するウォールフィルタ（またはドップラーフィルタ，クラッタフィルタという）を用い，組織からのクラッタ成分をあらかじめ除去して平均周波数を求めている。図27bに示すように，カットオフ周波数が低すぎると十分にクラッタ成分を低減できず，平均速度を低く表示してしまう。逆に図27cのように高く設定すると血流成分まで除去し，平均速度を高く表示するとともにS/N比を劣化させてしまう。パルスドップラー法でも同様の処理を行っているが，カラードップラー法では平均速度に直接影響するため，この調整は重要である。また，パルスエコー法と基本的には同様であるため，エイリアシング現象は同様に生じ，高速流の場合には逆方向の流れとして表示される。

分散は，血流速度分布を表すパラメータである。例えば，血管が狭窄している場合は渦流をなしていることから，血流は低速から高速まで広範囲の速度分布をもつことになる。このときの分散は高く表示されることになる。次に，強度はクラッタフィルタで削除された速度以上の成分の積分値である。この特徴は

図28 血流情報パラメータ

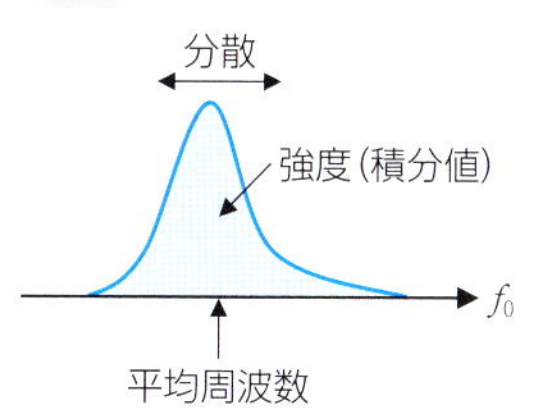

以下の通りである。

①強度を表示するので，同じ血管の血流が折り返すことによって急に違う方向を示す色を表示することがないため，血管の走行を追いやすい。
②ノイズは強度が小さいため目立たないように表現できる。また，ゲインを上げて使用できるため血流検出能が高い。
③超音波ビーム方向と血流方向が垂直であっても，スペクトルは一般的に広がっており，クラッタフィルタで除去されない成分も血流と表示するため，血管の連続性がよい。

カラードップラーの観測時間，すなわち同一超音波ビーム方向への送信回数は，パルスドップラーに比べて約1/10である。この比較的短い観測時間と，時間処理の自己相関法によって計測時間が大幅に短縮された。その結果，各点でのドップラー平均周波数と分散が数msで算出することが可能となった。さらに，超音波ビームを2次元的に走査し，自己相関演算することで，血流速度の2次元分布をリアルタイムで表示している。

血流情報は組織断層像と同一画面上に表示され，組織断層像は従来のグレースケールで表示される。血流情報は一般的に，探触子に近づく血流は赤色を，遠ざかる血流は青色を与え，流速に比例した輝度で表示される。これに分散を表す緑色を加えて，流速と同時に乱れの程度が認識できるように表示される。この速度・分散モードのカラーコーディングを図29に示す。

図29 血流情報のカラーコーディング

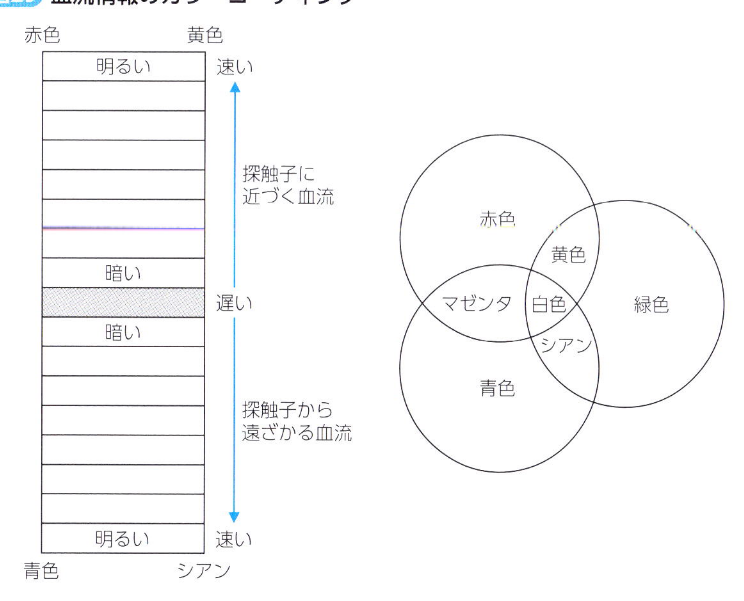

アーチファクト

アーチファクトとは，一般に目的としない不要な信号をいう。超音波断層画像では，本来は存在しない虚像をアーチファクトという。生体内に超音波を照射して画像を得ているが，装置自身は下記の仮定で画像化を行っている。

①音速は一定で，超音波ビームは直進する。
②エコー信号は走査線上のみから得られている。
③超音波パルスは探触子と反射体の間を1回だけ伝搬する。

しかし，生体内部は一様ではないため，上記の仮定に歪みが生じる可能性がある。そのため，アーチファクトが生じるが，その要因を十分理解する必要がある。要因としては，サイドローブ，多重反射，屈折などがある。

①サイドローブおよびグレーティングローブ

p.292〜295でも述べたが，サイドローブおよびグレーティングローブの方向に強い反射体があると，装置はメインローブとの信号と区別ができず，メインローブ方向に反射体が存在するとして表示してしまう。特に，サイドローブおよびグレーティングローブの方向に反射体が直交しているとエコーは強くなり，アーチファクトが出やすい（図30）。胆嚢内，横隔膜，左房内によくみられるが，探触子を少し傾けたり，位置をずらすことにより消えるため，判別することができる。

図30 サイドローブによるアーチファクト

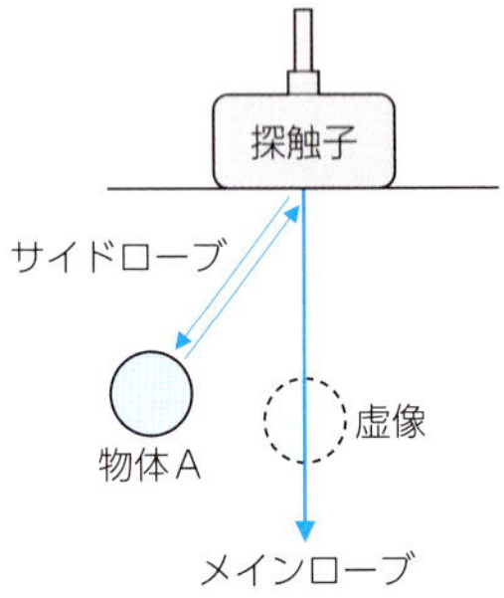

②多重反射（multiple reflection）

生体内に強い反射体があると，探触子と反射体の間で超音波が反射を繰り返すことがある。反射率が大きいため，複数回反射しても反射信号の振幅が大きく，複数回反射伝搬した時間だけずれた信号が画像上に表示され，実際の反射体の深さより深い位置に等間隔で画像が現れる（図31 a）。これを「多重反射」という。比較的浅い位置に強い反射体があり，減衰が少ないとよく生じる。例えば，皮下脂肪層底面からのエコーが多重反射し胆嚢像の中に帯状に現れることがある。多重反射は被検者に深呼吸させたり，

図31 多重反射およびミラー現象によるアーチファクト

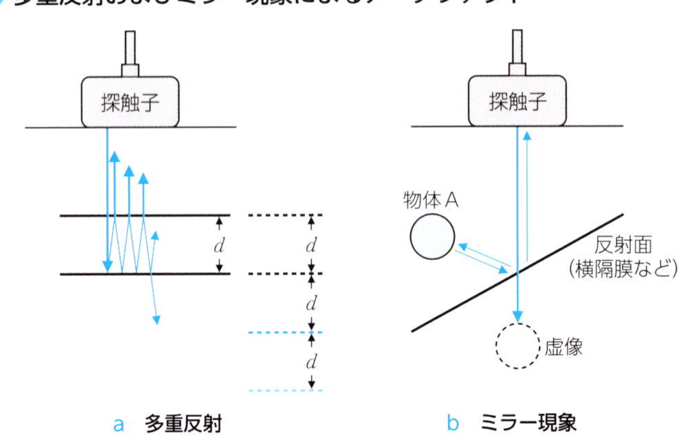

探触子を押しつけたりすると，組織像と多重反射像の動きが異なるため判別することができる。

③ミラー現象

横隔膜のように反射強度が強く，空間的に広い反射面があると，反射面の手前の像が対称的に現れる。これを「ミラー現象（鏡面現象）」という。反射面で超音波が2回反射することから，多重反射の一種といえる。図31bのように，探触子からの超音波ビームが反射面で反射され，物体Aに送信されてエコー信号を放射する。このエコー信号は再び反射面で反射され探触子で受信される。よって，本来の超音波ビーム方向に物体Aがあるように画像化される。

④屈折

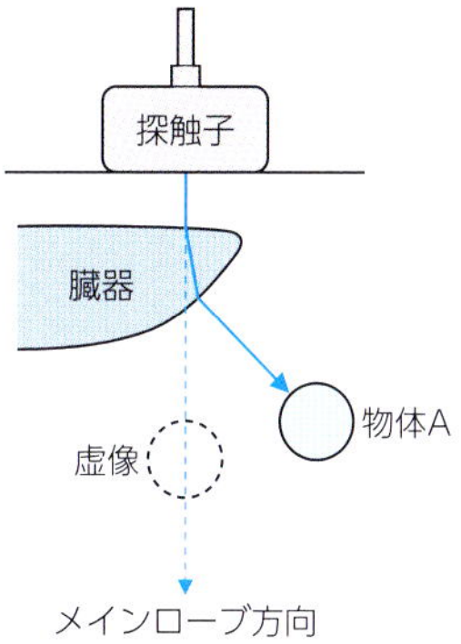

組織，臓器によって音速が異なる。そのため，音響レンズのような作用を行い，超音波ビームが屈折し，反射体の真の位置と異なる場所に現れることがある（図32）。例えば，筋肉の音速は脂肪組織の音速より速いので，筋肉が発達している被検者の場合，1本の血管を2本と表示することがある。

超音波診断装置は，生体内の形態だけでなく，血流分布までリアルタイムで画像化できるが，生体内の複雑さや装置の特性によりアーチファクトが生じる。そのため，断面を変えたりすることで対象を観察し，実際の形態とアーチファクトを判別することが肝要である。

図32 屈折によるアーチファクト

【参考文献】
1）遠藤真広，西臺武弘共編：放射線物理学，オーム社，2008.
2）石山陽事編：ME早わかりQ&A7 脳波計・筋電計・超音波診断装置，南江堂，2005.
3）日本電子機械工業会編：医用超音波機器ハンドブック，コロナ社，1997.

X線CT

「2次元あるいは3次元の物体は，その投影データの無限集合から一意的に再生することができる」と，1917年にオーストリアのラドン（J. Radon）が数学的に証明した。1957年にブレスウェル（R. N. Bracewell）らが電波天文学の分野で，重畳積分法という計算機に適した解法を用い画像再構成法を導いた。このように画像再構成法が数学的に導かれ，かつ電子計算機の急速な進展も手伝い，1972年，イギリスEMI社のハンスフィールド（G. N. Hounsfield）によってX線コンピュータ断層撮影法（computed tomography：CT）が発明された。それまでのX線画像は，3次元構造の人体を透過像とした2次元的表現にとどまっていたが，X線CTの出現により断層像が得られ，3次元的に表現することが可能となった。放射線医学にとって，X線CTの発明はレントゲンのX線発見以来の出来事として高く評価されている。

1 投影データ

X線CTは，被写体外部からX線を照射し，被写体内で減弱した透過X線情報を用いている。つまり，被写体の線減弱係数の分布を画像化したものである。いま，図1aのように，均質な被写体に強度I_0の細い線束のX線を入射させ，透過したX線強度Iを検出器で測定すると，

$$I = I_0 e^{-\mu d} \quad \cdots\cdots ❶$$

となる。ここで，μは被写体の線減弱係数[m^{-1}]，dは厚み[m]である。上式で，I_0とIを測定すれば線減弱係数μと厚みdの積pが求められる。

$$p = \ln\frac{I_0}{I} = \mu d \quad \cdots\cdots ❷$$

一般に，図1bのように被写体は均質ではないので，線束方向の位置xにおける線減弱係数を$\mu(x)$とすれば，

図1 投影データ

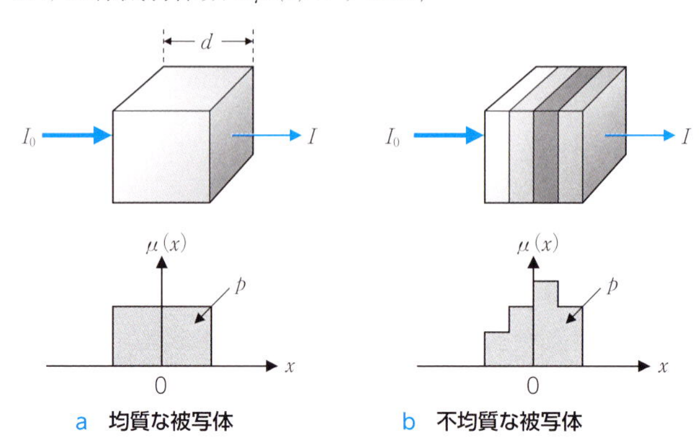

$$p = \ln\frac{I_0}{I} = \int_{-\infty}^{\infty}\mu(x)\,\mathrm{d}x \quad \cdots\cdots ❸$$

となる。つまり，X線の減弱比 (I_0/I) を対数変換することで，X線束が被写体を透過してきた長さに沿った積算値が得られ，これを「**投影データ**(projection data)」という。

被写体内部の線減弱係数の分布を求めるには，被写体の体軸周りのいろいろな方向からX線を照射し，透過X線強度を測定して，投影データを求めなければならない。ここで，被写体の線減弱係数の分布とそれぞれの投影との関係を求めてみる。被写体のスライス面上に直交座標系 x-y を固定して，点 (x, y) での線減弱係数を $\mu(x, y)$ とする。図2のように，X線ビーム L が y 軸に対して角度 θ 方向としたとき，座標系 x-y の原点を中心に角度 θ だけ回転した新たな直交座標系 X-Y を定義する。座標系 x-y と X-Y の関係は,

$$\begin{aligned} x &= X\cos\theta - Y\sin\theta \\ y &= X\sin\theta + Y\cos\theta \end{aligned} \quad \cdots\cdots ❹$$

である。従って，線減弱係数の分布 $\mu(x, y)$ と投影 $p(X, \theta)$ との関係は次式となる。

$$\begin{aligned} p(X,\theta) &= \int_{-\infty}^{\infty}\mu(x,y)\,\mathrm{d}Y \\ &= \int_{-\infty}^{\infty}\mu(X\cos\theta - Y\sin\theta,\ X\sin\theta + Y\cos\theta)\,\mathrm{d}Y \end{aligned} \quad \cdots\cdots ❺$$

この $\mu(x, y)$ より $p(X, \theta)$ を求める変換を「**Radon変換**」という。こうして得られる投影データは，被写体の全周である角度 $0 \leqq \theta < 2\pi$ で取得し，これより被写体内の線減弱係数の分布を求める，つまり，Radon変換の逆問題がX線CTの**画像再構成**(image reconstruction)の問題となる。また，X線ビーム方向と検出器の対が真逆のときの投影データは $p(X, \theta) = p(X, \theta + \pi)$ となるので，投影角度は $0 \leqq \theta < \pi$ でよいことになる。

図2 X線CTの座標系

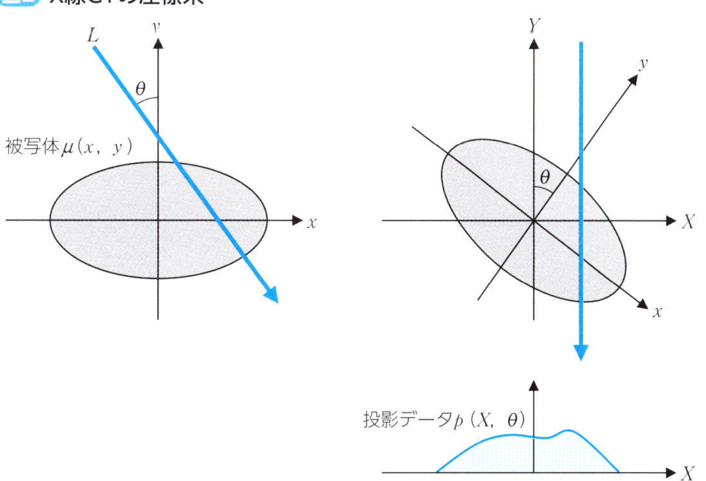

2 X線CTの変遷

CTは開発順序にちなんで第1世代から第5世代に分類されることがある。これは，主として投影データの収集方法の違いを表している。具体的には，①走査方法の違い，②X線ビームの違い，③検出器数の違い，などである。また，ハンスフィールドが発明したCT装置は頭部専用であったが，その翌年の1973年には全身用が開発された。その開発スピードは目を見張るものがあり，第1世代から第4世代への展開にはわずか3年という短さであった。

第1世代

ハンスフィールドによるEMIスキャン装置（EMIスキャナ）の投影データの取得方法は第1世代といわれる。図3に示すように，X線は幅3mmにコリメートされた細い線束（pencil beam）が直線走査（linear scan）（直線スキャン）し，被写体を透過したX線強度は対向した検出器で測定する。直線スキャンが終了すると，X線管－検出器の対を1°回転させ，再び直線スキャンを開始させる。以下この一連の動作を行い，これらを180回，つまり180°まで回転させ，それぞれの投影データを取得していく。このように，スキャンするときX線管－検出器対は並進運動（translate）を行い，スキャンが終了するとX線管－検出器対が回転（rotate）する方式であるため，「translate/rotate（**T/R**）**方式**」ともよばれる。

第2世代

第1世代のX線束はペンシルビームであったが，第2世代では3～15°の扇状（fan beam）で，検出器は6～60個配列されている（図4）。しかしながら，一連の動作は第1世代と同様であるため，T/R方式である。X線ビームはファンビームであるため，直線走査の際に1サンプリング点で複数の投影データを得ることができる。ファンビーム角度がα，検出器数がαとすれば，回転動作をα度ごとに行ってもペンシルビームで1°ごとの回転動作を行った場合と等価のデータを得ることができる。ゆえに，T-Rの動作回数を$1/\alpha$にすることができ，第1世代のペンシルビームに比べ短時間でのスキャンが可能となり，10秒程度となった。

図3 第1世代のスキャン方法

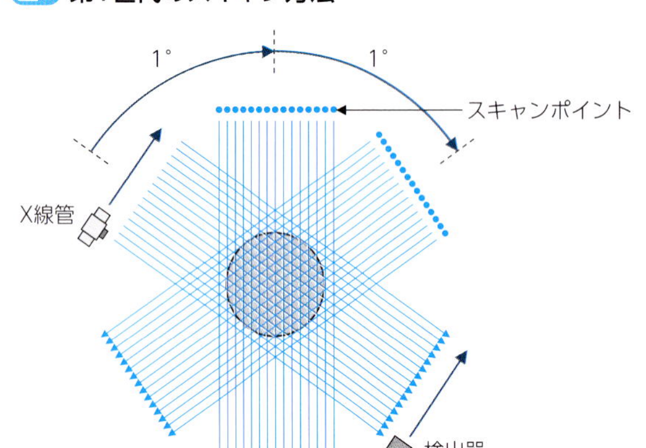

図4 第2世代のスキャン方法

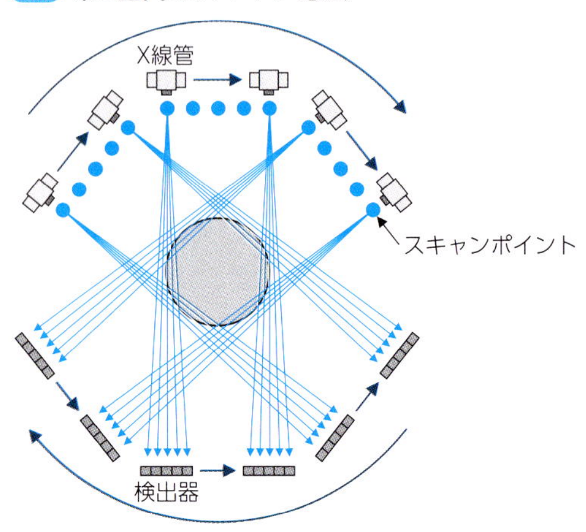

第3世代

X線管－検出器対を被写体の周りで回転させる方式である(図5)。X線束は30～40°と被写体より大きな角度で，検出器は初期で約300，現在では700以上有している。X線管－検出器対は前世代までの直線運動をすることなく被写体の周りを回転するので，「rotate/rotate(**R/R**)**方式**」といわれ，1スライスのスキャン時間は10秒程度である。また，検出器の入射面はX線管の焦点に合わせているため，X線利用効率が高い。しかしながら，この世代はX線管に高電圧を供給させる高電圧ケーブルが接続されていた。そのため，スキャンは右回転と左回転を繰り返す交互回転を行っていた。

図5 第3世代のスキャン方法

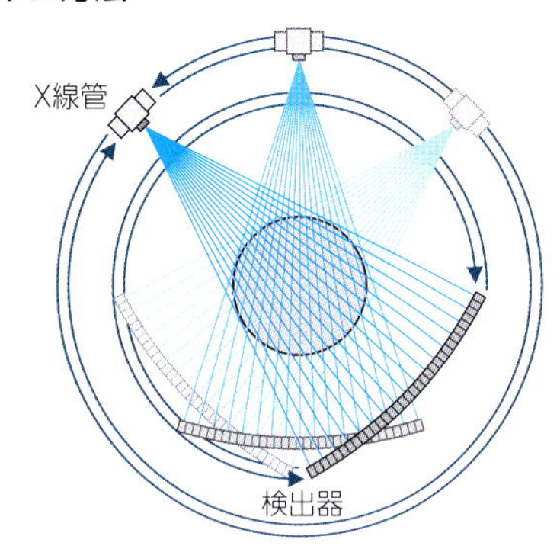

第4世代

検出器はX線管の軌道の外側にリング状に固定して配置され，その検出器数は2,000以上である(図6a)。固定されたリング状検出器の内側をX線管が回転する機構であることから，「stationary/rotate(**S/R**)**方式**」あるいは「rotate/fixed(**R/F**)**方式**」とよばれる。この方式は，X線管が検出器の配置軌道を回転しないことから，X線束の広がりと検出器の方向が一致しないためX線利用効率が悪くなる。さらに，X線束以外の検出器に被写体による側方散乱が入り込むことから，現在では生産されていない。

また，被写体－検出器間距離を短縮するため，X線管軌道をリング状検出器の外側に配置する(図6b)。リング状検出器はX線ビームを避けるように章動運動(nutate)させる。これによって，リング状検出器のリング径も小さくすることができる。この方式は「nutate/rotate(**N/R**)**方式**」といわれる。

図6 第4世代のスキャン方法

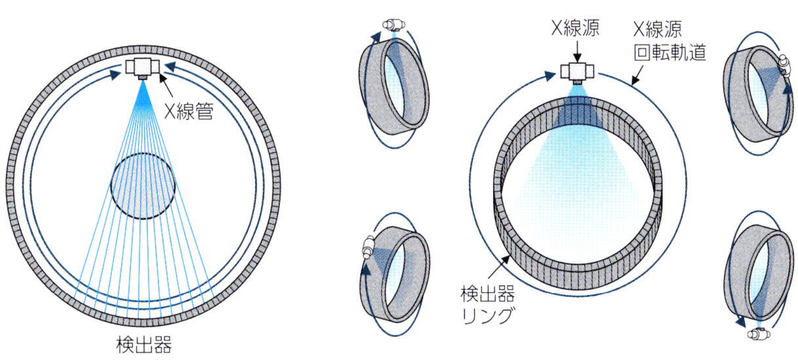

a 第4世代スキャン方法　b 章動方式の第4世代

新第３世代

第3世代のX線管および検出器はケーブルでガントリと接続されていたため，時間分解能の点で問題があった。そこで，X線管および検出器の接続ケーブルをスリップリング（slip-ring）や光伝送に置き換えたことで同一方向への連続回転が可能となり，新第3世代方式といわれる。現在のCTの主流となっている。スリップリングや光伝達は第4世代にも応用されたが，普及はしなかった。

第５世代

さらなる高速スキャンを実現するために，X線管を被写体の周りで回転させるのでなく，被写体の周りのリング状ターゲットに電子ビームを偏向させ，X線を発生する方式である（scanning electron beam）。図7のように，電子銃で放射された電子ビームを電子制御で加速偏向させ，リング状ターゲットに照射しX線を発生させる。扇状のX線ビームは回転走査し，被写体を透過後，210°の円周上に固定配置された検出器で検出される。このように，X線ビーム走査は電子的に制御されるため，50～100 msの短時間撮影が可能となり，心臓などの動きの速い臓器に適用される。しかし，マルチスライスCT装置の出現と心電図同期により3次元画像が得られるようになり，臨床的適用は限定的なものとなった。

図7 第5世代のスキャン方法

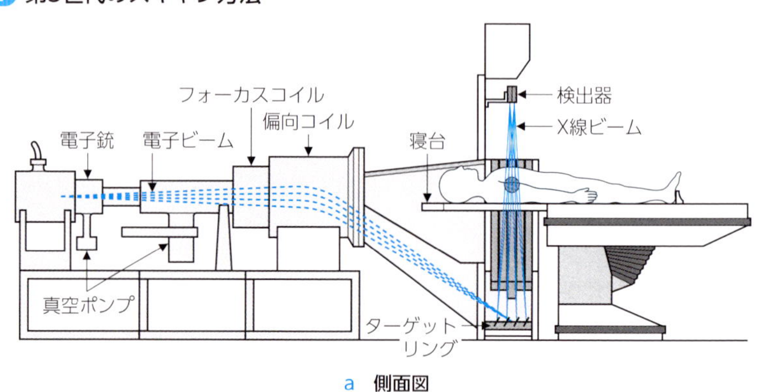

a 側面図

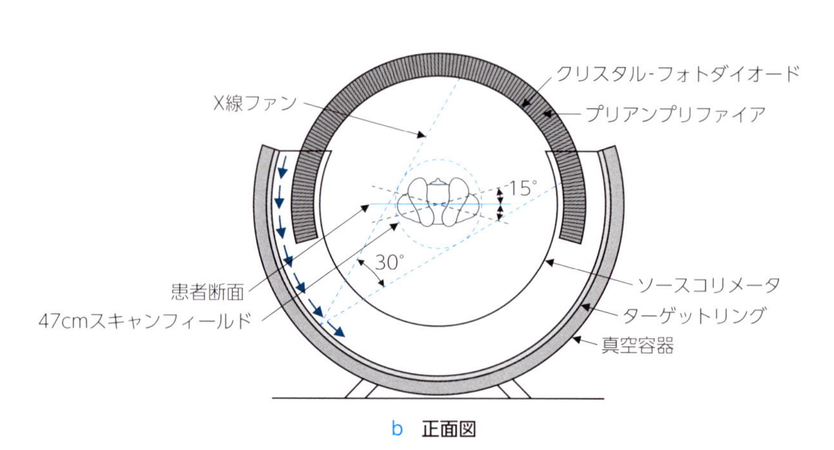

b 正面図

螺旋(らせん)CT装置

画像再構成の原理から，被写体は静止している必要がある。これは目的とする断層像を得るには，その断層面の周囲からの投影データが必要とされる。また，X線管-検出器が連続回転していても寝台をスライス厚ごとに移動する方法では検査時間がかかることになる。そこで，X線管-検出器の連続回転機構と寝台の連続移動機構を行い，検査時間の短縮を図った。そのため，図8aのようにスキャン軌道は被写体に対して螺旋を描くことから，この装置を「**螺旋CT装置**(helical CT)」という。画像再構成の際には，寝台移動によるモーションアーチファクト(motion artifact)が生じるため，その軽減を目的に2回転分のスキャンデータから同じ回転位相の投影データを用いて補間し，1スライス面の画像を得る(360°補間法)。あるいは1回転強のデータから180°回転位相のずれた投影データを用いて補間する方法(180°対向ビーム補間法)が考案された。

図8 螺旋スキャンおよびマルチスライスCT装置

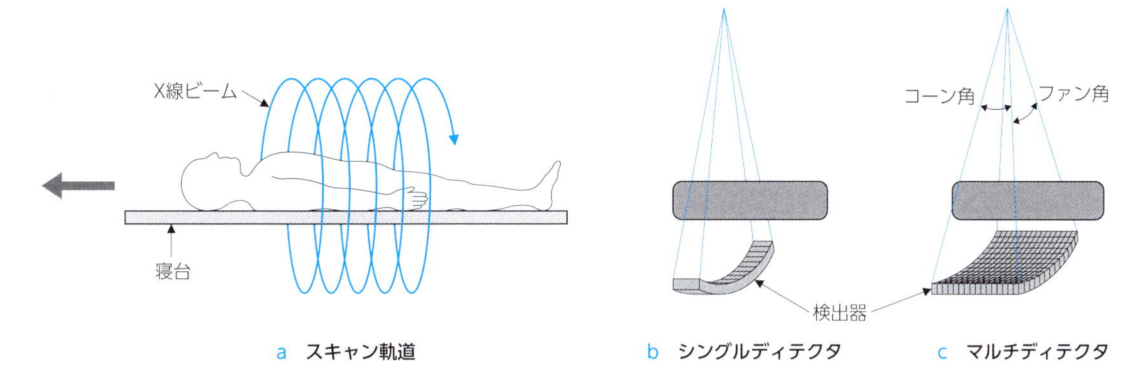

a スキャン軌道　b シングルディテクタ　c マルチディテクタ

マルチスライスCT装置

第3および第4世代方式は，図8bのようにX線ビーム方向に数百の検出器が一列に配置されていた。つまり，目的とする1つのスライス面のみであった(シングルスライスCT)。1998年，スライス面と直交する方向，つまり図8cのように体軸方向に検出器を複数列配置させ，1回転で複数分のスライス面を得ることができる**多列検出器CT装置**(multi-slice CT あるいはMulti-detector-row CT：MDCT)が開発された。また，従来のシングルスライスCT装置では検出器の幅(体軸方向)が最大スライス幅となり，それより薄いスライス厚を得るにはX線ビームをコリメート(図9a)するか検出器の前に「ビームトリマ(beam trimer)」とよばれる遮蔽板(図9b)を設置しなければならない。しかし，本装置は二次元配置された検出器を電子スイッチで切り替え，その組み合わせによりスライス幅を変化させることが可能である。現在では同時収集可能なスライス数は128まで発展しておりさらに320列が開発される状況である。1つの検出器幅が0.5 mmであることから，1回転で体軸方向に16 cm分が同時に収集できることになり，検査時間の短縮および患者被ばく低減の点から期待が寄せられる。

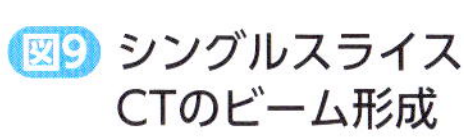
図9 シングルスライスCTのビーム形成

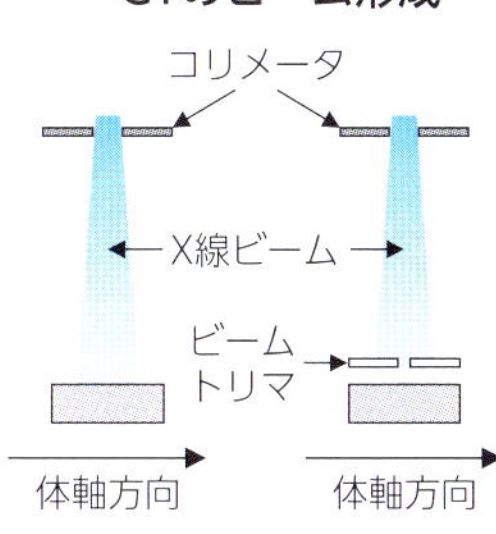

3 画像再構成法

逐次近似法

初期のCT装置には，計算が簡単でメモリが少なくてすむ**逐次近似法**(iterative approximation)が用いられていた。X線束上の線減弱係数の積算である投影値と仮定値とを比較し，その都度補正を加える。投影値と補正値とが受け入れられる誤差範囲になるまで，補正を繰り返す方法である。簡単に説明するため図10に示すように，4つのマトリクスを考える。

①X軸，Y軸および斜め方向による加算値：a
②X軸方向には2つのマトリクスがあるので加算値をそれぞれ2で割り，新たにマトリクスに代入：b
③bのY軸方向の加算値とaの値との差をとり，2つのマトリクスがあるのでそれぞれ2で割る。この値をbのY軸方向のマトリクスに加算：c
④cの斜め方向の加算値とaの値との差をとり，2つのマトリクスがあるのでそれぞれ2で割る。この値をcの斜め方向のマトリクスに加算：d

図10 逐次近似法による画像再構成

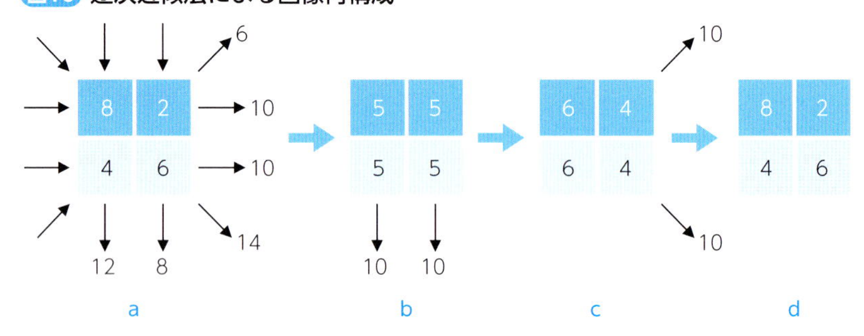

この手法では，X線ビームが各マトリクスを同じように通過するわけではなく，一部分しか通過しない場合もあるため，その補正を考慮しなければならない。また，繰り返し時間，収束性などについて問題が多々あり，現在では使用されていない。

逆投影法

投影データにより断面を復元する簡単な方法として，**逆投影法**(back projection)がある。この方法は画質の点で問題があるため，実際には用いられないが，投影を理解するには重要である。いま、円柱中心の点データに対する逆投影を考える。図11aのようにX線ビームの透過線量分布が得られたとすると，これを逆に多方向から投影すると中心部に星状の画像が再構成される(図11b)。

図11 逆投影法による画像再構成

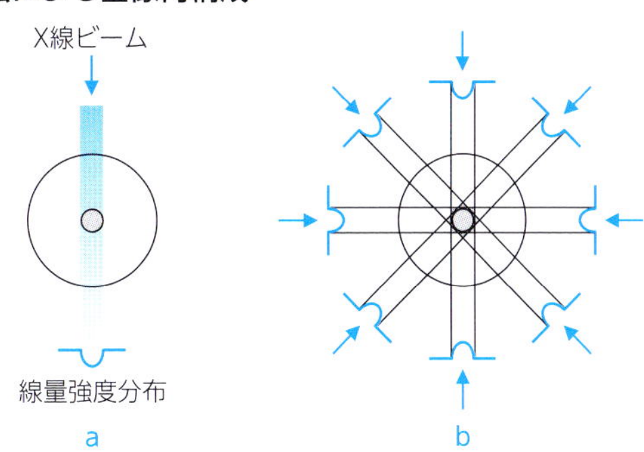

この逆投影法による画像再構成を計算してみる。図12aに示すように，3×3のマトリクスの中心が80でほかは0とする。このマトリクスの0°方向(①)と45°方向(②)の投影データは，図12bとなる。この投影データから逆投影を行うと図12cとなる。各マトリクスの上段は0°方向から，下段は45°方向からの数値を示している。投影は8方向からであるため，各マトリクスは①～⑧の投影データを加算する(図12d)。最後に，各マトリクスの数値を投影数で除すと図12eになる。

図12 逆投影法による計算

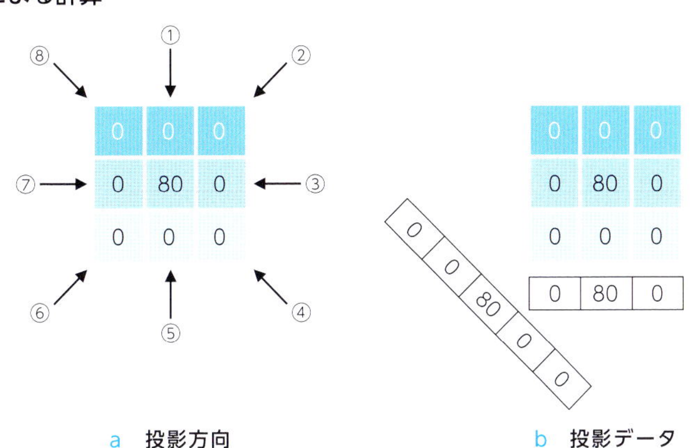

a 投影方向

b 投影データ

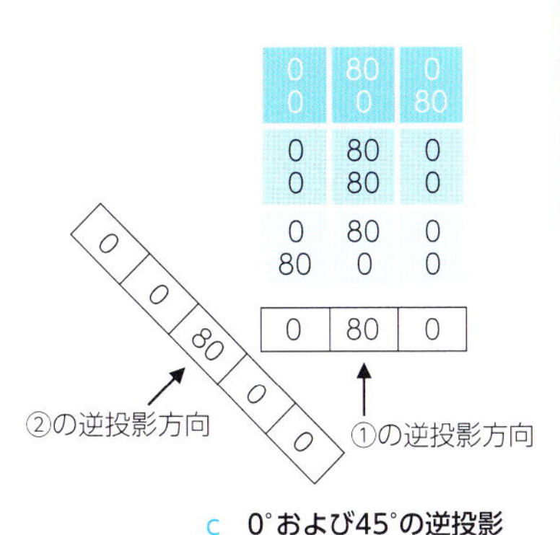

c 0°および45°の逆投影

0+0+0+80+ 0+0+0+80 =160	80+0+0+0+ 80+0+0+0 =160	0+80+0+0+ 0+80+0+0 =160
0+0+80+0+ 0+0+80+0 =160	80+80+80+ 80+80+80+ 80+80=640	0+0+80+0+ 0+0+80+0 =160
0+80+0+0+ 0+80+0+0 =160	80+0+0+0+ 80+0+0+0 =160	0+0+0+80+ 0+0+0+80 =160

d ①～⑧の逆投影の加算値

20	20	20
20	80	20
20	20	20

e 最終結果

フーリエ変換法

実空間(x, y)に対応する周波数空間の角周波数の座標を(u, v)で表し，被写体の線減弱係数の分布$\mu(x, y)$の2次元フーリエ変換を$F(u, v)$とすると，

$$F(u,v) = \iint \mu(x,y)\, e^{i2\pi(ux+vy)}\mathrm{d}x\mathrm{d}y = \iint \mu(x,y)\exp\left(i2\pi(ux+vy)\right)\mathrm{d}x\mathrm{d}y \quad \cdots\cdots ❻$$

と表される。上式で$u=0$とすると，

$$F(0,v) = \int\left\{\int \mu(x,y)\mathrm{d}x\right\}e^{-i2\pi vy}\mathrm{d}y = \int\left\{\int \mu(x,y)\mathrm{d}x\right\}\exp(-i2\pi vy)\mathrm{d}y \quad \cdots\cdots ❼$$

となる。ここで，

$$g(y) = \int \mu(x,y)\,\mathrm{d}x$$

と置くと，この$g(y)$は$\mu(x, y)$をy軸方向に積分したもので，**式❼**はその1次元フーリエ変換となる。このことは一般的にどの方向の投影データでも成立する。**図13**に示すθ方向の投影データを考える。

図13 投影データとフーリエ変換

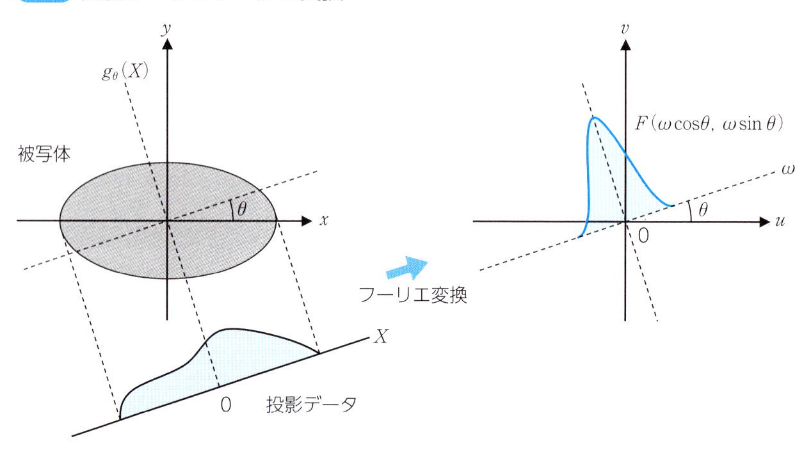

$$g_\theta(X) = \iint \mu(x,y)\,\delta(x\cos\theta + y\sin\theta - X)\,\mathrm{d}x\mathrm{d}y \quad \cdots\cdots ❽$$

ここで，$\delta(*)$はデルタ関数，$x\cos\theta + y\sin\theta = X$は原点からの距離が$X$で投影方向と同じ傾きをもった直線を示している。つまり，$g_\theta(X)$は直線$x\cos\theta + y\sin\theta = X$のデータを積分したものとなる。

式❻のフーリエ変換を極座標系(ω, θ)に変換すると，

$$\begin{aligned}F(\omega,\theta) &= \iint \mu(x,y)\,e^{-i2\pi\omega(x\cos\theta + y\sin\theta)}\mathrm{d}x\mathrm{d}y \\ &= \iiint \mu(x,y)\,\delta(x\cos\theta + y\sin\theta - X)\,e^{-i2\pi\omega X}\mathrm{d}x\mathrm{d}y\mathrm{d}X \\ &= \int g_\theta(X)\,e^{-i2\pi\omega X}\mathrm{d}X \quad \cdots\cdots ❾\end{aligned}$$

となる。よって，投影データを1次元フーリエ変換し，そのフーリエ空間のデータを逆変換することにより，実空間のデータを得ることができる。すなわち，

$$\mu(x,y) = \iint F(u,v)e^{i2\pi(ux+vy)}\mathrm{d}u\mathrm{d}v$$
$$= \int_0^{2\pi}\mathrm{d}\theta\int_0^{\infty}F(\omega,\theta)e^{i2\pi\omega(x\cos\theta+y\sin\theta)}\omega\mathrm{d}\omega \quad \cdots\cdots ⑩$$

である。

フィルタ補正逆投影法

p.314で述べた逆投影法を考える。θ方向の投影データの逆投影$b_\theta(x, y)$は，

$$b_\theta(x,y) = \int g_\theta(X)\delta(x\cos\theta + y\sin\theta)\mathrm{d}X \quad \cdots\cdots ⑪$$

となる。逆投影像は各θ方向の逆投影データを積分したもの〔$\mu_b(x, y)$〕であるから，

$$\mu_b(x,y) = \int_0^{\pi}b_\theta(x,y)\mathrm{d}\theta$$
$$= \int_0^{\pi}\mathrm{d}\theta\int_{-\infty}^{\infty}g_\theta(X)\delta(x\cos\theta + y\sin\theta - X)\mathrm{d}X \quad \cdots\cdots ⑫$$

となる。ここで，$g_\theta(X)$はθを固定し，Xを変数とした関数である。これは，そのフーリエ変換である$F(\omega, \theta)$を逆変換したもの，すなわち，式⑨より，

$$g_\theta(X) = \int_{-\infty}^{\infty}F(\omega,\theta)e^{i2\pi\omega X}\mathrm{d}\omega \quad \cdots\cdots ⑬$$

であるため，式⑫は，

$$\mu_b(x,y) = \int_0^{\pi}\mathrm{d}\theta\int_{-\infty}^{\infty}F(\omega,\theta)e^{i2\pi\omega(x\cos\theta+y\sin\theta)}\mathrm{d}\omega \quad \cdots\cdots ⑭$$

上式と式⑩を比較すると，式⑩の被積分項内のωが上式にはない。よって，式⑩のデータを得るには，$F(\omega, \theta)$の代わりに$|\omega|F(\omega, \theta)$を用いればよい。

フーリエ空間での乗算は実空間では重畳（畳み込み，convolution）演算となる。また，実空間はサンプリングされており，その間隔をwとするとサンプリング定理より，フーリエ空間では$X=1/2w$で帯域制限されることになる。従って，フーリエ空間での補正関数は図14のようになる。このフーリエ変換の逆変換を求めると，

図14 Ramachandoranの補正関数

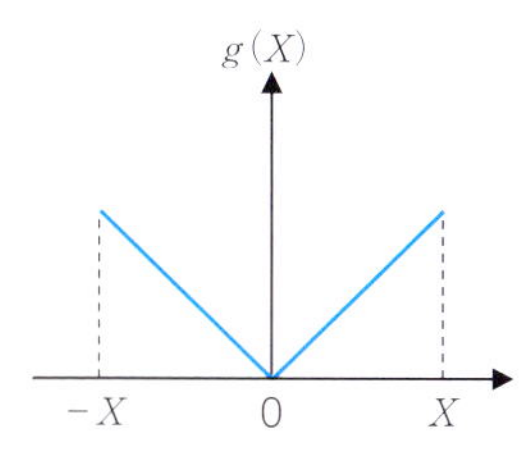

$$g(\gamma) = \int_{-X}^{X}|\omega|\cos2\pi X\omega\mathrm{d}\omega$$
$$= \frac{X}{\pi r}\sin2\pi Xr - \frac{1}{2(\pi r)^2}(1-\cos2\pi Xr) \quad \cdots\cdots ⑮$$

ここで，$r=nw(n=0,\ \pm1,\ \pm2,\ \cdots)$と置くと，

$$g(kw)=\begin{cases}1/(2w)^2 & k=0\\ -1/(\pi kw)^2 & k：奇数\\ 0 & k：偶数(\neq 0)\end{cases} \quad \cdots\cdots ⑯$$

これは，図15に示すような関数となる(Ramachandoranの補正関数)。このようなフィルタをかけてから逆投影を行い，再構成像を得る方式を「**フィルタ補正逆変換法**(filtered back projection method)」という(図16)。実際には更に改良された「**Shepp・Loganの補正関数**」といわれるフィルタ関数(図17)がよく使用されている。

図15 データ空間でのRamachandoranの補正関数

図16 フィルタ補正逆投影の概略

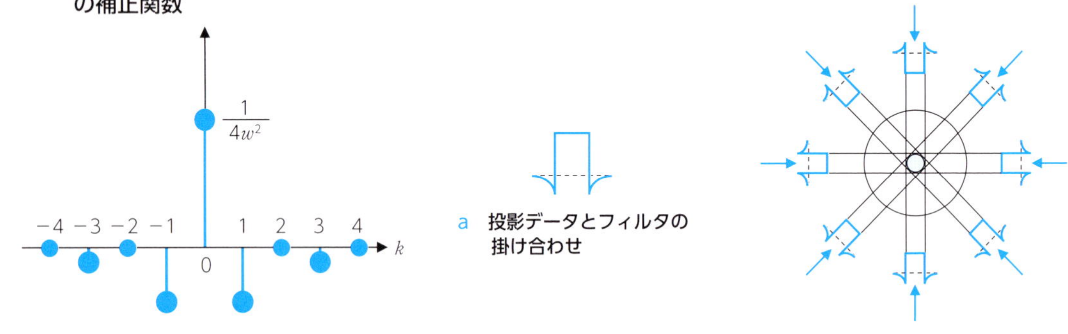

a 投影データとフィルタの掛け合わせ

b 補正投影データを基に逆投影

図17 Shepp・Loganの補正関数

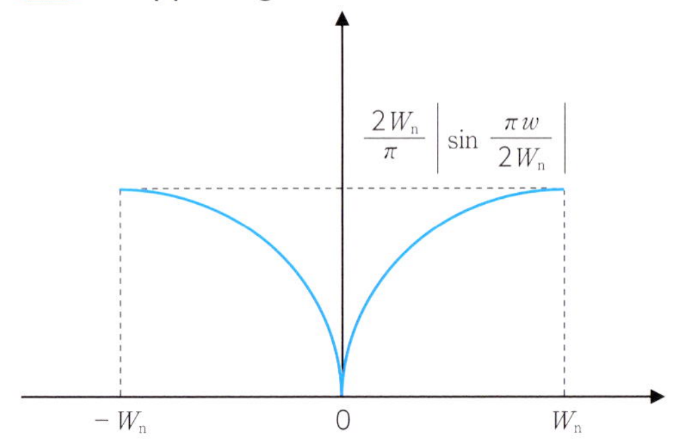

4 CT値とウインドウ

CT値

画像再構成で得られた線減弱係数値の分布は，以下の式により**CT値**に変換される。

$$\text{CT値}=k\frac{\mu_m-\mu_w}{\mu_w} \quad \cdots\cdots ⑰$$

ここで，μ_mはある生体組織の線減弱係数，μ_wは水の線減弱係数，kは比例定数で1,000と定められている。上式に対して，空気の線減弱係数μ_{air}は水のそれに比べて非常に小さい($\mu_{air}\approx 0$)。よって，空気のCT値は−1,000

〔$=1,000(0-\mu_w)/\mu_w$〕となる。一方，骨の線減弱係数は水のそれの2倍以上であるが，2倍と仮定すると骨のCT値は＋1,000〔$=1,000(2\mu_w-\mu_w)/\mu_w$〕となる。つまり，CT画像は空気から骨までのCT値範囲（－1,000～＋1,000）で表され，この値を「**ハンスフィールド値**（Haunsfield unit：HU）」とよんでいる。

ここで，CT値は絶対値ではないことに注意しなければならない。本来，CT値は70 keVの単色エネルギーの線減弱係数値から算出される。しかし，CT装置からのX線スペクトルは連続X線であることから，被写体を通過していくに従い実効エネルギーは変化することになる。さらに，管電圧やフィルタ厚によっても実効エネルギーは変化する。よって，被写体の状況や線質依存性によりCT値は変動することになる。

ウインドウ幅とウインドウレベル

前項で示したように，CT値は－1,000～＋1,000の階調性をもっているが，ディスプレイ上に白黒の濃度差としてすべて表示させても十分なコントラストが得られない。そこで，目的とする範囲を設定しコントラストよく表示させるウインドウ機構が用いられる。図18に示すように，**ウインドウ幅**（window width）および**ウインドウレベル**（window level）を設ける。ウインドウ幅とはCT値の範囲，ウインドウレベルとはウインドウ幅の中央値である。一般的に，ディスプレイ上に表示する階調数は256階調で十分であるため，CT装置はウインドウ幅を通常256階調として表示させている。例えば，ウインドウレベルを0 HU，ウインドウ幅を300 HUと設定すると－150 HU～＋150 HUが階調対象となり，－150 HU以下は最低輝度（黒），＋150 HU以上は最高輝度（白）となる。

図18 ウインドウ幅とウインドウレベル

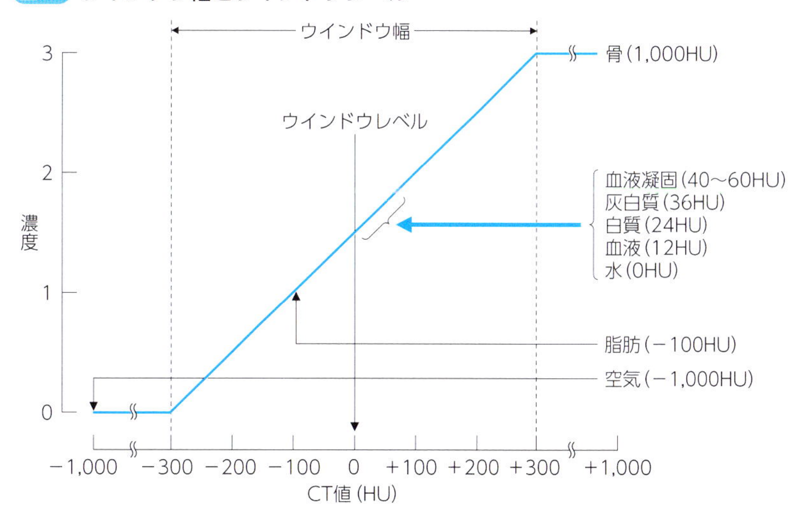

【参考文献】
1）岩井喜典，斎藤雄督，今里悠一：医用画像診断装置 —CT，MRIを中心として—，コロナ社，1988.
2）西臺武弘：放射線医学物理学，文光堂，2002.
3）辻岡勝美，花井耕造共編：放射線技術学シリーズ　CT撮影技術学，オーム社，2006.
4）中村　實監修：[診療画像検査法]最新・X線CTの実践，医療科学社，2006.
5）中村　實監修：[診療画像検査法]医用放射線物理学，医療科学社，2006.
6）橋本健幸，横井孝司，篠原広行：SPECT画像再構成の基礎，医療科学社，2006.

MRI

1946年，ハーバード大学のパーセル（E. M. Purcell），テリー（H. C. Torry），パウンド（R. V. Pound）が，またそれとは別に，スタンフォード大学のブロッホ（F. Bloch），ハンセン（W. W. Hansen），パッカード（M. Packard）らによって，核磁気共鳴（nuclear magnetic resonance）現象の測定が最初に行われた。医学診断に応用する試みは，1971年，ニューヨーク州立大学のダマディアン（R. V. Damadian）による悪性腫瘍組織の緩和時間が正常組織に比べ約2倍長いという報告から始まった。ついで，同大学のラウターバー（P. C. Lauterbur）が，1973年にX線CTの画像再構成法と同様の投影法を利用した，「ズーグマトグラフィ（zeugmatography）」といわれる方法を用いて断層像を得た。生きているヒトの画像は，1976年にマンスフィールド（P. Mansfield）によって報告され，手と胸部は1977年，頭部と腹部は1978年に報告された。

1 核磁気共鳴の物理原理

原子核の磁性

すべての原子は原子核をもっており，原子核は陽子と中性子から構成されている。両粒子は高速で自転しており，これを「スピン（spin）」という。その大きさは角運動量で表され，$\hbar/2$で与えられる。ここで，$\hbar = h/(2\pi)$で，hはプランク定数（Plank constant）（$=6.6255\times10^{-34}$ Js）である。さらに，陽子や中性子は電子のように軌道運動をしており，それに由来する**軌道角運動量**（orbital angular momentum）をもつことになる。その軌道角運動量の大きさは$\hbar$の整数倍で，スピンとベクトル的に合成でき，その粒子の全角運動量となる。

陽子や中性子の角運動量（全角運動量）の向きは2つあり，対となるように原子核中に配置される。そのため，陽子や中性子が対となると角運動量は打ち消し合って0となるが，質量数が奇数または原子番号が奇数の原子核はすべて角運動量をもつことになる。その原子核の角運動量を「**核スピン**（nuclear spin）」あるいは「**スピン角運動量**（spin angular momentum）」という。**表1**に生体を構成する主要原子核の磁気的性質をまとめる。**表1**に示すように，人体のMRIを考えると対象とする原子核は^{1}Hのみとなることがわかる。よって，特に断らない限り^{1}H原子核を中心に扱う。

角運動量をもつ原子核はスピンすることにより（電荷が円運動を行い円電流と考えられる）磁場が誘起され，その軸はスピンの軸と一致し，大きさと方向は**磁気モーメント**（magnetic moment），$\vec{\mu}$で表される（**図1a**）。

スピン角運動量$\vec{L}$との関係は,

$$\vec{\mu} = \gamma \vec{L} \quad \cdots\cdots ❶$$

で与えられる。ここで,γは「**磁気回転比**(gyromagnetic ratio)」とよばれ,核種により決まる定数である。また,磁気モーメントを有する物体を「**磁気双極子**(magnetic dipole)」という。円電流で発生する磁場は,棒磁石による磁場形成と同等であるため(図1b),円電流は磁気双極子と見なすことができる。

表1 生体を構成する主要核種の磁気的性質

核種	核子数(陽子/中性子)	天然存在比[%]	スピン量子数[$h/2\pi$]	共鳴周波数[MHz]	相対感度(^{1}Hを100とする)
^{1}H	1/0	99.985	1/2	42.58	100
^{2}H	1/1	0.015	1	6.54	0.97
^{13}C	6/7	1.108	1/2	10.71	1.59
^{14}N	7/7	99.63	1	3.08	0.10
^{15}N	7/8	0.37	1/2	4.31	0.10
^{17}O	8/9	0.037	5/2	5.77	2.91
^{23}Na	11/12	100	3/2	11.26	9.25
^{25}Mg	12/13	10.3	5/2	2.61	0.27
^{31}P	15/16	100	1/2	17.24	6.63
^{35}Cl	17/18	75.53	3/2	4.17	0.47
^{39}K	19/20	93.1	3/2	1.99	0.05
^{43}Ca	20/23	0.145	7/2	2.86	6.40

図1 円電流および棒磁石による磁場

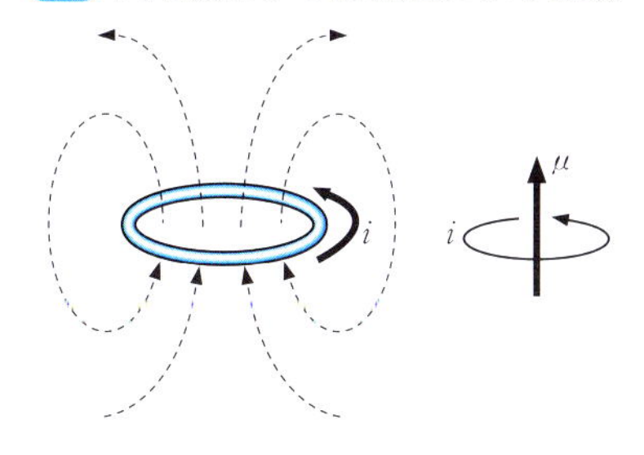

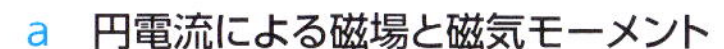

a 円電流による磁場と磁気モーメント

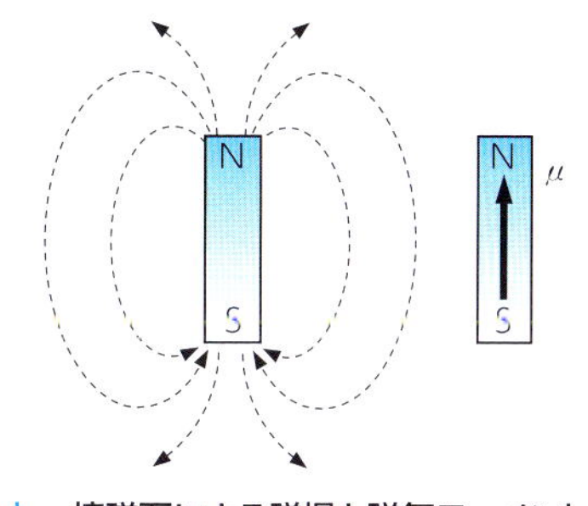

b 棒磁石による磁場と磁気モーメント

磁気モーメントの方向

磁気双極子は外部磁場がない限り,その方向はランダムであり,集団としては,磁気的性質はない。しかし,磁場中に置かれると磁気双極子は量子化された方向に分裂する(ゼーマン効果:Zeeman effect)。ここで,スピン角運動量$\vec{L}$を決定するものにスピン量子数Iがあり,Iは0,1/2,1,3/2,2,5/2などの整数あるいは半整数である。原子核の場合には陽子数pおよび中性子数nにより,次の原則となる。

①pもnも偶数　→　$I=0$
②pとnのどちらかが奇数　→　$I=$半整数
③pもnも奇数　→　$I=$整数

スピン角運動量$\vec{L}$の大きさLはスピン量子数Iにより，

$$L=\hbar\sqrt{I(I+1)} \quad \cdots\cdots 2$$

で表される。次に，$\vec{L}$の方向は以下のように$(2I+1)$個あり，

①$I=$半整数：$-I, 1-I, 2-I, \cdots, -1/2, 1/2, \cdots, I-2, I-1, I$
②$I=$整数　：$-I, 1-I, 2-I, \cdots, -1, 0, 1, \cdots, I-2, I-1, I$

となる。これらを「磁気量子数（magnetic quantum number：m）」といい，このmが$\vec{L}$の方向を決定することになる。さらに$m\hbar$が$\vec{L}$のz（磁場方向）成分となり，z軸と$\vec{L}$のなす角度θは，

$$\cos\theta=\frac{m}{\sqrt{I(I+1)}} \quad \cdots\cdots 3$$

となる（図2）。ただし，x-y方向には制限がないため，頂角が2θの円錐側壁上ならばどこでもよいことになる。

図2 磁場中に置かれた原子核の角運動量

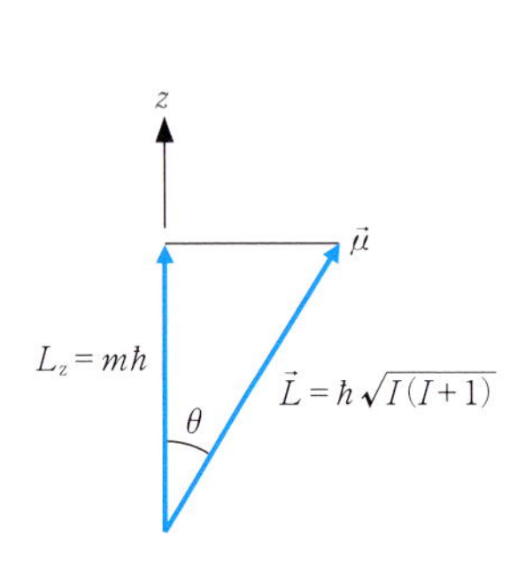

a　z方向に磁場がかけられた場合，角運動量Lのz成分が決定される。

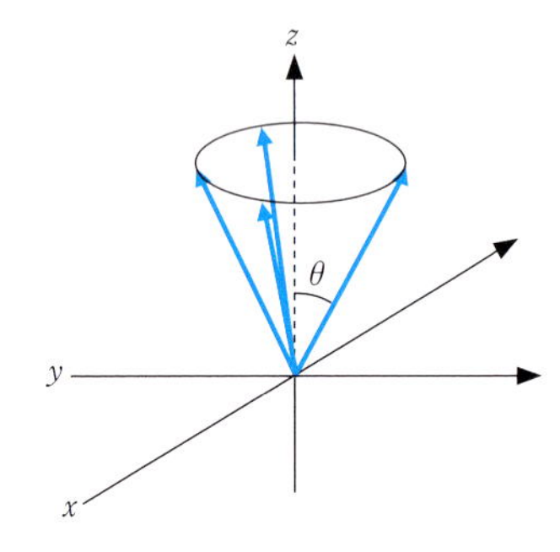

b　x-y方向には制限がないため，頂角が2θの円錐側壁上ならばどこでもよいことになる。

例として，^{1}Hを考える。^{1}Hはスピン量子数$I=1/2$，磁気量子数$m=1/2, -1/2$であることから，スピン角運動量の大きさLおよび角度θは，

$$L=\hbar\sqrt{I(I+1)}=\frac{h}{2\pi}\sqrt{\frac{1}{2}\left(\frac{1}{2}+1\right)}=1.054\times10^{-34}\times\frac{\sqrt{3}}{2}=9.131\times10^{-35}\,[\mathrm{J\cdot s}]$$

$$\cos\theta=\frac{m}{\sqrt{I(I+1)}}=\frac{\pm\frac{1}{2}}{\sqrt{\frac{1}{2}\left(\frac{1}{2}+1\right)}}=\pm0.577$$

となり，角度は55°および125°となる（図3）。また，$\vec{L}$のz成分の大きさL_zは次のようになる。

$$L_z = m\hbar = m\frac{h}{2\pi} = \frac{1}{2} \times \frac{6.6255 \times 10^{-34}}{2\pi} = 5.272 \times 10^{-35}\,\mathrm{J \cdot s}$$

図3 磁場中に置かれた[1]H原子核のスピン角運動量

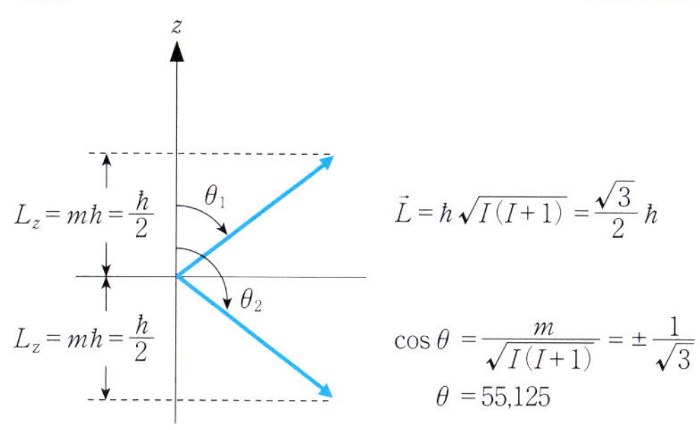

磁気モーメントのエネルギー状態

[1]H原子核が外部静磁場B_0中にあることを考える。前項で述べたように，磁気モーメント$\vec{\mu}$は$\theta = 55°$あるいは125°のどちらかの状態となる。$\theta = 55°$を「上向きスピン」あるいは「α状態」といい，125°を「下向きスピン」あるいは「β状態」という。両状態のエネルギー準位は，$\vec{\mu}$のz軸成分μ_zと磁場B_0の積で表される。

$$E = -\mu_z B_0 = -\gamma\hbar m B_0 \quad \cdots\cdots ④$$

ここで，mは磁気量子数を示し，α状態で1/2，β状態で−1/2である。従って，α状態のエネルギー準位E_αとβ状態のエネルギー準位E_βは，

$$E_\alpha = -\frac{\gamma\hbar B_0}{2} < E_\beta = \frac{\gamma\hbar B_0}{2} \quad \cdots\cdots ⑤$$

となり，α状態はβ状態よりエネルギーが低く，両状態のエネルギー差ΔEは次式となる。

$$\Delta E = E_\beta - E_\alpha = \gamma\hbar B_0 \quad \cdots\cdots ⑥$$

また，両状態の相対的な分布はボルツマン（Boltzmann）の分布関数から求められる。

$$\frac{N_\alpha}{N_\beta} = \exp\frac{\Delta E}{kT} = \exp\frac{\gamma\hbar B_0}{kT} \approx 1 + \frac{\gamma\hbar B_0}{kT} \quad \cdots\cdots ⑦$$

ここで，N_α，N_βはαおよびβ状態にある磁気モーメントの数，Tは絶対温度，kはボルツマン定数（$= 1.38066 \times 10^{-23}$ J/K）である。絶対温度$T = 0$ Kでは，エネルギー準位が低いα状態のみであるが，常温では$kT > \gamma\hbar B_0$であることから，N_αがわずかにN_βより多いことになる（図4）。

例えば，$T = 300$ K（27℃），$B_0 = 10{,}000$ Gauss（1 T）での[1]H原子核の場合を考えると，$N_\alpha / N_\beta \approx 1.000007$となる。これは[1]H原子核が200万個あると

き，両状態の差は$N_\alpha/N_\beta=7$個ということで，非常に少ないことがわかる。また，両状態の差は磁場B_0に比例するが，そのオーダーはppm単位(1/100万)である。

図4 磁場中に置かれた[1]H原子核のエネルギー状態

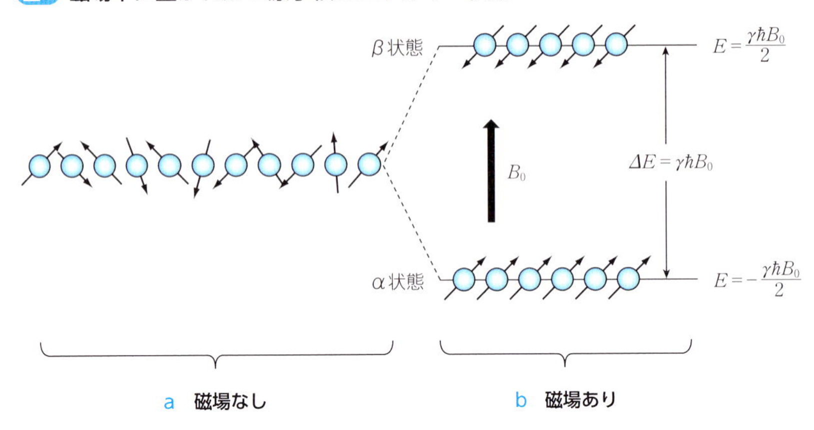

歳差運動と磁化ベクトル

磁気モーメント$\vec{\mu}$が静磁場$\vec{B}_0$と平行ではない場合，$\vec{B}_0$から偶力を受け，$\vec{\mu}$と$\vec{B}_0$と直交する方向に回転力(トルク)が生じる。これは，独楽(コマ)が自転していて，自転軸が鉛直方向から傾いている時の独楽の動作と同様の現象である。図5aのように，独楽の自転軸と重力方向が平行でないと，紙面に垂直な方向にトルクが生じて，独楽は歳差運動(味噌すり運動：precession)することになる。磁気モーメントも静磁場方向と平行ではないので，静磁場(z軸)を中心に歳差運動を行う。この運動を「**ラーモア歳差運動**(Larmor precession)」といい，その回転周波数を「**ラーモア周波数**(Larmor frequency)」または「**共鳴周波数**」という。ラーモア周波数ν_0〔ラーモア角周波数$\omega_0(=2\pi\nu_0)$〕は磁場B_0に比例し，比例定数は磁気回転比γとなる。

$$\nu_0=\frac{\gamma B_0}{2\pi},\quad \omega_0=\gamma B_0 \quad \cdots\cdots ⑧$$

図5 独楽および磁気モーメントに働く偶力

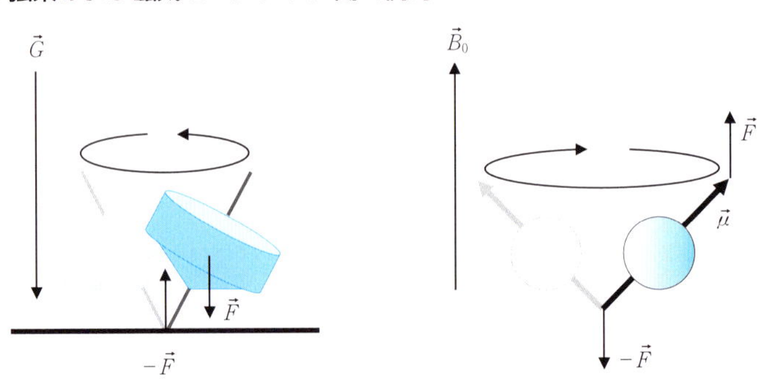

磁場のない状態では，個々の原子核の磁気モーメントはランダムな方向を向いているため，巨視的立場から観測すると磁性はない。しかし，外部静磁場中に置かれると，前述したとおり原子核の角運動量に制限が加わり，かつ，エネルギー準位の低い状態のほうが多く存在することになる。従って，巨視的な体積中の磁気モーメントのベクトル合成を考えると，そのベクトル和$\vec{M}$は外部磁場方向となる(図6)。これを「**磁化ベクトル**(magnetization vector)」といい，外部磁場方向成分を「縦磁化」という。

図6 巨視的磁化ベクトル

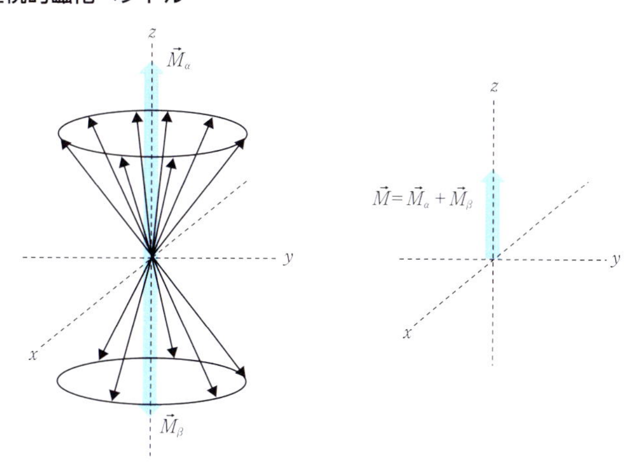

共鳴現象

^{1}H原子核の個々の磁気モーメントは，α状態あるいはβ状態に固定されるのではなく，両エネルギー準位間を行き来している。α状態からβ状態に遷移するにはエネルギー準位間の差ΔEのエネルギーが必要で，逆にβ状態からα状態に遷移するとΔEのエネルギーが放出されるが，外部とのエネルギー授受はない。

ここで，そのエネルギー準位間の差ΔEに相当するエネルギーを外部から与える場合を考える。すると，α状態からβ状態に遷移する確率が増すため磁化ベクトル$\vec{M}_\beta$が大きくなり，逆に磁化ベクトル$\vec{M}_\alpha$が小さくなっていく。このように，外部からエネルギーを受け取り，励起(excitation)することを「**核磁気共鳴**(nuclear magnetic resonance：NMR)」という。この外部エネルギーは電磁波で与えられ，そのエネルギーはエネルギー準位間の差ΔEと一致していなければならない。電磁波のエネルギーEは，その電磁波の周波数ν_0とプランク定数hの積($E=h\nu_0$)で表される。

$$\Delta E=\gamma\hbar B_0=h\nu_0 \quad \cdots\cdots ⑨$$

$$\therefore \frac{\gamma h}{2\pi}B_0=h\nu_0 \quad \rightarrow \quad \frac{\gamma B_0}{2\pi}=\nu_0, \quad \gamma B_0=\omega_0$$

これは式⑧と同様となる。つまり，NMRでの電磁波の共鳴周波数は，磁気モーメントの歳差運動周波数である。また，この電磁波の周波数帯域はラジオ波に相当するので，「RF(radio frequency)波」ともよばれる。

RF波による磁化ベクトルの回転と位相

RF波を照射したときの磁化ベクトルの運動は，実験室座標系で考えるとRF波による共鳴周波数で回転するため極めて複雑となる（図7）。そこで，z軸を中心に共鳴周波数で回転する回転座標系で考える（図8）。つまり，x'軸上にのって観察することになる。これにより，x'方向に常に静止磁場$\vec{B}_1$が加えられていることになる。すると，磁化ベクトル$\vec{M}$と磁場$\vec{B}_1$と直交する方向にトルクが生じるため，y'方向に磁化ベクトルはゆっくり倒れることになる（$\vec{M}$のy'成分を「横磁化」という）。この，磁化ベクトルは$\vec{B}_1$の周りの歳差運動と考えることができ，回転周波数ν_1（回転角周波数ω_1）は，

$$\nu_1 = \frac{\gamma \hbar B_1}{h} = \frac{\gamma B_1}{2\pi}, \quad \omega_1 = \gamma B_1 \qquad ⑩$$

で与えられ，$B_0 > B_1$から$\nu_0 > \nu_1$となる。さらに，時間tだけ$\vec{B}_1$をパルス状に加えると，その回転角度θ（ラジアン）は，

$$\theta = 2\pi\nu_1 t = \omega_1 t \qquad ⑪$$

となり，tの選択で磁化ベクトル$\vec{M}$を静磁場$\vec{B}_0$方向から垂直（$\theta = \pi/2$）あるいは逆方向（$\theta = \pi$）に倒すことができ，これらに対応するRFパルスをそれぞれ「90°パルス」，「180°パルス」という。これから，磁化ベクトルを180°倒すには90°パルスの2倍の時間のパルスを与えればよいことがわかる。

ここで，磁化ベクトル$\vec{M}$は磁気モーメントの総和であったが，もう少し小さな磁気モーメントの亜集団$\vec{m}_1$, $\vec{m}_2$, $\vec{m}_3$, …を考える。静磁場のみの状態では，すべての亜集団は静磁場方向であるz方向に揃って向いている。では，90°パルス後ではどうであろうか。亜集団$\vec{m}_1$, $\vec{m}_2$, $\vec{m}_3$, …はこれまたy'方向に揃って向いていることになる（図9a）。このような状態は「スピン間の位相（phase）が揃った状態」，あるいは「スピンがコヒーレント（coherent）」であるという。

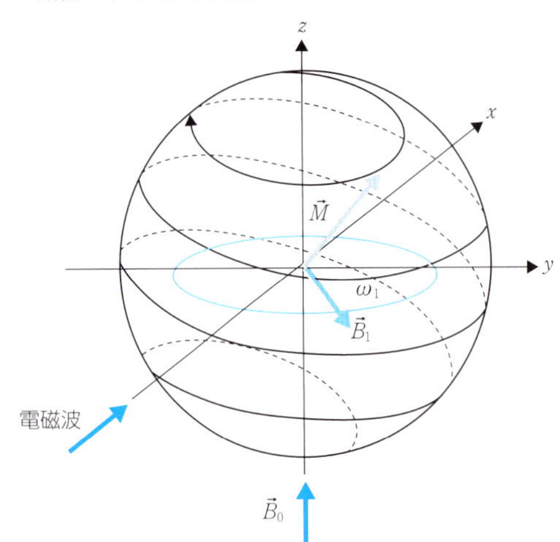

図7 実験室系で共鳴周波数を照射された磁化ベクトルの運動

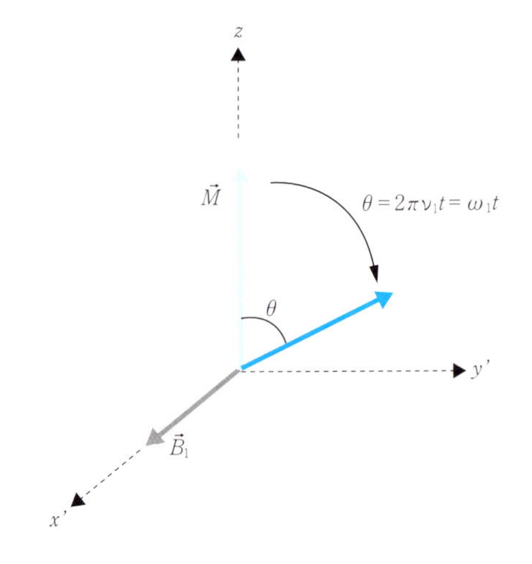

図8 回転座標での磁化ベクトルの運動

図9 スピン亜集団の磁化ベクトル

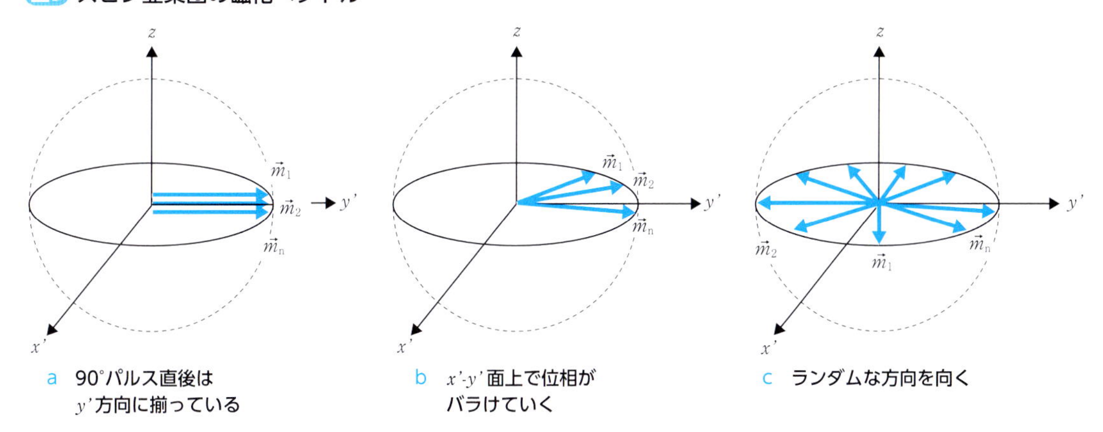

a 90°パルス直後は y' 方向に揃っている

b x'-y' 面上で位相がバラけていく

c ランダムな方向を向く

緩和現象

RFパルスでz軸から倒された磁化ベクトル$\vec{M}$は，RFパルスが切られると初めの熱平衡状態$\vec{M}_0$に次第に戻る。これを「**磁気緩和**（magnetic relaxation）」といい，2つの独立した過程が並行して生じる。

①縦緩和

磁化ベクトルのz成分の回復過程で，「**縦緩和**（longitudinal relaxation）」といわれる。z方向を縦方向と考え，その方向に戻ることを指すため「縦緩和」といわれる。これは，RFパルスで励起された磁気モーメント$\vec{\mu}$が，準位間エネルギーΔEを放出して低エネルギー準位に遷移するためである。放出されたΔEは原子核周囲（これを「格子」とよぶ）に与え，主に分子エネルギーとなる。このことから，縦緩和は「**スピン－格子緩和**（spin-lattice relaxation）」ともいわれる。M_zは指数関数的にM_0に回復すると考えることができ，次式で表される。

$$\frac{\mathrm{d}M_z}{\mathrm{d}t} = \frac{M_0 - M_z}{T_1} \quad \cdots\cdots ⑫$$

ここで，T_1は時定数であり「縦緩和時間」とよばれる。従って，$1/T_1$は緩和速度を表し90°パルス後の緩和$M_{z(90)}$，180°パルス後の緩和$M_{z(180)}$は次式で表わされる。

$$\begin{aligned} M_{z(90)} &= M_0(1 - e^{-t/T_1}) = M_0\left(1 - \exp\left(-\frac{t}{T_1}\right)\right) \\ M_{z(180)} &= M_0(1 - 2e^{-t/T_1}) = M_0\left(1 - 2\exp\left(-\frac{t}{T_1}\right)\right) \end{aligned} \quad \cdots\cdots ⑬$$

②横緩和

磁化ベクトルのx-y平面の成分が失われていく過程を「**横緩和**（transverse relaxation）」といわれる。z方向が縦方向と考えたので，x-y平面は横方向となることから「横緩和」といわれる。これは，個々の磁気モーメントは周囲の電子や磁気モーメントによる磁場により，わずかに異なった静磁場B_0を感じている。そのため共鳴周波数すなわち回転周波数に差が生じ，次第に位相が揃わなくなり（図9b），合成される磁化ベクトルのx-y平面（回転座標系ではy'方向）でのM_{xy}（M_y'）が短くなる。最終的にはバラバラに回転するため，横磁化は消失する（図9c）。横緩和はスピン間のエネルギーの授受としてとらえることができるので，「**スピン－スピン緩和**（spin-spin relaxation）」ともよばれる。縦緩和と同様に，横緩和の時定数をT_2とすると90°パルス後の緩和は以下の式で表される。

$$M_{xy} = M_y = M_0 e^{-t/T_2} = M_0 \exp\left(-\frac{t}{T_2}\right) \quad \cdots\cdots ⑭$$

③緩和時間

スピン間でエネルギーの授受があってもスピン系全体のエネルギー変化はないため，縦磁化には影響がない。つまりT_2を短縮する要因があってもT_1には影響がない。しかし，縦緩和はスピンと格子との間のエネルギー流動であるためスピンの寿命に影響する。つまり，T_1を短縮する要因，すなわち縦緩和を促進する要因は当然T_2も短縮させることになる。よって，必ず$T_1 \geqq T_2$となる。$T_1 = T_2$となるのは自由水の場合である。

自由誘導減衰

前項で述べたように，RFパルスが切られると初めの熱平衡状態に次第に戻り，一般的に横緩和は縦緩和より速やかに進行する。そこで，図10に示すように，y軸上に検出コイルを配置すると，磁化ベクトルのy成分が検出される（図11a）。つまり，磁化ベクトルはx-y面上で回転するため，電磁誘導により検出コイルに起電力が発生する。磁束ϕ[Wb]，起電力E[V]，時間t[s]の関係は次式となる。

$$E = -\frac{d\phi}{dt} \quad \cdots\cdots ⑮$$

図10 磁化ベクトルのx-y平面の運動と検出コイル

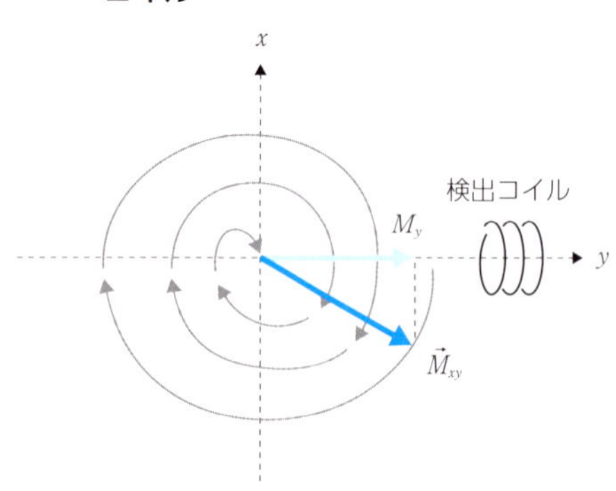

図11 検出コイルの受信信号と位相敏感検波器後の波形

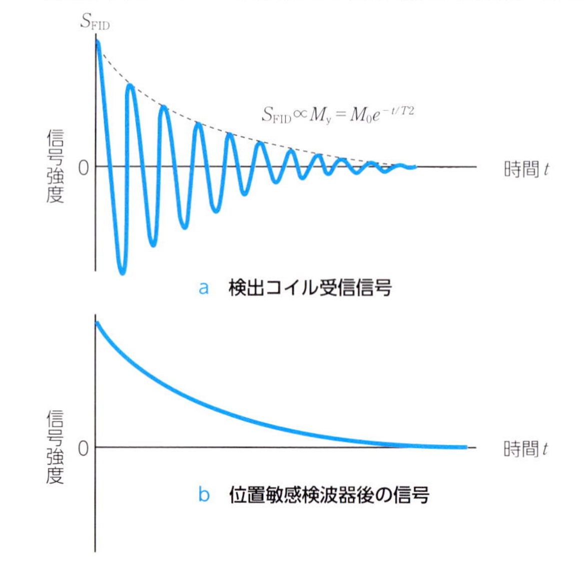

コイルに誘導される電流の方向は，最初の磁束を打ち消す方向に流れるため負符号が付くが，電流の方向を考慮すれば負符号は省略してもよい。コイルを貫く磁束ϕ_yは磁化ベクトル$\vec{M}$のy成分M_yに比例する。磁化ベクトル$\vec{M}$の角周波数をωとすると，

$$\phi_y \propto M_y = M_0 \cos\omega t \quad ⑯$$

となり，y軸方向の検出コイルに誘導される起電力E_yは次式で表わされる。

$$E_y = \frac{\mathrm{d}\phi}{\mathrm{d}t} \propto \frac{\mathrm{d}M_y}{\mathrm{d}t} = \frac{\mathrm{d}M_0 \cos\omega t}{\mathrm{d}t} = -M_0 \sin\omega t \quad ⑰$$

ちなみに，x軸上に検出コイルを配置すると，その誘導される起電力E_xは次式で表わされる。

$$E_x = \frac{\mathrm{d}\phi}{\mathrm{d}t} \propto \frac{\mathrm{d}M_x}{\mathrm{d}t} = \frac{\mathrm{d}M_0 \sin\omega t}{\mathrm{d}t} = M_0 \cos\omega t \quad ⑱$$

つまり，E_xとE_yは位相が90°ずれているだけであるため，一方の信号を検知すれば他方を算出することができる。しかし，両方から信号を得るとS/N比は$\sqrt{2}$倍しかならない。この受信法を「直角位相法（quadrature acquisition）」という。

この起電力がNMR信号（NMR signal）で減衰振動する。外部磁場のもとで自由に緩和していく状態を「**自由誘導減衰**（free induction decay：FID）」といい，収集されたNMR信号を「FID信号」という。しかしながら，実際のNMR信号は位相差敏感検波器を通して，電気的にE_xあるいはE_yから基準周波数B_1と同じ位相の角周波数ω_0を差し引いたものである。よって，基準となる信号に対して周波数および位相のずれが明らかになる。

スピンエコー

FID信号は90°パルス印加後，直ちに発生する微弱な信号である。さらに，磁場の不均一性から急速に減衰してしまうため，精度よく検出することは困難である。そこで，これらの欠点を補うようにしたものが「**スピンエコー**（spin echo）」である。

軸方向に90°パルス印加直後の磁気モーメントの亜集団$\vec{m}_1$, $\vec{m}_2$, $\vec{m}_3$, …はy'方向を向いている（図12a）。しかし，磁場の不均一性から歳差運動の角周波数が少しずつ異なるため，$\vec{m}_1$, $\vec{m}_2$, $\vec{m}_3$, …はバラけてくる（図12b）。時間τの経過後にx'軸方向に180°パルスを印加するとx'軸を中心に$\vec{m}_1$, $\vec{m}_2$, $\vec{m}_3$, …が180°回転する（図12c）。すると，$\vec{m}_1$, $\vec{m}_2$, $\vec{m}_3$, …は再び最初の方向にずれ始めることになる（図12d）。つまり，時間τが経過（90°パルス印加直後から考えると時間2τ）すると，すべての$\vec{m}_1$, $\vec{m}_2$, $\vec{m}_3$, …の位相が$-y'$軸上に揃うことになる（図12e）。よって，磁場の不均一性の影響を除去した強いNMR信号を再び得ることができる。この現象を「スピンエコー」といい，発生する信号を「**スピンエコー信号**」という。

NMR信号をフーリエ変換すると，周波数分布は共鳴周波数ν_0を中心とする鋭いピークとなる。これを「**NMRスペクトル**（NMR spectrum）」といい，スペクトルに含まれる情報（ピーク位置やピーク面積）を解析することを「**MRスペクトロスコピー**（MR spectroscopy：MRS）」という。

図12 スピンエコーによる亜集団磁化ベクトルの動き

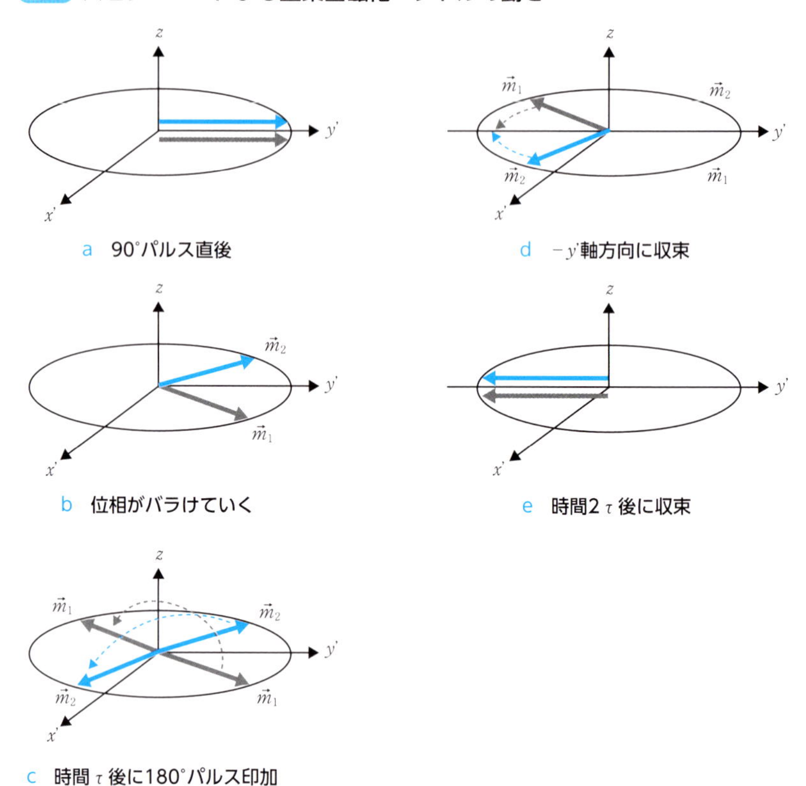

化学シフト

原子核の周りには電子が存在している。また，それを含む分子が外部磁場中にあると，取り巻く電子分布は外部磁場とは逆方向の磁場を形成する。従って，原子核が感じる磁場の大きさは，外部磁場B_0より小さくなる。逆方向に形成された磁場の強さは外部磁場の大きさB_0に比例し，実際に原子核が感じる磁場の強さBは，

$$B = B_0(1-\sigma) \quad \cdots\cdots ⑲$$

で表される。ここで，σを「**遮蔽定数**（screening constant）」といい，電子による遮蔽の程度を示す値である。対象とする原子核の結合状態や分子内位置などの化学的環境により，σの値は変化することになり，その共鳴周波数ν_{ef}は次式となる。

$$\nu_{ef} = \frac{\gamma B_0}{2\pi}(1-\sigma) \quad \cdots\cdots ⑳$$

共鳴周波数の差$\Delta\nu$は，

$$\Delta\nu = \nu - \nu_{\mathrm{ef}} = \frac{\gamma B_0}{2\pi}\sigma \quad \cdots\cdots ㉑$$

となる。このように，磁場を均一に，試料を純粋にしたとしても，化学的環境により共鳴周波数が異なることになり，これを「**化学シフト**（chemical shift）」という。ここで先に述べたように，化学シフトは外部磁場に比例するため，化学シフトの程度を論じるのに不便となる。そこで，対象とする原子核を含む基準物質を定め，その基準物質の共鳴周波数との相対値で評価する。基準物質の共鳴周波数，遮蔽定数をν_0，σ_0，対象とする物質の共鳴周波数，遮蔽定数をν_m，σ_mとすると，

$$\frac{\nu_0 - \nu_m}{\nu_0} = \frac{\dfrac{\gamma B_0(1-\sigma_0)}{2\pi} - \dfrac{\gamma B_0(1-\sigma_m)}{2\pi}}{\dfrac{\gamma B_0(1-\sigma_0)}{2\pi}} = \frac{\sigma_m - \sigma_0}{\sigma_0} \approx \sigma_m - \sigma_0 = \delta \times 10^6 \quad \cdots\cdots ㉒$$

となり，磁場強度によらない値となる。また，$(\sigma_m - \sigma_0)$はppmオーダーであるため100万倍し，その係数を「δ値」という。

化学的環境が異なる対象原子が混在しているとき，NMRスペクトルは単一ピークとはならない。化学的環境を反映した化学シフトが生じ，スペクトル上の対応した位置にピークが現れる。このとき，スペクトルの左側が高周波数，右側が低周波数として表す。つまり，右側にあるピークほど遮蔽が多く，共鳴周波数が低いことを示している（図13）。また，磁場強度が高く，磁場の均一性が高いほどピークの幅は狭まりS/Nも高くなる。よって共鳴周波数のわずかな差もピーク分離が可能となり詳細なスペクトルが得られる。

図13 スピンエコー信号

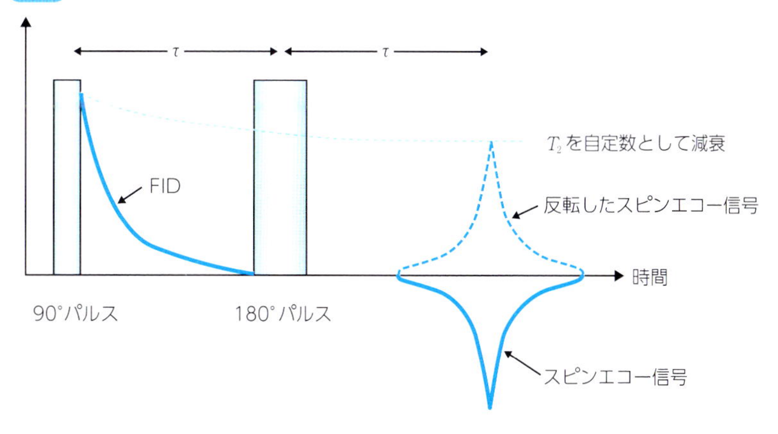

傾斜磁場

NMR信号は緩和時間，化学シフト，原子核密度などの多くの情報(NMRパラメータ)を含んでいるが，今までの解説はNMR信号の発生源の位置を特定するものではない。一方，**核磁気共鳴イメージング**(magnetic resonance imaging：MRI)は位置情報を付加し，NMRパラメータの空間分布を求め画像化したものである。

空間的に強度が線形的に増減する磁場を「**傾斜磁場**(gradient magnetic field)」(あるいは**勾配磁場**)とよび，G[T/m]で表わされる。3次元空間を画像化するMRIでは，3方向，すなわちG_x，G_y，G_zが必要となる。図14のように，一様な静磁場B_0に加え，x軸方向に傾斜磁場G_xが加えられたときの磁場B[T]を考える。G_xにより磁場がB_0となる点$x=0$を原点とすると，xに比例して磁場は増加する。すなわち，座標xでの磁場Bは，

図14 弱い傾斜磁場(G_{x1})と強い傾斜磁場(G_{x2})による磁場強度

$$B = B_0 + G_x \cdot x \quad \cdots\cdots ㉓$$

となる。また，「傾斜磁場が強い」とは「磁場の傾きが大きい」ということである。従って，G_xが弱いG_{x1}に比べ，強いG_{x2}のほうが強い磁場となる。

$$B_{x1} = B_0 + G_{x1} \cdot x < B_{x2} = B_0 + G_{x2} \cdot x \quad \cdots\cdots ㉔$$

また，それぞれの共鳴周波数νおよび共鳴角周波数ωの関係は次式となる。

$$\nu_{x1} = \frac{\gamma B_{x1}}{2\pi} < \nu_{x2} = \frac{\gamma B_{x2}}{2\pi}, \quad \omega_{x1} = \gamma B_{x1} < \omega_{x2} = \gamma B_{x2} \quad \cdots\cdots ㉕$$

スライスの選択

スライス面(断層面)の選択は，傾斜磁場とRFパルスで決定される。図15aのように，静磁場B_0方向をz軸(頭尾方向)とし，この方向に傾斜磁場G_zを重畳する。すると，磁場Bは式㉓と同様に，

$$B = B_0 + G_z \cdot z \quad \cdots\cdots ㉖$$

となる。ここで，スライス面z_0を中心に，厚みΔz $(=z_2-z_1)$をもったスライス厚の励起を考える。$z=z_0$のx-y平面での静磁場強度をB $(=B_0+G_z \cdot z_0)$

図15 被検者に対する座標設定とスライス厚

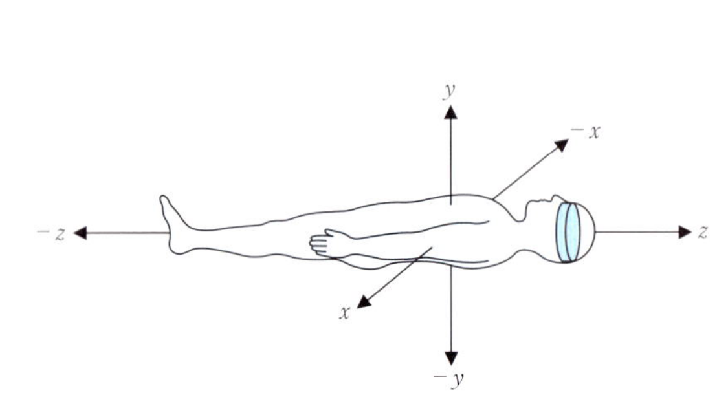

a 一般的な座標設定

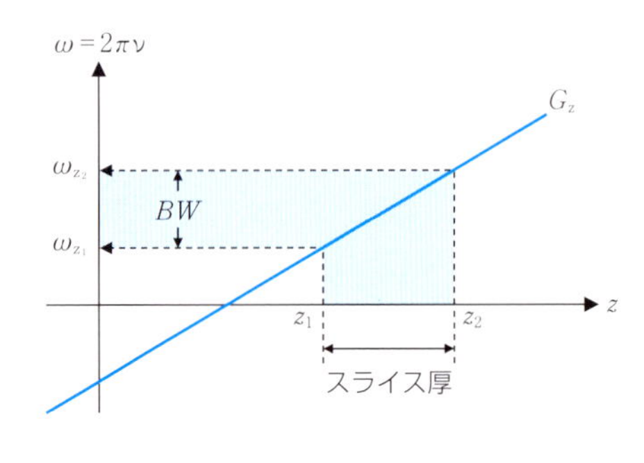

b スライス領域と共鳴周波数領域

とすると，共鳴周波数は$\nu = \gamma B/(2\pi)$である（共鳴角周波数$\omega = \gamma B$）。励起はスライス厚Δzの領域であるため，対応する共鳴周波数域νおよび共鳴角周波数域ωは，

$$\nu_{z1} = \frac{\gamma}{2\pi}(B_0 + G_z \cdot z_1) < \nu < \nu_{z2} = \frac{\gamma}{2\pi}(B_0 + G_z \cdot z_2) \quad ㉗$$

$$\omega_{z1} = \gamma(B_0 + G_z \cdot z_1) < \omega < \omega_{z2} = \gamma(B_0 + G_z \cdot z_2) \quad ㉘$$

となり，その共鳴周波数幅$\Delta\nu$および共鳴角周波数幅$\Delta\omega$は次式となる。

$$\Delta\nu = \frac{\gamma G_z}{2\pi}\Delta z = \frac{\gamma G_z}{2\pi}(z_2 - z_1) \quad ㉙$$

$$\Delta\omega = \gamma G_z \Delta z = \gamma G_z (z_2 - z_1) \quad ㉚$$

つまり，この周波数幅（バンド幅，bandwidth：BW）のRFパルスを照射すれば，このスライス領域の磁気モーメントのみが励起される。照射するRFパルスは，スライス領域内の磁気モーメントを均一に励起する必要がある。そのため図16に示すように，RFパルスはフーリエ変換が矩形となる**シンク波**（sinc wave）で与える。このような高周波パルスを「選択励起パルス（selective excitation pulse）」といい，この選択励起パルスを用いて特定領域のみを励起する方法を「**選択励起法**」という。

図16 選択励起パルス

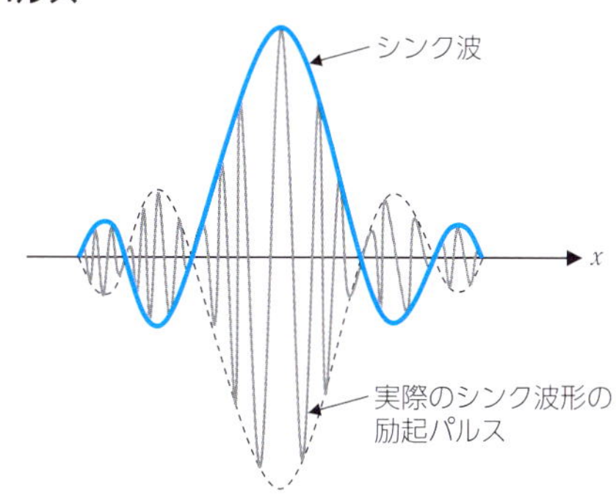

■周波数エンコーディングと位相エンコーディング

z軸方向のスライス面は決定されたが，そのスライス面上の(x, y)座標に対応する磁化強度を得なければ画像化できない。ここで，スライス面はx軸（行）にn個，y軸（列）にm個と分割し，合計$n \times m$個のピクセル（pixel）の集合とする。また，スライス面には厚さがあるため，このピクセル面に厚さを考慮したボクセル（voxel）で考えなければならない。

最初に，選択励起パルスによりスライス面（z軸）を決める。次に，x軸上の位置$x_1, x_2, \cdots, x_i, \cdots, x_n$の磁場強度を線形に変化させる傾斜磁場$G_x$を加える。位置$x_1, x_2, \cdots, x_i, \cdots, x_n$のそれぞれの信号の角周波数$\omega_i$は次式となる。

$$\omega_i = 2\pi\nu_i = \gamma(B_0 + G_x \cdot x_i) \quad ㉛$$

角周波数は磁場強度に比例し，磁場強度はx座標に比例している。図17に示すように，x軸上に水の入った試験管を並べた状態を考える。検出される信号は個々の試験管からの合成波であるが，フーリエ変換することで周波数成分に分離され，その強度（ピーク面積）は試験管内の水の量に比例することになる。つまり，試験管の位置と水の量が認識されたことになる。これを「**周波数エンコーディング**（frequency encoding）」という。しかし，この各磁化強度は，同じ行のすべてのボクセルに含まれる磁化のベクトル和である。よって，y方向を区別する必要がある。

y方向，つまりy座標y_1，y_2，…，y_j，…，y_mも区別したいが，周波数はx座標で使用している。そこで，傾斜磁場G_xを加える前にy方向の傾斜磁場G_yを時間t_y加える（図18）。静止座標系に対する磁化ベクトルは，

$$\nu_{yj} = \frac{\gamma}{2\pi}(B_0 + G_y \cdot y_j), \quad \omega_{yj} = \gamma(B_0 + G_y \cdot y_j) \quad \cdots\cdots\cdots\cdots\cdots (32)$$

図17 傾斜磁場による位置情報

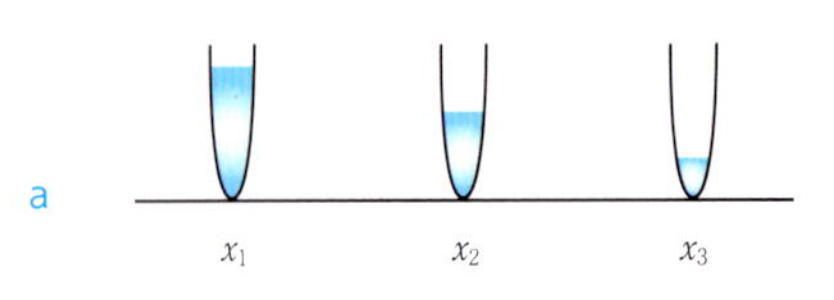

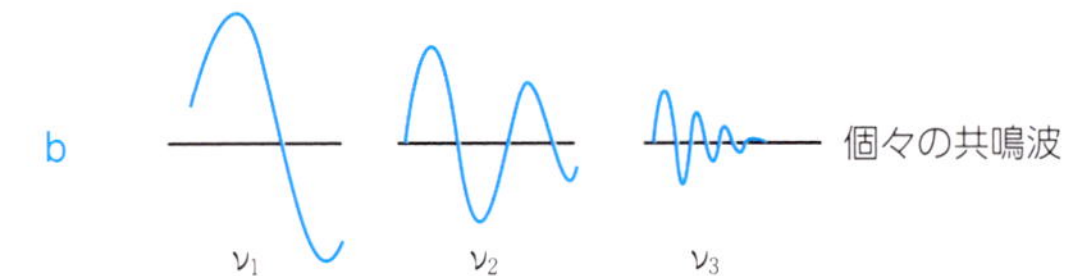

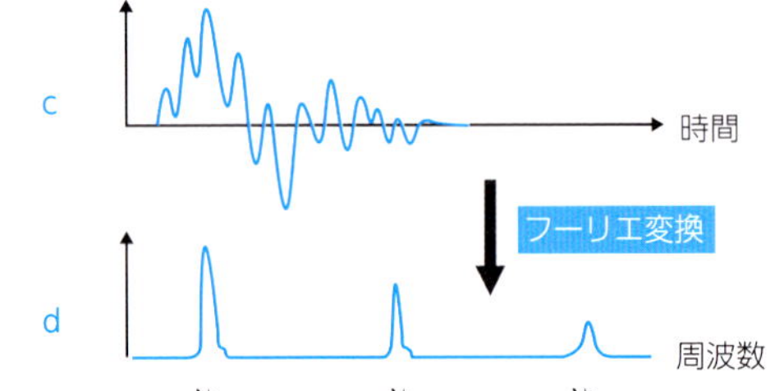

図18 位置情報を付加したパルスシーケンス

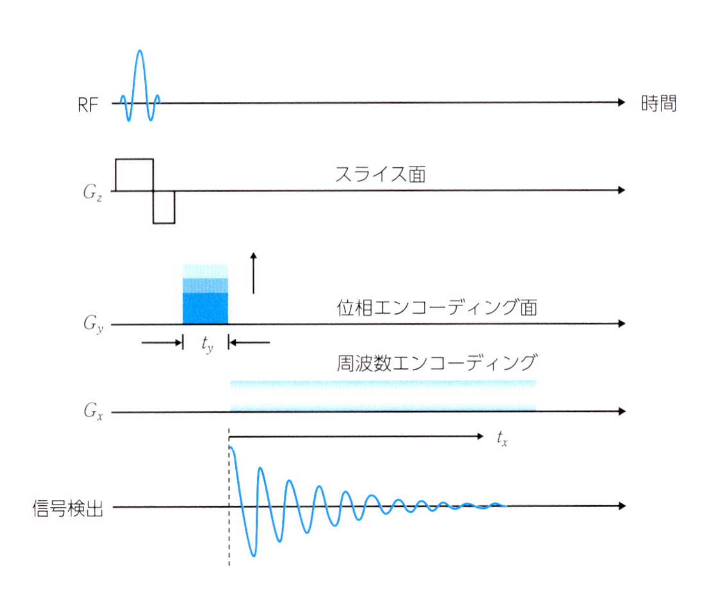

の周波数で回転する。周波数$\nu_0 = \gamma B_0/(2\pi)$で回転している座標系に対して，その差で回転する。

$$\nu_{yj} - \nu_0 = \frac{\gamma}{2\pi}(B_0 + G_y \cdot y_j) - \frac{\gamma}{2\pi}B_0 = \frac{\gamma}{2\pi}G_y \cdot y_j \quad \cdots\cdots 33$$

よって，y座標の磁化の位相θ_jは式⑪から次式のようになる。

$$\theta_j = 2\pi\nu t_y = 2\pi \times \frac{\gamma}{2\pi}G_y \cdot y_j \times t_y = \gamma \cdot G_y \cdot y_j \cdot t_y \quad \cdots\cdots 34$$

つまり，傾斜磁場G_yの印加により，位相はy座標に比例することになる。よって，同じ列の磁化はすべて同じ周波数をもつが，位相で区別できることになる。これを，「**位相エンコーディング**(phase encoding)」という。また，図18は高周波パルスおよび傾斜磁場の印加を時系列に表したもので，「パルス系列(pulse sequence)」といわれる。図19は座標系に対する磁化ベクトルの変化を概念的に示したものである。

この1回のパルスシーケンスはy座標をエンコードしたことになるが，同じ列のすべてのボクセルの磁化のベクトル和であるため，個々のボクセルの磁化強度は示されない。y方向の未知数と同じ数(y方向のボクセル数m)の信号を得る必要がある。そこで，t_yを一定にしてG_yをm回変えて信号を取得すれば，未知数と方程式数が一致し，個々のボクセルの磁化強度を求めることができる。

図19 座標系に対する磁化ベクトルの変化

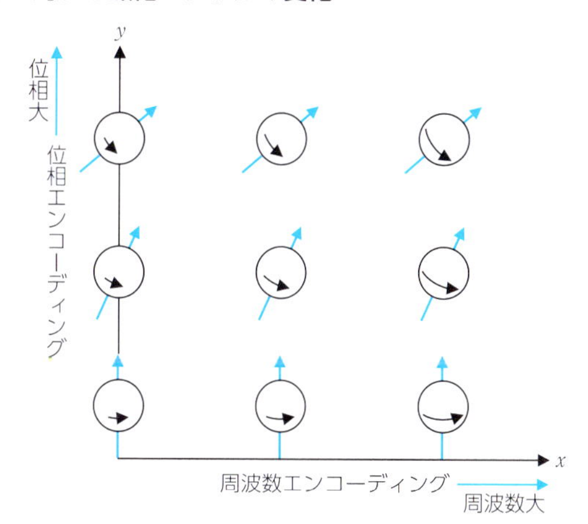

【参考文献】
1)岩井喜典，斎藤雄督，今里悠一：医用画像診断装置 —CT，MRIを中心として—，コロナ社，1988.
2)石川　徹訳：MRIの原理と応用 —基礎からEPIまで—，通商産業研究社，1996.
3)日本磁気共鳴医学会教育委員会編：MRIレクチャー 基礎から学ぶMRI，インナービジョン，2001.
4)西臺武弘：放射線医学物理学，文光堂，2002.
5)丸山浩一編：基礎から学ぶ，医療技術者のための 放射線物理学，医療科学社，2006.
6)中村　實監修：[診療画像検査法]医用放射線物理学，医療科学社，2006.
7)遠藤真広，西臺武弘編集：放射線技術学シリーズ 放射線物理学，オーム社，2008.

おさらい

1 超音波

媒質の振動	⇒	縦波(疎密波)
伝搬速度	⇒	$c = f \cdot \lambda$，**縦波**：$c = \sqrt{\frac{\kappa}{\rho}}$，**横波**：$c_s = \sqrt{\frac{n}{\rho}}$
音響インピーダンス	⇒	$z = \rho c$
音の強さ	⇒	$I = \frac{P^2}{z}$
反射率(音圧)	⇒	**垂直入射**：$R = \frac{P_R}{P_I} = \frac{z_2 - z_1}{z_2 + z_1} = \frac{\rho_2 c_2 - \rho_1 c_1}{\rho_2 c_2 + \rho_1 c_1}$ **斜入射**：$R = \frac{P_R}{P_I} = \frac{z_2 \cos\theta_1 - z_1 \cos\theta_2}{z_2 \cos\theta_1 + z_1 \cos\theta_2}$
反射率(音の強さ)	⇒	$\Re = \frac{I_R}{I_I} = \left(\frac{z_2 - z_1}{z_2 + z_1}\right)^2 = R^2$
透過率(音圧)	⇒	**垂直入射**：$T = \frac{P_T}{P_I} = \frac{2z_2}{z_2 + z_1} = \frac{2\rho_2 c_2}{\rho_2 c_2 + \rho_1 c_1}$ **斜入射**：$T = \frac{P_T}{P_I} = \frac{2z_2 \cos\theta_1}{z_2 \cos\theta_1 + z_1 \cos\theta_2}$
透過率(音の強さ)	⇒	$\Im = 1 - \Re = 1 - \left(\frac{z_2 - z_1}{z_2 + z_1}\right)^2 = \frac{4z_1 z_2}{(z_2 + z_1)^2}$
屈折	⇒	**スネルの法則**：$\frac{\sin\theta_1}{\sin\theta_2} = \frac{c_1}{c_2}$
減衰	⇒	$P_T = P_I e^{-\alpha d}$ **減衰係数**：$\alpha = \beta \cdot f^n$
ドップラー効果	⇒	$f_o = f_s \frac{c + v_o \cos\theta_o}{c + v_s \cos\theta_s}$ **ドップラー偏移周波数**：$f_d = f_2 - f_0 = f_0 \frac{2v\cos\theta}{c}$
圧電素子	⇒	圧電性セラミック(PZTなど)，高分子圧電材料(PVDFなど)
プローブ	⇒	単一振動子形，配列形
超音波ビーム	⇒	**単一形探触子**：$W \approx \frac{F \cdot \lambda}{D} = \frac{F \cdot c}{D \cdot f}$ 配列形探触子：焦点距離，直径は任意
超音波パルス	⇒	包絡線がガウス形の場合，帯域幅とパルス幅は半比例の関係
ビーム走査	⇒	リニア，セクタ，ラジアル，コンベックス，コンパウンド，アーク，サーキュラ

電子走査	⇒	スイッチドアレイ，フェーズドアレイ
空間分解能	⇒	距離，方位，スライス
エコー信号表示	⇒	Aモード，Bモード，Cモード，Mモード
ドップラー法	⇒	連続波ドップラー法，パルスドップラー法，カラードップラー法
アーチファクト	⇒	サイドローブとグレーティングローブ，多重反射，ミラー現象，屈折

2 X線CT

投影データ	⇒	ラドン変換
CTの変遷	⇒	第1～5世代，新第3世代，螺旋，マルチスライス
画像再構成	⇒	逐次近似法，逆投影法，フーリエ変換法，フィルタ補正逆投影法
CT値	⇒	$\text{CT値} = k\dfrac{\mu_m - \mu_w}{\mu_w}$，−1,000～+1,000
ウインドウ幅	⇒	CT値の範囲
ウインドウレベル	⇒	ウインドウ幅の中央値

3 MRI

磁気モーメント	⇒	$\vec{\mu} = \gamma\vec{L}$，$\vec{L}$：スピン角運動量
スピン角運動量	⇒	大きさ：$L = \hbar\sqrt{I(I+1)}$，I：スピン量子数
$\vec{L}$のなす角度	⇒	$\cos\theta = \dfrac{m}{\sqrt{I(I+1)}}$
^{1}Hのエネルギー準位	⇒	$E_\alpha = -\dfrac{\gamma\hbar B_0}{2} < E_\beta = \dfrac{\gamma\hbar B_0}{2}$
^{1}Hのエネルギー差	⇒	$\Delta E = E_\beta - E_\alpha = \gamma\hbar B_0$
^{1}Hの両状態比	⇒	$\dfrac{N_\alpha}{N_\beta} = \exp\dfrac{\Delta E}{kT} = \exp\dfrac{\gamma\hbar B_0}{kT} \approx 1 + \dfrac{\gamma\hbar B_0}{kT}$
ラーモア周波数	⇒	$\nu_0 = \dfrac{\gamma B_0}{2\pi}$，　$\omega_0 = \gamma B_0$
回転角度	⇒	$\theta = 2\pi\nu_1 t = \omega_1 t$
縦緩和	⇒	磁化ベクトルのz成分の回復過程 $\dfrac{dM_z}{dt} = \dfrac{M_0 - M_z}{T_1}$ 90°パルス後の緩和：$M_{z(90)} = M_0(1 - e^{-t/T_1}) = M_0\left(1 - \exp\left(-\dfrac{t}{T_1}\right)\right)$ 180°パルス後の緩和：$M_{z(180)} = M_0(1 - 2e^{-t/T_1}) = M_0\left(1 - 2\exp\left(-\dfrac{t}{T_1}\right)\right)$

横緩和	磁化ベクトルのx-y平面の成分が失われていく過程 **90°パルス後の緩和：**$M_{xy}=M_{y'}=M_0e^{-t/T_2}=M_0\exp\left(-\frac{t}{T_2}\right)$
自由誘導減衰 ⇒	電磁誘導により検出コイルに起電力が発生 $E=-\frac{\mathrm{d}\phi}{\mathrm{d}t}$ **y軸方向：**$E_y=\frac{\mathrm{d}\phi}{\mathrm{d}t}\propto\frac{\mathrm{d}M_y}{\mathrm{d}t}=\frac{\mathrm{d}M_0\cos\omega t}{\mathrm{d}t}=-M_0\sin\omega t$ **x軸方向：**$E_x=\frac{\mathrm{d}\phi}{\mathrm{d}t}\propto\frac{\mathrm{d}M_x}{\mathrm{d}t}=\frac{\mathrm{d}M_0\sin\omega t}{\mathrm{d}t}=M_0\cos\omega t$
スピンエコー ⇒	磁場の不均一性の影響を除去できる
化学シフト ⇒	原子核の結合状態や分子内位置による化学的環境で遮蔽定数が変化 $\nu_{\mathrm{ef}}=\frac{\gamma B_0}{2\pi}(1-\sigma)$
化学シフトの評価 ⇒	$\frac{\nu_0-\nu_m}{\nu_0}=\frac{\sigma_m-\sigma_0}{\sigma_0}\approx\sigma_m-\sigma_0=\delta\times10^6$
傾斜磁場 ⇒	位置情報を与えるため，空間的に強度を線形的に増減させた磁場
スライス面の決定 ⇒	傾斜磁場と選択励起パルス（シンク波）で決定させる
周波数エンコーディング ⇒	x軸上の位置と強度の認識
位相エンコーディング ⇒	y軸上の認識

索　引

あ

か

さ

た

な

は

ま

や

ら

改訂第2版　診療放射線技師 スリム・ベーシック
放射線物理学

2009年 10月 10日　第1版第1刷発行
2018年 10月 10日　第2版第1刷発行
2025年 2月 10日　　　第6刷発行

■編　集　福士政広　ふくし　まさひろ

■発行者　吉田富生

■発行所　株式会社メジカルビュー社
〒162-0845 東京都新宿区市谷本村町2-30
電話　03(5228)2050(代表)
ホームページ　https://www.medicalview.co.jp

営業部　FAX　03(5228)2059
E-mail　eigyo@medicalview.co.jp

編集部　FAX　03(5228)2062
E-mail　ed@medicalview.co.jp

■印刷所　シナノ印刷株式会社

ISBN 978-4-7583-1915-7　C3347